国家职业教育药学专业教学资源库配套教材

高等职业教育药学专业课-岗-证一体化新形态系列教材

# 药学服务

U0273690

主 编　蒋红艳
　　　　向　敏
　　　　范高福

高等教育出版社·北京

内容提要

　　本书是国家职业教育药学专业教学资源库配套教材。内容上包括理论和实训两部分,与医院药房及社会药房的工作岗位紧密联系,涵盖药学及相关专业学生所需药学服务的知识与技能。理论部分包括 10 个模块,涵盖药学服务概述、药学信息服务与用药教育、医院药品调剂的药学服务、社会药房的药学服务、用药安全、常用医学检查指标的解读、常见病症的药物治疗、常见疾病的用药指导、特殊人群及特殊职业人员的用药指导、常用医疗器械知识等内容。实训部分包括药学服务常用的 16 项技能训练。本教材将信息化资源与纸质教材有效融合,通过手机扫描二维码即可获取富媒体资源,通过微课、视频、课件、在线测试等信息化资源促进学生学习的时效性。

　　本教材可供药学类、药品服务与管理、药品经营与管理等专业学生使用,同时也可作为药学工作者学习和培训的参考用书。

**图书在版编目(CIP)数据**

　　药学服务 / 蒋红艳,向敏,范高福主编 . -- 北京:
高等教育出版社,2020.7
　　ISBN 978-7-04-053395-8

　　Ⅰ.①药… Ⅱ.①蒋… ②向… ③范… Ⅲ.①药物学
－ 高等职业教育 － 教材 Ⅳ.①R9

　　中国版本图书馆CIP数据核字(2020)第017847号

药学服务
YAOXUE FUWU

| 策划编辑 | 吴 静 | 责任编辑 | 吴 静 | 封面设计 | 王 鹏 | 版式设计 | 张 杰 |
| 插图绘制 | 黄云燕 | 责任校对 | 胡美萍 | 责任印制 | 尤 静 | | |

| 出版发行 | 高等教育出版社 | 网　址 | http://www.hep.edu.cn |
| 社　址 | 北京市西城区德外大街 4 号 | | http://www.hep.com.cn |
| 邮政编码 | 100120 | 网上订购 | http://www.hepmall.com.cn |
| 印　刷 | 北京鑫丰华彩印有限公司 | | http://www.hepmall.com |
| 开　本 | 787mm×1092mm　1/16 | | http://www.hepmall.cn |
| 印　张 | 26.5 | | |
| 字　数 | 520千字 | 版　次 | 2020 年 7 月第 1 版 |
| 购书热线 | 010-58581118 | 印　次 | 2020 年 7 月第 1 次印刷 |
| 咨询电话 | 400-810-0598 | 定　价 | 54.00元 |

# "智慧职教"信息化教学支持说明

与本书配套的国家资源库示范课程"药学服务"数字课程资源已在高等教育出版社"智慧职教"（icve.com.cn）平台上线。教师可以免费通过"职教云"一键导入本书配套的数字课程，通过个性化的改造，快速构建自己的 SPOC，全程开展混合式信息化教学，完美打造"智慧课堂"。

## 一、三步打造教师个性化 SPOC

第 1 步：开通"职教云"SPOC 专属云空间。未注册教师可登录"职教云"（zjy2.icve.com.cn）实名注册教师账号。

第 2 步：登录后进入"教师空间"，点击"新增课程"并完善基本信息，点击进入新增的课程，再点击上方"课程设计"栏并点击进入"从资源库导入课程"，搜索"药学服务"，点击"查看"后选择"导入"即引用成功。此时，在"我的课程"页面显示已经生成了属于您自己的"药学服务"课程。

第 3 步：教师根据教学设计需要对该数字课程进行更改名称、调整章节顺序、增添资源、删减素材等个性化改造之后，可以让学生注册并加入课程（也可直接批量导入未注册的学生账号），进行分班管理。

## 二、用云课堂 APP 开启信息化课堂教学

"云课堂"APP 无缝对接"职教云"，下载并安装"云课堂"APP 后即刻开启您的信息化教学之旅。"云课堂"APP 具备课前、课中、课后的翻转课堂教学应用模式，支持无线投屏、手势签到、随堂测验、课堂提问、讨论答疑、头脑风暴、实物展台等功能，可实现交流互动立体化、教学决策数据化、评价反馈即时化、资源推送智能化。

# 《药学服务》 编写人员

**主　编**　蒋红艳　向　敏　范高福

**副主编**　刘丽芳　王　静　高振宇

**编　者**（以姓氏汉语拼音为序）

陈万一（重庆大学附属肿瘤医院）　　范高福（合肥职业技术学院）

高　瑛（河南应用技术职业学院）　　高振宇（苏州卫生职业技术学院）

蒋红艳（重庆医药高等专科学校）　　李春英（大庆医学高等专科学校）

李翠芳（重庆医药高等专科学校）　　林　鑫（山东药品食品职业学院）

刘光敏（淄博职业学院）　　　　　　刘丽芳（河北化工医药职业技术学院）

罗　丹（毕节医学高等专科学校）　　王　静（江苏医药职业学院）

向　敏（苏州卫生职业技术学院）　　杨笛笑（乐山职业技术学院）

俞淑芳（浙江医药高等专科学校）　　虞燕霞（苏州市立医院）

郑小红（重庆医药高等专科学校）　　周巧霞（上海交通大学医学院附属苏州九龙医院）

**主　审**　缪丽燕

# 总　序

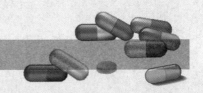

　　由重庆医药高等专科学校朱照静教授领衔的"国家职业教育药学专业教学资源库"2016年获教育部立项;按照现代药学服务"以患者为中心""以学生为中心"的设计理念,整合国内48家高职院校、医药企业、医疗机构、行业学会、信息平台的优质教学资源,采用"互联网＋教育"技术,设计建设了泛在药学专业教学资源库。该资源库有丰富的视频、音频、微课、动画、虚拟仿真、PPT、图片、文本等素材,建设有专业园地、技能训练、课程中心、微课中心、培训中心、素材中心、医药特色资源等七大主题资源模块,其中医药特色资源包括药师考试系统、医院药学虚拟仿真系统、药品安全科普、医药健康数据查询系统、行业院企资源,构筑了立体化、信息化、规模化、个性化、模块化的全方位专业教学资源应用平台,实现了线上线下、虚实结合泛在的学习环境。

　　为进一步应用、固化和推广国家职业教育药学专业教学资源库成果,不断提升药学专业人才培养的质量和水平,国家职业教育药学专业教学资源库建设委员会、全国药学专业课程联盟和高等教育出版社组织编写了国家职业教育药学专业教学资源库配套新形态一体化系列教材。

　　该系列教材充分利用职业教育药学专业教学资源库的教学资源和智慧职教平台,以专业教学资源库为主线、智慧职教平台为纽带,整体研发和设计了纸质教材、在线课程与课堂教学三位一体的新形态一体化系列教材,支撑药学类专业的智慧教学。

　　本系列教材具有编者队伍强大、教改基础深厚、示范效应显著、配套资源丰富、纸质教材与在线资源一体化设计的鲜明特点,学生可在课堂内外、线上线下享受无限的知识学习,实现个性化学习。

　　本系列教材是专业教学资源库建设成果应用、固化和推广的具体体现,具有典型的代表性、引领性和示范性。同时,可推动教师教学和学生学习方式方法的重大变革,进一步推荐"时时可学、处处能学"和"能学、辅教"资源库建设目标,更好地发挥优质教学资源的辐射作用,体现我国教育公平,满足经济不发达地区的社会、经济发展需要,可更好地服务于人才培养质量与水平的提升,使广大青年学子在追求卓越的路上,不断地成长、成才与成功!

复旦大学教授、中国工程院院士

2019年5月

# 前　言

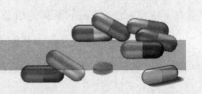

　　21 世纪药学工作的重点是新药创制和药学服务,而药学服务正在由过去的面向药品模式向面向患者模式转变,由过去的药品供应为主向合理用药为主转变。2018 年 11 月,国家卫生健康委员会和国家中医药管理局联合印发了《关于加快药学服务高质量发展的意见》(国卫医发〔2018〕45 号),提出要进一步转变药学服务模式,提高药学服务水平,满足人民群众日益增长的医疗卫生健康需要,加快药学服务高质量发展。因此,为了更好地适应新形势下药学服务工作的需要及医药卫生类高职高专相关专业教学改革的要求,我们通过广泛的行企业调研,与校外的行企业专家,包括临床药师等共同编写了这本《药学服务》教材。

　　本教材以药学及相关专业的人才培养目标为依据,围绕药师在工作岗位中需要掌握的专业知识、技能及人文素养等展开阐述,为学生毕业后进入医院药房、社会药房等开展处方调配、用药指导、用药咨询及药品不良反应监测等药学服务工作奠定基础。在教材编写过程中坚持"三基"(基本理论、基本知识、基本技能)、"五性"(思想性、科学性、先进性、启发性、适用性)和"三特定"(特定对象、特定要求、特定限制)的原则,兼顾理论性和实践性。本教材可供药学类、药品服务与管理和药品经营与管理等专业学生使用,同时也可作为药学工作者学习和培训的参考用书。

　　本教材共 10 个模块,包括理论和实训内容,其内容与医院药房及社会药房的工作岗位紧密联系,涵盖药学及相关专业学生所需药学服务的知识与技能。模块内容包括药学服务概述、药学信息服务与用药教育、医院药品调剂的药学服务、社会药房的药学服务、用药安全、常用医学检查指标的解读、常见病症的药物治疗、常见疾病的用药指导、特殊人群及特殊职业人员的用药指导、常用医疗器械知识等。实训内容包括用药咨询和用药指导训练、模拟问病训练、处方调配训练、静脉用药调配中心(室)工作实训、药店药品上架陈列技能训练、药品不良反应报告撰写实训和常见疾病的用药指导实训等。

　　各模块设置了"学习目标""知识拓展""课堂讨论""岗位对接"等栏目,并将信息化资源与纸质教材有效融合,通过手机扫描二维码获取富媒体资源,通过微课、视频、课件、在线测试等信息化资源促进学生学习的时效性。

　　本教材中涉及的药物剂量、用法等,不作为临床用药依据,具体药物的用法、用量等请遵医嘱或参照药品说明书。

　　本教材凝聚了每一位编者的辛勤劳动和智慧,也得到了各参编单位和高等教育出版社的大力支持,在此一并表示崇高的敬意和衷心的感谢。

尽管在教材编写过程中我们力求尽善尽美,但由于编者学术水平所限等多种原因,难免有疏漏之处,敬请广大师生在使用过程中提出宝贵意见,以便再次修订时进一步完善。

蒋红艳　向　敏　范高福

2020 年 2 月

# 目　录

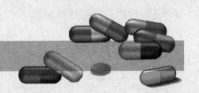

## 模块十　常用医疗器械知识

# 二维码视频资源目录

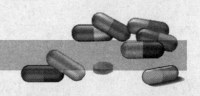

续表

# 模块一

## 药学服务概述

# 项目一

## 药学服务的性质和任务

### 学习目标

- 知识目标:掌握药学服务概念和具体工作内容;熟悉药学服务的对象和目的;了解药学服务概念的演进。
- 能力目标:熟知药学服务的重要人群和服务中的重点内容。
- 素养目标:培养学生初步树立良好的药学服务意识。

药品作为治疗疾病的主要手段,对保护人类健康起着重要作用。随着新药研发速度加快,可供临床选择的药品越来越多,同时,社会大众健康意识不断提高,其用药需求不断增长,也对用药安全提出了更高的要求。药学专业人员如何运用所学的专业知识,有效地预防药源性疾病、合理利用医药资源日益受到重视。药学服务是全球药师共同追求的目标,体现了"以人为本"的宗旨,是时代赋予药师的使命,同时也是社会发展和药学技术进步的结果。

### 一、药学服务的概念

药学服务(pharmaceutical care,PC)是指药师应用药学专业知识向公众提供直接的、负责任的、与药物治疗全过程相关的技术服务,包括向医务人员、患者及其家属提供药物选择、药物使用、药物安全性等方面的信息和指导,以帮助患者提高药物治疗的安全性、有效性、依从性和经济性,最终达到改善和提高人类生活质量的目的。

"药学服务"一词起源于 20 世纪 70 年代,其理念源自"为药物使用负责的思想,以区别于之前单纯的药品调配工作"。1975 年,Mikeal 等最早提出药学服务概念,内容为满足患者获得安全与合理用药需求的服务。1980 年,Brodie 等强调药学服务应包括用药决策和提供针对患者治疗前、中、后三个阶段必要的个体药学服务内容。Hepler 在 1987 年美国药学院联合会(American Association of Colleges of Pharmacy,AACP)的年会上首次提出"在未来的 20 年中,药师应在整个卫生保健体系中表明自己在药物使用控制方面的能力"。1990 年,Hepler 和 Strand 正式确定药学服务的含义:即药学服务是围绕提高生活质量这一既定目标,直接为公众提供负责任的、与药物治疗相关的服务。药学服务的对象涉及面很广,其服务中心是患者,是一种以患者为中

视频

药学服务

心的主动服务。注重关心或关怀(care),要求药学人员在药物治疗过程中,关心患者的心理、行为、环境、经济、生活方式、职业等影响药物治疗的各种社会因素。目的是使患者得到安全、有效、经济、适宜的治疗药物,达到身心全面康复的目的,实现人类生活质量的改善和提高。

药学服务是在临床药学基础上发展起来的药学工作新模式,是生物医学模式向生物–心理–社会医学模式的转变。药学服务不仅是医院药师的职业理念,也是药学工作的具体实践。药学服务的发展必然促使药师走出药房,走进临床科室、走进社区、走向患者、医师和护士,由过去关注药物转向关注患者和消费者。因此,药学技术人员必须树立以人为本的服务理念,用高质量药学服务水平提高药物治疗效果,减少药品不良反应和药源性疾病的发生,保障公众用药的安全性、有效性和经济性。

## 知识拓展

### 药师的古义

药者,即世间治身病之药。中国自神农尝百草制药以来,为物药之发源。但物药非唯草木等植物,即金土炭石等矿物,飞禽走兽等动物,皆为制药之原料。古代药师,往往也同时兼医师。现在药师一般受过高等药学专业教育或在医疗预防机构、药事机构或制药企业中长期从事药物调剂、制备、检定或生产等工作,并经卫生部门审查合格的高级药学人员。

📹 视频

药学服务的内涵与服务对象

## 二、药学服务的对象

药学服务的对象是广大公众,包括患者及其家属、医护人员和卫生工作者、药品消费者和健康人群。其中尤为重要的人群包括:

1. 用药周期长的慢性病患者,或需长期或终身用药者,如糖尿病、高血压、高脂血症患者,需要长期用药控制并发症。

2. 病情和用药复杂,患有多种疾病,需同时合并应用多种药品者,如老年患者常合并多种疾病,用药较多,应特别关注。

3. 特殊人群,如特殊体质者、肝肾功能不全者、过敏体质者、小儿、老年人、妊娠及哺乳期妇女、血液透析者、听障者、视障者等。如肾功能不全患者,使用经肾排泄药物(如氨基糖苷类抗生素)时应特别关注;肝功能不全者,使用经肝代谢的药物也应小心关注。

4. 用药效果不佳,需要重新选择药品或调整用药方案、剂量、方法者,如高血压患者未将血压控制在合理范围内,需要根据降压效果调整用药方案,尤其在更换降压药时,需要特别留意。

5. 用药后易出现明显的药品不良反应者,如服用降血糖药患者容易出现低血糖反应,服用降血压药如卡托普利后出现持续性干咳、低血压、高钾血症等反应。

药学服务过程中,尤其要关注药品本身的性质,使用治疗指数低、安全范围窄的药物,如强心苷类、氨茶碱类药物,用药时应注意监测。对特殊剂型、特殊给药途径药物,如阿托品、毒扁豆碱、毛果芸香碱等滴眼液有一定的不良反应,滴眼后应该压迫泪囊区几分钟,以避免药物流入鼻腔吸收中毒。

临床医师在为患者制订用药方案及护士在临床给药时,需要了解药物的配伍、注射剂溶媒选择、溶解和稀释浓度、静脉给药速度、药物不良反应、配伍禁忌、药物相互作用等,同样是药学服务的重点对象。

## 三、药学服务的目的

药学服务的宗旨是提高患者的生命质量和生活质量,不能单纯针对疾病症状对症用药,而需综合考虑患者年龄、职业、既往病史、遗传和基因组学、家族病史、经济状况等,既治疗病症,同时又从预防疾病发展和避免用药不良后果等多方面来选择综合治疗方案。药学服务的目的是使患者得到安全、有效、经济、合理的治疗药物,实现改善患者生活质量的既定目标,达到以下效果。

1. 改善疾病或症状,如疼痛、发热、哮喘、高血压、高血脂、高血糖等。

2. 合理用药,如合理选择药物、避免药物配伍禁忌、个体化给药等。

3. 降低疾病的发病率、复发率、并发症发生率、死亡率。

4. 缩短住院时间,减少急诊次数和住院次数。

5. 提高患者治疗的依从性,指导药品的正确使用方法,帮助患者按时、按量、按疗程使用药物。

6. 预防药品不良反应的发生,降低药源性疾病的发生率。

7. 节约治疗费用,提高治疗效益与费用的比值,减少医药资源的浪费。

8. 提高公众的健康意识,向公众普及用药保健知识。

## 四、药学服务的工作内容

药学服务是一种实践,药师必须在患者治疗过程中实施服务并获得效果。不管是预防性的、治疗性的还是恢复性的,无论是在医院药房还是社会药房,无论是住院患者还是门诊患者、急诊患者,药学服务都要直接面向需要服务的患者,渗透于医疗保健行为的方方面面和日常工作中,因此,药学服务工作有许多具体任务,包括以下几个方面。

1. **处方调剂** 调剂是药师直接面对患者的最基本的工作,提供正确的处方审核、调配、复核和发药并进行用药指导是药物合理治疗的最基础的保证,也是药师所有工作中最重要的,是联系医、药、患的最重要的纽带。值得注意的是,随着药师工作的转型,调剂工作要由"具体操作经验服务型"向"药学知识技术服务型"转变。

2. **参与临床药物治疗** 药学服务的目标是提高生命质量,要求药师在药物治疗全过程中为患者争取最好的治疗效果,因此药师应深入临床一线,参与药学查房、会诊、案例讨论等,运用专业特长,参与用药决策,指导合理用药,提供咨询服务。如对患者进行用药指导,对药物治疗的全过程进行监护;与临床医师和护士一起,把医疗、药学、护理有机地结合在一起,以患者为中心,提高患者的依从性,获得最佳的治疗效果和承受最低的治疗风险,共同承担起医疗责任。

3. **监测治疗药物浓度** 在药物动力学原理指导下,应用现代先进的分析技术进行治疗药物监测(therapeutic drug monitoring,TDM),在TDM指导下,根据患者的具体情况,监测患者用药全过程,分析药物代谢动力学参数,与临床医师一起制订和调整合理的个体化用药方案,是药物治疗发展的必然趋势,也是药师参与临床药物治疗,提供药学服务的重要方式和途经。

4. **静脉用药集中调配** 静脉用药集中调配(pharmacy intravenous admixture service,PIVAS)是原来分散在病区治疗室开放环境下进行配置的静脉用药,集中由专职的技术人员在万级洁净、密闭环境下,局部百级洁净的操作台上进行配置。其优点是加强了对医师医嘱或处方用药合理性的药学审核,发挥了药师的专长与作用;提高了输液质量,避免了过去化疗药物因开放性加药配制对病区环境的污染和对医务人员的损害;有利于合理用药,提高药物治疗水平,降低治疗费用。

5. **研究和评价药物利用** 药物利用研究和评价是对全社会的药品市场、供给、处方及其使用进行研究,重点研究药物引起的医药的、社会的和经济的后果以及各种药物和非药物因素对药物利用的影响。其目的就是用药的合理化。包括医疗方面评价药物的治疗效果以及从社会、经济等方面评价其合理性以获得最大的社会、经济效益。药物利用研究是保证药学服务的指南,药物经济学、循证医学等的评估是提供药学服务、保证合理用药的科学信息基础和决策依据,药物临床评价是指导临床用药,提供药学服务的杠杆。药师结合临床、参与临床药物治疗需要进行药物利用研究和评价。

6. **监测和报告药物不良反应** 药物不良反应是一个关系到人民生命与健康的全局性问题。药物不良反应的监测和报告是把分散的不良反应病例资料汇集起来,并进行因果关系的分析和评价。其目的是及时发现、正确认识不良反应,并采取相应的防治措施,减少药源性疾病的发生以及保证不良反应信息渠道畅通和准确,保证科学决策,发挥药物不良反应监测工作的"预警"作用。

7. **提供药学信息服务** 提供药学服务、保证药物治疗的合理性必须建立在及时掌握大量和最新药物信息的基础上,提供信息服务是药学服务的关键。执业药师在提供药学服务时应经常收集整理国内外药物治疗方面的研究进展和经验总结等药学信息,包括各类药物的不良反应、合理用药、药物相互作用、药物疗效、药物研究和评价信息,以便针对药物治疗工作中的问题,提供药学信息服务。通过开展药物咨询、提供药学信息服务,可以促进医药合作,保证患者用药的安全、有效和经济。

8. 开展药学健康教育　健康教育是医务人员通过有计划、有目的的教育活动,向人们介绍健康知识、进行健康指导,促使人们自觉地采纳有益于健康的行为和生活方式,消除或减轻影响健康的危险因素,预防疾病、促进健康和提高生命质量。对公众进行健康教育是药学服务工作的一项重要内容。药师开展药学服务,既为患者个人服务,又为整个社会国家健康教育服务。在为患者提供药物治疗的同时,还要为患者及社区居民的健康提供服务。通过开展健康知识讲座、提供科普教育材料以及提供药学咨询等方式,传播相关自我保健知识。重点宣传合理用药的基本常识,目的是普及合理用药的理念和基本知识,提高患者的用药依从性。用药依从性是指患者服药行为与医嘱的一致性,药师向患者提供有关药物知识是患者用药依从性的先决条件。

## 知识拓展

### 循证药学与大数据

循证药学是循证医学的理念与方法在与药学学科自身需求和特点结合后所产生的一个分支学科,是临床药师通过系统收集文献、评价药物研究证据(文献),获得药物疗效、安全性和经济性方面的研究资料,评估其在制订合理用药方案中的作用,并以此做出临床药物决策的临床实践方法和过程。基于循证的药学分析,必须有足够的文献资源,包括中国生物医学文献数据库(CBM)、Embase 数据库、中国知网全文数据库(CNKI)及 Medline 数据库、Cochrane 在线图书馆等数据库均收载了大量临床用药文献,为循证药学发展提供了有力保障。

## 岗 位 对 接

### 案例分析

案例:有一位患者拎着两袋药来找药师,药品有双歧杆菌三联活菌胶囊(培菲康)、多潘立酮片(吗丁啉)、阿莫西林克拉维酸钾片(安奇片)、金嗓散结丸、银黄含化片,分别由消化内科医师和五官科医师开出,因患者家住乡下,来看病不容易,所以多看了几个医师。但配了一大堆药不知道怎么吃,因此要求医院退药。

问题：如果你是窗口药师，应该如何做？作为未来的药师，如何提高自身业务素养以便更好地为患者服务？

分析：退药是临床门诊常遇到的问题，应具体问题具体分析。该案中，退药是由于患者不知道如何用药而产生的，作为药师，可以根据患者的情况，结合药品说明书，指导患者用药，打消患者的忧虑，从而避免退药情况。一般而言，对没有拆封的注射用药，如果有正当理由和医师退药处方，一般予以退药；对于口服用药，如果患者交费后没有取药或取药后尚未离开配药窗口，可以凭医师退药处方退药。其他情况不予退药。对不能退药的情况，应合理解释，取得患者的理解。

## 考 证 聚 焦

模拟练习

（向　敏）

# 项目二
## 药学服务的能力要求

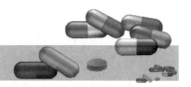

　　药学服务是围绕公众健康这一目标切实地为服务对象解决问题,具体地说就是鉴别和预防与药物治疗相关的潜在问题,解决实际存在的问题,以提高药物治疗效果。因此,药学服务必须符合"高质、高效、易得、连续"的要求。药师以自己独有的专业知识和技巧来保证药物治疗获得预期的效果,要求药师除了具备丰富的专业知识和较强的工作能力外,还必须具备较好的人文修养、娴熟的交流技巧、丰富的社会经验和职业道德。

▶ 视频

药学服务的
开展

## 一、职业道德

　　职业道德是一般社会道德在职业生涯中的具体体现,它是从事一定职业的人在工作岗位上同社会中其他成员发生联系的过程中逐渐形成和发展的。药学服务职业道德特指药学从业人员在依法开展药学服务活动中必须遵循的道德标准,是一般职业道德在药学服务领域中的表现,具有很强的专属性、广泛的适用性和鲜明的时代感。药能治病救人,也能致病害人。药师必须恪守职业道德,才能发挥药师职业内在价值的基石,塑造药师职业信任感和公信力。药学服务职业道德的基本原则如下。

　　1. 保证药品安全有效　　为患者提供安全有效的药品是药师的基本职责,也是医药事业的根本目的。生产、经营、使用都是提高医药质量,增进药品疗效,保障人民用药安全的重要环节。为了维护公众健康,药学工作人员必须努力发展药品生产,增加品种,满足公众对身体健康的需要;还要提高药品质量,保证用药安全有效。药学工作是实现医疗救死扶伤的重要组成部分,是医疗活动的重要基础。

　　2. 实行社会主义的人道主义　　人道主义作为伦理道德原则,在医药道德领域内,具有十分重要的意义。人道主义的核心是尊重人的生命。一视同仁地维护健康、关心患者是传统医药道德的精华所在。在新的历史条件下,社会主义的人道主义除表现为对患者的尊重和关心,预防和治疗疾病,保障人人享有用药的平等权利,还应扩展到对社会群体健康的关怀,从各个方面提供和保证优质的药学服务。

3. 全心全意地为人民健康服务 药学职业道德原则要求药师应当站在国家和社会主义建设的历史高度,为社会主义现代化建设事业服务。药师在具体的药学实践过程中要真正做到全心全意为人民的健康服务,必须处理好如下三个方面的关系。

(1) 正确处理医药人员与服务对象的关系 药师的直接服务对象是患者,在二者的关系中,一般而言药学工作人员处于主动地位,患者处于被动地位。这就需要药师时刻以患者、服务对象的利益为重,以高度负责的精神确保药品质量,保证人民的生命健康。

(2) 正确处理个人利益与集体利益的关系 药品的生产、储运、销售和使用都需要依靠集体的力量来完成。因此,药学工作者之间的密切配合尤为重要。药学工作者在处理个人利益与集体利益之间的冲突时,应以集体利益为重,以广大人民的生命健康利益为重,不可因个人或小集体利益损害人民群众的利益。

(3) 正确处理道德与技术的关系 药师要做到全心全意为人民的防病治病、健康服务,既需要有良好的道德品质,又要有过硬的技术本领,二者缺一不可。

## 二、专业知识

1. 药学专业知识 药师必须具备扎实的药学专业知识,包括药理学、药剂学、药物化学、药物分析、药物治疗学、药事管理学等,虽然不同岗位对药师所要求熟练掌握的知识有所不同,但是在药学服务岗位的药师必须具有药学专业背景,这也是执业药师最重要的本领,也是医疗团队中药师的优势。

2. 医学专业知识 拥有较好的医学专业知识是提供优质药学服务的必备条件之一。因此,药师需要学习掌握相关基础医学和临床医学知识,拓宽知识面,才能理解医师的临床思维,协助医师实现临床用药方案,更好地完成患者用药教育,提高患者治疗的顺应性。因此,临床药师需要不断地深入临床实践,用心学习有关临床知识,提高药学服务水平。

**知识拓展**

### 中国执业药师职业道德准则

1. 救死扶伤,不辱使命

执业药师应当将患者及公众的身体健康和生命安全放在首位,以专业知识、技能和良知,尽心、尽职、尽责为患者及公众提供药品和药学服务。

**2. 尊重患者,一视同仁**

执业药师应当尊重患者或消费者的价值观、知情权、自主权、隐私权,对待患者或消费者应不分年龄、性别、民族、信仰、职业、地位、贫富,一律平等相待。

**3. 依法执业,质量第一**

执业药师应当遵守药品管理法律、法规,恪守职业道德,依法独立执业,确保药品质量和药学服务质量,科学指导用药,保证公众用药安全、有效、经济、合理。

**4. 进德修业,珍视声誉**

执业药师应当不断学习新知识、新技术,加强道德修养,提高专业水平和执业能力;知荣明耻,正直清廉,自觉抵制不道德行为和违法行为,努力维护职业声誉。

**5. 尊重同仁,密切协作**

执业药师应当与同仁和医护人员相互理解,相互信任,以诚相待,密切配合,建立和谐的工作关系,共同为药学事业的发展和人类的健康奉献力量。

## 三、专业技能

1. **药品调剂技能**　调剂(审方、调配处方和发药)是药师的基本工作,药师按照医师处方或医嘱,调配药品并进行用药交代,回答患者咨询的服务过程。药品调剂工作,是联系医、药、患的最重要的纽带。在社会药房,执业药师可根据不同患者及不同病情,从患者用药安全出发,向患者提供用药指导服务。及时准确地为患者提供合格药品是开展药学服务的基础,是做好其他工作的前提,也是药师的最基本技能。

2. **药物咨询技能**　药物咨询服务是药学工作的一项重要内容,是药学服务工作新模式的具体体现,用药咨询直接关系到问询患者的用药安全及身心健康,是连接药师、医师、护士、患者之间的桥梁和纽带,是对诊疗过程的补充和完善,是指导患者合理用药的平台,可以提高药物治疗的安全性。用药咨询也是临床药学工作的重要组成部分,是药学人员展现自我、实现自我价值的舞台。药师可以通过当面用药指导、电话咨询、书信咨询、邮件咨询、网络在线咨询等形式,为患者提供用药指导,促进用药安全。

3. **药品管理技能**　药品是特殊商品,与人的生命安全直接相关。只有符合质量标准的合格药品才能保证疗效。因此,药师必须具备良好的药品管理能力,能进行药品验收(包括品名、规格、数量、批号、有效期、质量状况、包装、标签、说明书上应有的规定内容和标识等),验收合格后按照储存要求上架、定位摆放、标志清晰。能按照管理要求对药品进行正确的养护和管理,保证储存和发出的药品质量合格。

4. **药物警戒技能**　药品不良事件、用药错误和药品质量缺陷等都会带来药品的风险。药品不良反应是合格药品在正常用法用量下出现的与用药目的无关的有害反应。用药错误是合格药品在临床使用全过程中出现的、任何可以防范的用药不当。药品质量缺陷是由于药品质量不符合国家药品标准造成对患者的损害。药师必须具备良好的药物警戒能力,能主动收集药品不良反应,当获知或发生可能与用药有关的不良反应后应详细记录、分析和处理,填写《药品不良反应/事件报告》,并通过国家药品不良反应监测信息网络报告。

5. 沟通技能 沟通是人与人之间信息的传递过程。与患者保持良好沟通,对提高医院药学服务质量、减少医患摩擦具有重要作用。药师应练就较好的沟通技能,为患者提供用药指导,有利于疾病治疗,提高用药的依从性、有效性和安全性,减少药品不良反应的发生。因此,药师应该注重仪表、言谈和行为规范、注重对患者的心理疏导、讲究语言交流的技巧、运用"同理心"、善于倾听、用好微笑这种最好的语言等方式,才能为患者提供良好的药学服务。

6. 药历书写技能 药历是药师参与药物治疗和实施药学服务而为患者建立的用药档案,其源于病历,又有别于病历。药历由药师填写,作为动态、连续、客观、全程掌握用药情况的记录,内容包括其监护患者在用药过程中的用药方案、用药经过、用药指导、药学监护计划、药效表现、不良反应、治疗药物监测、各种实验室检查数据、对药物治疗的建设性意见和对患者的健康教育忠告。书写药历是药师进行规范化药学服务的具体体现。药历是客观记录患者用药史和药师为保证患者用药安全、有效、经济所采取的措施,是药师以药物治疗为中心,发现、分析和解决药物相关问题的技术档案,也是开展个体化药物治疗的重要依据。书写药历要客观、真实地记录药师实际工作的具体内容,咨询的重点及相关因素。此外,还应注意的是,药历的内容应该完整、清晰、易懂,不用判断性的语句。药历的作用在于保证患者用药安全、有效、经济,便于药师开展药学服务。

7. 投诉与应对能力 患者对医疗服务不满达到一定程度时就可能通过投诉来宣泄这种不满的情绪。在药学服务过程中,经常遇到的棘手问题是接待和处理患者的投诉。患者投诉在一定意义上属于危机事件,需要及时处理。正确妥善处理患者投诉,可以改善药师的服务,增进患者对药师工作的信任。首先,应畅通患者投诉渠道:当投诉的意见得到及时反映,情绪得到有效疏导,问题得到圆满解决时,患者才会满意。让患者及时反映其诉求,投诉渠道的畅通至关重要。如在门诊设立患者接待室并设专职人员,设立意见箱、电子信箱、投诉电话,公示医疗投诉程序,明确相关部门的处理职责,使患者投诉有部门管、处理有人抓、意见有反馈,建立医与患之间的一座理解、沟通之桥。其次,认真做好投诉调查。投诉调查是有效处理患者不满的依据。既要充分尊重患者意见,又要坚持实事求是,重事实、重证据,调查者应认真分析原因,根据制度规定做出合情合理合规的处理意见,并拿出整改意见。最后,应妥善处理患者投诉。投诉处理是一项集心理学、伦理学、社会学于一体并要求工作人员有较高道德修养、业务水平、工作能力等综合素质的工作。要做到礼貌接待,真诚聆听,认真记录,审慎判断,迅速反应,及时处理。遇到情绪失控的患者要耐心说服,即使患方言辞激烈,也要冷静理智,不要与其争执,以防激化矛盾。对抱有不良目的的投诉要有理有节,据理力争,保护医护人员不受侵害。处理患者投诉没有一定之规,一定要以法律法规为准则,以技术规范为依据,尽可能地不影响医院声誉,以化解矛盾、解决矛盾为目标,最终达到医患满意的结果。

**知识拓展** //////////////

## 八 星 药 师

世界卫生组织和国际药学联合会共同提出,良好药学教育的结果是培养八星药师,即① 健康服务的提供者(a care-given),药师必须为患者提供高质量的药学服务,提供与药物治疗和药物使用有关的教育、信息和建议,并且与其他健康服务的提供者和睦相处;② 沟通者(a communicator),药师必须知识渊博,当与健康专家和公众交流时要足够自信;③ 管理者(a manager),药师必须有效地管理资源和信息,确保药品和医疗服务的可获得性和有效性,并且能否服从他人管理;④ 决策者(a decision maker),药师必须具有评价、分析能力,能够对使用资源的最优方案作出决策;⑤ 引导者(a leader),药师在公共福利机构中应当具有一定的引导地位,并在其引导工作中显示出一定的同情心;⑥ 教育者(a teacher),每个药师都必须参与到培养和教育未来执业药师的工作当中,指导药学实习生进行药学实践活动;⑦ 研究者(a researcher),每位药师必须是研究者,在自己的岗位上发现问题,解决问题,形成研究课题;⑧ 终身学习者(a life-long learner),每一位药师必须知道如何学习,从在校学习开始,持续的学习应当贯穿整个药师生涯。

## 岗 位 对 接

**案例分析**

案例:庆大霉素的平均最小抑菌浓度(MIC)为 1.0 mg/L,经过临床治疗药物监测(TDM)和咨询的患者 87.5% 谷浓度达到 MIC,而未经 TDM 的患者只有 37.5% 达到 MIC。从毒副反应的角度来看,经过 TDM 的患者肾毒性发生率为 7%,而未经 TDM 者发生率高达 14.7%。

问题:请从药师的专业技能角度进行分析讨论。

分析:临床药师通过 TDM 估算药物代谢动力学参数和个体化给药方案,是药师重要的专业技能之一。血药浓度监测是药学服务的重要内容,根据患者的具体情况,监测患者用药的全过程,分析药物代谢动力学参数,与临床医师一起制订和调整合理的个体化用药方案,是药物治疗发展的必然趋势,也是药师参与临床药物治疗,提供药学服务的重要方式和途经。本案中,经过 TDM 的患者,肾毒性明显下降,这也体现了药学服务的重要价值。

## 考 证 聚 焦

模拟练习

（向　敏）

# 项目三
# 药学服务的礼仪

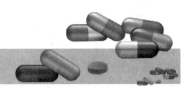

## 一、药学服务的礼仪基础

▶ 视频

药学服务举止礼仪

服务礼仪是指服务人员在工作岗位上,通过言谈、举止、行为等对客户表示尊重和友好的行为规范和惯例。药学服务礼仪是礼仪在药学服务行业的具体运用,是药学技术人员在自己的工作岗位上向服务对象提供的标准、正确的药学服务行为,它包括仪容仪表、服饰、仪态、语言和岗位规范等内容,拥有良好药学服务礼仪是药学人员必备的职业素质之一。

1. 仪容仪表 仪容仪表是一个人最重要的外在表现,是内在美、自然美和修饰美的统一,主要包括面部化妆和穿戴、服饰等内容。大方、端庄、稳重的仪容,既能体现自尊自爱,又能表示对他人的尊重与礼貌。药学服务工作者应头发整洁,发型美观大方,符合工作场所要求,男性不宜留长发、不留小胡子和大鬓角,女士化淡妆,不可浓妆艳抹,不使用气味浓烈的化妆品和香水;指甲长短适宜,保持清洁,药房窗口人员不得戴手套调配和发药,制剂人员不得佩戴戒指等手饰品。

2. 服饰礼仪 工作人员应按照规定穿工作服上岗,保持服装整齐、大方、挺括,佩戴好工号牌。工作服应定期清洗、更换。衬衫领口与袖口不得污秽,应该熨烫平整。男生的领带以素色为宜,工作时间不穿拖鞋。

3. 表情礼仪 表情上,情绪饱满,面带微笑,热情大方。在注视对方面部时,一般以注视对方眼睛至下巴之间的三角区域为宜,表示全神贯注,但在时间上不宜过久,否则双方都会比较难堪。当与服务对象相距较远时,一般应以对方全身为注视点,尤其在站立时如此。药师应调整自己的情绪,精力集中、持久、兴奋适度,庄重大方,不卑不亢。

4. 举止礼仪 站姿上,应两脚着地,合上足跟和膝盖,足尖分开微向外,挺胸直背,两臂自然下垂,置重心于足掌,姿态文明、规范。手势方面,向顾客介绍、引导、指明方向时,手指自然并拢,大方自然。

5. 语言礼仪　药师在与人交流时,应加强语言修养,讲普通话,讲究语言艺术,做到言谈清晰文雅,礼貌用语。如问候用语:"您好,请问有什么可以帮助您的";送别用语:"请慢走,祝您早日康复";请托用语:在向其他医务工作人员请求帮忙或托付代劳时都要加上一个"请"字;致谢用语:在得到他人帮助时,及时表达致谢;应答用语:在与患者进行交流的过程中,用的应答用语主要是"是的""好的,我明白您的意思",让患者感受到你在倾听;道歉用语:常用的有"抱歉""对不起""请原谅"等。"言为心声",良好的语言礼仪可以增加交流,使药学服务效果大大地提高。

### 知识拓展

#### 古人如是说"礼仪"

孔子曰:不学礼,无以立。

孟子曰:君子以仁存心,以礼存心。仁者爱人,有礼者敬人。爱人者,人恒爱之,敬人者,人恒敬之。

▶ 视频

药学服务中的沟通与交流

## 二、药学服务中的沟通

沟通能力是开展药学服务工作的关键。药师与患者之间的良好沟通,是建立和保持药患关系、审核药物相关问题和治疗方案、监测药物疗效以及开展患者健康教育的基础。随着临床药学的发展,沟通技能已经成为当今药师开展药学服务的基本技能,更是完善以患者为中心的人性化服务的内在要求,是医学实践最基本的思维模式和行为准则。在药师提供药学服务时,药师需要掌握以下沟通技巧,才能达到与患者有效沟通的效果。

1. 同理心的运用　同理心是站在对方立场设身处地思考的一种能力,即在人际交往过程中,能够体会他人的情绪和想法、理解他人的立场和感受,并站在他人的角度思考和处理问题。善于站在他人立场考虑问题,并将理解他人的感受运用到沟通当中,会获得较高水平的沟通效果。

2. 学会观察患者　从患者年龄、服饰、语言、肢体语言、态度、气质行为、交通工具、通信工具等观察,了解患者的需求,包括同理需求(基本)、信息需求(核心)、潜在需求(附加)。

3. 学会认真聆听　药师冷静耐心地聆听患者的陈述,要表现出应有的同情心。和患者沟通时,药师可站在或坐在患者身旁,保持适当距离,避免分散注意力的小动作。应注意,在交谈过程中不要轻易打断患者的谈话内容或强行改变话题,可适时回应谈话内容,把话题引向预定方向,顺利转换发言者和倾听者的角色,以达到有效沟通的目的。沟通中的行为组成比例:倾听(40%)、表达(35%)、阅读(16%)、书写(9%)。听的五个层次包括忽视的听、假装在听、有选择的听、全神贯注的听、同理心的听。听要跟服务对象移情换位,站在患者的立场去理解信息内容、理解对方的感情成分、理解隐含成分。

4. 讲求服务语言　要求药师在与患者沟通时注意多使用服务用语和通俗易懂的语言,尽量避免使用专业术语,谈话时尽量使用短句子,以便于患者理解和领会。使用开放式的提问方式,比如"关于这种药大夫都跟你说了什么?"而不是封闭式的提问(用"是""不是"或简单一句话就可以答复的问题):"大夫告诉你怎么用药了吗?"开放式的提问可以使药师从患者那里获得更多、更详细的信息。

另外,尊重患者是进行良好沟通的前提,因此医护人员在与患者的交往中应做到一视同仁,以诚待人;宽容是医患间进行良好沟通的"润滑剂",要做到宽容对待患者,必须在理解、宽厚、容忍上下功夫;鼓励是良好情感沟通的重要手段和方法,医护人员利用鼓励手段能调动患者诊疗的积极性,增强患者战胜疾病的信心。

5. 注意运用肢体语言　人际交往必须借助一定的符号系统,通常分为语言和非语言两个系统。语言符号系统是更便捷、应用最广泛、收效最快的符号;非语言符号系统也占有很大的比重,如微笑、点头、目光接触、手势、体位等。在沟通时,话语占7%,语气语调占38%,肢体语言占55%。与患者交谈时,眼睛要始终注视着对方,注意观察对方的表情变化,从中判断其对谈话的理解和接受程度。

6. 注意掌握时间　与患者的谈话时间不宜过长,提供的信息也不宜过多,过多的信息不利于患者掌握,反而会成为沟通的障碍。解决的办法是事先准备好一些宣传资料,咨询时发给患者,这样既可以节省谈话时间,也方便患者认真阅读、充分了解。

7. 关注特殊人群　对特殊人群,如婴幼儿、老年人、少数民族和国外来宾等,需要特别详细提示服用药品的方法。老年人的视力、听力和用药依从性差,应反复交代药品的用法、禁忌证和注意事项,直至其完全明白;同时老年人的记忆力减退、反应迟钝,容易忘服或误服药品,甚至因商品名不同而导致重复用药的现象也时有发生,因此宜选择每日仅服药 1~2 次的品种,书面写清楚用法并交代清楚,有条件的话可配备单剂量药盒,并叮嘱其亲属督促老年人按时、按量服用。对少数民族患者和国外来宾应尽量注明少数民族语言或英语、法语、日语等,同时注意各民族的生活习惯,选择适合他们服用的药品。

## 知识拓展

### 服务礼仪的基本法则

3A 法则:即接受对方(accept)、重视对方(appreciate)、赞美对方(admire)。

白金法则：1987 年由美国学者亚历山大德拉等人提出，"在人际交往中想要取得成功，就一定要知道交往对象需要什么，我们就要在合法条件下满足对方什么"的白金法则，其有三个要点：一是行为合法，二是交往以对方为中心，三是对方的需求是基本法则。

　　零度干扰：使顾客不受语言、表情、举止等任何因素的影响。

　　首轮效应与末轮效应：首轮效应是人与人第一次交往给对方留下的印象，在对方的头脑中形成并占据主导地位的效应。末轮效应相对于首轮效应而言，强调服务结尾的完美和完善。

## 岗 位 对 接

### 案例分析

　　案例：有位老年患者到医院药房咨询柜台，向某药师进行咨询，药师正忙着写资料，抬头看了一眼患者，药师说："什么事情？"患者说："大夫让我问问这药怎么吃。"药师看了一眼患者手中的药物，冷淡地说："雷贝拉唑肠溶片一日 1 次，一次 2 片；阿莫西林一日 3 次，一次 1 片；枸橼酸铋钾一日 2 次，一次 2 片；克拉霉素分散片一日 2 次，一次 2 片。"说完话后继续低头写东西。

　　问题：请从药学服务礼仪角度，分析药师的行为有哪些地方不妥。

　　分析：本案中的药师缺乏基本药学服务礼仪。在药学服务过程中，药师应当讲究服务礼仪，主动、周到地为患者提供服务（本案服务对象是老年患者，尤其需要被重点关注），做好与患者的沟通工作是药师的基本职业修养和道德要求。

## 考 证 聚 焦

模拟练习

（向　敏）

# 项目四
## 药学服务的发展现状

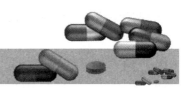

## 一、药学服务的产生背景

随着人们生活水平的提高和社会的进步,大众对健康的要求日益提高,如何合理用药成为人们密切关注的焦点。世界人口老龄化、人类疾病谱的变化、医疗实践中以患者为中心的服务模式,社会和科技文化的迅猛发展,迫切要求药师提供高质量的药学服务。

1. 人们对提高生命质量的期望是实施药学服务的前提 随着社会发展,老龄化和环境污染等社会问题导致各种慢性疾病的患病率逐渐上升以及人类疾病谱发生变化,如心血管病、代谢性疾病、神经性疾病等器官衰老相关的疾病成为常见病和多发病。据统计,2015 年全球 65 岁以上人口为 6.17 亿。预计到 2050 年,人数将达到 60 亿,届时将有 94 个国家老龄化人口占比超过 21%,其中 39 个国家老龄化比例达到 29%。美国公布的前三位死亡原因为心血管病、恶性肿瘤和脑血管病,占总死亡原因的 67.7%。这些因素导致更多的人群不得不长期依赖于药物治疗,需要更多用药方面的指导。同时,社会物质文化生活水平的提高使人们对提高生命质量的期望越来越高,如何更有效、安全、经济地使用药物成为备受大众广泛关注的课题。

2. 社会公众对药学服务的需求是实施药学服务的基础 医药科学的迅速发展,新药层出不穷,用药复杂性越来越高,用药引起的社会问题也越来越多。这些方面使得医师和护士在客观上需要得到药师在药物治疗方面的帮助。另外,20 世纪,药源性疾病接连发生,如"反应停""二甘醇""欣弗""毒胶囊"等药害事件给人类的教训极其惨痛。出于对药物使用安全性的需要,社会公众对药师不再满足于仅仅为他们提供安全有效的药物,而且要求提供安全有效的药物治疗。提高药学服务水平,在整个卫生保健体系中发挥药师在药物治疗、药物信息等方面的优势是整个社会对药学服务的迫切需求。

3. 医药分开制度为实施药学服务提供了制度保障　目前,美国、日本、德国等国家都实施医药分开制度,因此其药学服务水平较高。我国随着新医改的深入,国家已经出台了基本药物制度,着力解决老百姓看病难和看病贵的问题。医药分开核算、处方药物与非处方药物分别管理,打破了以往医药垄断的体制,引入了竞争机制,"总量控制、结构调整",对医院药费实施监控,降低了医疗收入中药品收入的比例,弱化药品的经济功能,突出药品的治疗功能,使干扰合理使用药物的因素降至最低。我国于 1999 年 7 月 22 日,颁布了《处方药与非处方药分类管理暂行办法》,此后定期修改公布《国家非处方药目录》,并相继建立了一整套管理法规。药品分类管理制度的确立和深化,非处方药的合理应用,使得药师的作用更加突出。

4. 药学学科的发展为药学服务奠定了重要的理论基础　随着社会的发展和科技的进步,药学学科得到快速发展。药物作用机制和靶位的阐明,药学基因组学和治疗药物监测促进了个体化给药方案的实施。药物治疗方面的知识越来越完善,药学信息对合理用药进行了解释和设计,药物经济学对于药物治疗方案成本－效果的比较和选择,循证医学为研究药物疗效、不良反应等提供了重要依据。药学与临床医学、护理学并称为现代药物治疗模式的三大支柱。药物治疗学、药物经济学、生物药剂学、药学信息学以及相关学科如生物技术、信息技术等学科的发展为药学服务奠定了理论基础。

5. 药学技术人员素质提高是实施药学服务的人才保障　药师是药学服务的主体,药师的专业技能与素质是药学服务实施的人力保障。美国等西方国家已经建立起与药学服务相适应的药师人才培养制度。我国为适应现代药学事业发展,培养满足能适应公众需要的药师人才,许多医药院校调整了其专业课程体系,增加了药学服务所需要的医学基础、药物治疗学、药物经济学等实践性和应用性较强的课程,使其知识结构更加符合从事药学服务的要求。执业药师制度建立之初,执业范围限定在药物生产和流通领域,随着医药卫生体制改革的推进,在 1999 年扩大到药物的使用领域。为了适应这一变化,执业药师的考试标准也随之不断修订与完善,从 2015 年起,国家对执业药师资格考试大纲进行了改革,在考试中逐渐加强了药学实践技能和综合应用知识能力的考核,为开展药学服务创造了条件。虽然药师队伍质量数量得到明显提升,但是仍然无法满足公众迫切而巨大的需要。

药师是实施药学服务成功与否的关键。药师素质的不断提高以及队伍的不断壮大,为实施药学服务、不断提高药学服务水平提供了最重要的技术保障。事实证明,药师提供药学服务,可以减少药物不良反应、药源性疾病的发生,降低医疗服务费用,能更好地保障公众的用药安全、有效。

## 二、国外药学服务发展现状

随着制药工业的迅猛发展,临床新药品种不断增多,加之疾病谱变化,在临床治疗过程中,不合理用药和药品不良反应呈上升趋势,公众对临床安全、合理、有效用药的需求上升。因此,以美国为代表的西方国家药学工作者,最早提出了"药学服务"这一概念,并迅速得到其他国家药学工作者的认可,一些医院药学工作逐渐从单纯配方发药逐渐转向对临床医护人员和患者提供药学服务。目前,在国外一些大型医疗机构中均设有药学服务中心,下面主要介绍美国、英国、加拿大、日本等国家开展药学服务的情况。

美国于 1965 年开始逐步建立了临床药师服务体系,美国医院药师协会(ASHP)曾对其历年来的工作进行回顾,指出临床药学的发展可分为三个阶段。① 20 世纪 50—80 年代,当时临床药师们主要在医院里开展工作,以确保患者合理用药为主要内容,工作关系是药师－医师－患者,药师对患者的治疗质量不承担直接责任,这一时期可称为以医院药学服务为主的临床药学阶段。② 20 世纪 80—90 年代,临床药学的工作实践范围逐渐扩大,药师参与患者的具体治疗工作,并且更注重于直接面对患者进行服务,同时临床药师们的目光开始转向医院以外患者的药物治疗,如已涉及在健康中心开展合理用药工作,可称为从临床药学向药学服务的过渡时期。③ 20 世纪 90 年代至今,临床药师的职业观念发生了根本的改变,认为药学服务的对象是人而不是药物,将过去整天和药物打交道,以药物为中心的服务模式,转变为直接和患者打交道,以患者为中心的工作模式,进而扩展了药师的职能,拓宽了实践工作范围。现在的临床药师已开始直接面向患者、面向所有的医疗机构、面向整个社会,他们不仅为到医院就诊的患者,而且为社区居民提供药学服务,关心全体用药者的身心健康和后果,协助和指导人们接受最佳的药物治疗,开始了全面的、全方位的药学服务,旨在推进整个社会的合理用药,提高医疗质量和人民的生活健康水平,同时降低卫生资源的消耗。这一时期也就是目前国际上提出的药学服务阶段。

英国采取的是国民医疗保健制度,从 20 世纪 70 年代开始推行药学服务,开始药师对患者用药的监护工作。其药学服务分为基本药学服务、高级药学服务和药学增值服务三类。基本药学服务由国家进行管理,要求社区药房必须提供调剂服务、再调剂服务、诊疗管理服务、支持自我治疗服务、过期药品管理、用药健康教育等。高级药学服务内容包括药物使用回顾和处方干预服务、吸入装置定制服务和医疗器械使用回顾服务。在前面两项基础上,不同药师还提供药学增值服务,如处方补充服务、特殊专科药品服务、特定疾病药物管理服务、药品评价和依从性服务等。在医院从事药学服务主要由两类药学专业背景人员组成,一类是药学硕士毕业的药师,另一类是经过 2~3 年药学专科教育的药学技术员,药学技术员在药师的指导下从事具体处方的操作工作,如调配药品、核对患者自带药品、转抄处方等,为临床药师承担部分工作,以便临床药师有更多时间参与临床治疗工作。

加拿大药学服务开展也比较普遍,在加拿大,很多患者将药师作为获得健康信息和药学护理的首选。2008 年,该国药师协会发布《药学愿景蓝皮书》,通过以患者为中心的药学护理,使加拿大人获得理想的药物治疗效果作为行业愿景,呼吁药师承担起"以患者为中心"的药学服务职责。目前,加拿大大部分省份药师在一定范围内有处方权,这对医师的处方工作是一项有利的补充,加强医师和药师在药物治疗管理上合作,更好地发挥药师的作用。药学监护是加拿大药学服务的主要内容,患者首先在药师处登记,建立监护关系,药师在患者治疗方案的基础上选择或对处方进行调节,将药物不良反应及相关问题告知患者,药师需要做好用药记录,在条件允许的情况下,对一些特殊疾病提供监护服务。目前,加拿大药师的职能已经逐步扩展到药物治疗检验、慢病管理、免疫服务等领域,在临床治疗中与医师、护士等合作,参与患者个性化治疗方案的制订。

日本实行医药分离模式,出台了《医疗服务法》《药事法》《药师法》《国家卫生保险标准》等法规,对药事管理比较规范。日本的药学服务是从 20 世纪 60 年代起步的。临床药学也称为医疗药学,医院药师服务为收费服务,国家健康保险还给临床药学某些项目承保。从 1994 年起,日本开始要求为住院患者提供综合药学监护,内容包括住院患者的药物治疗指导、患者出院前的用药指导、综合药学服务、药物信息服务等,药师也参与急诊的会诊等。日本医院药师流动性较大,药师在任何岗位上都要承担或协助部分临床药学工作,水平高、经验丰富的药师则需负责各病区的药学监护。日本的调剂服务工作精确到秒计算,也收取调剂药品费用(按照调剂时间的点数收费)。日本社会药店除零售非处方药外,还开展处方调配服务,主要限于药品零售。

综上,以美国为主的发达国家,药学服务实践内容比较丰富,专科化趋势明显,如抗凝管理服务、疼痛管理服务,药学服务也向更高层次发展。药师已经成为医疗团队中不可或缺的成员,为患者的健康管理发挥更大的作用。随着人类基因研究水平的提高,基因诊断、基因治疗已经在临床应用,未来药物治疗将根据个人的基因型决定,从而实现精准的个体化用药。

## 三、国内药学服务发展现状

虽然国内药学服务起步比西方国家晚,但发展速度很快。我国药学服务的发展主要经历了三个阶段,即以传统的药品供应为中心的阶段,参与临床用药实践、促进合理用药为主的临床药学阶段和更高层次的以患者为中心,强调改善患者生命质量的药学服务阶段。进入 20 世纪 90 年代,随着医疗体制的改革和国外先进理念的引进,药学服务意识逐渐增强并得到发展,药学服务基本工作模式已经从"以保障药品供应为主"转向"以技术服务为主",工作重心由"物"转向"人"。

我国医疗机构临床药学服务始于20世纪60年代,1964年在全国药剂学研究工作经验交流会上,汪国芬、张楠森等药师首次提出在国内医院开展临床药学工作的建议。到70年代末80年代初,国内一些大型医院根据各自的条件,逐渐地开展了不同程度的临床药学服务工作。1987年华西医科大学率先设立临床药学专业,随后,更多医药类院校开设了临床药学专业或临床药学研究方向的课程,培养临床药学人才。2002年,医疗管理部门颁布了的《医疗机构药事管理暂行规定》,提出"逐步建立临床药师制",要以服务患者为中心,以临床药学为基础,合理用药为核心,做好药学技术服务和相关药品管理,开展以合理用药为核心的临床药学工作,参与临床疾病诊断、治疗,提高药学技术服务和医疗质量。2005年,卫生主管部门启动临床药师岗位项目,借鉴国外经验,加速专科专职临床药学人才培养。2018年,国家颁布了《关于加快药学服务高质量发展的意见》,提出了各级医疗单位应进一步提高对药学服务重要性的认识,推进分级诊疗建设;构建上下贯通的药学服务体系,加快药学服务转型;提供高质量药学服务,加强药师队伍建设,充分调动药师队伍积极性;积极推进"互联网+药学服务"健康发展等措施,药学服务质量提高将对推进实施健康中国战略,进一步转变药学服务模式,提高药学服务水平,满足人民群众日益增长的医疗卫生健康需要产生积极作用。

虽然多种原因导致我国药学服务发展缓慢,但经过几十年的不断探索,经过广大药学工作者的不懈努力,我国药学服务取得了很大的进步。药学专业人员的数量和质量有较大的提高,以患者为中心的全程化药学服务得到广泛接受。药房自动化水平提高,处方审核及不合理医嘱自动拦截系统,静脉用药集中调配等先进管理手段的应用,有效地提升了药学服务质量和工作效率。药师参与临床药物治疗,对患者进行用药教育、监测与评估,提高了合理用药的水平。有些医院已经开出药学专科门诊,如抗凝门诊、内分泌门诊等;社区药学服务在慢病管理方面进展迅速,如对哮喘、糖尿病、高血压的有效管理,服务了广大患者。总之,药学服务已经不局限于医院范围,已经走进药店、社区和公众,我国药学服务已呈现良好的发展态势。

**知识拓展**

### 美国的药学教育简介

美国药学博士教育注重与临床实践技能的结合,学生在获得学位时已积累了部分临床药学技能。药学博士生的实习包括医院、社区药店、诊所药房等,一期1个月。学校还会为药学博士生准备多种临床药学技能竞赛。药学院毕业后,除了考取执业药师执照参加工作外,学生还可以申请去医院做住院药师培训。一般住院药师培训制度包括1年住院药师培训(PGY Ⅰ)和 2 年住院药师培训(PGY Ⅱ)。第二年的住院药师培训为专科培训,是为想做专科药师的药学专业学生准备的,如儿科临床药师、老年科临床药师。除此之外,美国的药师每年要学习 18 h 的药学继续教育课程,其中 3 h 为当面授课,15 h 为网络远程教育。

## 岗 位 对 接

### 案例分析

案例:某 78 岁老年患者被诊断为骨质疏松症,医师处方开了碳酸钙维 D 片,后来,患者看书上介绍说有机钙吸收比无机钙好,便咨询药师能否替换成有机钙。

问题:如果你是接待药师,如何处理?

分析:接待药师首先应对钙制剂有深入了解,耐心给患者讲解。对老年患者而言,讲解要有耐心,要及时和患者沟通,确认患者真正理解。有机酸与钙成盐后,称为有机钙,目前市场上的有机钙包括乳酸钙、枸橼酸钙、苏糖酸钙和葡萄糖酸钙。各种钙制剂中,碳酸钙和醋酸钙的钙含量最高,是最常用的钙剂。各种有机钙中,钙的含量低,进入体内的钙量并不高。对老年患者而言,维生素 D 不缺乏时,膳食钙吸收率可以高达 30%~40%;维生素 D 缺乏时,吸收可低到 10%,因此老年人补钙,常常服用维生素 D 制剂,医师处方是合理的。尤其应该注意的是,补充钙制剂一般以清晨和睡前各用 1 次较好,如果采取一日 3 次的用法,最好餐后 1 h 用,以减少食物对钙吸收的影响。服用钙剂后也不要生吃蔬菜,蔬菜中大量的草酸会与钙结合形成草酸钙沉淀,影响吸收。钙剂也不可与油脂类食物同服,油脂分解后生成的脂肪酸与钙结合同样不容易被吸收。鉴于年龄原因,要合理膳食,多吃富含钙质食物,如奶制品、豆制品等,同时适量运动和多晒太阳,都可以促进钙吸收。特别提示,吃钙片时,应按剂量服用,不要过量,可以长期服用。

## 考 证 聚 焦

模拟练习

(向　敏)

# 模块二

药学信息服务
与用药教育

# 项目一
## 药学信息服务

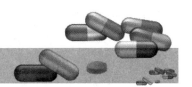

## 一、药学信息服务概述

药学信息是有关药学的各种信息,包含药学领域所有的知识和数据,通过印刷品、光盘或网络等载体进行传递。药物信息是药学信息的主要内容,涉及药物的研究、生产、流通和使用领域,特别是与合理用药(安全、有效、经济、适宜)相关的各种信息。

药学信息服务

药学信息服务是所有涉及药学信息的活动,是指药师进行的和药学信息的收集、保管、整理、评价、传递、提供和利用等工作,包括所有涉及药物信息的服务。药学信息服务是药学实践和药疗保健的一项重要内容,也是药师在工作中必备的基本技能。

**课堂讨论**

> 药学信息服务的对象有哪些? 药物信息服务主要包括哪些方面的内容?

### (一) 药物信息的特点

药物信息不是孤立的,讨论药物信息一定会涉及谁需要、谁提供和如何提供三个问题。药学信息既可以为一位患者提供有关药物使用的信息服务,如治疗药物的选择、个体化治疗方案的制订等;也可以为一类患者的用药治疗提供药物信息服务,如制定医院处方集、标准治疗指南。药物信息具有以下特点。

1. 内容要新颖　提供的药物信息应该是最近发表的研究成果或更新的信息。
2. 内容要科学严谨　应该是基于循证或试验结果的信息,尽可能地使用多个信息来源、互相验证内容的真实性和准确性。如果信息之间存在差异,要进行甄别判断。

3. 内容要实用 获得的信息能直接用来回答询问的问题。

## (二) 药物信息服务的工作内容

药师开展药物信息服务,无论是在医疗机构还是在社区药店,工作的内容通常包括:

1. 解答问询并进行文献检索,为临床治疗和药学服务提供技术支持。

2. 建立药物信息室(或信息中心),管理药物信息资料。编写、发放药讯或快报等宣传刊物,建立并维护药物信息的网站。

3. 参与药事管理与药物治疗学委员会的活动,特别是药物使用指南、规范以及药物使用政策的制定;处方集的管理等。

4. 协助 ADR 的监察与报告。

5. 开展面对医务人员、及其家属患者(或消费者)的合理用药教育和宣传。

6. 负责质量控制工作:开展药物使用评价以及药物利用评价并将评价的结果上报药事管理与药物治疗学委员会。

7. 提供毒物救治信息。

8. 撰写科技论文和开展药学研究。

## (三) 药物信息的来源和检索方法

药物信息的来源丰富,信息的类型也有多种(如印刷型、缩微型、声像型和电子数字型),特别是随着计算机和互联网技术的应用普及,越来越多的可读型机器的涌现,使得文献的存储和交流更加方便,药物信息的获得更加快捷。

通常将药物信息来源按照文献的性质特点分为以下几类。

1. 专业图书 专业图书是信息来源的三大途径之一,主要包括学术专著、参考工具书(指手册、年鉴、百科全书、辞典等)、教科书等。参阅图书是较全面、系统地获取某一专题知识的方法。

2. 专业学术期刊 专业期刊(杂志)是信息来源的三大途径之一,也是查新工作利用率最高的文献源。特点是:每种期刊都有固定的名称和版式,有连续的出版序号,有专门的编辑机构编辑出版,与图书相比,它出版周期短,刊载速度快,数量大,内容较新颖、丰富。

3. 专利文献 专利文献是信息来源的三大途径之一。特点是:数量庞大,报道快,学科领域广阔,内容新颖,具有实用性和可靠性。

4. 科技报告 是科学技术工作者围绕某个课题研究所取得的成果的正式报告,或对某个课题研究过程中各阶段进展情况的实际记录。

5. 学位论文 理论性、系统性较强,内容专一,阐述详细,具有一定的独创性,是一种重要的文献信息源。

6. 会议论文集与文献　传播信息及时、论题集中、内容新颖、专业性强、质量较高,往往代表某一学科或专业领域内最新学术研究成果,基本上反映了该学科或专业的学术水平、研究动态和发展趋势。

7. 政府出版物　内容可靠,与其他信息源有一定的重复。

8. 标准文献　是技术标准、技术规格和技术规则等文献的总称,如《中华人民共和国药典》《美国药典》《英国药典》等。

## (四) 药物信息源分级

药物信息按照其最初来源通常分为三级:以期刊为主的一级信息源、引文和摘要服务的二级信息源及以参考书和数据库为主的三级信息源。

1. 一级信息源　由一个组织、集体或某个人创作或写成的未经加工的一级文献资料(又称原始文献资料)。它包括发表的和未发表的随机对照试验、队列研究、病例报告等。一级信息源的数量最大,是指导循证医学实践的基础。虽然期刊是主要的一级信息源,但并非来源于期刊上的文献都是一级文献(比如综述和专家评论)。

国内的药学期刊主要有《中国药学杂志》《中国医院药学杂志》《中国执业药师》《中国药师》《中国药房》《中国新药杂志》《中国医院用药评价与分析》等,对药师开展药学信息服务工作很有帮助。

2. 二级信息源　当原始文献一经发表或交流,其信息就会成为二级信息源的内容。二级信息源包括索引和文摘,是获取一级文献的门户。

查阅国外药学文献,常用的主要有《国际药学文摘》(IPA)、《化学文摘》(CA)、《生物学文摘》(BA)、《医学索引》(IM)和《医学文摘》(EM)。国内最常用的文摘是《中国药学文摘》(CPA)、《中文科技资料目录:医药卫生》和《中文科技资料目录:中草药》。

常见数据库有:

(1) 国家科技图书文献中心(国家科技数字图书馆)(http://www.nstl.gov.cn)　收藏有中外文期刊信息资源、外文图书、会议文献、科技报告、学位论文等科技期刊数据库、外文会议论文数据库、外文科技图书数据库、中文会议论文数据库和中文学位论文数据库等文献数据库。

(2) 中国医院数字图书馆(http://www.chkd.cnki.net)　资源来源分为期刊、报纸、会议论文、博(硕)士论文等多种数据库。

(3) 万方数据知识服务平台(http://www.wanfangdata.com.cn)　数字化期刊中有医药期刊 908 种,包括 63 种有关药学的期刊。它可以提供分类检索和刊物查询两条查询途径。

(4) Pubmed 系统 Medline 数据库(http://www.ncbi.nlm.nih.gov/pubmed)　收录了 70 多个国家、4 500 多种生物医学期刊的题录和文摘,内容涉及基础医学、临床医药学、营养卫生、医学保健等多个学科领域。它的检索功能强大、快捷、方便。

(5) Embase 数据库(http://www.embase.com)　包含的期刊种类与 Medline 相似,但世界各国的文献更多些。该文献库与药物有关的内容超过 40%,方便查询其他国家药物或食品补充剂的相关信息内容。

(6) Toxnet 毒理网数据库(http://toxnet.nlm.nih.gov)　美国国立医学图书馆建立并负责维护的毒理学数据网站。它包括毒理学数据、毒理学文献、毒物信息以及化学信息四个部分。

3. 三级信息源　是在一级和二级文献基础上归纳、综合、整理后的出版物,是药师最常用的参考资料,在药学服务实践中应用最广泛。三级文献资源包括教科书、手册、指南、目录、期刊上的综述以及互联网上的药物信息和数据库等。依据用途,三级信息源可以分为:药物综合信息、药品不良反应、配伍禁忌与稳定性、药物相互作用、妊娠期和哺乳期用药、药理学与药物治疗学、药品标准等。

三级信息源的主要文献资料有:

(1) 药品标准类

《中华人民共和国药典》(简称《中国药典》)2020 年版:收载品种 5 911 种,新增319 种,修订 3 177 种,不再收载 10 种,因品种合并减少 6 种。一部中药收载 2 711种,其中新增 117 种、修订 452 种。二部化学药收载 2 712 种,其中新增 117 种、修订2 387 种。三部生物制品收载 153 种,其中新增 20 种、修订 126 种;新增生物制品通则2 个、总论 4 个。四部收载通用技术要求 361 个,其中制剂通则 38 个(修订 35 个)、检测方法及其他通则 281 个(新增 35 个、修订 51 个)、指导原则 42 个(新增 12 个、修订12 个);药用辅料收载 335 种,其中新增 65 种、修订 212 种。

《美国药典》(USP)/《美国药典 – 国家处方集》(USP-NF):由美国政府所属的美国药典委员会编辑出版。USP-NF 英文版提供印制版、在线电子版和光盘版。对于在美国制造和销售的药物和相关产品而言,USP-NF 是唯一由美国食品药品监督管理局(FDA)强制执行的法定标准,包含药物、剂型、原料药、辅料、医疗器械和食物补充剂的标准。USP-NF 也是药房、图书馆、医学院校和药学院校的重要参考。

《英国药典》(BP):是英国药品委员会的正式出版物,是英国制药标准的重要来源。它提供了药用合成药配方标准以及公式配药标准,由三卷组成(含兽医药品部分)。各条目均以药品名称字母顺序排列,内容包括药品性质、制法、血产品、免疫产品、电磁药品制法及外科材料等部分。

(2) 药物综合信息类

《中国国家处方集》:是国家规范处方行为和指导合理用药的法规性和专业性指导文件,是我国第一部统一的国家级权威性的处方集,它既是合理用药的指导性文件,也是实施国家药物政策的重要文件。所遴选的药品品种涵盖了国家基本药物目录、国家医保药品目录中的全部药物和其他一些常用药物,基本满足了临床常见病、多发病及重大、疑难、复杂疾病抢救和治疗的需要。

《中华人民共和国药典临床用药须知》(2015 年版):简称《中国药典临床用药须知》,由国家药典委员会组织编写,分为化学药和生物制品卷、中药饮片卷、中药成方制剂卷,集权威性、科学性、实用性为一体,收载药品数量多,内容指导性强。

《新编药物学》(第 18 版):遵循"准确、新颖、实用、全面"的编写方针,重点加强了有关"合理用药"药物信息的循证,药物品种推陈出新,充实了儿童用药的用法与剂量。在各类药物的前言中,新增药师"以患者为中心"工作所需要的基础知识。

《马丁代尔药物大典》:由英国皇家药学会出版,是一本世界范围内的权威性药物大全。第 37 版全书近 1 500 万字,收录 5 930 种药物专论、161 700 种制剂、54 500 篇参考文献、675 种疾病的治疗资料。可查药物的化学名称,理化性质,药物的稳定性和配伍禁忌,不良反应和处置方法,注意事项,药物相互作用,用法与用量及相关文献。

《美国医院处方集服务处:药物信息》(AHLS DI):由美国卫生系统药师学会出版,包括 4 万多种药物,10 万多种制剂。既有 FDA 批准的适应证也有超适应证用药内容,还包括药物相互作用,注意事项,特殊人群的剂量及给药方法,注射剂的配伍及稳定性,对检验结果的干扰,药理学及药动学等信息以及 70 多万条参考文献。

《药物的事实与比较》:包括 2 200 多种处方药和 6 000 多种 OTC 药物的最新信息,按药物分类进行详细讨论。通过对同类药物之间的比较,了解药物之间的差别,为临床治疗药物的选择提供帮助是该书的特点。

《医师案头参考》(PDR):由美国 Thomson Healthcare 公司编辑出版的一本美国市场上常用处方药的说明书汇编,每年综合汇编一册,书中所列药物的适应证和给药剂量都是经 FDA 批准的。

《美国药典药物信息》(USP DI):分为三卷,第 Ⅰ 卷供卫生专业人员使用。它按照药物的非专有名称编写,每个药物的内容均包括适应证、药理学、药动学、安全使用问题和患者咨询要点。第 Ⅱ 卷专供患者阅读。该书内容可以满足患者想了解更多疾病和药物治疗信息的迫切愿望,通俗讲述有关药品的使用、注意事项等信息。第 Ⅲ 卷主要包括药物治疗的等效性以及 USP 和美国国家处方集对药物说明书、储存和包装的要求。它还包括对药学有影响的法规和规定。

《英国国家处方集》(BNF):提供临床专家的最新治疗意见,指导药物的正确使用。该书每年的 3 月和 9 月各更新一次,还有《儿童处方集》和《护士处方集》。

《梅氏药物副作用》(*Meyler's Side Effects of Drugs*):由 Elsevier 出版公司出版,每 4 年更新一次,该书按照药物分类编写,提供对各国药物不良事件文献的汇总和严格评价。

此外,互联网上提供的药物信息非常丰富,药学人员可以利用互联网强大的搜索功能更加快捷、方便地获得所需要的内容。

政府网、专业学术机构网站:① 国家卫生健康委员会网站(http://www.nhc.gov.cn),

有卫生健康事业发展的总体规划和战略。② 国家药品监督管理局网站(http://www.nmpa.gov.cn),主要介绍国家药品政策和安全信息。③ 中国疾病预防控制中心网站(http://www.chinacdc.cn/),提供有关感染性疾病的防治信息。④ 中国药学会网站(http://www.cpa.org.cn/),有学术交流、继续教育、国际交流等栏目。⑤ 中国药师协会网站(http://www.clponline.cn/),有药品及药师管理政策法规、药学服务、继续教育等信息。⑥ 美国 FDA 网站,介绍美国食品药品政策和安全。

常用医药类信息网站:如丁香园(http://www.dxy.cn/),药智数据库(https://db.yaozh.com/),医学论坛网(http://www.cmt.com.cn/),中国食品药品网(http://www.cnpharm.com/)等。

---

**课堂讨论**

你还知道哪些可以查询药学信息的文献资料或网站呢?

---

## 二、药学信息服务的目的及特点

### (一) 药学信息的特点与评价

如何能够快速准确地从日益增长的大量文章资料中寻找到问题的答案,其关键是掌握和利用好各级信息资源的关系和特点。

1. 一级信息源的特点与评价

(1) 一级信息源的特点　优点:一级信息源提供的信息比二级和三级信息源的内容更新;使用一级信息源可以看到有关研究的具体细节,如实验设计方法,观察对象的一般资料和对数据的统计分析,以及对研究结果可靠性的分析;读者可以自己对文献进行评价,免受他人观点的影响。缺点:如果是单一临床试验得到的信息,其结果或结论有可能是错误的,可能会误导读者;要求读者具有对药学或医学文献进行评价的能力;阅读大量的一级文献要花费许多时间。

(2) 一级信息源的评价　对一级文献的评价是药师必须掌握的技能,也是药师在药物信息服务实践活动中向医务人员或患者提供客观准确答案的保证。药物治疗研究的论文与其他医学论文一样,其主题部分主要包括前言、材料和方法、结果、讨论和结论。对各个部分的内容评价重点如下。

1) 前言:作为起提纲挈领作用的前言是否讲清楚研究的来源和研究的目的。

2) 材料与方法:这部分的评价重点是"研究对象"和"研究方法"。

研究对象:是否明确规定病例的内、外部特征、病例的类型及其来源,保证研究病例的同质性;受试者是健康人还是患者,是否为志愿者;诊断标准是什么,是否为"金标准";是否确定了受试者的纳入或排除的标准;受试者的人数是多少以及受试者的一般特征(如年龄、性别、种族和职业等)如何。

研究方法:受试者的分组方法是否随机分配,采用何种随机分配方法(简单随机化、区组随机化或分层随机化);实验方法能否明确说明治疗的效应;实验方法是否是标准化的,使用的是回顾性研究还是前瞻性研究,是平行组设计还是交叉设计;采取的何种措施减少变异因素对实验结果的影响;是否采取减少偏倚的措施,是单盲还是双盲。评价干预措施(治疗药物的使用情况):是否详细说明每次和每日的剂量、给药的次数、给药的时间、给药的途径、药品的提供者(供应商)、剂型、用药期间影响药物吸收的因素、确保依从性的方法、整个疗程的时间以及除了试验药物以外,有无其他治疗。评价实验的环境条件和试验观察期限:受试者是来自门诊的患者还是来自住院的患者,是否对实验的观察环境或场所(医院、临床以及病区)给予说明;整个实验过程对患者的观察是否一致,整个试验观察用了多少时间;所用的试验方法来衡量结果是主观还是客观,是否灵敏,可靠性和专属性如何。

3) 结果:该部分重点应该评价:是否对所有相关的结果进行了充分的描述和详细的分析;图表和文字所描述的结果是精确的、混乱的或错误的;对于收集的数据是否采用合适的统计方法;临床的差异是否具有统计学上的显著性差异。

4) 讨论和结论:重点评价作者是否基于试验结果做出准确的结论;结论是否与研究目的相一致。

## 2. 二级信息源的特点与评价

(1) 二级信息源的特点　优点:读者利用索引或文摘服务可以很方便地对想要的一级文献的信息、数据和文章进行筛选;对于查询的药物信息可以提供丰富的内容供读者参考。缺点:每一个索引或文摘服务所提供数据库中的杂志量都是有限的。因此,要想获得更全面的信息仅使用一个检索工具是不够的。由于从文章的发表到建立引文索引需要时间,因此会影响最新信息的检索服务。文摘是对原始文献的概括,文摘提供的信息不够全面,甚至存在错误,需要药师查阅和评价原文。

目前,虽然二级信息源也有纸质的印刷版,但多以电子版为主。与印刷版比较,虽然电子版具有许多优势,比如在线目录、及时更新等,但是购买纸质印刷版的费用要低于电子版,而使用印刷版的二级信息源检索文献花费时间较长。印刷版每次只允许一个人检索也是其不如电子版的地方。若想查阅新的信息使用印刷版则更方便。由于各种数据库的检索技术不同,当使用检索工具进行文献检索之前,应该对使用的检索工具进行充分的了解,以便于很好地利用。

(2) 二级信息评价的标准　对于二级文献的评价应该包括:收载杂志的数量、专业种类,出版或更新的频率,索引的完备程度,检索路径及服务费用的高低。

## 3. 三级信息源的特点与评价

(1) 三级信息源的特点　优点:对一个具体的问题提供的信息全面详实;内容广泛,使用方便;有的还提供疾病与药物治疗的基础知识。缺点:从编写到出版一本书需要几年的时间,教科书中提供的内容不是该领域最新的,还需要从其他途径获得更新或补充信息;作者写书之前准备的资料可能不够充分,或鉴于书的篇幅限制,致使书中的有些内容的论述不够全面细致;作者可能对一级文献和二级文献的理解有误、偏倚,作者转录的数据有误。因此,读者查阅三级文献资源时,需要利用书中列出的参考文献自己去验证内容的真实性和准确性。

(2) 三级信息评价的标准 对三级文献的评价要从以下几个方面来考虑:书的作者是否为该领域的专家,是否从事过这一领域的工作,书中提供的内容是否最新的(在出版日期看来是较新的信息),提供的信息内容有无参考文献的支持,书(包括电子书)中有无提供相关信息的引文或链接,信息内容有无偏倚或明显的差错。

4. 互联网信息的特点与评价 虽然药师可以从互联网上方便获取许多药物信息内容,但是这些信息良莠不齐,质量差别很大。目前,对网站信息的质量评价尚未形成系统的评价方法和指标,主要从信息来源的权威性、信息内容的准确性、观点评价的客观性三个方面来分析衡量网络信息的质量。

### (二) 药学信息服务的作用

药学信息服务的目的就是指导合理用药,为问询人(可能是医师、护士、药师、患者及亲属)收集药物的安全性和疗效等信息,建立药物信息系统,提供针对性的用药咨询服务。

药学信息服务具有以下特点与作用。

1. 以患者合理用药为中心 确保患者合理用药。

2. 以知识为基础 药学信息的产生和发展与药学实践是紧密结合的,内容广泛多样,更新传递快速。因此,药学信息服务是一项专业性很强的工作,也是一种持续性的工作,需要知识积累,不断学习更新。

3. 以计算机信息技术为重要手段 计算机信息技术的应用是开展药学信息服务工作的重要手段。计算机信息技术的高速发展,为药物信息的有效管理提供了一个可靠的工具,可以利用计算机对获得的信息进行检索、综合、概括等,极大地提高了提供药学信息服务的效率。

## 三、药学信息服务的实施

### (一) 提供药物信息咨询服务的步骤

药师在各种药学实践的场所每天都会回答患者或医务人员提出的许多问题,因此,药师必须掌握一套药学信息服务的系统方法。药师运用好这套回答问题的系统方法可以节省工作时间,减少失误。系统方法由以下步骤组成:

1. 了解问询人的一般资料和问询问题的背景信息　因为检索工作费时费力,若不能准确掌握所问的问题,势必造成很大的浪费,错误的答案会给问询者造成误导,对治疗无益,甚至是有害的。因此,准确获得问询人的一般资料和背景信息内容有助于问题的解答。无论在手工检索或计算机检索之前需要了解:① 问询者的姓名;② 住址与联系方式;③ 如果是医务人员,应了解问询人的工作背景(专业与部门);④ 职业、职称和职务;⑤ 已经查询过哪些信息资源;⑥ 问题是针对具体患者还是学术的;⑦ 患者的诊断和其他用药;⑧ 是否紧迫得到答复等。提前了解这些信息内容对药物信息服务工作会大有裨益。

2. 对问题进行确定并归类　常见的问题有:药品不良反应,剂量,适应证与禁忌证,药物相互作用,妊娠期及哺乳期用药,血药浓度监测与剂量调整,注射药物的配伍,药物代谢动力学,药物鉴别,替代治疗。

3. 确定检索方法查阅文献　药师应该建立一套有效的检索方法,既可以节省查询时间,又能够提高寻找答案的准确性。

4. 文献的评价、分析和整理　对文献进行评价、分析和整理工作对药师的文献评价能力和技能提出了要求。如果缺少这一步工作,对问题的解答只能算是对药物信息的简单转抄。

5. 形成答案并以文字或口头形式提供给问询者　这一步是药物信息服务的重点。

6. 随访并建立档案　通过随访,可以了解自己的工作效果。建立档案则是为了今后的总结和完善。

### (二) 药物信息的搜索策略

获得信息是为了更好地利用信息,为临床治疗、药学服务、学科管理和学术论文撰写提供技术支持。在查阅一、二级文献之前,应用下列方法都有利于文献的检索,及时准确地找到信息。

1. 先看看问题是个什么样的问题,是有关临床的,还是相关研究的,或是与管理相关。尽可能地明确所问的问题,了解提问者想要知道什么,并确定搜索这一信息的正确关键词条(关键词或叙述词)。

2. 确定信息的类型以及回答的详细程度(如:是想证实一下药物名称或适应证,了解最近杂志上的文章,还是检索有关药物治疗的详细资料)。

3. 充分了解并掌握问询者的问题内容、类型以及问询者的其他相关信息。

(1) 如果问处方药物的适应证是什么,可查阅《中国国家处方集》《中国药典临床用药须知》《中国医师药师临床用药指南》以及 NMPA 网站。

(2) 如果问的是有关药物的超适应证使用的问题,可以从下列资源中得到答案(注意检查资料或文献的更新情况,确保查阅的内容是最新的):《马丁代尔药物大典》、中国知网、万方数据资源系统、《药物的事实与比较》、Medline 数据库、Micromedex 和 Lexi-Drugs 在线。

(3) 问询患者的一般资料(年龄、性别、种族和体重等)。

(4) 患者有无肝肾功能障碍或患有其他疾病?

(5) 患者是否还使用了其他药物?

(6) 患者在过去的 6 个月内是否使用过什么药物? 使用的剂量是多少?

(7) 发生在患者身上的一些体征和症状是否与药物不良反应有关? 如果答案是肯定的,需要进一步确定以下问题:不良反应的严重程度如何? 不良反应是什么时候发生的? 患者的家庭成员过去是否使用过该药物,用后是否发生过不良反应或过敏反应等? 关于药物不良反应的更多咨询内容可以查阅《药品不良反应》《梅氏药物副作用》、中国知网、万方数据资源系统、《医师案头参考》(PDR)和 Medline 数据库。有些查不到的资料可以向药厂索取,比如关于药品的理化性质或制剂稳定性方面的资料,以及可疑药品不良反应的资料也可以向生产厂商提出查询。

(8) 药物相互作用问题,如果患者身上出现了因药物相互作用而引起的体征或症状,那么需要进一步了解:哪些药物可能发生相互作用? 发生相互作用药物的剂量是多少? 用药治疗了多长时间? 药物的输注时间是多少? 有无促发相互作用发生的潜在因素? 如果想了解更多的药物相互作用信息,可以查 Hasten 的《药物相互作用的分析与处理》《Stockley 药物相互作用》。若是想对某个药物有较全面的了解则可以查《中国药典临床用药须知》《中国医师药师临床用药指南》《新编药物学》《马丁代尔药物大典》以及中国医院数字图书馆全文数据库、万方数据资源系统和 Medline。

(9) 最近患者的用药情况如何? 是否获得很好的疗效?

(10) 患者有无潜在的疾病?

(11) 药物的配伍性和稳定性如何? 对给药技术有何要求? 某药品适宜的包装或容器是什么? 这些问题可以从以下信息源得到答案:《400 种中西药注射剂临床配伍应用检索表》《注射药物手册》《King Guide to Pareneral Admixtures》。

4. 进一步查阅了解详情。如果想对某个问题有更详细的了解,通常做法是:先从三级文献开始(如教科书),了解有关信息的背景资料,再通过二级文献检索,最后找到发表在一级文献(如杂志)上的最新的信息资料或临床研究报告。

### (三) 药物信息的管理

从药物信息处理的角度看,可分为 5 个阶段,即信息寻找阶段、信息收集阶段、信息整理阶段、信息再生阶段和再生信息传递阶段。在完成信息的收集工作后,还应该对收集的信息进行真伪和可靠性的鉴别,去伪存真之后再把有用的信息以一定的方法组织编排起来,形成自己的文档,以便随时查用。

1. 传统的药物信息资料管理　是建立在笔录基础上的传统的管理方法,通常费时费力并占用较大的空间。主要有以下几种形式。

（1）卡片式摘录　它有以下几种类别：目录卡——记录书名、篇名；资料卡——记录简单资料，如摘要、提要、概述等。

（2）笔记本式摘录　笔记本式摘录的容量较大，一篇文章的完整提纲、一整段内容的摘录、篇幅稍短的文章，都可以记录在笔记本上。虽然成册的笔记本便于携带和保管，但使用中应避免把各种不同的内容混记在一起，每本笔记本记录的内容要相对独立，封面上标明类别，内页需编排目录。

（3）剪辑式摘录　剪辑式摘录是将图书、报刊中有用的资料，通过剪裁、复印等将资料粘贴在卡片或专门本子上的一种方法。

2. 药物信息资料的计算机管理　随着计算机的普遍使用，也可利用如 Word、Excel、Access 等电脑软件来处理期刊目次信息和文献目录信息。

3. 信息管理软件　文献信息管理系统可以帮助用户处理所汇集的各种杂志、工具书等书目信息，主要功能包括建立并维护个人文献资料库，使用者在输入文献信息后，可以按记录中有内容的字段进行检索，如利用关键词、作者、标题等字段进行布尔逻辑检索。它还包含有一般管理系统的功能，如排序、记录等。不足之处是费用较高。

考 证 聚 焦

模拟练习

（刘光敏）

# 项目二
## 用药咨询与健康教育

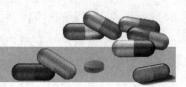

**学习目标**

- 知识目标:掌握不同人群进行用药咨询服务的内容和特点;掌握健康的概念、影响健康的因素;熟悉健康教育的基本内容。
- 能力目标:能提供用药咨询服务;能对患者进行健康教育。
- 素养目标:能为不同人群提供针对性强的用药咨询服务;能根据患者情况进行健康教育。

视频

用药咨询

## 一、用药咨询

用药咨询是应用药师所掌握的药学知识和药品信息,包括药效学、药动学、毒理学、商品学、药品不良反应安全信息等承接公众对药物治疗和合理用药的咨询服务。药师开展用药咨询,是药师参与全程化药学服务的重要环节,也是药学服务的突破口,对临床合理用药有至关重要的作用,对保证合理用药有着重要的意义。

**课堂讨论**

哪些人群有用药咨询的需求? 在提供咨询时应注意什么?

根据药物咨询对象的不同,可以将其分为患者、医师、护士和公众的用药咨询。

### (一) 患者的用药咨询

患者的用药咨询是用药咨询的主要内容。大多数患者并不具备足够的医药学知识,对药品的用途、用法、用量等不太清楚,用药不当容易导致治疗失败,甚至严重不良反应的发生。因此,药师作为药学专业技术人员,利用自己掌握的专业知识指导患者用药,可以最大限度地保证患者的用药安全,提高患者的药物治疗效果,促进合理用药。

#### 1. 药师咨询处的设置

(1) 紧邻医院门诊药房或药店大堂　药师咨询处应设置在紧临门诊药房或药店大堂的明显处,方便患者向药师咨询与用药相关的问题。

（2）标志明确　药师咨询处位置应明确、显眼，患者能很容易看到。

（3）环境舒适　咨询环境应舒适并相对安静，创造一个让患者感觉信任的氛围。咨询处应设置等待座位和咨询座位，方便患者坐下与药师进行细致交流。

（4）适当隐秘　对大多数患者可采用柜台式面对面咨询的方式；对某些特殊疾病及药物应单设一个比较隐蔽的咨询环境，以便为特殊患者、特殊药物提供咨询。

（5）必要的设施设备　药师咨询处应准备健康教育、药物使用等资料和书籍，还应准备向患者发放的医药科普宣传资料。

2. 咨询方式　面对患者的用药咨询，药师提供咨询的方式可分为主动方式和被动方式。作为药师，无论是在医院还是药店，都应当主动向患者讲授安全用药知识，向患者发放一些合理用药宣传材料或向大众宣传促进健康的知识，这属于主动提供咨询。在日常工作中，药师承接的以被动咨询居多，往往以面对面或借助电话、网络、来信咨询等方式开展咨询。由于每位患者的病情、用药、身体状况及希望了解的知识等各有不同，药师在接受咨询时必须尽量全面了解患者的信息，以尽可能地提供详尽的用药咨询内容。

3. 咨询内容　患者向药师咨询的内容如下。

（1）药品名称　目前我国药品名称的种类有三种：通用名、商品名、化学名。患者对药品名称的不了解很容易导致用药错误或重复用药等情况，最终导致不合理用药，影响药物的安全性和有效性。

（2）适应证　根据药品说明书，药品的适应证应与患者的病情相对应。

（3）用药方法　口服药品的服用方法、服用时间和用药注意事项；膏剂、栓剂、滴眼剂、气雾剂等外用剂型的正确使用方法；缓释制剂、控释制剂、肠溶制剂等特殊剂型的用法。

（4）用药剂量　包括首次用药剂量及维持剂量、每日用药次数和间隔等。

（5）服药后预计疗效、起效时间、维持时间和疗程。

（6）药品的不良反应与药物相互作用。

（7）有无替代药物或其他治疗方法。

（8）药品的辨识、储存方法和有效期。

（9）药品价格，是否进入医疗保险报销目录等。

4. 药师应主动向患者提供咨询的几种情况

（1）同一种药品有多种用途或用法用量较复杂时（如糖皮质激素、阿司匹林）。

（2）病情需要，处方用药超适应证、超剂量，或用法用量及适应证与说明书不一致时。

（3）患者同时使用两种或两种以上含同一成分的药品或合并用药较多时。

（4）患者用药后出现不良反应，或既往有不良反应史者。

（5）患者正在使用的药物中有配伍禁忌或配伍不当时。

（6）近期药品说明书有修改或近期发现严重或罕见的不良反应。

（7）使用特殊药品(麻醉药品、精神药品)的患者,或应用特殊药物(抗生素、抗真菌药、抗凝血药、抗肿瘤药、双膦酸盐、镇静催眠药、抗精神病药等)的特殊剂型(缓控释制剂、透皮制剂、吸入剂)者。

（8）药品被拆零销售,或包装不完整、没有药品说明书,也未标明品名、规格、批号、有效期、用法、用量、注意事项、不良反应等内容时。

（9）药品需要特殊的储存条件,或临近有效期时。

（10）需要进行血药浓度监测的药物(如强心苷)。

（11）患者自认为疗效不理想、剂量不足以奏效以致用药依从性不好时。

5. 需要特别关注的问题　药师为患者提供用药咨询时,应注意到患者的年龄、性别、种族、文化背景、理解能力等方面的差异,采用合适的方式方法进行药品知识的讲解介绍,并注意保护患者隐私和尊重患者的个人意愿。

（1）对特殊人群需注意的问题　针对老年患者,药师进行用药咨询时语速宜慢,适当多用文字、书写、图片方便他们理解和记忆。针对女性患者,药师要注意问询是否处于备孕、妊娠或哺乳阶段,避免应用对胎儿、婴幼儿或母体产生不良影响的药物。患者的病理状况也不容忽视,如患有肝病、肾病会影响药物的代谢和排泄,易致药品不良反应的发生,甚至引发药物中毒。

（2）解释的技巧　为患者介绍药物知识时用描述性、易理解的医学术语进行解释,还可口头与书面解释方式并用,尽量不用带数字的术语来表示。

（3）提供书面宣传材料　用药注意事项较多的情况下,应为患者提供书面宣传材料,帮助患者随时查阅,最大限度地保证用药安全。对于特殊患者、特殊药物更是如此,如第一次用药的患者,使用地高辛、茶碱等治疗窗窄的药物的患者,用药依从性不好的患者。

（4）尊重患者的意愿,保护患者的隐私　在药学实践工作中,药师一定要尊重患者的意愿,保护患者的隐私,尤其不应该将咨询档案等患者的信息资料用于商业目的。

（5）及时回答不拖延　对于患者咨询的问题,能够当场解答的就当场解答,不能当场答复或答案不十分清楚的问题,不要冒失地回答,要跟患者解释清楚,待进一步查询资料后尽快给予正确答复。由于拖延太久的答案时常会失去意义,因此药师应不断加强自身的知识结构和业务素质,熟练进行药物信息检索与查询,有效利用多种资源,尽快为患者解答问题。

## (二) 医师用药咨询

医师用药咨询主要是向专业临床医师提供有关的用药咨询,咨询的内容专业性强,侧重于合理用药方案的制订,涵盖药物的药效学与药动学、治疗方案和药品选择、国内外新药动态、新药临床评价、药物相互作用、药物代谢的影响因素、妊娠及哺乳期妇女或肝肾功能不全者禁忌药品、药品不良反应、药物与化学品的中毒鉴别与解救等信息。

药师可着重从以下几个方面向医师提供用药咨询服务。

1. 提高药物治疗效果

（1）新药信息　药品研发和制药工艺的迅猛发展使得新药和新剂型不断涌现，给医师们更多治疗选择的同时也带来了很多的困惑。在国内市场上大量仿制药和"一药多名"现象也大大地增加了医师开具处方的难度。药师要以丰富的、及时更新的药学信息给予医师们支持，帮助他们了解新药的作用机制、作用部位、药效学/药动学指标、临床评价、不良反应等信息，为临床合理使用药物提供依据。

（2）合理用药信息　根据同类产品中不同药品的各自特点和患者的具体情况选择合适的品种及用量，做到用药个体化。

（3）治疗药物监测（TDM）　由于地高辛、氨基糖苷类抗生素、抗癫痫药、环孢素、吗替麦考酚酯等药物的治疗窗窄，且个体差异性大，为保证用药安全，确定最佳用药剂量，需开展治疗药物监测。通过监测，可及时了解每个患者的血浆药物水平，降低中毒风险，保证治疗药物的安全有效，延长患者的存活时间。药师以TDM为手段，积极参与临床用药方案的制订，也是开展用药咨询服务的工作内容之一。

2. 降低药物治疗风险

（1）药品不良反应（ADR）　药师要承接医师有关药品不良反应的咨询，在及时发现、整理和上报的同时，还要查找国内外有关ADR的最新进展和报道，并提供给医师作为参考。如抗白血病药泊那替尼（ponatinib，帕纳替尼）可导致脑后部可逆性脑病综合征；利福平可以导致维生素K依赖性凝血障碍和严重的出血；抗病毒药阿昔洛韦可致急性肾衰竭、肾功能异常及肾小管损害；利巴韦林可致畸、胎儿异常、肿瘤和溶血性贫血；人促红素可引起纯红细胞再生障碍性贫血。

此外，药师对药品不良事件（ADE）、新药上市后被召回或撤市的案例应密切关注。如降血脂药西立伐他汀钠产生横纹肌溶解导致患者死亡；罗非昔布产生严重的血管毒性；加替沙星导致患者血糖紊乱；抗震颤麻痹药培高利特导致的心脏瓣膜病；治疗肠易激综合征药替加色罗存在的严重的心血管不良事件风险（心绞痛、心脏病、卒中）；含钆造影剂（钆双胺、钆喷酸葡胺、钆贝葡胺等）应用于肾功能不全者所引起的肾源性纤维化和皮肤纤维化等。一系列事件提示药师们对ADR和ADE的防范不能松懈。

（2）禁忌证　对于有用药禁忌证的患者，药师应及时提醒医师。如加替沙星对糖尿病患者可能增加患者出现低血糖或高血糖症状的隐患，并影响肾功能，故糖尿病患者禁用；坦索罗辛为高选择性肾上腺素能 $\alpha_1$ 受体阻滞剂，能改善尿频、残尿和排尿困难等症状，主要用于治疗良性前列腺增生症，不能作为抗高血压药应用，尤其是女性；患者使用氟喹诺酮时可出现低血糖或相关症状，老年人和正在口服降糖药或使用胰岛素治疗的糖尿病患者尤其容易发生，甚至诱发低血糖昏迷；利伐沙班增加经导管主动脉瓣置换术后患者的死亡、血栓和出血事件风险。

（3）药物相互作用　对于有可能发生相互作用的药物，药师应及时提醒医师。氟喹诺类药培氟沙星等可致跟腱炎症，多发生于跟腱，约半数为双侧，如联合应用糖皮质激素更为危险，严重者可致跟腱断裂；抗抑郁药氟西汀、帕罗西汀若与单胺氧化酶抑制剂（包括呋喃唑酮、异烟肼、异卡波肼、吗氯贝胺、帕吉林、司来吉兰等）合用，易引起 5- 羟色胺综合征，出现高热、兴奋、意识障碍、癫痫发作、肌震颤、高血压危象，甚至死亡，两类药替代治疗时应至少间隔 14 日。利托那韦与左旋甲状腺素相互作用导致甲状腺素水平降低，建议使用左旋甲状腺素的患者至少在开始以及停止使用利托那韦的第一个月要监测促甲状腺激素（TSH）水平。

### （三）护士用药咨询

护理的工作在于执行医嘱，实施药物治疗（注射给药或口服用药等），因此护士的用药咨询内容主要是有关药物的剂量、用法，注射剂配制溶剂、稀释容积与浓度、静脉滴注速度、配置顺序以及输液药物的稳定性、理化性质变化、配伍禁忌等信息。

注射给药是临床常用的给药途径，其中静脉滴注最为常用，对急性病、儿童或老年患者在抢救治疗中常作为首选，选择合适的溶剂、确定稀释溶剂和滴注速度至关重要。

#### 1. 药物的适宜溶剂

（1）不宜选用氯化钠注射液溶解的药品

1）红霉素静脉滴注时若以氯化钠或含盐类的注射液溶解，可形成溶解度较小的红霉素盐酸盐，产生胶状不溶物，使溶液出现白色浑浊或结块沉淀。应先用注射用水 6~12 ml 溶解，再用 5% 或 10% 葡萄糖注射液稀释。红霉素在酸性溶剂中易被破坏而降效，可在 5% ~10% 葡萄糖注射液中添加维生素 C 注射液（抗坏血酸钠 1 g）或 5% 碳酸氢钠注射液 0.5 ml，使 pH 升至 5.0 以上，有助于稳定。

2）洛铂：氯化钠注射液可促进其降解。

3）两性霉素 B：应用氯化钠注射液溶解可析出沉淀。

4）普拉睾酮：不宜选用氯化钠注射液溶解，以免出现浑浊。

5）哌库溴铵：与氯化钾、氯化钠、氯化钙等联合使用，疗效降低。

6）氟罗沙星：应用氯化钠、氯化钙等注射液溶解，可出现结晶。

（2）不宜选用葡萄糖注射液溶解的药品

1）青霉素：结构中含有 β- 内酰胺环，极易裂解，与酸性较强的葡萄糖注射液配伍，可促进青霉素裂解为无活性的青霉酸和青霉噻唑酸。宜将一次剂量溶于 50~100 ml 氯化钠注射液中，于 30 min 内滴毕，既可在短时间内形成较高的血药浓度，又可减少因药物分解而致敏。

2）氨苄西林：由于葡萄糖具还原性且其注射液为酸性，两种因素都会促进氨苄西林的分解，从而降低其抗菌作用和增加过敏反应的发生率，因此两者不能混合注射。

氯化钠注射液则无上述两种影响因素,因此氨苄西林可以加入生理盐水中静脉滴注给药。

3)头孢菌素:多数属于弱酸强碱盐,葡萄糖注射液在制备中加入盐酸,两者可发生反应产生游离的头孢菌素,若超过溶解度,会产生沉淀或浑浊,应采用氯化钠注射液或加入5%碳酸氢钠注射液。

4)苯妥英钠:属于弱酸强碱盐,与酸性的葡萄糖液配伍可析出苯妥英沉淀。

5)阿昔洛韦:属于弱酸强碱盐,与酸性的葡萄糖液直接配伍可析出沉淀,宜先用注射用水溶解。

6)瑞替普酶:与葡萄糖注射液配伍可使效价降低,溶解时宜用少量注射用水溶解,不宜用葡萄糖溶液稀释。

7)铂类抗肿瘤药:奈达铂等在葡萄糖注射液中不稳定,可析出细微沉淀,宜用氯化钠注射液或注射用水等稀释,溶液浓度越低,稳定性越大。

2. 药物的稀释容积和滴注速度　注射药品的溶解或溶解后稀释的容积十分重要,不仅直接关系到药品的稳定性,且与疗效和不良反应密切相关。静脉滴注速度不仅关系到患者的心脏负荷,且直接关系到药物的疗效和稳定性,部分药品滴注速度过快可致过敏反应,甚至导致死亡。

如氯化钾注射液切忌静脉注射,静脉滴注时浓度一般不宜超过 0.2% ~0.4%(高浓度会引起心脏停搏)。两性霉素 B 静脉滴注速度过快可能引起心室颤动和心搏骤停,静脉滴注时间控制在 6 h 以上。维生素 K 静脉注射速度过快,可见面部潮红、出汗、胸闷、血压下降,甚至虚脱等,应予注意,并尽量选择肌内注射。

静脉滴注时间应控制在 1 h 以上的药物有红霉素、林可霉素、克林霉素、多黏菌素 B、氯霉素、甲砜霉素、磷霉素、环丙沙星、氧氟沙星、左氧氟沙星、莫西沙星、培氟沙星、异烟肼、对氨基水杨酸、两性霉素 B、氟康唑等。

此外,少数注射药物性质不稳定,遇光易变色,在滴注过程中药液必须遮光,如对氨基水杨酸、硝普钠、放线菌素 D、长春新碱、左氧氟沙星、培氟沙星、莫西沙星等。

3. 药物的配伍禁忌　酸性药物和碱性药物混合后极易产生沉淀反应。磺胺嘧啶与盐酸氯丙嗪混合于输液器中,可产生沉淀。磺胺嘧啶与间羟胺、甲氧西林、普鲁卡因、甲基多巴和麻醉药品的盐类以及酸性电解质混合后可析出结晶。维生素 C 注射液在 pH>6 的溶液中易被氧化,故不宜与碱性的氨茶碱、谷氨酸钠等注射液合用。

凡 β - 内酰胺类和氨基糖苷类抗生素体外混合时,前者的 β - 内酰胺环可与后者的氨基糖连接而使后者失活,因此这两类药物不可在同一输液器中静脉滴注。

## (四)公众用药咨询

伴随社会的高速发展,文明程度的不断提高和医药学知识的普及,公众的自我保健意识也不断加强,人们更加注重日常保健和疾病预防。在这种形势下,药师需要承担起新的责任。

1. 接受公众用药咨询,尤其是在常见病(感冒、腹泻、头痛、痛经等)治疗、减肥、保养、补钙、补充营养素等方面给予科学的用药指导,包括药品和营养素的概念、应用范围、用法,适宜的给药时间、剂量、注意事项、禁忌证、不良反应及相互作用。

2. 提高公众对药品、保健品辨别真伪和抗虚假宣传的能力,最大限度地避免盲目应用保健品、错误使用药品的现象。

3. 提高公众的卫生健康意识,纠正以往的错误用药习惯,如盲目应用保健品,认为输液比口服有效,听信错误的养生方法等。

总之,执业药师应主动承接公众的用药咨询,积极提供健康教育服务,增强公众健康意识,减少影响健康的危险因素。

## 二、健康教育

> **课堂讨论**
>
> 什么是健康?请说出你对健康的理解。

健康是指一个人在身体、精神和社会等方面都处于良好的状态。健康包括两个方面的内容:① 主要脏器无疾病,身体形态发育良好,体形均匀,人体各系统具有良好的生理功能,有较强的身体活动能力和劳动能力,这是对健康最基本的要求。② 对疾病的抵抗能力较强,能够适应环境变化,各种生理刺激以及致病因素对身体的作用。传统的健康观是"无病即健康",现代人的健康观是整体健康,世界卫生组织提出"健康不仅是没有疾病,而且包括躯体健康、心理健康、社会适应良好和道德健康。"健康是人的基本权利,健康是人生的第一财富。

虽然人人都渴望健康的身体,但是一系列致病因素总会侵袭我们的人体,在出现疾病后人们需要应用药物来对抗疾病,恢复健康。在恢复的过程中,药物的应用是一方面,患者自身的生活方式也是很重要的一方面,因此,药师在给予患者用药咨询的同时,也需要对患者进行健康教育。

### (一) 帮助和促进患者进行自我管理

健康的生活方式是指有益于健康的习惯化行为方式,包括健康饮食、适量运动、不吸烟、不酗酒、保持心理平衡、充足的睡眠、讲究卫生等。

1. 体重指数(BMI) 体重过低:BMI<18.5 kg/m$^2$;体重正常:BMI 18.5~23.9 kg/m$^2$;超重:BMI 24~27.9 kg/m$^2$;肥胖 BMI≥28 kg/m$^2$。

2. 腰围 正常腰围的判断标准是男性腰围应不大于 85 cm,85~90 cm 为超重,

＞90 cm 为肥胖；女性腰围应不大于 80 cm，80~85 cm 为超重，＞85 cm 为肥胖。

3. 正常血压　《中国高血压防治指南》(2018 年修订版)指出,高血压的定义为：在未使用降压药物的情况下,非同日 3 次测量诊室血压,收缩压≥140 mmHg 和(或)舒张压≥90 mmHg。患者既往有高血压史,目前正在使用降压药物,血压虽然低于 140/90 mmHg,仍应诊断为高血压。高血压患者的降压目标值为收缩压＜140 mmHg 和舒张压＜90 mmHg。

4. 血脂水平　一般成年人空腹血清总胆固醇大于 5.72 mmol/L 或甘油三酯(三酰甘油)＞1.70 mmol/L 或高密度脂蛋白＜0.91 mmol/L,即可诊断为高脂血症。

健康生活方式可帮助人体抵御传染性疾病,是预防和控制心脑血管病、恶性肿瘤、呼吸系统疾病、糖尿病等慢性非传染性疾病的基础。

1. 心脑血管病　倡导"合理膳食、适量运动、戒烟限酒、心理平衡"的健康生活方式,饮食上要注意减少钠盐摄入量,戒烟限酒,增加体力活动,适当控制体重。定期在家庭或诊室测量血压、血脂,提高自我管理的能力,并评估靶器官损害程度。

2. 糖尿病　从饮食、运动上严格控制,"管住嘴、迈开腿"。教会患者根据自己的体重、身高、性别、运动量等个体情况计算饮食量,保证合理的营养,严格控制甜食。同时戒烟限酒,适当运动,依照患者的身体情况选择活动种类如步行、慢跑、骑自行车、打太极拳、球类运动等有氧运动,必须坚持循序渐进、持之以恒的原则。每日定期监测血糖,同时控制血压、血脂水平,避免并发症的出现。

3. 骨质疏松　注意节制饮食,戒烟酒、戒饮浓茶和浓咖啡,防止过饱,饮食要清淡,低盐饮食。在补钙的同时,增加户外运动,多晒太阳。适当参加体育锻炼,循序渐进增加运动量。防止各种意外伤害,尤其要防止跌倒。

4. 便秘　叮嘱患者养成定时排便的习惯,有便意时需及时排便,避免抑制排便。改变不良的饮食习惯,提倡均衡饮食,戒烟酒,多食用蔬菜和水果,适量增加膳食纤维的摄入,多饮水。适量运动,可进行步行、慢跑同时配合腹部的自我按摩。避免滥用药物。

(二) 疾病预防和保健

课堂讨论
　　日常生活中,你和家人是怎样预防疾病的?

随着医疗理念的转变,人们越来越意识到疾病预防的重要性,《"健康中国 2030"规划纲要》中指出推进健康中国建设,要坚持预防为主,推行健康文明的生活方式,营造绿色安全的健康环境,减少疾病发生。

1. 养生保健　养生保健最重要的是有健康的生活方式,最后才是药物养生。《"健康中国 2030"规划纲要》提出到 2030 年人均预期寿命达到 79.0 岁,全民健康素养大幅度提高,健康生活方式得到全面普及,人均健康预期寿命显著提高。

2. 膳食补充剂　指营养保健品、一些中草药制剂,主要包括维生素、矿物质、草药或其他植物、氨基酸及酶类等。复合维生素适合于饮食不规律者、多数孕妇、老年人和儿童;钙剂适合于孕妇、绝经后女性及骨质疏松患者;蛋白质、氨基酸类适合于消化功能差、创伤及手术后患者。

### 知识拓展

保健食品有其天蓝色专有标识,俗称"蓝帽子",与药品的主要区别在于:① 保健食品是用于调节机体机能,提高人体抵御疾病的能力,改善亚健康状态,降低疾病发生的风险,不以预防、治疗疾病为目的;② 保健食品按照规定的食用量食用,不能给人体带来任何急性、亚急性和慢性危害;③ 保健食品仅口服使用;④ 有毒有害物质不得作为保健食品原料。

3. 合理饮食　合理膳食是获取营养素最简单、有效的途径。要向患者普及膳食营养知识,根据不同人群的膳食指南,引导患者形成科学的膳食习惯。应用膳食补充剂要适度,不建议身患慢性疾病且长期使用药物治疗的患者擅自添加多种膳食补充剂,尤其是老年人,避免增加肝肾代谢和排泄的负担。

## 岗 位 对 接

**用药指导**

案例:孕妇,32 岁,咨询乳酸亚铁糖浆与维生素 C 能否一起服用,什么时候服用。

用药指导:可以一起服用,维生素 C 可促进铁的吸收。应同时餐后吃,服用后漱口。

## 考 证 聚 焦

模拟练习

(刘光敏)

# 项目三
# 用药指导与用药依从性

**学习目标**

- 知识目标:掌握用药指导的内容;熟悉提高依从性的措施;了解影响依从性的因素。
- 能力目标:能根据药物治疗方案进行合理的用药指导以提高患者的用药依从性。
- 素养目标:以患者为中心进行用药指导,具备良好的药学服务意识。

## 一、用药指导

在医疗市场竞争日益激烈的现在,优良的药学服务将成为医疗机构生存和发展的重要因素。良好的治疗效果不仅取决于治疗方案,还取决于患者能否配合治疗方案。由于大部分患者在治疗过程中并未完全理解临床医师的治疗方案,这可能导致患者不能完全或完全没有执行药物治疗方案,从而使药物治疗方案的疗效下降或消失,甚至产生严重的不良反应。因此,为促进患者安全、合理、经济、适当地使用药品,需要药师在治疗之初对患者进行用药指导。用药指导是指药师综合运用医、药学等知识,用简洁明了、通俗易懂的语言向患者说明药物的给药途径、剂量、时间、用药过程可能出现的不良反应及其他注意事项等内容。用药指导的基本内容如下。

### (一) 指导药物基本信息

当患者取药时,药师应使患者了解药物名称、数量及药物作用等药品基本信息,特别是当患者明白了药物是用于治疗何种疾病或缓解何种症状时,有利于提高患者用药依从性。

### (二) 指导服药方法

服药方法包括给药途径、服药时间、服药剂量等信息,药师应根据药物治疗方案及服药对象的差异进行个体化指导。

1. 给药途径　常见的给药途径有注射、口服、吸入、外用等。注射给药通常在医疗机构由专业技术人员操作完成,下面主要介绍需要患者主动配合或需患者自行用药的常见给药途径及注意事项。

(1) 口服　是目前临床最常见,也是最方便的给药途径。药师应注意加强对某些口服制剂的特殊要求或特殊口服制剂的服药方法进行用药指导。

大部分口服固体制剂需用温水送服,不能干吞,有些患者为了省事或暂时没有温水,选择直接将药物干吞下去,结果可能损伤食管,且由于没有足够的水来帮助药物溶解,药效可能降低。如磺胺类抗菌药,服药后应大量饮水,否则代谢产物易在体内形成结晶造成泌尿系统损害。有些药物服用后需要限制饮水,如止咳糖浆、复方甘草口服溶液,服用后如大量饮水可降低作用部位的药物浓度;黏膜保护剂嚼碎吞服后也应限制饮水,以免破坏药物在胃中形成的保护层。

对于部分口服药品,为增强其疗效或减少不良反应,应指导患者掰碎或嚼碎吃。如大蜜丸,因药品较大,药师需要指导患者(尤其是老年人或儿童)洗净双手将药品掰小或嚼碎后喝水吞服,以免药品哽在喉咙引起窒息。对于黏膜保护剂(如硫糖铝等)和抗酸药,为增强疗效,也宜嚼碎后服用。对于肠溶制剂、缓控释制剂、多层片剂等特殊口服制剂,如将其掰碎、嚼碎或溶解后再服用,不仅影响疗效,还可能会增加药物的不良反应。如阿司匹林肠溶片,若掰碎或嚼碎后吃,会导致药物在胃中就被溶解,无法发挥肠溶制剂保护胃肠黏膜的功效。因此,药师在发药时应注意提醒患者,对于肠溶制剂、缓控释制剂、多层片剂等特殊口服制剂必须整粒吞服而不能掰碎或嚼碎,以免破坏这些特定制剂的基本结构。对于部分吞咽功能不好的患者或家长怕孩子噎住,可让患者服药之前先漱口,用水润湿一下咽喉部,然后将药片或胶囊放在舌后部,再喝水咽下。

有的口服制剂如硝酸甘油片在治疗心绞痛急性发作时采用舌下含服而不是直接吞服的方式。口腔泡腾片使用时禁止直接服用或口含,应完全溶于温开水后再服用。

(2) 吸入 吸入制剂是利用吸入装置,通过气流带动药物沉积到肺而发挥作用的一种给药形式,这些制剂能否充分发挥疗效很大程度上取决于患者能否掌握正确的吸入方法。吸入装置常见的包括雾化吸入、定量气雾吸入和干粉吸入三种。作为药师,对首次使用吸入装置的患者,应指导其掌握正确的吸入方法,发挥药物的最大疗效。下面介绍临床常用吸入制剂的正确使用方法。

1) 定量气雾吸入:常见的有硫酸沙丁胺醇气雾剂、沙美特罗气雾剂、丙酸氟替卡松气雾剂、布地奈德气雾剂等。使用方法:① 使用前打开瓶盖,充分摇匀。② 缓慢呼气至最大量,将气雾剂咬嘴放进口内,合上嘴唇含着咬嘴。③ 通过口部缓慢地吸气时,随即按下驱动装置将药物释出,继续缓慢深吸气。④ 屏息 10 s,在没有不适感觉的前提下尽量屏息久些,然后恢复正常呼吸,使尽可能多的药物沉积到下呼吸道。注意如需多吸一剂时应间隔至少 1 min。

2) 干粉吸入:常见的有布地奈德福莫特罗粉吸入剂、沙美特罗替卡松粉吸入剂、噻托溴铵粉吸入剂等。布地奈德福莫特罗粉吸入剂为多剂量储库型吸入装置,在首次使用药品前,需要对吸入装置进行初始化。其操作步骤为:① 旋松并拔出瓶盖,确保红色旋柄在下方。② 拿直瓶体,两手分别握住红色旋柄部分和中间部分,向某一方向旋转到底,再向其反方向旋转到底。在此过程中会听到一次"咔嗒"声。③ 重复操作步骤②一次即完成初始化。使用方法:① 检查剂量指示窗,观察有无足够剂量的药物,旋转并拔出瓶盖,确保红色旋柄在下方。② 吸入前一手拿直瓶体,另一手握住底盖,向某一方向旋转到底,再向反方向旋转到底,听到"咔嗒"一声,即完成一次剂量的装填。③ 吸入时,先轻轻地呼出一口气(勿对吸嘴呼气),将吸嘴含于口中用双唇完全包住吸嘴,用力且深长地用嘴吸气。④ 吸药后屏气约 10 s,再缓慢恢复呼吸,用完后将瓶盖盖紧,漱口。注意若需多次吸入时,需首先进行剂量装填,再重复吸入步骤。

沙美特罗替卡松粉吸入剂为多剂量圆盘形吸入装置。使用方法:① 首先检查吸入装置外壳上的剂量指示窗,看是否有足够剂量的药物。② 一手握住吸入装置外壳,另一手拇指向外推动准纳器的滑动杆使暴露出的吸嘴对着患者,继续向外推动滑动杆,直至发出"咔嗒"声,表明吸入装置已做好准备,注意不要随意拨动滑动杆以免造成药物的浪费。③ 吸入时,首先远离吸嘴,在保证平稳呼吸前提下尽量呼气,切记不要将气呼入准纳器中,然后将吸嘴放入口中,深深地平稳地吸入药物。④ 吸药后屏气约 10 s,再缓慢恢复呼吸,用完后将关闭吸入装置,漱口。注意关闭吸入装置时将拇指放在拇指柄上,回拉,听到"咔嗒"声表示吸入装置已经关闭。若需多次吸入时,需首先进行剂量装填,再重复吸入步骤。

噻托溴铵粉吸入剂属于旋转单剂量干粉吸入器。使用方法:① 首先拧开专用吸入器体部,将含药胶囊放入正确位置后合上吸嘴至发出"咔嗒"声;② 按压绿色刺孔按钮一次,胶囊被刺破;③ 尽量呼气,然后将装置放到嘴上,用嘴唇紧紧含住吸嘴,保持头部垂直,缓慢地深吸气,其速率应足以能听到胶囊振动;④ 吸气到肺部全充满气时,尽可能长时间地屏住呼吸,然后重新开始正常呼吸,继续重复吸入动作一次,保证胶囊中的药物完全吸出;⑤ 最后打开吸嘴,倒出用过的胶囊并妥善弃之,关闭吸嘴和防尘帽。

需要注意的是,不管是哪种吸入制剂,用完之后都应用温开水进行深咽部漱口,清洗残留在口咽部的药物,特别是含激素的吸入制剂,漱口可以减少激素引起的不良反应。

(3) 外用　常见外用制剂包括眼用制剂、喷鼻剂与滴鼻剂、滴耳剂、栓剂、透皮贴剂及外用药片等。

1) 眼用制剂:常见的有滴眼液和眼膏。在使用前,如有必要先使用消毒棉签擦净患眼的分泌物或眼泪,然后洗净并擦干双手,取坐位或仰卧位给药,使用时左手示指轻轻向下拉开下眼睑呈钩袋状,暴露结膜囊。使用时,如为滴眼液(混悬剂用前需摇匀),则将药物直接滴入拉开的结膜囊内,轻轻闭上眼睛数秒,同时用手指按压内眦以封闭鼻泪管开口约 2 min,可以防止药物通过鼻泪管进入口腔产生异味,也可防止药物经鼻黏膜吸收后产生全身作用;如为眼膏,则挤出黄豆粒大小轻涂于结膜囊内,眨眼数次,然后轻轻地按摩眼睑 2 min,使药物分布均匀。滴眼液一般白天使用,眼膏宜睡前涂抹,效果较好。

需要注意的是,如同时使用两种以上滴眼液,每种药液之间要间隔5~10 min。如同时使用滴眼液和眼膏,用药顺序为先用澄清溶液,再用混悬液,最后用眼膏,间隔时间同滴眼液。儿童使用眼用制剂后,注意防止哭闹,以免泪水稀释药物降低疗效。为保证眼用制剂无菌,一般生产时均加有防腐剂,只有少数小包装制剂不含防腐剂,使用时注意药品的保质期,开封后的眼用制剂,使用时间一般不超过2周。

2) 喷鼻剂与滴鼻剂:首次使用喷鼻剂之前(一喷规格除外),应反复按压启动器以便启动排气泵直至释放出均匀细小的气雾。使用喷鼻剂时,保持自然头位,将喷头稍插入鼻腔,朝向鼻腔外侧壁喷药。注意喷鼻过程中喷头尽量避免接触鼻黏膜,以免污染药液。

滴鼻剂使用过程中,保持头后仰姿势,滴入适当剂量,滴完后用手指轻压鼻翼3~4次,使药液均匀布满鼻腔,最后保持头后仰姿势3~5 min。注意滴头不要接触鼻黏膜,以免污染药液。

注意,滴鼻或喷鼻前均应首先将鼻腔清理干净,使用时应将药液滴到或喷到鼻腔侧壁而不是鼻腔正中,以免药液直接流入咽部引起不适感。同时使用几种鼻用制剂,每种药物之间应间隔5 min以上。如需同时使用鼻黏膜血管收缩剂和抗菌药,应先用前者,再用后者。

3) 滴耳剂:使用时取坐位侧偏头或侧卧于床上,向后上方牵拉耳郭(儿童应向后下方牵拉),将外耳道拉直,向其中滴入适量药物,使药液沿外耳道缓缓流入耳内,滴药结束后拉住耳郭轻轻地摇动或按压耳屏,帮助药液流入耳内,保持滴药姿势3~5 min。

注意,为避免刺激内耳前庭器官,导致用药后出现头晕、恶心等问题,滴耳液的温度最好和体温保持一致。

4) 栓剂:常见有肛门栓和阴道栓。肛门栓使用时患者取侧卧位,小腿伸直,大腿尽量向前屈贴着腹部(儿童可趴在成人腿上),放松肛门,栓的尖端插向肛门并用手指轻轻地推进,插入深度为距离肛门口3~4 cm(儿童为2 cm),然后合拢双腿,保持侧卧位姿势15 min,以防肛门栓被挤出,给药后1 h内不要排便。阴道栓使用时患者取仰卧位,保持双膝屈起并分开,用手指轻轻地将药物放入阴道,并将栓剂轻推入阴道深处,置入栓剂后,患者应合拢双腿,保持仰卧姿势约15 min,在给药后1 h内尽量不要排尿,以免影响药效。

栓剂是药物与适宜基质制成的具有一定形状的供人体腔道内给药的固体制剂,其硬度易受气候的影响而改变,在夏季或高温时栓剂会变得松软而不易使用,使用前可将其置入冰水或冰箱中20 min,待基质变硬,然后除去外包装,放在手中捂暖以消除尖状外缘,用清水或水溶性润滑剂涂在栓剂的尖端部再使用。

5) 透皮贴剂:用药前应清洁贴敷部位的皮肤并晾干,如贴敷部位体毛较多,可在贴敷前剃除,不宜将贴剂贴到有破损、溃烂、渗出、红肿、瘢痕的皮肤上。使用时打开透皮贴剂外包装,揭去附着的薄膜,注意不要触及含药部分,贴敷完成后可适度用力按压贴剂,尤其注意边缘部分,以确保贴剂与皮肤完全接触。注意提醒患者贴剂使用过程中不宜对敷贴部位进行热敷或冷敷,如需多次使用贴剂,应定期更换敷贴部位或遵医嘱。敷贴时间结束,撕下贴片后,若有黏剂黏附于皮肤上,可用植物油去除。常用的贴剂有硝酸甘油贴片、芬太尼透皮贴剂、吡罗昔康贴片等。

6) 外用药片:如高锰酸钾片应按 1:5 000(0.2 g 用 1 000 ml 水稀释,浓度 0.02%)比例配成水溶液外用,同时还应交代患者避免药液浓度过高而灼伤,一般为淡红色即可。克霉唑阴道泡腾片每晚睡前 1 片塞于阴道深处。对于外用药片,药师要特别提醒患者不能口服。

2. 服药时间　要达到药物的最佳治疗效果,必须在适宜的时间服药。服药时间不当不但会降低药效,延误病情,甚至会加重患者的身体健康问题。口服药物的服药时间有餐前、餐时、餐后、清晨、空腹、睡前等几种类型。

(1) 餐前服药　指餐前 30 min 服药,此时胃内食物少,有利于药物的吸收。一般对胃肠刺激性小的药物或作用于胃局部的药物需要餐前服用。如促胃肠动力药甲氧氯普胺、多潘立酮、西沙必利;消化道黏膜保护剂如硫糖铝、铋剂等均需在餐前服药。此外,注意有些降糖药如磺酰脲类要求在餐前 30 min 服药,肠溶制剂一般也要求餐前服药。

(2) 餐时服药　指进餐过程中服药,如降糖药二甲双胍、阿卡波糖和预防心绞痛的曲美他嗪等药物宜餐时服药。抗真菌药灰黄霉素难溶于水,与脂肪性食物一同服用可促进药物吸收,提高血浆药物浓度。

(3) 餐后服药　指餐后 30 min 服药,可减少药物对胃肠道的刺激,食物也可促进部分药物的吸收。如非甾体解热镇痛抗炎药阿司匹林、对乙酰氨基酚、吲哚美辛、布洛芬及铁剂(如硫酸亚铁片)等均对胃肠道有刺激作用,宜餐后服药;如维生素 $B_2$、普萘洛尔、苯妥英钠、螺内酯和氢氯噻嗪等药物,因食物可增加药物的吸收,也宜餐后服药。

(4) 清晨服药　人体内源性肾上腺皮质激素的分泌具有明显的昼夜节律性,早晨 8 点为其生理性分泌的高峰期,此时给药对垂体及下丘脑的抑制最小,可减少医源性肾上腺皮质功能不全的发生。因此,长期使用糖皮质激素类药物的患者宜将一日或两日药量于早晨 8 点一次服用。

正常人体血压的波动规律呈"两峰一谷",即长柄勺型。一般情况下,血压在凌晨 2~3 点为一天中最低谷,然后血压开始上升,至早晨 8~9 点达高峰,紧接着血压持续在较高水平波动,至下午 4~6 点出现第二个高峰,以后逐渐下降。因此,口服降压药物服药时间以早上 7 点和下午 3 点左右服药为宜,此时服药可使药物作用达峰时间与血压波动规律的两个高峰期吻合,可有效地控制血压,对于每日服用一次的长效降压药,如拉西地平、依那普利、氯沙坦、索他洛尔等药物宜选择在早上 7 点左右服药。

（5）空腹服药　一般指餐前 1 h 或餐后 2 h 服药。如抗结核药利福平、治疗骨质疏松的阿仑膦酸钠和甲状腺激素药左甲状腺素钠均宜空腹服药，避免食物对药物体内过程的影响。

（6）睡前服药　一般指晚上睡前 30 min 服药。人体内胆固醇的合成具有昼夜节律性，在午夜至清晨之间是合成高峰期，故降脂药如洛伐他汀、辛伐他汀、普伐他汀等，宜每日睡前服药。控制哮喘的药物如茶碱、福莫特罗、沙美特罗、孟鲁司特等可睡前服药，以预防哮喘患者在凌晨可能出现的呼吸困难症状。降压药特拉唑嗪需晚上睡前服用，否则易引起直立性低血压。

## 知识拓展

### 餐前服药与空腹服药的区别

"餐前服药" 可于各餐前 30~60 min 服药。

"空腹服药" 一般指餐前 1 h 或餐后 2 h 服药。严格的空腹服药是指早晨起床后，早餐前 1 h 服药。

一般意义的空腹与餐前服药可以当成相同意思，均要求在胃内食物较少的情况服药，如硫糖铝、铋剂、多潘立酮等，既可以说是餐前服药，也可以说是空腹服药。

如药品说明书要求 "本品应在清晨空腹服药"，这时一定要保证胃内尽量没有食物，此类药品应于清晨早餐前 1 h 空腹将药服下，不能擅作主张放到餐后 2 h 服药。此外，需注意清晨空腹服用药物后，一定不要立刻进餐，应至少在服药 30 min 后进餐。因此，我们可以认为 "空腹服药" 比 "餐前服药" 要求更高。

3. 服药剂量　通常在药品说明书上推荐的给药剂量范围内服药是安全可靠的，超量服药会导致不良反应增加，甚至出现中毒，而因为害怕药物不良反应擅自减小剂量的做法可能导致无法获得应有药效或产生耐药性等后果。患者的服药剂量一般遵医嘱即可，用药指导时应叮嘱患者需要调整给药剂量时应先咨询医师或药师，不可擅自加减剂量。

对需要首剂加倍的药物如蒙脱石散、替加环素、替考拉宁、广谱抗真菌药（如伏立康唑、氟康唑）、磺胺类抗菌药（如复方磺胺甲噁唑片）、四环素类抗菌药（如米诺环素、多西环素）等药物，需要药师耐心向患者说明首次及以后的服药剂量。对部分毒性较大的药物（如地高辛、氨茶碱等），切记指导患者不能在漏服后把两次的剂量合并成一次吃。对沙丁胺醇气雾剂、硝酸甘油片等按需使用的药物，由于其使用剂量与患者自觉症状关系密切，需向患者仔细说明。

## （三）提示药物不良反应

药物是把双刃剑,在发挥防治疾病的同时可能给患者带来不适或伤害。为避免患者出现对药物不良反应的焦虑心理,在用药指导时,应慎重指导患者知晓药物的不良反应。对药物所致的一些常见、轻微、可逆的不良反应,在不影响患者身体健康和生活质量时,应该指导患者根据自身情况尽量按医嘱用药。如复方盐酸伪麻黄碱缓释胶囊、维 C 银翘片等常见抗感冒药中均含有氯苯那敏(扑尔敏),可能引起嗜睡;阿托品类药物服用后可引起口干、面色潮红、心跳加快等;铁剂服用后可引起便秘、黑便等;利福平服用后可引起体液变深等不良反应均应提前说明。如患者感觉出现的不良反应令人烦恼、尴尬等,可以告知患者及时向医师或者药师咨询,在得到肯定答复之前最好不要擅自停药或减量。

对一些安全范围较窄、毒性较大的药物,药师应告知患者该药物可能出现的已知严重不良反应表现及相应的简单处理措施。例如,强心苷类药物在进行用药指导时,应告知患者如果出现厌食、恶心、呕吐、腹泻等表现应注意补钾或考虑停药;如果出现神经系统症状如黄绿视,是强心苷类药物停药指征,必须立即停药并及时联系医师。如果患者不能判断是否为药物导致的不良反应或已经出现严重的不良反应,最好立即暂停可疑药物,及时去医院诊疗。

## （四）明确用药注意事项

1. 注意药物之间的相互作用　在疾病治疗过程中,往往需要联合使用多种药品,如联用不当,可使药效减弱或出现毒副作用,药师对存在临床意义的药物相互作用应特别交代。如蒙脱石散可吸附其他药物而影响吸收,其他药物应在服用蒙脱石散前后 1 h 以上服用;氟喹诺酮类药物可与含钙、铝、镁等金属离子的药物在胃中螯合而失效,合用时应先服用氟喹诺酮类药物,3 h 后再服用其他含金属离子的药物;许多抗过敏药如阿司咪唑与咪唑类抗真菌药、大环内酯类抗生素合用可发生严重心脏毒性,应指导患者避免合用。

2. 注意药物与饮食及行为习惯之间的相互作用　患者常见的如饮酒、喝茶、喝咖啡、食醋、吸烟等生活习惯也可能对药物作用产生影响。如服用甲硝唑、头孢类药物期间若饮酒可产生双硫仑样反应;服用铁剂治疗缺铁性贫血时,茶叶中的鞣质不利于铁剂的吸收而影响疗效;服强心苷类药物时,因其治疗量与中毒量比较接近,服用期间若大量进食含钙食物可增加强心苷类药物的敏感性,致使服用安全剂量也可能导致心脏毒性;服用磺胺类药物时如同食酸性水果、果汁和醋,可在体内形成结晶而损害泌尿系统;抗痛风药服用期间如大量食醋,也可减少尿酸排泄,降低药效;吸烟与包括地西泮、茶碱、西咪替丁、华法林、咖啡因、利多卡因等多种药物之间也存在药效学相互作用。药师对这些影响药效或增加不良反应的生活习惯也应注意指导。

3. 其他注意事项  根据药物的特点注意指导患者不宜使用牛奶、茶水、果汁等饮料送服的药物。如牛奶中含大量钙，易与喹诺酮类药物络合形成大分子，妨碍药物吸收；茶水中含咖啡因、茶多酚、鞣质等，使溶液偏碱性，可与酸性药物发生反应，影响药效；果汁一般属于酸性水溶液，并且其中可能含有鞣质、维生素 C 等还原性物质，会影响部分药物的稳定性。

调节肠道菌群的活菌制剂(如双歧杆菌乳杆菌三联活菌片、枯草杆菌二联活菌颗粒、乳酶生片等)、助消化类酶制剂(胰酶片、酵母片、多酶片等)和维生素 C 等热敏感性药品不宜使用热水送服。

### (五) 其他指导

1. 用药疗程  某些疾病的药物治疗需持续一定时间，达到所需疗程后才能发挥更好的疗效。有些患者自觉症状好转时，会选择自行缩短疗程。对需要坚持服药时间较长的患者，如缺铁性贫血、消化性溃疡、细菌性感染等患者，在进行用药指导时药师应特别注意强调药物的疗程。如抗菌药物一般使用至体温恢复正常、症状消退后72~96 h，否则容易产生耐药性；对有幽门螺杆菌感染的消化性溃疡患者，为彻底根除致病细菌，需连续用药 10~14 日，否则容易复发；缺铁性贫血患者在检查指标恢复后还需连续用药数月以补充体内储存铁的不足。

2. 药物保存方法  药物通常会受光、热、水、微生物等外界条件影响而变质，正确保存药物是发挥药效的基础。大多数药物在干燥、避光、通风和阴凉的地方可安全保存至有效期；蛋白生物制品和活菌制剂需在冷处保存，如重组人干扰素、枯草杆菌二联活菌颗粒、双歧杆菌乳杆菌三联活菌片均需在冰箱中冷藏保存。胰岛素未开启时应置于冰箱冷藏保存，切勿存放于冰箱冷冻室，开启后的胰岛素常温保存即可，不必放置冰箱冷藏。一般需要避光的药品，在出厂时会使用棕色瓶或用铝箔等不透明包装，应指导患者暂时不用的剩余药品不要改换外包装，应置于原包装中继续保存。对于糖衣片、糖浆剂等要指导患者保存于儿童不能轻易拿到之处，以免误服引起中毒。

合理的用药指导可以提高患者的药物治疗效果，提高依从性，还可以降低药品不良反应的发生率，节约医药资源，提高药师在社会与公众心目中的地位。在进行用药指导时，药师应该注意：

(1) 应根据具体的治疗方案及患者情况进行个体化用药指导。

(2) 对药品疗效不做过分的夸张宣传，也不宜对不常见的不良反应过分强调。

(3) 尽量采用简洁、易懂的语言，并注意观察患者是否听懂。

(4) 在解答患者问题时，应注意尽可能地减少患者的疑虑，增强其对治疗的信心和依从性。

(5) 在医院发药窗口，由于时间限制，药师可能无法做到对每种药品进行详细的用药指导，此时应告知患者可根据自身理解情况决定是否需要进行用药咨询。

## 二、用药依从性

依从性（compliance），也称顺应性，是指患者对治疗方案的执行程度，反映患者对其医疗行为的配合程度，是药物治疗有效性的基础。依从性可分为完全依从、部分依从（超量或不足剂量用药、增加或减少用药次数等）和完全不依从（拒绝治疗、中断治疗或无规律治疗等）三种。部分依从和完全不依从统称为不（非）依从（noncompliance），两者都是药物依从性差的表现。据相关资料表明，46%的患者不按处方剂量服用地高辛，约30%的患者在短期抗菌治疗中不遵医嘱。一方面，不依从可能导致医药工作者在监测治疗效果时做出错误判断而延误病情，造成不必要的医疗浪费；另一方面可能导致患者承受更大的不良反应风险，甚至可能出现药物中毒或死亡等严重后果。

### （一）影响依从性的因素

1. 患者因素　患者是影响用药依从性的关键因素。患者的年龄、疾病及生活状态、经济状况、文化层次等方面会直接影响用药依从性。

（1）年龄　随年龄增加，药物依从性大小呈正态分布。一般来说，未成年人和老年人依从性较差，中青年人依从性较好。儿童用药的依从性主要取决于监护人，青少年由于学习压力大或存在逆反心理，用药依从性也较低。老年人由于记忆力、听力和视力等明显减退，容易出现漏服、多服或错服药物。

（2）疾病及生活状态　患者疾病治疗的紧迫感与依从性大小关系密切。对只需短期用药且症状明显的如感冒、过敏性哮喘等疾病，患者依从性较高；对经过治疗症状已经缓解的疾病和缺乏症状提醒的慢性疾病，患者依从性较低。如高血压、高脂血症和糖尿病患者经常会漏服药物。生活作息不规律、过度繁忙、过度紧张等生活习惯和工作环境也容易造成用药依从性差。一些特殊职业者如长途汽车司机、野外工作人员等患者的依从性较差。患者合并的基础疾病多，用药品种多，用药时间长会使患者的依从性大大地降低。

（3）经济状况　对于需要长期使用药物治疗的患者，如高血压、糖尿病等患者，用药依从性高低与患者的个人经济收入及药品付费方式（自费、医保、公费医疗）直接相关。通常自费患者依从性低于医保和公费医疗患者。有些经济承受能力不足的患者，可能擅自换用比较便宜而疗效较差的药物，甚至直接中断药物治疗。

（4）文化层次　一般情况下，文化水平越高的患者，对疾病和药物信息了解得越多，越容易理解治疗意图，从而更加配合药物治疗方案，用药依从性较高。相反，文化水平较低的患者由于缺乏疾病和药物基本知识，容易受到非法行医机构和保健品供应商的蛊惑，不信任医师或药师的治疗方案，对用药目的及药物的不良反应存在顾虑,是导致用药依从性差的主要原因。

(5) 其他因素　有的患者对医务人员存在不信任心理,有的患者存在羞怯或敬畏心理,当医师或药师进行用药指导时,即使不懂或没听清也不愿或不敢咨询,造成凭自己的理解错误服药;有的患者自觉病情好转而中断服药;有的患者对药物疗效期望过高,一旦未达到主观要求随即提前中断治疗或擅自增加药物剂量或服药次数等。

对一些缺乏生活自理能力,罹患特殊疾病的患者,如精神分裂症患者、重度抑郁症患者,其用药依从性完全取决于监护人,如无监护人协助,可能呈现完全不依从用药状态。

**2. 药物因素**

(1) 药物治疗方案的复杂程度　方案越复杂,用药依从性越低。用药方案的复杂程度表现为联合用药的品种数、用药次数、疗程等方面。一般来说,联合用药的品种数越多,用药次数越多,疗程越长,用药依从性越差。

(2) 药物剂型　一般内服剂型的依从性高于外用剂型。内服剂型中,片剂的依从性较高;在外用剂型中,软膏剂(包括乳膏)的用药依从性相对较好。药物剂型的大小也会影响依从性,如药物太小,部分老年人因视力和手指灵活性下降而发生用药困难;药物太大,患者难以下咽,均会导致用药依从性低。制剂带有不良气味及颜色,也可能导致儿童拒绝服药或背着家长把药吐掉;如果患儿因为喜欢药物的味道,特别是甜味,容易造成偷偷过量服药。

(3) 药物不良反应　不良反应是影响患者用药依从性的重要因素,不良反应发生率与早期中断治疗之间有着明显的相关性。大多数药物都存在一定的不良反应,有些患者因为害怕药物出现不良反应或已经出现不良反应,会自行选择减少剂量或降低给药频次。一般情况下,不良反应越多、越大的药物,用药依从性越差。

(4) 疗程　部分疾病的治疗需要坚持使用所需的时间,疾病治疗所需疗程越长,用药依从性越差。如缺铁性贫血患者,要求服药时间长达 3~6 个月以补充储存铁的不足,很多患者自觉贫血症状好转后,会中断服药或断续服药,从而造成疾病复发率较高。

**3. 医药人员因素**　医药人员长期以来主要致力于为患者制订安全、有效的药物治疗方案及提供准确、无误的药品调配工作,不注重向患者提供疾病和药物相关信息,缺少与患者的有效沟通,未能让患者完全清楚用药目的、用药方法、用药注意事项等与依从性直接相关的内容。事实上,药品在交付给患者时,治疗方案的实施就完全交给患者,患者对药物治疗方案的执行程度直接影响药物疗效,因此提高患者依从性对评估药物治疗方案的有效性及促进患者临床合理用药具有至关重要的作用。

### (二) 提高用药依从性的措施

影响用药依从性的因素非常多,提高患者的依从性应针对具体原因进行,全面提高用药依从性是个系统工程,需要多方面的密切配合才能得到根本解决。从医药人员角度,可以考虑从以下几个方面提高用药依从性。

1. 尽量简化药物治疗方案　复杂的药物治疗方案是造成用药依从性差的主要原因之一,因此应尽量设法简化治疗方案。如采用复方制剂减少药品品种,选择长效制剂减少用药次数,采用患者容易接受的药物剂型等。

2. 改进药品包装和标签　采用单剂量包装或一天剂量、一个疗程剂量的特殊包装,能在一定程度上减少服药差错,提高用药依从性。对普通药品包装,药品标签应醒目清楚、简单明了、通俗易懂。

3. 加强对患者进行用药指导　向患者提供详细的用药指导能使患者正确认识和使用药物,尤其是一些安全范围小、需要长期服用或有停药反应等特殊情况的药物。用药指导时应根据患者的具体情况采用合适的语言,以患者能理解的方式来进行。如始终采用亲切的语言,保持温和友善的态度,表现出同情心等,使患者对医药人员产生信任感有利于提高患者的用药依从性。

4. 持续督促和用药提醒　当患者需要长期用药时,可通过电话、网络等多种方式持续追踪了解患者治疗方案执行情况,及时发现并处理患者在用药过程中出现的问题,督促患者合理用药。

5. 建立良好的医患关系　医务人员要了解患者的生理、心理和社会需求,同情、关心和理解患者,尊重患者的感受和观点,赢得患者的信任和配合,提高患者的用药依从性。

## 岗位对接

**用药指导**

案例:李女士,60 岁,高血压病史 5 年,医嘱硝苯地平缓释片,一片 10 mg,每日 2 次,一次 1 片,血压控制良好。某日早上服药后李女士感觉头晕,自测血压达 170/110 mmHg,担心血压太高会出问题,于是又将一片硝苯地平缓释片碾碎后吞服,第二次服药后 1 h 自测血压降至 135/90 mmHg,自我感觉良好。闲来无事的李女士第二次服药 2 h 后又复测血压发现回升至 150/100 mmHg,考虑药物快到有效期了,疗效下降,于是再次碾碎一片药物后吞服。第三次服药后 30 min,李女士突然晕倒,被家人送往医院,医师诊断为短时大量服用硝苯地平引起的心源性休克。

问题:

1. 硝苯地平缓释片应如何使用? 发药时该强调什么问题?

2. 如何提高高血压患者的用药依从性?

用药指导：硝苯地平缓释片用药指导时要特别强调不能嚼碎或碾碎后服用。高血压属于慢性病，需要长期服药，由于大多数患者缺乏症状提醒，且血压受很多因素影响出现波动，因此患者很容易出现不能按时定量用药，忽视疗程，漏服、多服和乱服现象时有发生。用药指导时要注意让患者知晓高血压的危害，树立健康意识，说明药物治疗的目的，特别强调用药的方法和规律用药的重要性。此外，可以定期对高血压患者的用药依从性进行评估，采用电话、微信等方式督导患者正确合理用药，还可以指导患者从养成良好生活习惯等方面辅助控制血压。

## 考 证 聚 焦

国考真题

模拟练习

（郑小红）

# 技能训练一　用药咨询模拟训练

【实训目的】

1. 熟悉患者用药咨询的常见内容,能正确解答患者提出的用药咨询问题。

2. 树立以患者为本的服务理念,对患者提出的问题进行耐心回答。

【实训条件】

实训药房、用药咨询台、药品、书籍。

【实训内容】

1. 复习患者用药咨询的主要内容。

2. 播放教学视频。

3. 学生自行设计患者用药咨询对话。

4. 进行模拟用药咨询训练,同时提交视频作业。

【实训步骤】

1. 师生共同复习患者用药咨询要点,教师强调用药咨询注意事项。

2. 观看医院患者用药咨询实况。

3. 全班分为 8 个小组,任意选择以下一种疾病进行患者用药咨询对话设计,每组讨论并书面设计咨询内容和主要解答要点,设计时尽量包括患者用药咨询的主要内容和用药注意事项。

(1) 上呼吸道感染:感冒灵颗粒(999)、复方氨酚烷胺片(感康)。

(2) 消化性溃疡用药:枸橼酸铋钾片 / 替硝唑片 / 克拉霉素片组合包装(丽珠维三联)、硫糖铝口服混悬液。

(3) 胃肠炎:蒙脱石散、诺氟沙星、双歧杆菌乳杆菌三联活菌片(金双歧)。

(4) 高血压病:卡托普利片、硝苯地平控释片。

(5) 缺铁性贫血:硫酸亚铁、维生素 C。

(6) 支气管哮喘:沙丁胺醇气雾剂、沙美特罗替卡松粉吸入剂。

(7) 糖尿病:二甲双胍缓释片、二甲双胍片、胰岛素。

(8) 结膜炎:红霉素眼膏、环丙沙星滴眼液。

4. 小组成员进行角色分工,分别扮演药师和患者进行模拟训练,教师巡视指导。

5. 各组分别选派两名同学,进行模拟用药咨询展示,并拍摄展示过程的视频,上传至网络平台。

6. 教师课后对模拟用药咨询训练视频作业进行点评,网络平台展示优秀作业。

【实训思考】

用药咨询时应注意哪些问题?

（郑小红）

## 技能训练二　模拟问病训练

**【实训目的】**

1. 掌握药学人员问病的礼仪要求、问病要点及注意事项。

2. 学会对典型感冒患者进行问病。

**【实训条件】**

实训药房、问病教学视频。

**【实训任务】**

1. 学生书面设计问病情景。

2. 小组根据设计进行模拟问病训练。

3. 团队展示。

**【实训步骤】**

1. 教师讲解

(1) 问病的礼仪要求：以教学视频示范。

(2) 问病要点

1) 问主要症状、发生及持续时间；

2) 问伴随症状；

3) 问诱发因素；

4) 问诊疗经过；

5) 问其他必要信息（视病情选问）：过去史、家族史、药物过敏史、职业、个人嗜好等。

(3) 问病的注意事项

1) 着装整洁，仪表端庄，态度认真和蔼，使用礼貌性语言，面带笑容，注视患者，问病开始前要求有简短的自我介绍。

2) 根据患者的不同情况，进行个体化问病。如根据患者的不同年龄、文化程度等，采用适当的问病语言。

3) 问病过程中避免使用医学、药学术语，如端坐呼吸、放射痛、里急后重、耐受性、肝药酶、后遗效应等。

4) 耐心倾听患者陈述，尽可能地让患者充分描述其认为重要的情况及感受，不随意打断，但需适当引导，在引导患者描述时避免暗示性提问，引导患者进入预设疾病。

5) 问病过程要体现出对患者的同情，给予适宜的鼓励，避免审问式；问病结束后应对患者目前情况做出合理判断。

2. 问病情景书面设计：以感冒患者首次到药房购药为例，团队成员通过讨论，集体完成问病情景书面设计方案。

3. 问病练习：团队中每两人为 1 个小组，按设计方案分别模拟患者和药学人员进行问病练习，教师巡视指导。

4. 团队展示：每个团队选派两名代表展示感冒问病情景。

5. 教师点评。

【实训思考】

假设你在社会药房工作，如何对前来购药的感冒患者(顾客)进行问病？

（郑小红）

# 技能训练三 用药指导基本技能训练

【实训目的】

1. 掌握用药指导的内容、方法和技巧。

2. 学会与患者或取药者进行交流沟通。

【实训条件】

模拟药房,常用口服药品、气雾剂、外用药品及药品说明书等。

【实训任务】

1. 学生书面设计用药指导内容。

2. 小组根据设计进行模拟用药指导训练。

3. 团队展示。

【实训步骤】

1. 教师讲解用药指导内容:包括药品名称、用法用量、常见不良反应、用药注意事项及其他必要内容。

2. 通过视频展示用药指导基本方法和技巧。

3. 学生团队中两人一组,在模拟药房中选择一种药物,熟悉说明书,查阅资料,讨论并写出医院门诊药房对该药物的用药指导方案。

4. 按设计方案,学生分别模拟药师和患者,相互交替进行用药指导要点练习,教师巡视指导。

5. 教师在每个学生团队中随机指定一个小组进行模拟用药指导展示。

6. 教师当场点评。

【实训思考】

门诊发药进行用药指导时有哪些注意事项?

(郑小红)

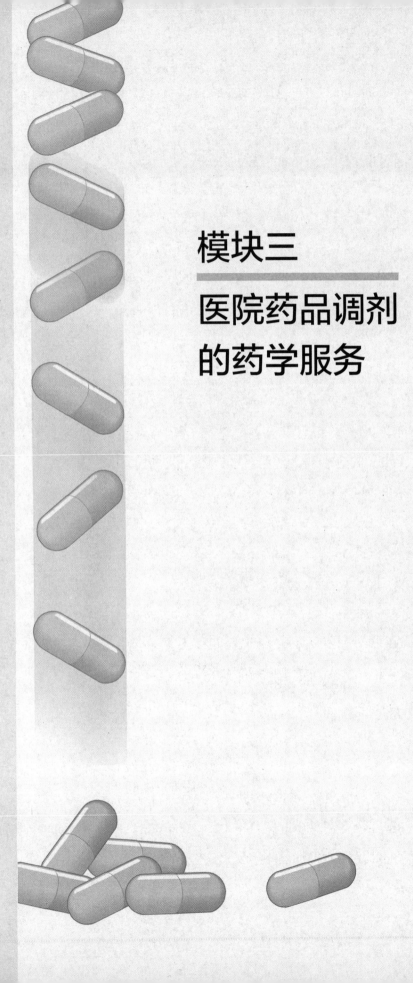

# 模块三

## 医院药品调剂的药学服务

# 项目一
## 处方知识

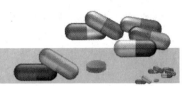

**学习目标**

- 知识目标:了解处方的定义和处方格式,熟悉处方的内容和书写,掌握处方审核的内容。
- 能力目标:能够说出处方审核的要点,对处方适宜性进行审核。
- 素养目标:及时发现不合格处方,促进临床合理用药。

## 一、处方概述

### (一) 处方定义

2007 年版《处方管理办法》中对处方进行了相关的定义。处方是指由注册的执业医师和执业助理医师(以下简称医师)在诊疗活动中为患者开具的,由取得药学专业技术职务任职资格的药学专业技术人员(以下简称药师)审核、调配、核对,并作为患者用药凭证的医疗文书。目前,处方包括纸质处方、电子处方和医疗机构病区用药医嘱单。

### (二) 处方的意义

根据《中华人民共和国执业医师法》《中华人民共和国药品管理法》等相关法律法规的内容,处方应具有法律性、技术性和经济性的意义。

1. 法律性　处方只能经注册执业医师和执业助理医师在注册地的医疗、预防、保健机构诊疗活动中方准开具。医师具有诊断权和开具处方权,但无调配处方权;药师具有审核、调配处方权,但无诊断权和修改处方权。医师开具处方和药师调剂处方应当遵循安全、有效、经济的原则。因开具处方或调配处方所造成的医疗差错或事故,医师和药师分别负有相应的法律责任。

2. 技术性　医药卫生技术人员必须是经过医药院校系统专业学习,并经过资格认定后方可开具或调配处方。医师对患者做出明确的诊断后开具处方。药师应对处方进行审核,并按医师处方准确调配,将药品发给患者时进行用药指导。

3. 经济性　处方既是药品消耗(尤其是贵重药品、医疗用毒性药品、麻醉药品、精神药品)等的原始资料,也作为预算及采购的依据及药品经济收入结账的凭证和原始依据,还是患者在治疗疾病,包括门诊、急诊、住院全过程中用药报销的真实凭证。

### (三) 处方标准

《处方管理办法》对处方内容和处方颜色建立了一系列的标准。

1. 处方内容　包括前记、正文和后记三部分。

(1) 前记　包括医疗机构名称,科别,患者姓名、性别、年龄,门诊或住院病历号,科别或病区和床位号,临床诊断,开具日期等。可添列特殊要求的项目。

麻醉药品和第一类精神药品处方还应当包括患者身份证明编号、代办人姓名及身份证明编号。

(2) 正文　以 Rp 或 R(拉丁文 Recipe "请取"的缩写)标示,分列药品名称、剂型、规格、数量、用法用量。

(3) 后记　医师签名或加盖专用签章,药品金额以及审核调配,核对发药的药师签名或加盖专用签章。

有些医疗机构会根据当地或本机构药事管理的要求适当增加处方中的内容,如麻醉药品和第一类精神药品处方增加患者地址、联系电话以及药品批号等。

2. 处方颜色　医疗机构的处方有普通处方、急诊处方、儿科处方和麻醉药品处方、精神药品处方。国家对这些处方规定了相应的颜色(见二维码彩图)。

💡 彩图

医院各类处方样张

(1) 普通处方的印刷用纸为白色。

(2) 急诊处方印刷用纸为淡黄色,右上角标注"急诊"。

(3) 儿科处方印刷用纸为淡绿色,右上角标注"儿科"。

(4) 麻醉药品和第一类精神药品处方印刷用纸为淡红色,右上角标注"麻、精一"。

(5) 第二类精神药品处方印刷用纸为白色,右上角标注"精二"。

## 二、处方的书写

处方书写有一定的规则,《处方管理办法》对处方书写做了相应的规定,主要有以下 12 项。

1. 患者一般情况、临床诊断填写清晰、完整,并与病历记载相一致。

2. 每张处方限于一名患者的用药。

3. 字迹清楚,不得涂改;如需修改,应当在修改处签名并注明修改日期。

如果药师在审方过程中发现处方书写有错误,必须请医师修改,修改原则同样是在修改处签名并注明修改日期。

4. 药品名称应当使用规范的中文名称书写,没有中文名称的可以使用规范的英文名称书写;医疗机构或医师、药师不得自行编制药品缩写名称或使用代号;书写药品名称、剂量、规格、用法、用量要准确规范,药品用法可用规范的中文、英文、拉丁文或缩写体书写(表3-1),但不得使用"遵医嘱""自用"等含糊不清字句。

表3-1 处方缩写常用词

| 服药次数 | | 剂型 | | 给药途径 | | 单位 | |
|---|---|---|---|---|---|---|---|
| 缩写 | 中文 | 缩写 | 中文 | 缩写 | 中文 | 缩写 | 中文 |
| q.h. | 每小时 | Aq | 水剂 | i.h. | 皮下注射 | g | 克 |
| q.4h. | 每4h | Cap | 胶囊 | i.m. | 肌内注射 | kg | 千克 |
| q.d. | 每日 | Inj. | 注射剂 | i.v. | 静脉注射 | mg | 毫克 |
| q.n. | 每晚 | Liq | 液体 | i.v.gtt. | 静脉滴注 | μg | 微克 |
| b.i.d. | 每日2次 | Mist | 合剂 | p.o. | 口服 | IU | 国际单位 |
| t.i.d. | 每日3次 | Sol. | 溶液 | O.D. | 右眼 | L | 升 |
| q.i.d. | 每日4次 | Tab | 片剂 | O.S. | 左眼 | ml | 毫升 |
| q.o.d. | 隔日1次 | ung. | 软膏剂 | O.L. | 左眼 | U | 单位 |
| p.r.n. | 必要时 | NS | 生理盐水 | O.U. | 双眼 | | |
| s.t. | 立即 | OTC | 非处方药 | | | | |
| a.c. | 餐前 | | | | | | |
| p.c. | 餐后 | | | | | | |
| a.m. | 上午 | | | | | | |
| p.m. | 下午 | | | | | | |

5. 患者年龄应当填写实足年龄,新生儿、婴幼儿写日、月龄,必要时要注明体重。

儿童的用药通常根据体重来计算使用剂量,注明体重有助于药师的审核。由于处方标准中并没有记录体重的格式,因此一些医疗机构儿童处方特别是电子处方可能不会标注体重。

6. 西药和中成药可以分别开具处方,也可以开具一张处方,中药饮片应当单独开具处方。

7. 开具西药、中成药处方,每一种药品应当另起一行,每张处方不得超过5种药品。

8. 中药饮片处方的书写,一般应当按照"君、臣、佐、使"的顺序排列;调剂、煎煮的特殊要求注明在药品右上方,并加括号,如布包、先煎、后下等;对饮片的产地、炮制有特殊要求的,应当在药品名称之前写明。

9. 药品用法用量应当按照药品说明书规定的常规用法用量使用,特殊情况需要超剂量使用时,应当注明原因并再次签名。

10. 除特殊情况外,应当注明临床诊断。

11. 开具处方后的空白处画一条斜线以示处方完毕。

12. 处方医师的签名式样和专用签章应当与院内药学部门留样备查的式样相一致,不得任意改动,否则应当重新登记留样备案。

此外,药品剂量与数量用阿拉伯数字书写。剂量应当使用法定剂量单位:重量以克(g)、毫克(mg)、微克(μg)、纳克(ng)为单位;容量以升(L)、毫升(ml)为单位;国际单位(IU)、单位(U);中药饮片以克(g)为单位。

片剂、丸剂、胶囊剂、颗粒剂分别以片、丸、粒、袋为单位;溶液剂以支、瓶为单位;软膏及乳膏剂以支、盒为单位;注射剂以支、瓶为单位,应当注明含量;中药饮片以剂为单位。

目前多数医疗机构使用的电子处方也是遵循了上述书写规则,在电脑程序中进行了相关的设定,处方打印出来后符合上述各项要求。

---

**课堂讨论**

处方药与非处方药的区别有哪些?

---

## 三、处方审核

▶ 视频

处方审核

处方审核是指药师运用专业知识与实践技能,根据相关法律法规、规章制度与技术规范等,对医师在诊疗活动中为患者开具的处方,进行合法性、规范性和适宜性审核,并做出是否同意调配发药决定的药学技术服务。

审核的处方包括纸质处方、电子处方和医疗机构病区用药医嘱单。

2018 年国家卫生健康委颁布了《医疗机构处方审核规范》,规范对处方审核的基本要求、依据和流程、审核内容以及质量管理均做了相关规定。

### (一) 处方审核的基本要求

基本要求中对处方审核人员的资质做了相关规定,并且提出药师是处方审核工作的第一责任人。同时要求医疗机构应当积极推进处方审核信息化。

1. 所有处方均应当经审核通过后方可进入划价收费和调配环节,未经审核通过的处方不得收费和调配。

2. 从事处方审核的药学专业技术人员应当满足以下条件:

(1) 取得药师及以上药学专业技术职务任职资格。

(2) 具有 3 年及以上门急诊或病区处方调剂工作经验,接受过处方审核相应岗位的专业知识培训并考核合格。

3. 药师是处方审核工作的第一责任人。药师应当对处方各项内容进行逐一审核。医疗机构可以通过相关信息系统辅助药师开展处方审核。对信息系统筛选出的不合理处方及信息系统不能审核的部分,应当由药师进行人工审核。

4. 经药师审核后,认为存在用药不适宜时,应当告知处方医师,建议其修改或重新开具处方;药师发现不合理用药,处方医师不同意修改时,药师应当做好记录并纳入处方点评;药师发现严重不合理用药或用药错误时,应当拒绝调配,及时告知处方医师并记录,按照有关规定报告。

5. 医疗机构应当积极推进处方审核信息化,通过信息系统为处方审核提供必要的信息,如电子处方,以及医学相关检查、检验学资料、现病史、既往史、用药史、过敏史等电子病历信息。信息系统内置审方规则应当由医疗机构制定或经医疗机构审核确认,并有明确的临床用药依据来源。

6. 医疗机构应当制定信息系统相关的安全保密制度,防止药品、患者用药等信息泄露,做好相应的信息系统故障应急预案。

### (二) 处方审核内容

处方审核内容包括合法性审核、规范性审核和适宜性审核 3 个部分。

1. 合法性审核　主要是对处方开具人即医师的资格进行审核。

(1) 处方开具人是否根据《中华人民共和国执业医师法》取得医师资格并执业注册。

(2) 处方开具时,处方医师是否根据《处方管理办法》在执业地点取得处方权。

(3) 麻醉药品、第一类精神药品、医疗用毒性药品、放射性药品、抗菌药物等药品处方,是否由具有相应处方权的医师开具。

2. 规范性审核　是对处方的书写和内容进行审核。

(1) 处方是否符合规定的标准和格式,处方医师签名或加盖的专用签章有无备案,电子处方有无处方医师的电子签名。

(2) 处方前记、正文和后记是否符合《处方管理办法》等有关规定,文字是否正确、清晰、完整。

(3) 条目是否规范。

1) 年龄应当为实足年龄,新生儿、婴幼儿应当写日、月龄,必要时要注明体重。

2) 中药饮片、中药注射剂要单独开具处方。

3) 开具西药、中成药处方,每一种药品应当另起一行,每张处方不得超过5种药品。

4) 药品名称应当使用经药品监督管理部门批准并公布的药品通用名称、新活性化合物的专利药品名称和复方制剂药品名称,或使用由原卫生部公布的药品习惯名称;医疗机构制剂应当使用药品监督管理部门正式批准的名称。

5) 药品剂量、规格、用法、用量准确清楚,符合《处方管理办法》规定,不得使用

"遵医嘱""自用"等含糊不清字句。

6）普通药品处方量及处方效期符合《处方管理办法》的规定，抗菌药物、麻醉药品、精神药品、医疗用毒性药品、放射药品、易制毒化学品等的使用符合相关管理规定。

7）中药饮片、中成药的处方书写应当符合《中药处方格式及书写规范》。

3. 适宜性审核　包括对西药、中成药处方审核项目和对中药饮片的审核项目。要完成适宜性审核需要药师具备相关的医学药学知识及素养。

（1）西药及中成药处方的审核项目

1）处方用药与诊断是否相符。医师开具的处方用药必须要与诊断相符。这也是药师在对用药适宜性审核中首先审核的重要内容。处方用药与诊断不相符在处方调配中经常会遇到，如：诊断是高血压，在开具的药物中并没有高血压的用药。这种情况出现有时候可能是由于医师误操作所导致。再如：诊断是发热，处方开具了头孢呋辛和阿奇霉素，引起发热的病种很多，病毒感染、细菌感染等都会引起发热，诊断中没有细菌感染的相关诊断，因此用药与诊断不相符合。

2）规定必须做皮试的药品，是否注明过敏试验及结果的判定。有些药品如抗菌药物中的 β－内酰胺类、含碘对比剂、生物制品（酶、抗毒素、类毒素、血清、菌苗、疫苗）等药品在给药后极易引起过敏反应，甚至出现过敏性休克。一些药品说明书中如果规定药物必须做皮肤敏感试验（简称皮试），注意要提示患者在用药前（或治疗结束后再次应用时）进行皮试，皮试后观察 15~20 min，以确定阳性或阴性反应。在明确皮试结果为阴性后，处方有明确显示皮试阴性，药师再调配药品；对尚未进行皮试者、结果阳性或结果未明确者拒绝调配药品，同时注意提示有家族过敏史或既往有药品过敏史者在应用时提高警惕性，于注射后休息、观察 30 min，或采用脱敏方法给药。

鉴于各药品生产企业的产品质量标准不同而对皮肤试验的要求不一，药师在用药前应仔细查阅最新版《中国药典临床用药须知》、官方的药物治疗指南、药品说明书和国内外文献。表 3-2 仅供参考。

表 3-2　一些药物皮试液浓度及使用剂量

| 药物名称 | 皮试药液浓度 | 给药方法与剂量 |
| --- | --- | --- |
| 青霉素钾注射剂 | 500 U/ml | 皮内注射 0.1 ml |
| 青霉素钠注射剂 | 500 U/ml | 皮内注射 0.1 ml<br>划痕 1 滴 |
| 青霉素 V 钾片 | 500 U/ml | 皮内注射 0.1 ml |
| 普鲁卡因青霉素注射剂 | 500 U/ml | 皮内注射 0.1 ml |
| 苄星青霉素注射剂 | 500 U/ml | 皮内注射 0.1 ml |

续表

| 药物名称 | 皮试药液浓度 | 给药方法与剂量 |
|---|---|---|
| 白喉抗毒素注射剂 | 稀释 20 倍 | 皮内注射 0.1 ml |
| 破伤风抗毒素注射剂 | 75 U/ml（稀释 20 倍） | 皮内注射 0.1 ml |
| 抗蛇毒血清注射剂 | 稀释 20 倍 | 皮内注射 0.1 ml |
| 抗狂犬病血清注射剂 | 20 U/ml（稀释 20 倍） | 皮内注射 0.1 ml |
| 链霉素注射剂 | 1 mg/ml | 皮内注射 0.1 ml |
| 头孢菌素类注射剂 | 300 μg/ml 或 500 μg/ml | 皮内注射 0.1 ml |
| 庆大霉素注射剂 | 400 U/ml | 皮内注射 20~40 U<br>儿童 5~10 U |
| 有机碘造影剂 | 30% 溶液 | 静脉注射 1 ml<br>皮内注射 0.1 ml |

3）处方剂量、用法是否正确，单次处方总量是否符合规定。药师应掌握药品说明书推荐的剂量和用法，正确审核处方。对于特殊人群，如老人、儿童等的用药处方在审核时应该特别注意。有部分说明书直接标出了儿童的用法用量，可以根据体重（每千克剂量）来给予儿童药物用量，而有些说明书并未给出儿童的用法用量，但是可以根据儿童年龄、体重、表面积以成人剂量换算。大部分说明书不会单独给出老年人的用量，但会根据肾功能的不同给出相应的用药剂量。老年人由于肝肾功能减退，对药物代谢能力下降，肾的排泄减慢，用药剂量应比成年人有所减少。因此，老年人可以根据说明书的肾功能不同选择给药方案，如果没有相应的给药方案，可以采用 60~80 岁老人用药剂量为成人的 3/4；80 岁以上的老人用药剂量可为成人的 1/2 这一原则。如果说明书规定老年人用法用量同成人，那就不需要减少用药剂量。

4）选用剂型与给药途径是否适宜。药物剂型选择和给药途径与临床疗效的关系非常密切，不同的药物剂型，对机体的作用特点不一样。不同的给药途径，药物作用也不相同。例如，硫酸镁静脉滴注可用于治疗子痫，而口服则用于导泻，湿敷则消肿。如使用不当，不但达不到治疗目的和效果，甚至导致严重的后果。因此，药师应掌握各种剂型及不同给药途径的特点，正确审核处方。

正确的给药途径是保证药品发挥治疗作用的关键之一，也是药师审核处方的重点。根据临床治疗需要选择给药途径，选择的原则是能口服不肌内注射，能肌内注射不输液。重症、急救治疗时，要求药物迅速起效，适宜选择静脉注射、静脉滴注、肌内注射、吸入及舌下给药方式。轻症、慢性疾病治疗时，因用药持久，适宜选用口服给药途径。皮肤疾病适宜选择外用溶液剂、酊剂、软膏剂、涂膜剂等剂型。腔道疾病治疗时宜选择局部用栓剂等。

按照药品说明书规定的给药途径使用药品,避免超说明书用药。

5）是否有重复给药和相互作用情况,包括西药、中成药、中成药与西药、中成药与中药饮片之间是否存在重复给药和有临床意义的相互作用。

重复给药现象的存在主要有以下一些原因:① 我国药品一药多名的现象比较严重,同一通用名药品常有多种不同的商品名,少则几个,多则几十甚至上百个,在临床用药上存在较大的安全隐患,易致重复用药、用药过量或中毒。② 中成药中含有西药成分。在我国批准注册的中成药中,有两百多种是中西药复方制剂,即含有西药的中成药。医师、药师及患者都必须清楚,这类制剂不能仅作为一般的中成药使用。伴随着中药、西药联合应用和复方制剂的出现,合并使用两种或多种药物的现象很多。若不注意其处方成分会导致重复用药。例如,为了增强疗效,有些中成药中含有解热镇痛药(对乙酰氨基酚、吲哚美辛、阿司匹林),降糖药(格列本脲),抗组胺药(氯苯那敏、苯海拉明),中枢兴奋药(咖啡因),镇静催眠药(异戊巴比妥、苯巴比妥),抗病毒药(金刚烷胺),平喘药(麻黄碱),利尿剂(氢氯噻嗪)等,在与西药联合应用时,一定要先搞清成分,避免滥用或与西药累加应用,以防出现不良反应及严重的功能和器官损害。部分中成药含西药成分举例,见表3-3。

表3-3　部分中成药中的西药成分

| 中成药名 | 所含西药成分 |
| --- | --- |
| 强力感冒片(强效片)、抗感灵片 | 对乙酰氨基酚 |
| 贯黄感冒颗粒、鼻舒适片、鼻炎康片、康乐鼻炎片、苍鹅鼻炎片、咳特灵片(胶囊) | 马来酸氯苯那敏 |
| 金羚感冒片、速克感冒片(胶囊) | 乙酰水杨酸、马来酸氯苯那敏、维生素C |
| 感冒清片、治感佳片 | 对乙酰氨基酚、马来酸氯苯那敏、盐酸吗啉胍 |
| 舒咳枇杷糖浆、小儿止咳糖浆 | 氯化铵 |
| 安嗽糖浆、苏菲咳糖浆、舒肺糖浆、散痰宁糖浆、天一止咳糖浆、咳痰清片 | 盐酸麻黄碱、氯化铵 |
| 新癀片 | 吲哚美辛 |
| 降压避风片、脉君安片 | 氢氯噻嗪 |
| 珍菊降压片 | 盐酸可乐定、氢氯噻嗪 |
| 脉络通颗粒 | 维生素C、碳酸氢钠 |
| 消渴丸、清糖灵胶囊 | 格列本脲 |
| 复方猴头冲剂 | 硫酸铝、次硝酸铋、三硅酸镁 |
| 痢特敏片、消炎止痢灵片 | 甲氧苄啶 |
| 胆益宁 | 胆酸钠 |
| 复方五仁醇胶囊、妇科十味片 | 碳酸钙 |

续表

| 中成药名 | 所含西药成分 |
|---|---|
| 健脾生血颗粒、维血康糖浆、新血宝胶囊 | 硫酸亚铁 |
| 力加寿片、参芪力得康片、抗脑衰胶囊 | 维生素 E |
| 维尔康胶囊 | 维生素 E、维生素 A、维生素 $B_1$、维生素 C |
| 更年灵胶囊 | 谷维素、维生素 $B_6$、维生素 $B_1$ |
| 复方酸枣仁胶囊 | 左旋延胡索乙素 |
| 龙牡壮骨颗粒 | 维生素 $D_2$、葡萄糖酸钙 |
| 麝香活血化瘀膏 | 苯海拉明、普鲁卡因 |
| 障翳散 | 黄连素、核黄素 |

有临床意义的相互作用:药物相互作用是指两种或两种以上的药物合并或先后序贯使用时,所引起的药物作用和效应的变化。即一种药受另一种药的影响,或由于其与人体的作用,改变了药物原有的性质、体内过程和组织对药物的敏感性,进而改变药物的效应和毒性。药物相互作用是双向的,既可能产生对患者有益的结果,使疗效增强或毒性降低,也可能产生对患者有害的结果,使疗效降低或毒性增强,有时会带来严重后果,甚至危及生命。药物相互作用有发生在体内的药动学、药效学方面的作用,亦有发生在体外的配伍变化,如引起理化反应使药品出现混浊、沉淀、变色和活性降低。

6) 是否存在配伍禁忌。配伍禁忌主要是指药物理化配伍禁忌,即由于液体 pH、离子电荷等条件的改变而引起包括药液的浑浊、沉淀、变色和活性降低等变化。主要表现在静脉注射、静脉滴注及肠外营养液等溶液的配伍方面。如青霉素与苯妥英钠、苯巴比妥钠、硫喷妥钠、阿托品、氨力农、普鲁卡因、拉贝洛尔、缩宫素、酚妥拉明、罂粟碱、精氨酸、麦角新碱、鱼精蛋白、促皮质素、氢化可的松、甲泼尼龙琥珀酸钠、苯海拉明、麻黄素、氨茶碱、维生素 $B_1$、维生素 $B_6$、维生素 $K_1$、维生素 C、异丙嗪、阿糖胞苷、辅酶 A、博来霉素等药物配伍可出现浑浊、沉淀、变色和活性降低;与碳酸氢钠、氢化可的松混合可发生透明度不改变而效价降低的潜在性变化。

审核这项内容不仅要熟悉药品说明书,在必要时还需要查阅相关资料及文献。特别是对于医疗机构新引进的药品,药师在审核时需要慎之又慎。如果医师开具了说明书中没有提及的配伍,并且在所有的资料中均未找到相关可以配伍的资料,那认定不能配伍,将处方返回医师进行修改。

7) 有无用药禁忌。儿童、老年人、孕妇及哺乳期妇女、脏器功能不全患者有无禁忌使用的药物,有无食物及药物过敏史禁忌证、诊断禁忌证、疾病史禁忌证与性别禁忌证。

对于特殊人群的用药禁忌也是药师审核的重要内容。药师的知识掌握要比较全面。如患者年龄 5 岁,使用左氧氟沙星就属于用药禁忌。因为喹诺酮类药物 18 岁以下未成年人禁用。再如,妊娠妇女使用利巴韦林也属于用药禁忌。利巴韦林说明书规定禁用于妊娠妇女和可能妊娠的妇女(即备孕期女性),因为该药有较强的致畸作用,而且消除很慢,停药后 4 周尚不能完全自体内清除。

8) 溶媒的选择、用法用量是否适宜,静脉输注的药品给药速度是否适宜。例如,注射用泮托拉唑钠说明书规定只能使用氯化钠注射液配置,如果使用了葡萄糖注射液就属于溶媒选择不适宜。有些药物滴注过快容易引起不良反应,因此说明书中对滴注要求进行时间规定。如万古霉素,要求每次静脉滴注在 60 min 以上,滴注过快容易引起红人综合征。

9) 是否存在其他用药不适宜情况。

(2) 中药饮片处方的审核项目

1) 中药饮片处方用药与中医诊断(病名和证型)是否相符。

2) 饮片的名称、炮制品选用是否正确,煎法、用法、脚注等是否完整、准确。

3) 毒麻、贵细饮片是否按规定开方。

4) 特殊人群如儿童、老年人、妊娠及哺乳期妇女、脏器功能不全患者用药是否有禁忌使用的药物。

5) 是否存在其他用药不适宜情况。

### (三) 处方审核流程

1. 药师接收待审核处方,对处方进行合法性、规范性、适宜性审核。

2. 若经审核判定为合理处方,药师在纸质处方上手写签名(或加盖专用印章)、在电子处方上进行电子签名,处方经药师签名后进入收费和调配环节。

3. 若经审核判定为不合理处方,由药师负责联系处方医师,请其确认或重新开具处方,并再次进入处方审核流程。

## 知识拓展

### 处方审核的相关政策性文件

自 2000 年以来,国家相继出台的处方审核相关政策文件主要有:2004 年的《处方管理办法(试行)》;2007 年的《处方管理办法》;2017 年的《执业药师业务规范》和 2018 年的《医疗机构处方审核规范》。其中《医疗机构处方审核规范》特别提出了"所有处方均应当经审核通过后方可进入划价收费和调配环节,未经审核通过的处方不得收费和调配""对信息系统筛选出的不合理处方及信息系统不能审核的部分,应当由药师进行人工审核""药师是处方审核工作的第一责任人"。究其原因,主要是由于医疗机构在使用电子处方后,流程为医师开具处方——信息系统筛选——划价收费——药师审核——配方发药,使得人工审核延迟到划价收费过后。这一审方政策的出台,迫使各家医疗机构去改变原有的处方审核流程,同时对药师来说也是一次巨大的挑战。

## 岗 位 对 接

**处方审核**

案例:患者,男,40 岁,临床诊断:高血压。

处方:多潘立酮 10 mg×30 片,口服,每次 10 mg,3 次 / 日;甲氧氯普胺(胃复安) 5 mg×10 片,口服,每次 10 mg,3 次 / 日。

请审核该处方,并指出该处方是否合理。

分析:不合理。

1. 该处方的临床诊断为高血压,而处方开具的药品多潘立酮和甲氧氯普胺均为治疗消化道疾病的药物,与临床诊断不符。

2. 处方中开出的多潘立酮和甲氧氯普胺用于治疗恶心、呕吐等由于胃排空延缓导致的胃部不适,属于重复给药。

## 考 证 聚 焦

模拟练习

(虞燕霞)

# 项目二
# 处方调剂

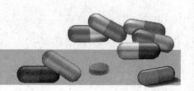

## 学习目标

- 知识目标:了解调剂资质;熟悉调剂程序和智能处方相关知识,具体的调剂操作规程。
- 能力目标:能够进行处方调剂工作。
- 素养目标:减少调配差错,保障患者用药安全。

## 一、调剂资质

处方调剂包括处方审核、处方调配、复核交付和用药交代。目前涉及处方调剂的人员主要有两部分人群,一部分是医疗机构的药师,另一部分是药店的药师。

1. 医疗机构药学专业技术人员的调剂资质 《处方管理办法》对调剂资质做了相应的规定。要求取得药学专业技术职务任职资格的人员方可从事处方调剂工作。药学专业技术职务任职资格人员,包括主任药师、副主任药师、主管药师、药师、药士。具有药师以上专业技术职务任职资格的人员负责处方审核、评估、核对、发药以及安全用药指导;药士从事处方调配工作,即药士不能去从事处方审核、发药和用药指导工作。

药师在执业的医疗机构取得处方调剂资格。药师签名或者专用签章式样应当在本机构留样备查。

2. 药品经营单位执业药师的调剂资质 《执业药师资格制度暂行规定》指出执业药师负责处方的审核及监督调配,提供用药咨询与信息。执业药师在取得《执业药师资格证书》后,须按规定向所在省(区、市)药品监督管理局申请注册。经注册后,方可按照注册的执业类别、执业范围从事相应的执业活动。

直接面向公众提供药学服务的执业药师应当凭医师处方调剂药品,无医师处方不得调剂。处方调剂应当遵守国家有关法律、法规与规章,以及基本医疗保险制度等各项规定。

处方调配
训练

## 二、调剂操作规程

药师应当按照操作规程调剂处方药品:认真审核处方,准确调配药品,正确书写药袋或粘贴标签,注明患者姓名和药品名称、用法、用量;向患者交付药品时,按照药品说明书或处方用法,进行用药交代与指导,包括每种药品的用法、用量、注意事项、储存条件等。对于不规范处方或不能判定其合法性的处方,不得调剂。

### (一) 认真审核处方

1. 药师应当认真逐项检查处方前记、正文和后记书写是否清晰、完整,并确认处方的合法性。

2. 药师应当对处方进行适宜性审核,审核内容详见本模块项目一"处方知识"中的"三、处方审核"部分。

3. 药师对处方审核后,认为存在用药不适宜的,应当告知处方医师,请其确认或重新开具处方。

4. 药师发现严重不合理用药或用药错误,应当拒绝调剂,及时告知处方医师,并做好记录,按照有关规定报告。

### (二) 准确调配药品

药师调剂处方时必须做到"四查十对":查处方,对科别、姓名、年龄;查药品,对药名、剂型、规格、数量;查配伍禁忌,对药品性状、用法用量;查用药合理性,对临床诊断。

其他注意事项包括:

1. 药师应该按照处方上药品的顺序逐一调配,调配药品时应检查药品的外观、性状,并注意药品的有效期,以确保使用安全。所取同一种药品若有不同批号时,取用批号最早的药品。

2. 药品配齐后,与处方逐条核对药品名称、剂量、规格、数量和用法用量,并准确书写标签。

3. 对特殊管理药品及高危药品按规定登记。

4. 同一患者持两张以上处方时,逐张调配,以免发生差错。

5. 调配易混淆药品,如名称相近或读音相似、包装外观相仿及同品种多规格药品,应仔细核对。

6. 调配中药饮片时,分剂量应当按"等量递减""逐剂复戥"的方法。有先煎、后下、包煎、冲服、烊化、另煎等要求的,应当另行单包并注明用法。

### (三) 正确书写药袋或粘贴标签

调配后在外包装上分别贴上用药标签,内容包含:姓名、用法、用量、储存条件等。对需要特殊储存条件的药品,应当加贴或加盖醒目提示标签。

调配好的中药饮片包装均应当注明患者姓名、剂数、煎煮方法、注意事项等内容。

### (四) 交付药品

药品交付前,药师应当核对调配的药品是否与处方所开药品一致、数量相符,有无错配、漏配、多配。

药品交付时,药师应当核实交付,按处方顺序将药品逐个交与患者、患者家属或看护人,并按照处方或医嘱进行用药交代与指导。

### (五) 药师签名

药师在完成处方调剂和审核后,应当在处方上签名或加盖专用签章。

### (六) 特殊管理药品的调配

对麻醉药品和第一类精神药品处方,处方的调配人、核对人应当仔细核对,签署姓名,并予以登记;对不符合本条例规定的,处方的调配人、核对人应当拒绝发药。药师应当对麻醉药品和第一类精神药品处方,按年月日逐日编制顺序号。

## 三、调剂程序

### (一) 医疗机构调剂程序

1. 门诊药房处方调剂程序　图 3-1 为某医院门诊药房处方调剂流程。随着医疗机构信息化的不断建设和发展,手工处方进一步发展成为电子处方,调剂程序也在不断地发生变化。

2. 住院医嘱调剂程序　图 3-2 为某医院住院药房处方调剂流程。住院医嘱的调剂分为口服药物调剂和注射药物调剂。目前,多数医院对于单剂量口服药调剂都配有单剂量分包装摆药机。

### (二) 零售药店调剂操作流程

图 3-3 为某零售药店处方调剂流程。零售药店在调配处方药物时的基本操作流程与医疗机构门诊药房的调剂流程相似。

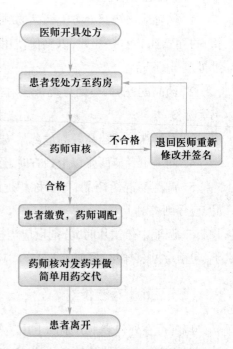

图 3-1　某医院门诊药房处方调剂流程

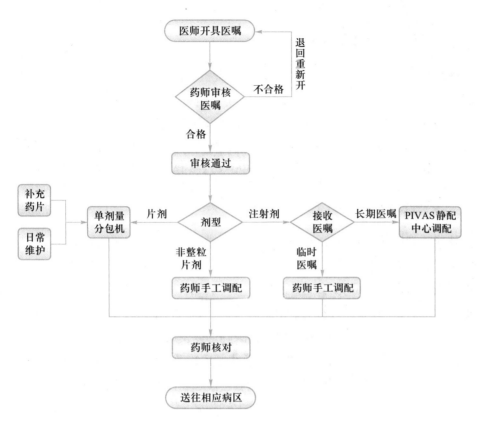

图 3-2　某医院住院药房处方调剂流程

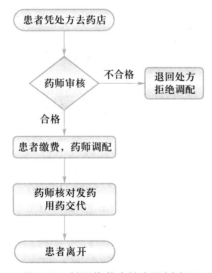

图 3-3　某零售药店处方调剂流程

## 四、智能处方调剂

### (一) 智能处方的概念

智能处方即电子处方(electronic prescription),是指依托网络传输,采用信息技术编程,医师在诊疗活动中填写药物治疗信息,开具处方,并通过网络传输至药房,经药学专业技术人员审核、调配、核对、计费,并作为药房发药和医疗用药的医疗电子文书。

### (二) 智能处方的发展

随着计算机的发展和普及,网络信息时代的办公自动化已成为社会发展的趋势。1993 年,美国首先以具备管理与装备优势的军队医疗作试点,给所有军队医院安装了含电子处方与审方子系统的综合性医院计算机系统,用药合理性大为提高。随后,电子处方在世界范围内被广泛推广和使用。2002 年,中国的电子处方首先出现在北京和上海的几家医院。近年来,我国数字化医院迅速发展,现已有数百家大中型医院采用了医院信息系统(HIS)管理模式。电子处方系统即是 HIS 中的子系统。从手写处方到电子处方的应用是一个划时代的变革,它标志着传统就诊方式的改变,其影响也是前所未有的。电子处方系统是一个多科室协同工作的系统,需要挂号、就诊、收费和药品调配等 4 个部门合作完成。

**知识拓展**

#### 美国全面使用电子处方

美国在 2016 年规定美国的医师和其他医疗专业人员从 4 月 27 日开始,必须通过电子方式将处方直接发送到药店,而不是将纸质处方交给患者,只有紧急情况和特殊情况例外,数千名医务人员仅得到纸处方延期使用权。此项新法律的目标是打击滥用止痛药,挫败伪造处方做法,同时也因为不再使用难以辨认手写处方而减少错误。电子处方最近几年在美国快速增长。许多患者、医师和药剂师都认为电子处方节省时间并方便。但纽约部分医疗界领导人对在任何情况下都要电子处方的要求和惩罚规定感到质疑。惩罚包括罚款、吊销执照,甚至坐牢。

(来源:健康报)

### (三) 智能处方相关的政策法规

随着智能处方的出现,并在医疗机构逐步接受和广泛使用,以及互联网诊疗的不断发展,远程医疗服务需求越来越多。国家也相继出台了一系列的管理政策和法规。

1.《处方管理办法》中的相关规定 《处方管理办法》中的第二十八条规定:医师利用计算机开具、传递普通处方时,应当同时打印出纸质处方,其格式与手写处方一致;打印的纸质处方经签名或加盖签章后有效。药师核对发药时,应当核对打印的纸质处方,确认无误后再发药,并将打印的纸质处方与计算机传递处方同时收存备查。

2. 最新的相关政策与法规

(1)《互联网诊疗管理办法(试行)》中的相关规定 为了进一步规范互联网诊疗行为,发挥远程医疗服务的积极作用,提高医疗服务效率,保证医疗质量和医疗安全,国家卫生健康委员会和国家中医药管理局于 2018 年组织制定了《互联网诊疗管理办法(试行)》《互联网医院管理办法(试行)》《远程医疗服务管理规范(试行)》,其中规定如下:

应当严格遵守《处方管理办法》等处方管理规定。在线开具处方前,医师应当掌握患者的病历资料,确定患者在实体医疗机构明确诊断为某种或某几种常见病、慢性病后,可以针对相同诊断的疾病在线开具处方。

所有在线诊断、处方必须有医师电子签名。处方经药师审核合格后方可生效,医疗机构、药品经营企业可委托符合条件的第三方机构配送。不得在互联网上开具麻醉药品、精神类药品处方以及其他用药风险较高、有特殊管理规定的药品处方。为低龄儿童(6 岁以下)开具互联网儿童用药处方时,应当确定患儿有监护人和相关专业医师陪伴。

(2)《关于加快药学服务高质量发展的意见》中的相关规定 2018 年 11 月,国家卫生健康委员会发布了《关于加快药学服务高质量发展的意见》,较为详细地描述了如何积极推进"互联网 + 药学服务"健康发展的方法。

加强电子处方规范管理。落实《处方管理办法》《医疗机构药事管理规定》《医疗机构处方审核规范》《互联网诊疗管理办法(试行)》等规章、规范性文件内容,加强电子处方在互联网流转过程中关键环节的监管,处方审核、调配、核对人员必须采取电子签名或信息系统留痕的方式,确保处方可追溯,实行线上线下统一监管。

探索提供互联网和远程药学服务。根据《互联网医院管理办法(试行)》和《远程医疗服务管理规范(试行)》规定,有资质的互联网医院可探索开设专科化的在线药学咨询门诊,指导患者科学合理用药,提供用药知识宣教,解决患者药物使用中遇到的问题。鼓励借助人工智能等技术手段,面向基层提供远程药学服务。有条件的可以探索建立区域性处方审核中心,并加强处方调配事中事后监管。

加快药学服务信息互联互通。继续加强医疗机构电子病历建设,逐步实现医疗联合体内处方实时查阅、互认共享。鼓励将药学服务纳入区域健康信息平台建设,逐步实现药学服务与医疗服务、医疗保障、药品供应等数据对接联通,畅通部门、区域、行业之间的数据共享通道,促进药学服务信息共享应用。

探索推进医院"智慧药房"。充分利用信息化手段,实现处方系统与药房配药系统无缝对接,缩短患者取药等候时间。通过开设微信公众号、患者客户端等方式,方便患者查询处方信息、药品用法用量、注意事项等。探索开展对慢性病患者的定时提醒、用药随访、药物重整等工作,重点是对同时患有多种慢性病的老年患者,保障其用药安全。

### (四) 智能处方的调剂流程

目前,大部分医院的电子处方调配流程为:医师开处方,患者划价、缴费,药师对处方进行审核、配药,患者到门诊药房取药。这种流程有明显的弊端,如果药师审核处方发现有问题,患者必须返回医师处修改处方,然后再重新划价、收费,如图 3-4。

根据最新的政策法规,应该将处方审核前置,放在患者划价收费前,医师在开完处方后,智能审方自动进行,判定为合格的处方直接发至收费窗口,计算机自动完成划价。对信息系统筛选出的不合理处方及信息系统不能审核的部分,由药师进行人工审核。不合格处方返回医师处进行修改,其他通过药师审核的处方,自动送至收费窗口划价。患者缴费后至药房取药。药师配药核对。这样就能够避免产生上述弊端,如图 3-5。

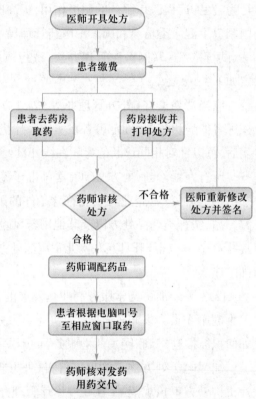

图 3-4 处方审核在划价收费后的流程

### (五) 智能处方的优势

1. 提高接诊效率,简化就医流程  电子处方系统能让医师开具电子处方时,对医院药品库存,药品规格、数量、剂型等用药信息一目了然,可为患者提供更优质的医疗服务。在患者复诊时,医师可以调阅每位患者以前的病历、处方,了解其病情和用药情况,避免相互用药产生不良反应,还可以减少不同医师为同一患者重复开药的现象。电子处方取消了过去划价的环节,减少了患者排队的次数。

2. 改变传统模式,实现处方革命  传统诊疗工作模式中,大多医师手写处方往往字迹潦草，难以辨认，致使配药时间延长，甚至容易出错。电子处方具有字迹清晰、格式规范、易于查询等优点，减少了患者因处方出现书写问题而往返修改处方的麻烦。电子处方系统在提升医师诊疗质量的同时提升了药师的调剂速度，使药师能更好地完成用药交代和指导，实现患者放心就医。同时，它还能合理分配各窗口的处方量，避免了某一窗口人流集中、过分拥挤。

　　3. 实现资源共享，方便信息获取　电子处方可以实现不同医师、不同部门、不同医院以及患者本人、保险机构等在任何时候都能调阅全部用药记录。电子处方强大的数据统计功能有效地推进和落实药物的合理使用。实时监控电子处方可有效地控制药品的使用范围。对于控制性药品或特殊服务对象使用的药品可以通过计算机设定限量来严格把关。医师可以随时调阅患者的病历资料，及时为患者进行合理诊治。

　　总之，智能处方系统是药品调剂的发展方向。随着医疗机构信息化不断完善，智能处方系统也在不断地改进。在"互联网+药学服务"的推进下，智能处方系统从单一的医疗机构走向区域化，为互联网医疗、医疗信息大平台数据收集与共享等方面提供支持。

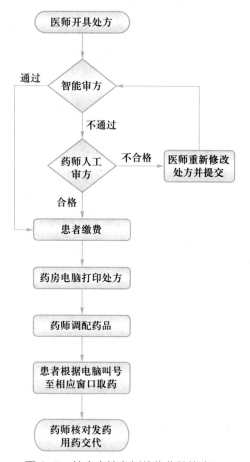

图 3-5　处方审核在划价收费前的流程

## 岗 位 对 接

**调剂操作规程**

　　案例：情景演示，正确调配一张西药普通处方。

　　解析：

　　（一）认真审核处方

　　1. 药师应当认真逐项检查处方前记、正文和后记书写是否清晰、完整，并确认处方的合法性。

2. 药师应当对处方用药适宜性进行审核。审核后,认为存在用药不适宜时,应当告知处方医师,请其确认或重新开具处方。

（二）准确调配药品

药师应该按照处方上药品的顺序逐一调配。

1. 药品配齐后,与处方逐条核对药品名称、剂量、规格、数量和用法用量,并准确书写标签。

2. 对特殊管理药品及高危药品按规定登记。

3. 同一患者持两张以上处方时,逐张调配,以免发生差错;防范易混淆药品的调配差错,如名称相近或读音相似、包装外观相仿及同品种多规格药品等的情形。

（三）正确书写药袋或粘贴标签

调配后在外包装上分别贴上用药标签,内容包含:姓名、用法、用量、储存条件等。对需要特殊储存条件的药品,应当加贴或加盖醒目提示标签。

（四）交付药品

药品交付前,药师应当核对调配的药品是否与处方所开药品一致、数量相符、有无错配、漏配、多配。按处方顺序将药品逐个交与患者、患者家属或看护人,并按照处方或医嘱进行用药交代与指导。

（五）药师签名

药师在完成处方调剂后,应当在处方上签名或加盖专用签章。

## 考 证 聚 焦

模拟练习

（虞燕霞）

# 项目三
# 处方管理

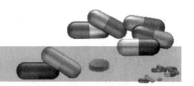

## 学习目标

- 知识目标:熟悉处方权的规定和处方调剂的质量管理。掌握处方开具、调剂和保管的管理相关规定。掌握对不规范处方、用药不适宜处方及超常处方的点评原则。
- 能力目标:能够对处方进行点评。
- 素养目标:提高药学专业技能,促进临床药物治疗水平。

## 一、处方权的规定

处方权是指具有开具和调配处方药品的权利。经注册的执业医师在执业地点取得相应的处方权后才能开具处方。

### (一) 对医师开具处方权利的规定

1. 经注册的执业助理医师在医疗机构开具的处方,应当经所在执业地点执业医师签名或加盖专用签章后方有效。

2. 经注册的执业助理医师在乡、民族乡、镇、村的医疗机构独立从事一般的执业活动,可以在注册的执业地点取得相应的处方权。

3. 医师应当在注册的医疗机构签名留样或专用签章备案后,方可开具处方。

4. 试用期人员开具处方,应当经所在医疗机构有处方权的执业医师审核并签名或加盖专用签章后方有效。

5. 进修医师由接收进修的医疗机构对其胜任本专业工作的实际情况进行认定后授予相应的处方权。

6. 对于麻醉和精神药品处方权的特殊规定:医疗机构应当对本机构执业医师进行麻醉药品和精神药品使用知识和规范化管理的培训。执业医师经考核合格后取得麻醉药品和第一类精神药品的处方权。医师取得麻醉药品和第一类精神药品处方权后,方可在本机构开具麻醉药品和第一类精神药品处方,但不得为自己开具该类药品处方。

7. 对抗菌药物处方权的规定:近年来,国家为了加强医疗机构抗菌药物临床应用管理,规范抗菌药物临床应用行为,提高抗菌药物临床应用水平,促进临床合理应用抗菌药物,控制细菌耐药,保障医疗质量和医疗安全,对抗菌药物处方权也做了相应的规定。

二级以上医院应当定期对医师和药师进行抗菌药物临床应用知识和规范化管理的培训。医师经本机构培训并考核合格后,方可获得相应的处方权。国家将抗菌药物分为特殊使用级、限制使用级和非限制使用级。具有高级专业技术职务任职资格的医师,可授予特殊使用级抗菌药物处方权;具有中级以上专业技术职务任职资格的医师,可授予限制使用级抗菌药物处方权;具有初级专业技术职务任职资格的医师,在乡、民族乡、镇、村的医疗机构独立从事一般执业活动的执业助理医师以及乡村医师,可授予非限制使用级抗菌药物处方权。

### (二) 对药师调剂处方资格的规定

国家对药师调剂处方的资格也做了相应的规定(详见本模块项目二"处方调剂")。同时,对调剂麻醉和精神药品以及抗菌药物的药师资格也做了特殊规定。

1. 医疗机构应当对本机构药师进行麻醉药品和精神药品使用知识和规范化管理的培训。药师经考核合格后取得麻醉药品和第一类精神药品调剂资格。药师取得麻醉药品和第一类精神药品调剂资格后,方可在本机构调剂麻醉药品和第一类精神药品。

2. 二级以上医院应当定期对药师进行抗菌药物临床应用知识和规范化管理的培训。药师经培训并考核合格后,方可获得抗菌药物调剂资格。

## 二、处方的管理规定

处方管理包括对处方开具、调剂和保管的管理。医疗机构、医师和药师如果违反了相关的管理规定,将会受到相应的处罚。

### (一) 处方开具的管理

《处方管理办法》中针对医师开具处方进行了相关规定,特别对麻醉精神类药品、毒性药品和放射性药品的开具做了专门的规定。

1. 医师应当根据医疗、预防、保健需要,按照诊疗规范、药品说明书中的药品适应证、药理作用、用法、用量、禁忌、不良反应和注意事项等开具处方。

2. 医师开具处方应当使用经药品监督管理部门批准并公布的药品通用名称、新活性化合物的专利药品名称和复方制剂药品名称。

3. 医师开具院内制剂处方时应当使用经省级卫生行政部门审核、药品监督管理部门批准的名称。

4. 医师可以使用由卫生部[①]公布的药品习惯名称开具处方。

5. 处方开具当日有效。特殊情况下需延长有效期的,由开具处方的医师注明有效期限,但有效期最长不得超过3日。

6. 处方一般不得超过7日用量;急诊处方一般不得超过3日用量;对于某些慢性病、老年病或特殊情况,处方用量可适当延长,但医师应当注明理由。

7. 开具医疗用毒性药品、放射性药品的处方应当严格遵守有关法律、法规和规章的规定。医疗用毒性药品、放射性药品的处方用量应当严格按照国家有关规定执行。

8. 医师应当按照卫生部制定的麻醉药品和精神药品临床应用指导原则,开具麻醉药品、第一类精神药品处方。

(1) 门(急)诊癌症疼痛患者和中、重度慢性疼痛患者需长期使用麻醉药品和第一类精神药品的,首诊医师应当亲自诊查患者,建立相应的病历,要求其签署《知情同意书》。病历中应当留存下列材料复印件:二级以上医院开具的诊断证明;患者户籍簿、身份证或其他相关有效身份证明文件;为患者代办人员的身份证明文件。

(2) 除需长期使用麻醉药品和第一类精神药品的门(急)诊癌症疼痛患者和中、重度慢性疼痛患者外,麻醉药品注射剂仅限于医疗机构内使用。

(3) 为门(急)诊患者开具的麻醉药品注射剂,每张处方为一次常用量;控缓释制剂,每张处方不得超过7日常用量;其他剂型,每张处方不得超过3日常用量。第一类精神药品注射剂,每张处方为一次常用量;控缓释制剂,每张处方不得超过7日常用量;其他剂型,每张处方不得超过3日常用量。哌甲酯用于治疗儿童多动症时,每张处方不得超过15日常用量。第二类精神药品一般每张处方不得超过7日常用量;对于慢性病或某些特殊情况的患者,处方用量可以适当延长,医师应当注明理由。

(4) 为门(急)诊癌症疼痛患者和中、重度慢性疼痛患者开具的麻醉药品、第一类精神药品注射剂,每张处方不得超过3日常用量;控缓释制剂,每张处方不得超过15日常用量;其他剂型,每张处方不得超过7日常用量。

(5) 为住院患者开具的麻醉药品和第一类精神药品处方应当逐日开具,每张处方为1日常用量。

(6) 对于需要特别加强管制的麻醉药品,盐酸二氢埃托啡处方为一次常用量,仅限于二级以上医院内使用;盐酸哌替啶处方为一次常用量,仅限于医疗机构内使用。

(7) 医疗机构应当要求长期使用麻醉药品和第一类精神药品的门(急)诊癌症患者和中、重度慢性疼痛患者,每3个月复诊或随诊一次。

## (二) 处方调剂的管理

处方调剂的资质,操作过程等相关的管理,详见本模块项目二"处方调剂"。

---

① 卫生部现为国家卫生健康委员会。

### (三) 处方保管的管理

《处方管理办法》中第五十条对处方保管做了相关规定。

处方由调剂处方药品的医疗机构妥善保存。普通处方、急诊处方、儿科处方保存期限为 1 年,医疗用毒性药品、第二类精神药品处方保存期限为 2 年,麻醉药品和第一类精神药品处方保存期限为 3 年。处方保存期满后,经医疗机构主要负责人批准、登记备案,方可销毁。

### 知识拓展

#### 药物处方限量的相关规定

慢性病患者相关药品的处方限量:一般一张处方可以开具一个月的用药。但是 2018 年国家卫生健康委员会下发了《关于加快药学服务高质量发展的意见》,其中提出了要探索慢性病长期处方管理。对评估后符合要求的慢性病患者,一次可开具 12 周以内的相关药品。首次长期处方必须在实体医疗机构开具。药品调配时随药品同时发放"慢性病长期处方患者教育单",告知患者关于药品储存、用药指导、病情监测、不适随诊等用药安全信息。

哌甲酯的处方限量:《处方管理办法》中规定哌甲酯用于治疗儿童多动症时,每张处方不得超过 15 日常用量。但是在 2011 年卫生部发布的《关于延长哌醋甲酯缓释剂治疗注意缺陷多动障碍处方限定时间的通知》[①]中规定每张哌醋甲酯缓释剂治疗注意缺陷障碍处方限定时间延长为 30 日。

## 三、处方调剂的质量管理

药品调剂是医疗服务中的一个重要环节,对药物的正常使用和药物安全性均有重要意义,与患者的临床治疗效果有着息息相关的联系,是患者取得良好治疗效果的基本保证。

处方调剂的质量管理可以从两个方面实现:技术管理和过程管理。技术管理包括处方的审核、临床用药指导、药物咨询。过程管理是指对药品调剂的过程进行管理,包括处方调剂差错的防范与处理。通过对药品调剂工作的管理,保证临床用药安全,减少医疗事故的发生。虽然技术管理和过程管理是两个不同的方向,需要进行独立管理,但是两者之间还存在着紧密的联系,只有将两者共同管理好,才能真正实现药

---

① 哌醋甲酯化学通用名为哌甲酯。

品调剂工作质量的提高。

### (一) 技术管理与过程管理的注意事项

在进行药品调剂之前,要核对检查处方的正文、前记和后记,同时检查处方的书写是否完整和清晰,只有保证处方的合法性之后才能进行药品的调剂。在审核处方用药是否合理的过程中,需要审核药物的剂量是否合理、用法是否正确、与临床诊断是否相符等。经过严格的审核确认处方的合理性之后,再对药品进行调配。在药物调配的过程中,需要核对药物的包装是否相符,如果药品和外部包装不一致,应该及时更换。在完成药品的调剂之后,应该在药品的标签处或袋子上书写详细的相关信息,包括药品的名称、使用剂量、使用方法等,对于一些需要在特殊条件下使用或保存的药物,药剂工作人员必须及时叮嘱患者,详细地向其说明原因。又如,工作人员要定期、定时检查药房药品的质量、有效期、温湿度等,坚决不能将过期药品使用在患者身上,从而保证患者的用药安全。

### (二) 处方差错的预防与处理

#### 1. 正确摆放药品

(1) 对不同性质的药品应按规定分别保存:冷藏,置于干燥处,常温,避光。

(2) 麻醉药品、精神药品、毒性药品等分别专柜加锁保存。

(3) 从药品价格出发,贵重药品单独保存。

(4) 对一些误用可引起严重反应的一般药品宜单独放置:如氯化钾注射液、氢化可的松注射液。

(5) 常引起混淆的药品应分开摆放并要有明显标记。

#### 2. 配方

(1) 配方前先读懂处方上所有药品的名称、规格和数量,有疑问时不要凭空猜测,可咨询主管药师或电话联系处方医师。

(2) 配齐一张处方的药品后再取下一张处方,以免发生混淆。

(3) 贴服药签时再次与处方逐一核对。

(4) 如果核对人发现调配错误,应将药品退回配方人,并提醒配方人注意。

#### 3. 发药

(1) 确认患者的身份,以确保药品发给相应的患者。

(2) 对照处方逐一向患者说明每种药的使用方法,可帮助发现并纠正配方及发药差错。

(3) 对理解服药标签有困难的患者或老年人,需耐心仔细地说明用法并辅以服药标签。

(4) 在咨询服务中确认患者 / 家属已了解用药方法。

4. 对差错的应对措施及处理原则　差错处理应遵守以下步骤。

（1）建立医疗机构的差错处理预案。

（2）当患者或护士反映药品差错时，须立即核对相关的处方和药品；如果发错了药品或错发给了患者，药师应立即按照本单位的差错处理预案迅速处理并上报部门负责人。

（3）根据差错后果的严重程度，分别采取救助措施，如请相关医师帮助救治，到病房或患者家中更换，致歉，随访，取得谅解。

（4）若遇到患者自己用药不当，请求帮助，应积极提供救助指导，并提供用药教育。

（5）认真总结经验，对引起差错的环节进行改进，制订防止再次发生的措施。

## 四、处方点评

### （一）概述

视频

处方分析

处方点评是根据相关法规、技术规范，对处方书写的规范性及药物临床使用的适宜性（用药适应证、药物选择、给药途径、用法用量、药物相互作用、配伍禁忌等）进行评价，发现存在或潜在的问题，制定并实施干预和改进措施，促进临床药物合理应用的过程。

处方点评一般都是在医院进行，是医院医疗质量持续改进和药品临床应用管理的重要组成部分，是提高临床药物治疗学水平的重要手段。处方点评应坚持科学、公正、务实的原则。

### （二）处方点评工作的开展与实施

关于处方点评，国家在 2010 年出台了《医院处方点评管理规范（试行）》，要求医院建立由医院药学、临床医学、临床微生物学、医疗管理等多学科专家组成的处方点评专家组，为处方点评工作提供专业技术支持。医院药学部门成立处方点评工作小组，负责处方点评的具体工作。处方点评工作小组成员应当具备以下条件：具有较丰富的临床用药经验和合理用药知识；具备相应的专业技术任职资格，二级及以上医院处方点评工作小组成员应当具有中级以上药学专业技术职务任职资格，其他医院处方点评工作小组成员应当具有药师以上药学专业技术职务任职资格。

医院药学部门应当会同医疗管理部门，根据医院诊疗科目、科室设置、技术水平、诊疗量等实际情况，确定具体抽样方法和抽样率，其中门急诊处方的抽样率不应少于总处方量的 1‰，且每月点评处方绝对数不应少于 100 张；病房（区）医嘱单的抽样率（按出院病历数计）不应少于总医嘱量的 1%，且每月点评出院病历绝对数不应少于 30 份。

### （三）处方点评的内容和结果

处方点评结果分为合格处方以及不合格处方。在点评过程中不合格处方包括不规范处方、用药不适宜处方及超常处方。

1. 符合以下条目之一的处方均属于不规范处方

（1）处方的前记、正文、后记内容缺项，书写不规范或字迹难以辨认的。

（2）医师签名、签章不规范或者与签名、签章的留样不一致的；药师未对处方进行适宜性审核的（处方后记的审核、调配、核对、发药栏目无审核调配药师及核对发药药师签名，或者单人值班调剂未执行双签名规定）。

（3）新生儿、婴幼儿处方未写明日、月龄的。

（4）西药、中成药与中药饮片未分别开具处方的。

（5）未使用药品规范名称开具处方的；药品的剂量、规格、数量、单位等书写不规范或不清楚的。

（6）用法、用量使用"遵医嘱""自用"等含糊不清字句的。

（7）处方修改未签名并注明修改日期，或药品超剂量使用未注明原因和再次签名的。

（8）开具处方未写临床诊断或临床诊断书写不全的。

（9）单张门急诊处方超过5种药品的；无特殊情况下，门诊处方超过7日用量，急诊处方超过3日用量，慢性病、老年病或特殊情况下需要适当延长处方用量未注明理由的。

（10）开具麻醉药品、精神药品、医疗用毒性药品、放射性药品等特殊管理药品处方未执行国家有关规定的。

（11）医师未按照抗菌药物临床应用管理规定开具抗菌药物处方的。

（12）中药饮片处方药物未按照"君、臣、佐、使"的顺序排列，或未按要求标注药物调剂、煎煮等特殊要求的。

2. 符合以下条目之一的处方均属于用药不适宜处方

（1）适应证不适宜的。

（2）遴选的药品不适宜的。

（3）药品剂型或给药途径不适宜的。

（4）无正当理由不首选国家基本药物的。

（5）用法、用量不适宜的。

（6）联合用药不适宜的。

（7）重复给药的。

（8）有配伍禁忌或不良相互作用的。

（9）其他用药不适宜情况的。

3. 符合以下条目之一的处方均属于超常处方

(1) 无适应证用药。

(2) 无正当理由开具高价药的。

(3) 无正当理由超说明书用药的。

(4) 无正当理由为同一患者同时开具两种以上药理作用相同药物的。

### (四) 处方点评结果的处置

《医院处方点评管理规范(试行)》要求医院处方点评小组在处方点评工作过程中发现不合理处方,应当及时通知医疗管理部门和药学部门。医院药学部门会同医疗管理部门对处方点评小组提交的点评结果进行审核,定期公布处方点评结果,通报不合理处方;根据处方点评结果,对医院在药事管理、处方管理和临床用药方面存在的问题,进行汇总和综合分析评价,提出质量改进建议,并向医院药物与治疗学委员会(组)和医疗质量管理委员会报告;发现可能造成患者损害的,应当及时采取措施,防止损害发生。对开具不合理处方的医师,采取教育培训、批评等措施;对于开具超常处方的医师按照《处方管理办法》的规定予以处理;一个考核周期内5次以上开具不合理处方的医师,应当认定为医师定期考核不合格,离岗参加培训;对患者造成严重损害的,卫生行政部门应当按照相关法律、法规、规章给予相应处罚。药师未按规定审核处方、调剂药品、进行用药交代或未对不合理处方进行有效干预的,医院应当采取教育培训、批评等措施;对患者造成严重损害的,卫生行政部门应当依法给予相应处罚。

## 岗 位 对 接

**处方点评**

案例:患者,男,78 岁,临床诊断:肺癌晚期疼痛。

处方(麻):硫酸吗啡缓释片(美施康定)30 mg×40 片,口服,每次 30 mg,2 次／日;盐酸哌替啶注射剂 2 ml:100 mg×3 支,肌内注射,每次 100 mg,1 次／日。

点评:请点评该处方,并指出该处方是否为合格处方?

分析:该处方为不合格处方,属于不规范处方,因为该处方开具麻醉药品、精神药品、医疗用毒性药品、放射性药品等特殊管理药品处方未执行国家有关规定的。

1. 医师为门(急)诊癌症疼痛患者和中、重度慢性疼痛患者开具的麻醉药品控缓释制剂,每张处方不得超过 15 日常用量,即硫酸吗啡缓释片只能开 30 片。

2. 盐酸哌替啶注射液处方只能开一次常用量,即 1 支,而且仅限于医疗机构内使用。

考证聚焦

模拟练习

（虞燕霞）

# 项目四
## 静脉用药调配中心（室）的药学服务

### 学习目标

● 知识目标：了解静脉用药调配中心（室）的发展概况及意义，了解静脉用药调配中心（室）的建设要求，熟悉静脉用药的无菌操作和集中调配的流程，掌握静脉用药调配中心（室）操作规程。

● 能力目标：能够运用药学相关理论知识完成医嘱审核和调配。

● 素养目标：拓展药学服务的理念，提高对无菌操作的认识。

## 一、静脉用药集中调配概述

### （一）静脉用药集中调配的定义

▶ 视频

静脉用药集中调配概述

静脉用药集中调配（pharmacy intravenous admixture service，PIVAS）是指医疗机构药学部门根据医师处方或用药医嘱，经药师进行适宜性审核，由药学专业技术人员按照无菌操作要求，在洁净环境下对静脉用药物进行加药混合调配，使其成为可供临床直接静脉输注使用的成品输液的操作过程。该定义明确了 PIVAS 属于药品调剂的一部分，药师可以通过发挥药学专业特长，介入静脉药物治疗全过程，提高静脉用药调配与使用的安全性、有效性。

### （二）静脉用药调配中心（室）发展概况

静脉用药调配中心（室）[简称 PIVAS 中心（室）]是指在参照 GMP、依据药物特性设计的操作环境下，经药师审核的处方（或医嘱），由受过药学专业知识和无菌操作培训的药学或护理人员严格按照标准操作程序进行全静脉营养、细胞毒性药物和抗生素等静脉用药物的混合调配，为临床提供优质成品输液和药学服务的功能部门。

PIVAS 在发达国家是医院药学服务工作必不可少的一部分，但在我国起步较晚。1969 年，世界上第一个 PIVAS 中心建立于美国俄亥俄州州立大学医院。随后，美国、澳大利亚、日本等国家的医院纷纷建立起自己的 PIVAS 中心。我国第一个 PIVAS 中心于 1999 年在上海市静安区中心医院建立，随后逐渐开始发展。2011 年原卫生部颁布的《医疗机构药事管理规定》中规定："肠外营养液、危害药品静脉用药应当实行集中调配供应;医疗机构根据临床需要建立静脉用药调配中心(室),实行集中调配供应。"2010 年 4 月,原卫生部颁布《静脉用药集中调配质量管理规范》,这是我国第一个国家级 PIVAS 质量标准和操作规范,并于 2018 年公布修订征求意见稿。

### （三）开展 PIVAS 的目的和意义

开展 PIVAS 工作不仅可以加强对药品使用环节的质量控制,提高患者的用药安全性,而且通过构建一个医药护紧密结合的协作机制,在当今医改背景下,为实现药师服务职能转型,提供以患者为中心的药学服务开辟了有效路径。

成立 PIVAS 中心(室)的意义:减少给药错误和降低输液污染风险;优化资源配置,降低医疗成本;加强职业暴露防护,提高护理质量;实现药师的价值,促进合理用药,保障医疗质量。

但仍需看到开展 PIVAS 工作对医院药学工作所带来的挑战,比如临床医护患是否认可用药习惯、药品流转流程、输液习惯等的改变,如何打消医患对成品输液质量的疑虑,发生集中性、暴发性药品不良事件的潜在风险对 PIVAS 中心(室)质量管理的挑战等。

> **课堂讨论**
> 您认为 PIVAS 中心的药学人员应当具备哪些专业知识和技能?

## 二、PIVAS 中心(室)建设要求

PIVAS 在我国开展时间不长,对相关的建设设计标准还在完善过程中,目前的相关法规制度也仅要求对肠外营养液、危害药品实行集中调配。各医院在设计 PIVAS 中心(室)时,可以根据医院的床位规模、信息化程度、集中调配范围、静脉用药量情况、场地情况等综合考虑 PIVAS 中心(室)的大小。《静脉用药集中调配质量管理规范》中明确了 PIVAS 中心(室)的建设要求,包括人员、房屋、设施、布局、仪器、设备、药品、物料、耗材、规章制度、卫生消毒等方面,通过设区的市级卫生行政部门审核,报省级卫生行政部门批准后设置。PIVAS 中心(室)由医疗机构药学部门统一管理,医疗质量相关职能部门负责指导、监督和检查其规范、操作规程与相关管理制度的落实。

### （一）人员基本要求

1. PIVAS 中心(室)负责人应当具有药学专业本科以上学历,本专业中级以上专业技术职务任职资格,有较丰富的实际工作经验,责任心强,有一定的管理能力。

2. 负责静脉用药医嘱或处方适宜性审核的人员,应当具有药学专业本科以上学历、5 年以上临床用药或调剂工作经验、药师以上专业技术职务任职资格。

3. 负责摆药、加药混合调配、成品输液核对的人员,应当具有药士以上专业技术职务任职资格。加药混合调配工作可以由护理专业人员经过药学相关专业知识培训后担任。

4. 人员应当接受药学专业知识培训并考核合格,定期接受继续教育。

5. 每年至少进行一次健康检查,建立健康档案。对患有传染病或其他可能污染药品的疾病,或患有精神病等其他不宜从事药品调剂工作的,应当调离工作岗位。

除了专业技术人员,送药护工、清洁等岗位工人也应定期接受岗位培训,确保按照流程规范有序开展工作,降低差错事故发生。

### (二) 房屋、设施和布局基本要求

1. PIVAS 中心(室)总体区域设计布局、功能室的设置和面积应当与工作量相适应。一般 1 000 张床左右的医院,住院部 PIVAS 中心(室)面积 400~500 m²,能保证洁净区、辅助工作区和生活区的划分,不同区域之间的人流和物流出入走向合理,不同洁净级别区域间应当有防止交叉污染的相应设施。危害药品调配间应单独设置,并建议与普通药品调配间使用独立的净化空调系统。

2. PIVAS 中心(室)应当设于人员流动少的安静区域,且便于与医护人员沟通和成品的运送。设置地点应远离各种污染源,禁止设置于地下室或半地下室,周围的环境、路面、植被等不会对静脉用药调配过程造成污染。洁净区采风口应当设置在周围 30 m 内环境清洁、无污染地区,离地面高度不低于 3 m。

3. PIVAS 中心(室)的洁净区、辅助工作区应当有适宜的空间摆放相应的设施与设备;洁净区应当含一次更衣、二次更衣及调配操作间;辅助工作区应当含有与之相适应的药品与物料储存、审方打印、摆药准备、成品核查、包装、物品清洗和普通更衣等功能室。

4. PIVAS 中心(室)室内应当有足够的照明度,墙壁颜色应当适合人的视觉;顶棚、墙壁、地面应当平整、光洁、防滑,便于清洁,不得有脱落物;洁净区房间内顶棚、墙壁、地面不得有裂缝,能耐受清洗和消毒,交界处应当呈弧形,接口严密;所使用的建筑材料应当符合环保要求。

5. PIVAS 中心(室)洁净区应当设有温度、湿度、气压等监测设备和通风换气设施,保持静脉用药调配室温度 20~25 ℃,相对湿度 70% 以下,保持一定量新风的送入。

6. PIVAS 中心(室)洁净区的洁净标准应当符合国家相关规定,经法定检测部门检测合格后方可投入使用。

各功能室的洁净级别要求:

(1) 一次更衣室、洗衣洁具间为十万级。

(2) 二次更衣室、加药混合调配操作间为万级。

(3) 层流操作台为百级。

其他功能室应当作为控制区域加强管理,禁止非本室人员进出。洁净区应当持续送入新风,并维持正压差;抗生素类、危害药品静脉用药调配的洁净区和二次更衣室之间应当呈 5~10 Pa 负压差。

## 知识拓展

### 药品配置洁净区的空气洁净度分级(表 3-4)

表 3-4　药品配置洁净区的空气洁净度分级

| 洁净度级别 | 尘粒最大允许数 /m³ | | 微生物最大允许数量 | |
| --- | --- | --- | --- | --- |
| | ≥0.5 μm | ≥5 μm | 浮游菌 /m³ | 沉降菌 / 皿 |
| 100 级 | 3 500 | 0 | 5 | 1 |
| 10 000 级 | 350 000 | 2 000 | 100 | 3 |
| 100 000 级 | 3 500 000 | 20 000 | 500 | 10 |
| 300 000 级 | 10 500 000 | 60 000 | 1 000 | 15 |

7. PIVAS 中心(室)应当根据药物性质分别建立不同的送、排(回)风系统。排风口应当处于采风口下风方向,其距离不得小于 3 m 或设置于建筑物的不同侧面。

8. 药品、物料储存库及周围的环境和设施应当能确保各类药品质量与安全储存,应当分设冷藏、阴凉和常温区域,库房相对湿度 70% 以下。二级药库应当干净、整齐,门与通道的宽度应当便于搬运药品和符合防火安全要求。有保证药品领入、验收、储存、保养、拆外包装等作业相适宜的房屋空间和设备、设施。

9. PIVAS 中心(室)内安装的水池位置应当适宜,不得对静脉用药调配造成污染,不设地漏;室内应当设置有防止尘埃和鼠、昆虫等进入的设施;淋浴室和卫生间应当在 PIVAS 中心(室)外单独设置,不得设置在 PIVAS 中心(室)内。

### (三) 仪器和设备基本要求

1. PIVAS 中心(室)应当有相应的仪器和设备,保证静脉用药调配操作、成品质量和供应服务管理。仪器和设备须经国家法定部门认证合格。

2. PIVAS 中心(室)仪器和设备的选型与安装,应当符合易于清洗、消毒和便于操作、维修和保养。衡量器具准确,定期进行校正。维修和保养应当有专门记录并存档。

3. PIVAS 中心(室)应当配备百级生物安全柜,为垂直层流相对负压,供抗生素类和危害药品静脉用药调配使用;配备百级水平层流洁净台,为水平层流相对正压,供肠外营养液和普通输液静脉用药调配使用。

4. 其他设备物品包括多层货架、推车、药筐、操作台(排药、调配、成品复核)、药品转运箱、冰箱、洗衣机、电脑、打印机等。随着医疗机构信息化智能化的升级,智能针剂排药机、静脉用药配置机器人、输液成品自动分拣机等新型设备在越来越多的 PIVAS 中心(室)中运用。

### (四) 药品、耗材和物料基本要求

1. 静脉用药调配所用药品、医用耗材和物料应当按规定由医疗机构有关部门统一采购,必须符合国家标准,生产企业必须具有法定资质,其产品具有批准文号或合格证、注册证等文件。

2. 药品、医用耗材和物料的储存应当有适宜的二级库,按其性质与储存条件要求分类定位存放,不得堆放在过道或洁净区内。二级库应具备控温、防潮、防鼠、防虫、防盗的条件。

3. 药品的储存与养护应当严格按照《医疗机构药事管理规定》《药品调剂质量管理规范》和《静脉用药集中调配操作规程》规定实施、记录。静脉用药调配所用的注射剂必须符合《中国药典》静脉注射剂质量要求。

4. 静脉用药调配所使用的注射器等器具,应当采用符合国家标准的一次性使用产品,临用前应检查包装,如有损坏或超过有效期的不得使用。

### (五) 规章制度基本要求

1. 医师应按照《处方管理办法》有关规定开具静脉用药医嘱(处方);药师应按《处方管理办法》有关规定和静脉用药调配操作规程,审核用药医嘱所列静脉用药混合配伍的合理性、相容性和稳定性,对不适当用药应与医师沟通,提出调整建议。对于用药错误或不能保证成品输液质量,药师有权拒绝调配,并做记录与签名。静脉用药调配全过程应有药学人员进行两次以上的核对;静脉用药集中调配要严格遵守本规范和标准操作规程,不得交叉调配;调配过程中出现异常应停止调配,立即上报并查明原因。静脉用药调配每道工序完成后,药师或护士应按操作规程的规定,填写各项记录,内容真实、数据完整、字迹清晰。核对后的成品输液应有外包装,并应有专用送药车,与护士有书面交接手续。

2. PIVAS 中心(室)应当建立健全各项管理制度、人员岗位职责和标准操作规程,包括各环节的流程管理,对洁净区、药品、器具、配置过程、差错防范等的质量管理文件,相关设施设备检测、使用、维护、维修保养制度和记录,相关内外环境、设备、人员等的卫生管理制度,药品调剂、医嘱审核、调配制度和记录,人员专业技术培训、考核、继续培训、考核制度和记录等。人员岗位职责包括审核、排药、冲配、成品复核、清洁岗位等的职责。

3. PIVAS 中心(室)应具备下列文件:静脉用药调配类别认证文件;自检、抽检及

监督检查管理记录；处方医师与静脉用药调配相关药学专业技术人员签名记录文件；调配、质量管理的相关制度与记录文件。医师用药医嘱（处方）和静脉用药调配记录等医疗文件应保存 3 年备查。

4. 建立药品、医用耗材和物料的领取与验收、储存与养护、按用药医嘱摆发药品和药品报损等管理制度，定期检查落实情况。药品应当每月进行盘点和质量检查，保证账物相符，质量完好。

### （六）电子信息系统

具有医院信息系统的医疗机构，PIVAS 中心（室）应当建立用药医嘱电子信息系统，电子信息系统应当符合《电子病历基本规范（试行）》有关规定。

1. 实现用药医嘱的分组录入、药师审核、标签打印以及药品管理等，各道工序操作人员应当有身份标识和识别手段，操作人员对本人身份标识的使用负责。

2. 药学人员采用身份标识登录电子处方系统完成各项记录等操作并予确认后，系统应当显示药学人员签名。

3. 电子处方或用药医嘱信息系统应当建立信息安全保密制度，医师用药医嘱及调剂操作流程完成并确认后即为归档，归档后不得修改。

总之，在 PIVAS 的每一个环节中都要建立健全规章制度，每一个岗位都要有明确的岗位职责，所有的工作都要严格按照标准的工作规程来完成，以确保静脉用药的安全性。

## 三、静脉用药的无菌调配技术

无菌技术是指在医疗、护理操作中，防止一切微生物侵入人体和防止无菌物品、无菌区域被污染的操作技术。PIVAS 中心（室）是控制院内感染的主要单位，药物的集中调配集中了广泛分布在各病区的污染源和危险源，因此加强对 PIVAS 中心（室）的消毒管理，规范各项无菌技术调配操作规程，对保证静脉用药安全，控制医院感染具有重大的意义。

### （一）PIVAS 中心（室）卫生与消毒基本要求

1. PIVAS 中心（室）应制定卫生管理制度、清洁消毒程序。各功能室内存放的物品必须与其工作性质相符合。

2. 洁净区应每天清洁消毒，其清洁卫生工具不得与其他功能室混用。清洁工具的洗涤、清洁方法和存放地点应有明确的规定。选用的清洁、消毒剂应定期更换，并不会对设备、药品、成品输液和环境产生污染。每月应定时检测洁净区空气中的菌落数并有记录。进入洁净区域的人员数目应严格控制。

3. 洁净区应定期更换空气过滤器。进行有可能影响空气洁净度的各项维修后，必须经检测达到相应洁净级别标准并经验证后方可再次投入使用。

4. 配置有良好的供排水系统，水池应干净无异味，其周边环境应干净、整洁。

5. 重视个人清洁卫生，进入洁净区的操作人员不得化妆和佩戴饰物，必须按规定和程序进行更衣。工作服的材质、式样和穿戴方式，应与各功能室的不同性质、任务与操作要求、洁净度级别相适应，不得混穿，应分开清洗。

6. 根据《医疗废弃物管理条例》制定废弃物处理管理制度，按废弃物性质分类收集，由本机构统一处理。

### (二) PIVAS 中心(室)清洁与消毒操作规程

1. 地面消毒剂的选择与制备

(1) 次氯酸钠，为 5% 的强碱性溶液。用于地面消毒为 1% 溶液：用 5% 次氯酸钠溶液 200 ml，加蒸馏水至 1 000 ml 摇匀即可。本溶液须在使用前新鲜配制。处理 / 分装高浓度 5% 次氯酸钠溶液时，必须戴厚口罩和防护手套。

(2) 季铵类阳离子表面活性剂，有腐蚀性；禁与肥皂水及阴离子表面活性剂联合使用，应使用前新鲜配制。

(3) 甲酚皂溶液，有腐蚀性，用于地面消毒为 5% 溶液：用本品 50 ml 加蒸馏水至 1 000 ml，充分摇匀即可使用，应使用前新鲜配制。

2. PIVAS 中心(室)清洁与卫生管理其他规定

(1) 各操作室不得存放与该室工作性质无关的物品，不准在 PIVAS 中心(室)用餐或放置食物。

(2) 每日工作结束后应及时清场，各种废弃物必须每日及时处理。

3. 非洁净区的清洁、消毒操作程序

(1) 每日工作结束后，用专用拖把擦洗地面，用清水擦拭工作台、凳椅、门框及门把手、塑料筐等。

(2) 每周消毒一次地面和污物桶：先用清水清洁，待干后，再用消毒液擦洗地面及污物桶内外，15 min 以后再用清水擦去消毒液。

(3) 每周一次用 75% 乙醇擦拭消毒工作台、成品输送密闭容器、药车、不锈钢设备、凳椅、门框及门把手。

4. 万级洁净区清洁、消毒程序

(1) 每日的清洁、消毒：调配结束后，用清水清洁不锈钢设备，层流操作台面及两侧内壁，传递窗顶部、两侧内壁、把手及台面，凳椅，照明灯开关等，待挥干后，用 75% 乙醇擦拭消毒。

(2) 每日按规定的操作程序进行地面清洁、消毒。

(3) 墙壁、顶棚每月进行一次清洁、消毒，操作程序同上。

5. 清洁、消毒注意事项

（1）消毒剂应定期互换使用。

（2）洁净区和一般辅助工作区的清洁工具必须严格分开，不得混用。

（3）清洁、消毒过程中，不得将清水或消毒液喷淋到高效过滤器上。

（4）清洁、消毒时，应按从上到下、从里向外的程序擦拭，不得留有死角。

（5）用清水清洁时，待挥干后，才能再用消毒剂擦拭，保证清洁、消毒效果。

## （三）PIVAS 中心（室）人员更衣操作规程

1. 进出 PIVAS 中心（室）更衣规程　进出 PIVAS 中心（室）应更换该 PIVAS 中心（室）工作服和工作鞋，非该 PIVAS 中心（室）人员未经 PIVAS 中心（室）负责人同意，不得进入。

2. 进入十万级洁净区规程（一更）

（1）换下普通工作服和工作鞋，按六步手清洁消毒法消毒手并烘干。

（2）穿好指定服装并戴好发帽、口罩。

3. 进入万级洁净区规程（二更）

（1）穿洁净区专用鞋、洁净隔离服。

（2）手消毒，戴一次性手套。

4. 离开洁净区规程

（1）临时外出：在二更室脱下洁净隔离服及帽子、口罩整齐放置，一次性手套丢入污物桶内；在一更应更换工作服和工作鞋。

（2）重新进入洁净区时，必须按以上更衣规定程序进入洁净区。

（3）调配结束离开时，脱下的洁净区专用鞋、洁净隔离服应重新清洗，定期消毒；如果是一次性帽子、口罩，则与一次性手套一并丢入污物桶内。

## （四）生物安全柜的操作规程

生物安全柜属于垂直层流台，通过层流台顶部的高效过滤器，可以过滤 99.99% 的 0.3 μm 以上的微粒，使操作台空间形成局部 100 级的洁净环境，并且通过工作台面四周的散流孔回风形成相对负压，因此不应有任何物体阻挡散流孔，包括手臂等。用于调配危害药品的生物安全柜，应加装活性炭过滤器用于过滤排出的有害气体。

1. 清洁与消毒

（1）每日在操作开始前，应使用 75% 的乙醇擦拭工作区域的顶部、两侧及台面，顺序应从上到下、从里向外。

（2）在调配过程中，每完成一份成品输液调配后，应清理操作台上的废弃物，并用清水擦拭，必要时再用 75% 的乙醇消毒台面。

（3）每日操作结束后，应彻底清场，先用清水清洁，再用 75% 乙醇擦拭消毒。

(4) 每日操作结束后应打开回风槽道外盖,先用清水清洁回风槽道,再用 75% 乙醇擦拭消毒。

## 知识拓展

### 生物安全柜

生物安全柜(biological safety cabinet,BSC)是防止操作处理过程中某些含有危险性或未知性生物微粒发生气溶胶散逸的箱型空气净化负压安全装置。BSC 广泛地用于医药、临床、微生物及工业实验室,其工作原理主要是将柜内空气向外抽吸,使柜内保持负压状态,通过垂直气流来保护工作人员。外界空气经高效空气过滤器后进入安全柜内,以避免处理样品被污染,柜内的空气也需经过高效过滤器再排放到大气中,以保护环境。

2. 生物安全柜的操作与注意事项

(1) 有 1~2 位调配人员提前 30 min 先启动生物柜循环风机和紫外线灯,关闭前窗至 18 cm 安全线处,30 min 后关闭紫外线灯,然后用 75% 乙醇擦拭生物安全柜顶部、两侧及台面,顺序为从上到下、从里到外进行消毒,然后打开照明灯后方可进行调配。

(2) 紫外线灯启动期间,不得进行调配,工作人员应离开操作间。

(3) 紫外线灯应定期检测,如达不到灭菌效果时,应及时更换灯管。

(4) 所有静脉用药调配必须在离工作台外沿 20 cm,内沿 8~10 cm,并离台面至少 10 cm 区域内进行。

(5) 调配时前窗不可高过安全警戒线,否则操作区域内不能保证负压,可能会造成药物气雾外散,对工作人员造成伤害或污染洁净间。

(6) 生物安全柜的回风道应定期用蒸馏水擦拭清洁后,再用 75% 乙醇消毒。

(7) 生物安全柜每月应做一次沉降菌监测。方法:将培养皿打开,放置在操作台上 30 min,封盖后进行细菌培养,菌落计数。

(8) 生物安全柜应根据自动监测指示,及时更换过滤器的活性炭。

3. 定期检测 每年应对生物安全柜进行各项参数的检测,以保证生物安全柜运行质量,并保存检测报告。

### (五) 水平层流洁净台操作规程

1. 一般要求 物品在水平层流洁净台的正确放置与操作,是保证洁净台正常工作和质量的重要因素。从水平层流洁净台吹出来的空气是经过高效过滤器过滤,可除去 99.99% 的直径 0.3 μm 以上的微粒,并确保空气的流向及流速。用于静脉用药调配操作的水平层流台的进风口应处于工作台的顶部,这样可保证最洁净的空气先进入工作台,工作台的下部支撑部分可确保空气流通。此类层流洁净台只能用于调配对工作人员无伤害的药物,如电解质类药物、肠道外营养药等。

## 知识拓展

### 水平层流洁净台

彩图

水平层流洁
净台

　　水平层流洁净台全称为水平单向流洁净工作台(horizontal unidirectional airflow bench)。水平层流洁净台原本主要是为各种实验场所设计使用,并非专为 PIVAS 设计,其工作原理是外部空气经过水平层流洁净台顶部(或底部)的初效过滤器进行初级过滤后,再沿指定路径经过高效过滤器进行再次过滤,通过多重过滤后使操作区域达到百级洁净空间,最终从与操作台面水平方向单向向外流出。PIVAS 中,水平层流洁净台只能用于调配对工作人员无伤害的药物,如电解质、全肠外营养液等。

　　2. 清洁与消毒

　　(1) 每日在操作开始前,由 1~2 位调配人员提前启动水平层流台循环风机和紫外线灯,30 min 后关闭紫外灯,再用 75% 乙醇擦拭层流洁净台顶部、两侧及台面,顺序为从上到下,从里向外进行消毒,然后打开照明灯后方可进行调配。

　　(2) 在调配过程中,每完成一份成品输液调配后,应清理操作台上废弃物,并用清水清洁,必要时再用 75% 的乙醇消毒台面。

　　(3) 每日调配结束后,应彻底清场,先用清水清洁,再用 75% 乙醇擦拭消毒。

　　3. 水平层流洁净台的操作与注意事项

　　(1) 水平层流洁净台启动 30 min 后方可进行静脉用药调配。

　　(2) 应尽量避免在操作台上摆放过多的物品,较大物品之间的摆放距离宜约为 15 cm;小件物品之间的摆放距离约为 5 cm。

　　(3) 洁净工作台上的无菌物品应保证第一时间洁净的空气从其流过,即物品与高效过滤器之间应无任何物体阻碍,也称为"开放窗口"。

　　(4) 避免任何液体物质溅入高效过滤器,高效过滤器一旦被弄湿,很容易产生破损及滋生霉菌。

　　(5) 避免把物体放置过于靠近高效过滤器,所有的操作应在工作区内进行,不要把手腕或胳膊肘放置在洁净工作台上,随时保持"开放窗口"。

　　(6) 避免在洁净间内剧烈的动作,避免大声喧哗,应严格遵守无菌操作规则。

　　(7) 水平层流洁净台可划分为 3 个区域。

　　1) 内区:最靠近高效过滤器的区域,距离高效过滤器 10~15 cm,适宜放置已打开的安瓿和其他一些已开包装的无菌物体。

2) 工作区：即工作台的中央部位，离洁净台边缘 10~15 cm，所有的调配应在此区域完成。

3) 外区：从台边到 15~20 cm 距离的区域，可用来放置有外包装的注射器和其他带外包装的物体（应尽量不放或少放）。

(8) 安瓿用砂轮切割和西林瓶的注射孔盖子打开后，应用 75% 乙醇仔细擦拭消毒，去除微粒，打开安瓿的方向应远离高效过滤器。

(9) 水平层流洁净台每周应做一次动态浮游菌监测。方法：将培养皿打开，放置在操作台上 30 min，封盖后进行细菌培养，菌落计数。

4. 定期检测　每年应对水平层流洁净台进行各项参数的检测，以保证洁净台运行质量，并保存检测报告。

## 四、PIVAS 的工作流程

▶ 视频

静脉用药集中调配流程

为提高静脉用药质量，促进静脉用药的合理使用，保障患者用药安全，临床 PIVAS 必须按照规范进行，根据 2010 年原卫生部制定的《静脉用药集中调配操作规程》，其调配工作的流程如下。

临床医师开具静脉输液治疗处方或用药医嘱→用药医嘱信息传递→药师审核→打印标签→贴签摆药→核对→混合调配→输液成品核对→输液成品包装→分病区放置于密闭容器中，加锁或封条→由工人送至病区→病区药疗护士开锁（或开封）核对签收→给患者用药前护士应当再次与病历用药医嘱核对→给患者静脉输注用药。其中，PIVAS 的主要流程为医嘱审核→摆药→摆药核对→配制→成品核对，医嘱审核和配制是核心环节。

### （一）临床医师开具处方或用药医嘱

医师根据对患者的诊断或治疗需要，遵循安全、有效、经济的合理用药原则，开具用药医嘱或处方，其信息应当完整、清晰。

病区按规定时间将患者次日需要静脉输液的长期医嘱传送至 PIVAS 中心（室）。临时医嘱按照各医疗机构实际情况执行。

### （二）药师审核处方或用药医嘱

按照《静脉用药集中调配操作规程》的要求，负责处方或用药医嘱审核的药师应当逐一审核患者静脉输液处方或医嘱，确认其正确性、合理性与完整性。

药师审核处方或用药医嘱的主要内容包括：

1. 形式审查　处方或用药医嘱内容应当符合《处方管理办法》《病历书写基本规范》的有关规定，书写正确、完整、清晰，无遗漏信息。当前，随着医疗机构信息系统的广泛改造与升级,临床多采用电子录入医嘱的工作模式,可借助软件系统,提高药师对于形式审查的工作效率。

2. 分析鉴别临床诊断与所选用药品的相符性　药师应当审核医嘱来评价临床医师是否根据患者的病情需要选择适当的药物进行治疗,即临床诊断与所选药物是否相符。例如,处方诊断为腹泻,开具药品注射用兰索拉唑,注射用兰索拉唑适用于伴有出血的胃、十二指肠溃疡,急性应激性溃疡,急性胃黏膜损伤,因此所选的药物与临床诊断不符。

3. 确认遴选药品品种、规格、给药途径、用法、用量的合理性与适宜性,防止重复给药

(1) 所选药品品种、规格的正确性和适宜性　应根据患者的病情、病理生理特点选择适当的药品,使用合适的剂量和规格。例如,对于年龄低于 18 岁的患者,禁止选用莫西沙星、氧氟沙星等喹诺酮类药物;对于需要鼻饲的患者,就不能开具缓释制剂,若将缓释制剂捣碎进行鼻饲,就失去了使用缓释制剂的意义,同时使大量的药物迅速释放,易造成不良反应的发生。

(2) 给药途径的正确性　给药途径不同,药物的生物利用度就不同,临床疗效也就不一样,正确的给药途径是保证药品临床疗效的重要因素之一。由于不同给药途径的药物制剂,其质量要求和标准也不同,因此在临床使用中,必须按照规定的给药方法使用,不能随意地改变给药途径,以保障患者的用药安全和临床疗效。

需注意并非所有注射液都能静脉给药,例如,维生素 $B_2$ 注射液只能肌内注射;注射用胸腺五肽 10 mg 与胸腺五肽注射液 10 mg 说明书标注给药方式为肌内或皮下注射,而错误医嘱给药方式为静脉滴注;盐酸苯海拉明应肌内注射,而错误医嘱为滴注等。

(3) 用法、用量的正确性　给药剂量、给药频次与药物的临床疗效及不良反应直接相关,药师应根据药品说明书,认真审核药品的用法、用量。例如,抗菌药物,应根据患者的感染部位及严重程度等因素确定给药剂量,如果医师开具的医嘱为"头孢曲松,3 g,q12h",根据头孢曲松的说明书,该药每日最大剂量为 4 g,因此该医嘱属于超剂量给药;万古霉素的剂量应根据患者的肌酐清除率进行调整,说明书中以图示形式直观标示出某一肌酐清除率对应的给药剂量,应注意患者的肝、肾功能对给药剂量的影响。

(4) 防止重复给药　目前临床上使用的药品种类繁多,同一通用名的药品常有多个不同的商品名,尤其是合并使用复方制剂时,易致重复用药,药师应予以重点审核。

4. 确认单一或多种药物配伍的适宜性,分析药物的相容性与稳定性　配伍禁忌是指同一输液瓶(袋)内两种或两种以上的药物发生水解、氧化、还原等理化性质变化,导致浑浊、变色、沉淀或产生肉眼不能直接观察到的微粒等。药师在审核医嘱时在短时间内发现药物的配伍禁忌比较难,如果没有明确可配伍的药物,应该建议临床尽量

单独使用。例如,盐酸氨溴索注射液不能与 pH 大于 6.3 的其他溶液混合,因为 pH 增加会导致氨溴索注射液产生游离碱沉淀;维生素 C 与维生素 $K_1$ 配伍会发生氧化还原反应。

5. 确认选用溶媒的适宜性

(1) 溶媒的选用主要考虑溶媒和所加药物之间的相容性、稳定性。药物用不适宜的溶媒溶解稀释可能会影响药物制剂的稳定性,要达到合理审核医嘱的目的,首先应该了解临床常用溶媒的特点(表 3–5),且许多药品说明书中对溶媒种类有明确的规定,药师应严格按药品说明书审核医嘱中的溶媒,保证静脉输液的安全性、有效性。例如,红霉素在 pH 6~8 的条件下稳定,葡萄糖注射液的 pH 为 3.2~5.5,因此不宜用葡萄糖注射液作为溶媒,若选用葡萄糖注射液作为溶媒,需在 100 ml 葡萄糖注射液中加入 4% 碳酸氢钠注射液 1 ml,调节溶液的 pH 约为 6 后再使用;注射用紫杉醇脂质体只能用 5% 葡萄糖注射液溶解和稀释,不可用生理盐水或其他溶液溶解、稀释,以免发生脂质体聚集。

表 3–5　临床常用溶媒的特点

| 品名 | pH 范围 | 备注 |
| --- | --- | --- |
| 葡萄糖注射液 | 3.2~5.5 | |
| 葡萄糖氯化钠注射液 | 3.5~5.5 | |
| 0.9% 氯化钠注射液 | 4.5~7.0 | |
| 复方氯化钠注射液 | 4.5~7.5 | 含 $Ca^{2+}$ |
| 乳酸钠林格注射液 | 6.0~7.5 | 含 $Ca^{2+}$ |
| 复方乳酸钠葡萄糖注射液 | 3.6~6.5 | 含 $Ca^{2+}$ |
| 灭菌注射用水 | 5.0~7.0 | |

(2) 选择正确的溶媒后,恰当的溶媒量也是药师审核医嘱时需要关注的问题。有的药物对滴注时间、药物浓度有限定,溶媒量不能太少或太多。例如,注射用吉西他滨,说明书中推荐输注时长为 30 min(最长不超过 60 min),且浓度不应超过 40 mg/ml,如果浓度大于 40 mg/ml,可能会导致药物溶解不完全;万古霉素静脉滴注引起的不良反应与药物浓度及输液速度有关,0.5 g 的万古霉素临用前先用 10 ml 注射用水溶解,再用至少 100 ml 的 0.9% 氯化钠注射液或 5% 葡萄糖注射液稀释,每次静脉滴注时间至少 60 min 或以不高于 10 mg/min 的速度给药。快速静脉滴注万古霉素或浓度太高,可能发生血栓性静脉炎或红人综合征等不良反应。

6. 确认药物与包装材料的相容性　目前,传统的玻璃瓶已逐渐被淘汰,输液容器高分子材料软袋发展迅速,高分子材料软袋对静脉用药的影响主要体现在对药物的吸附、添加剂的溶出、产生降解产物等。例如,药物尼莫地平可被聚氯乙烯所吸附,应采用非聚氯乙烯材料的输液瓶和输液器。紫杉醇作为一种油溶性药物,生产过程中采用聚氧乙基蓖麻油作为溶媒,若加入聚氯乙烯材料的输液袋或输液器中,输液袋或输液器中的聚氯乙烯可被聚氧乙基蓖麻油溶解,从而导致不溶性絮状物的产生,不利于患者安全。因此,药师在审核时应确认药物与包装材料的相容性,保障静脉输液的用药安全。

7. 确认药物皮试结果和药物严重或特殊不良反应等重要信息。

> **课堂讨论**
> 临床常见的需要做皮试的药物有哪些?

8. 需与医师进一步核实的任何疑点或未确定的内容　对用药医嘱(处方)存在错误的,应及时与开具医嘱(处方)的医师沟通,请其调整并签名。因病情需要的超剂量等特殊用药,医师应再次签名确认。对用药医嘱(处方)存在错误而医师不同意修改的,应拒绝调配,并报请医务部门和药学部门协调解决。

### (三) 打印标签与标签管理

1. 经药师审核通过的用药医嘱或处方,经记账处理,汇总数据后以病区为单位,将医师用药医嘱或处方打印成输液处方标签(简称输液标签)。核对输液标签上患者姓名、病区、床号、病历号、日期,将输液标签按处方性质和用药时间顺序排序后,放置于不同颜色(区分批次)的容器内,以方便调配操作。

2. 输液标签由电脑系统自动生成编号,编号方法可根据各医疗机构特点和需要自行确定。

3. 打印输液标签一式两联或打印输液标签一份,并同时打印一份审方单(明细单),一份输液标签贴于输液袋(瓶)上,另一份输液标签或审方单(明细单)应随调配流程,由各岗位操作人员签名或盖签章后,保存一年备查。

4. 标签内容除符合相关的要求外,还应注明需要特别提示的下列事项。

(1) 含有过敏性药物或某些特殊药物的输液标签,应明显标识。

(2) 对药师在摆药准备或调配时需特别注意的事项及提示性注解,如用药物浓度换算、非整包装使用的药物等。

(3) 临床用药过程中需要特别注意的事项,如特殊滴速、避光滴注、特殊用药监护等。

### (四) 贴签摆药与核对

1. 摆药前药师应仔细阅读、核查输液标签是否准确、完整,如有错误或不全,应告知审方药师校对纠正。

2. 按输液标签所列药品顺序摆备,按其性质、不同用药时间,分批次将药品放置于不同颜色的容器内;按病区、按药物性质不同放置于不同的混合调配区内。

3. 摆备时需检查药品的品名、剂量、规格等是否符合标签内容,同时注意药品的完好性及有效期,并签名或盖签章。

4. 摆备药品注意事项。

(1) 摆备药品时,确认同一患者所用同一种药品的批号应是相同的。

(2) 摆好的药品应清洁后方可传递入洁净室。

(3) 每日应对用过的容器按规定进行整理擦洗、消毒,以备下次使用。

5. 摆药准备室补充药品。

(1) 每日完成摆药后,应及时对摆药准备室短缺的药品进行补充,并应有两人校对。

(2) 补充的药品应在专门区域拆除外包装,同时要查看药品的有效期、生产批号、药品质量等,严防错位,如有尘埃,需擦拭清洁后再上架。

(3) 补充药品时,应注意药品有效期,按先进先用、近期先用的原则。

(4) 应对高危药品有特殊标识和固定摆药位置,如氯化钾注射剂等。

6. 摆药核对。

(1) 将输液标签整齐地贴在输液袋(瓶)上,但不得将原始标签覆盖。

(2) 药师(必须是第二者)校对摆备药品的正确性,签名或盖签章。

(3) 将摆有注射剂与贴有标签的输液袋(瓶)的容器通过传递窗送入洁净区操作间,按病区码放于药架(车)上。

### (五) 静脉用药调配

1. 调配操作前准备。

(1) 在调配操作前30 min,按操作规程启动洁净间和层流工作台净化系统,并确认其处于正常工作状态,操作间室温控制于20~25 ℃,湿度在70%以下,室内外压差符合规定,操作人员记录并签名。

(2) 早班工作人员先阅读交接本记录,对有关问题应及时处理。

(3) 按更衣操作规程,进入洁净区操作间,首先用75%乙醇的无纺布从上到下、从内到外擦拭层流洁净台内部的各个部位。

2. 将摆好药品容器的药车推至层流洁净操作台附近相应的位置。

3. 调配前的校对。调配药师(士)或护师(士)按输液标签核对摆备的药品名称、规格、数量、有效期等的准确性和药品完好性,确认无误后,进入加药混合调配操作程序。

4. 调配操作程序。

(1) 选用适宜的一次性注射器,拆除外包装,旋转针头连接注射器,确保针尖斜面与注射器刻度处于同一方向,将注射器垂直放置于层流洁净台的内侧。

(2) 用75%乙醇消毒输液袋(瓶)的加药处,放置于层流洁净台的中央区域。

（3）用 75% 乙醇消毒安瓿瓶颈或西林瓶胶塞，并在层流洁净台侧壁打开安瓿，应避免对着高效过滤器打开，以防药液喷溅到高效过滤器上。

（4）抽取药液时，注射器针尖斜面应朝上，紧靠安瓿瓶颈口抽取药液，然后注入输液袋（瓶）中，轻轻地摇匀。

（5）溶解粉针剂，用注射器抽取适量静脉注射用溶媒，注入粉针剂的西林瓶内，必要时可轻轻地摇动（或置振荡器上）助溶，全部溶解混匀后，用同一注射器抽出药液，注入输液袋（瓶）内，轻轻地摇匀。

（6）调配结束后，再次核对输液标签与所用药品名称、规格、用量，准确无误后，调配操作人员在输液标签上签名或盖签章，并将调配好的成品输液和空西林瓶、安瓿与输液标签副联或审方单（明细单）一并放入筐内，以供检查者核对。

（7）通过传递窗将成品输液送至成品核对区，进行成品核对包装程序。

（8）输液调配操作完成后，应立即清场，用清水或含 75% 乙醇的无纺布擦拭台面，除去残留药液，不得留有与下批输液调配无关的药物、余液、注射器和其他物品。

5. 每日调配完毕后，按调配操作规程规定的清洁消毒操作程序进行清洁消毒处理。

6. 静脉用药调配注意事项。

（1）静脉用药调配所用的药物，如果不是整瓶（支）用量，则必须将实际所用剂量在输液标签上明显标识，以便校对。

（2）在不影响质量、可以多次重复使用的剩余药品，应按照药品说明书的要求及时置于准备区的冷藏柜内，尽量缩短该药在室温下存放的时间。

（3）若有两种以上粉针剂或注射液需加入同一输液时，必须严格按药品说明书要求和药品性质顺序加入；对肠道外营养液和某些特殊药物的调配，应制定相关的加药顺序操作规程。

（4）调配过程中，输液出现异常或对药品配伍、操作程序有疑点时应停止调配，报告当班负责药师查明原因，或与处方医师协商调整用药医嘱；发生调配错误应及时纠正，重新调配并记录。

（5）调配危害药品注意事项。

1）危害药品调配应重视操作者的职业防护，调配时应拉下生物安全柜防护玻璃，前窗玻璃不可高于安全警戒线，以确保负压。

2）危害药品调配完成后，必须将留有危害药品的西林瓶、安瓿等单独置于适宜的包装中，与成品输液及输液标签副联或者审方单（明细单）一并送出，以供核查。

3）调配危害药品用过的一次性注射器、手套、口罩及检查后的西林瓶、安瓿等废弃物，统一放置于专用塑料袋内，待全天调配工作结束后，封口，按规定由本医疗机构统一处理。

4）危害药品溢出处理按照相关规定执行。

### （六）成品输液的核对、包装与发放

1. 成品输液的检查、核对。

（1）检查输液袋（瓶）有无裂纹，输液应无沉淀、变色、异物等。

（2）进行挤压试验，观察输液袋有无渗漏现象，尤其是加药处。

（3）按输液标签内容逐项核对所用输液和空西林瓶与安瓿的药名、规格、用量等是否相符。

（4）核对与检查非整瓶（支）用量的患者的用药剂量和标记的标识是否相符。

（5）各岗位操作人员签名是否齐全，确认无误后核对者应签名或盖签章。

（6）核查完成后，空安瓿等废弃物按规定进行处理。

2. 经核对合格的成品输液，用适宜的塑料袋包装，按病区分别整齐放置于有病区标记的密闭容器内，送药时间及数量记录于送药登记本。在危害药品和高危药品的外包装上要有醒目的标记。

3. 将密闭容器加锁，钥匙由调配中心和病区各保存一把，配送工人及时送至各病区，由病区护士开锁后逐一清点核对，并注明交接时间，无误后，在送药登记本上签名。

## 五、危害药品静脉用药的调配

危害药品是指能产生职业暴露危险或危害的药品，即具有遗传毒性、致癌性、致畸性，或对生育有损害以及低剂量下可产生严重的器官或其他方面毒性的药品，包括肿瘤化疗药品和细胞毒性药品。为保证成品输液质量，保障患者合理用药，并防止危害药品对调配操作人员的职业暴露和对环境污染，应严格规范危害药品调配的各个环节。

### （一）调配危害药品过程中可能发生药物接触的途径和环节

1. 调配人员接触药物的主要途径

（1）吸入药物的气雾和小液滴。

（2）药物直接接触皮肤和眼睛吸收（包括外伤，如针刺）。

（3）通过受污染的食物、食物容器接触。

2. 操作中涉及的各个方面

（1）准备工作。

（2）药物调配。

（3）废弃物丢置。

（4）调配后药物的传递。

（5）清除飞溅、溢出的液滴。

（6）处置药物容器、包装等废物。

3. 可能发生药物接触和暴露的主要环节

(1) 从药瓶中拔出针头。

(2) 使用针头、针筒转移药物。

(3) 打开安瓿。

(4) 从针筒、管子中排出空气。

(5) 连接物、瓶子或袋子的渗漏和破裂。

(6) 更换袋子、瓶子和管子。

(7) 针筒中药物过多（绝不能超过容积的 3/4）。

(8) 丢置在准备和使用危害药品过程中用过的材料。

(9) 清除溅出或溢出的药物。

### (二) 对调配人员的要求和保护

1. 对调配人员的要求　调配人员应掌握危害药品调配设备的使用方法和调配技术、危害药品意外接触的预防和处理原则、危害药品溢出的处理程序和危害药品废弃物品的处理要求，了解危害药品的潜在危险性，和危害药品接触、调配过程中防护工作的重要性以及暴露的主要途径和环节，充分认识做好防护工作的重要性。

2. 对调配人员的保护

(1) 保护材料。调配人员必须穿戴全套个人防护器材：由非透过性、防静电、无絮状物材料制成的连体制服，工作鞋，防护口罩和眼罩，双层手套（里面为聚氯乙烯手套，外面为无粉乳胶手套）。

(2) 从事危害药品调配的工作相关的人员，应做定期体检，每年至少 1 次，并建立健康档案。

(3) 定期对从事危害药品调配的工作人员进行工作岗位的轮换，妊娠与哺乳期妇女不能从事危害药品的调配工作。

### (三) 危害药品调配的区域和设备

与其他静脉药物调配相比，对危害药品调配的区域和设备的要求更高，应做到以下几点。

1. 配制区域只允许被授权的员工进入，且在配制区域入口应有醒目的标记，说明只有授权人员才能进入。

2. 第一次更衣室、第二次更衣室、调配室全部为负压，并与外界保持压力梯度。

3. 调配区域应尽量避免频繁的物流及人员的进出，以避免将药物微粒带入周围环境。

4. 在调配区应有适当的警示标签，提醒调配人员应该注意的防护措施。

5. 在调配区应贴有处理药物液滴及皮肤或眼睛意外接触的处理过程。

6. 在准备区域（一更）应有水池,最好有冲洗眼睛的喷头,可选择性地准备一些包括生理盐水在内的溶液,以备紧急冲洗眼睛。

7. 所有危害药品都应该在生物安全柜中进行。

### （四）危害药品的调配

1. 调配前的准备

（1）在调配前 30 min 先启动生物安全柜循环风机和紫外线灯,关闭前窗至安全线处,30 min 后关闭紫外线灯,然后用 75% 乙醇擦拭生物安全柜顶部、两侧及台面,顺序为从上到下、从里到外进行消毒。

（2）在生物安全柜的台面上铺一张一面吸水一面防水的垫布,该垫布在遭溅洒或调配工作结束后立即密闭封装,置于医疗垃圾袋中。

（3）调配前将调配需要的所有药品和器材准备好,尽可能地减少对柜内气流的影响。

（4）配制人员的准备（按更衣操作规程）:"七步洗手法"洗手,穿戴好全套个人防护器材。

（5）严格检查药品有无质量问题,核对标签内容与药物是否相符,无标签或标签不清的应拒绝调配。

2. 在生物安全柜中调配危害药品及其注意事项

（1）严格按照静脉用药调配操作规程和生物安全柜操作规程进行调配。

（2）危害药品调配应重视操作者的职业防护,调配时应拉下生物安全柜防护玻璃,前窗玻璃不可高于安全警戒线,以确保负压。

（3）正确配置安瓿类药物的操作方法（自安瓿内吸取药液法）。

1）消毒及折断安瓿:将安瓿尖端药液弹至体部,用复合碘消毒棉签消毒颈部及砂轮后,在安瓿颈部划一锯痕,重新消毒,拭去细屑,折断安瓿。安瓿颈部若有蓝色标记,则不需划痕,用乙醇棉球或复合碘消毒棉签消毒颈部,蓝点标记在上方,折断安瓿。

2）抽吸药液:将针头斜面向下放入安瓿内的液面下,抽动活塞,进行抽吸。抽吸药液时,不得用手握住空针活塞,只能持活塞柄。

3）排空气:将针头垂直向上,轻拉活塞,使针头中的药液流入注射器内,并使气泡聚集在乳头口,驱除气体。排气毕,将安瓿套在针头上,再次查对后放于铺好的无菌治疗巾内备用。

（4）正确配置西林瓶类药物操作方法（自密封瓶内吸取药液）。

1）除去铝盖、消毒。除去铝盖中心部分,用 75% 乙醇棉球或复合碘消毒棉签消毒瓶塞（如抽吸青霉素皮试液时,则禁用碘酊消毒瓶塞）,待干。

2）抽吸药液。将针头插入瓶塞内,往瓶内注入所需药液等量空气,以增加瓶内压力。倒转药瓶及注射器,使针头在液面以下,吸取药液至所需量,再以示指固定针栓,拔除针头。

3）排除注射器内空气，再次查对。

（5）吸取结晶、粉剂或油剂的方法。用无菌生理盐水或注射用水将结晶或粉剂溶化，待充分溶解后吸取。如为混悬液，应先摇匀后再抽吸。油剂或混悬剂配置时，应选用稍粗的面针头。

由于玻璃瓶中的气压会升高，操作时应尽量小心，避免产生药物的气雾。只需相当的气压即可轻易地抽取药物。当针头抽出时，如果瓶中压力太高会使药液溢出。

（6）开瓶装置。

1）最好使用具有不沾水性的剔除钳。

2）不正当使用开瓶装置会增加受污染的机会。

（7）带有标签的容器。

1）所有装有危害药物的容器都必须贴具有警告性质的陈述性语言的标签，如"警告：化疗药物，小心轻放"。

2）容器的外表面应当用织物擦过以除去可能的污染，容器的内表面必须用75%乙醇擦拭，容器最好使用适当的封口。

（8）转运装置。配置好的药物应当及时放入封闭的塑料口袋之中（此过程最好在配置间安全柜内完成），再送至用药的地点。

3. 生物安全柜的清洁

（1）受污染的物品都必须放置在位于生物安全柜内的防漏、防刺的容器内。危害药品调配完成后，必须将留有危害药品的西林瓶、安瓿等单独置于适宜的包装中，与成品输液及输液标签副联或审方单（明细单）一并送出，以供核查。

（2）调配危害药品用过的一次性注射器、手套、口罩及检查后的西林瓶、安瓿等废弃物，统一放置于专用塑料袋内，待全天调配工作结束后，封口，按规定由本医疗机构统一处理。

## （五）危害药品的溢出处理

1. 少量溢出的处理　少量溢出是指体积小于或等于5 ml或剂量小于或等于5 mg的药液在生物安全柜外的溢出。

（1）当发生少量溢出时，首先正确评估暴露在有溢出物环境中的每一个人。如果有人的皮肤直接接触到药物，必须立即用肥皂和清水清洗被污染的皮肤。

（2）操作人员应立即清除溢出的少量药物，操作程序如下。

1）穿好制服，戴上两幅无粉乳胶灭菌手套，并用75%乙醇消毒乳胶手套，戴上防护面罩。如果溢出药物会汽化，则需要戴上呼吸器。

2）液体用吸收性强的织布吸干并擦去，固体用湿的吸收性织物擦去；用小铲子将玻璃碎片移到利器盒中。

3) 利器盒、擦布、吸收性织布和其他被污染的物品都应丢弃于专门放置危害药品的黄色医疗专用垃圾袋中。

4) 药物溢出的地方用清洁剂反复清洗 3 遍,再用清水清洗干净。

5) 凡要反复使用的物品应当由受训过的人员在穿戴好个人防护器材的条件下用清洁剂清洗两遍,再用清水清洗。

6) 放有危害药品污染物的垃圾袋应封口,再放入另一个专用的垃圾袋中。所有参加清除溢出物人员的防护工作服应集中丢置在专用一次性容器中和专用的垃圾袋中,等待处理。

7) 记录。记录内容包括药物名称,大概的溢出量;溢出如何发生;处理溢出的过程;暴露于溢出环境中的员工、患者及其他人员;通知相关人员注意药物溢出。

2. 大量溢出的处理　大量溢出是指体积大于 5 ml 或剂量大于 5 mg 的药液在生物安全柜外的溢出。

(1) 当发生大量溢出时,首先正确评估暴露在有溢出物环境中的每一个人。如果有人的皮肤或衣服直接接触到药物,应立即脱去被污染的衣服并用肥皂和清水清洗被污染的皮肤。

(2) 溢出地点应被隔离出来,用明确的标记提醒该处有药物溢出。

(3) 大量溢出必须由受过培训的人员清除,清理程序如下:

1) 必须穿戴好个人防护用品,包括里层的乳胶手套、鞋套、外层操作手套、眼罩和防护面罩。如果溢出药物会产生汽化,必须戴上呼吸器。

2) 轻轻地将吸收性强的织物布块或防止药物扩散的垫子覆盖在溢出的液体药物之上;轻轻地将湿的吸收性垫子或湿毛巾覆盖在粉状药物之上,防止药物进入空气中,然后用湿垫子或毛巾将药物除去。

3) 将所有被污染的物品放入溢出包中备有的密封危害废物的垃圾袋中。

4) 当药物完全被除去以后,被污染的地方必须先用清水冲洗干净,再用清洗剂清洗 3 遍,清洗范围应由小到大地进行;清洗剂必须彻底地用清水冲洗干净。

5) 所有用于清洁药物的物品必须放在一次性密封的危害废物黄色垃圾袋中。

6) 放有危害药品污染物的垃圾袋应封口,再放入另一个放置危害废物的黄色垃圾袋中。所有参加清除溢出物的人员的个人防护用具都应丢置在专用的垃圾袋中和专用的一次性容器中,等待处理。

7) 记录。记录内容包括药物名称,大概的溢出量;溢出如何发生;处理溢出的过程;暴露于溢出环境中的员工、患者及其他人员;通知相关人员注意药物溢出。

3. 生物安全柜内溢出的处理

(1) 若生物安全柜内药物的溢出体积小于或等于 150 ml,其处理过程同少量和大量的溢出。

(2) 若在生物安全柜内的药物溢出大于 150 ml 时,在清除溢出药物和清洗完溢出

药物的地方后,还应对整个生物安全柜的内表面进行另外的清洁。其处理过程如下:

1) 戴上工作手套将碎玻璃放入位于安全柜内的利器盒中。

2) 安全柜的内表面,包括各种凹槽之内,都必须用清洁剂彻底清洗。

3) 当溢出的药物在一个小范围或凹槽中时,需要额外的清洗(如用特殊 pH 的肥皂清除不锈钢上的溢出物)。

4) 如果高效过滤器被溢出物污染,则整个安全柜都要封在塑料袋中,直到高效过滤器被更换。

## 六、肠外营养液的调配

肠外营养(parenteral nutrition,PN)又称为全静脉营养。肠外营养液,即将机体所需的营养要素按一定的比例和速度,以静脉滴注方式,直接输入体内的注射剂。它可为患者提供足够的热量及人体组织或组织修复所需的必需和非必需氨基酸、脂肪酸、维生素、电解质、微量元素,使患者在不能进食或高代谢的情况下,仍能维持良好的营养状况,增进自身免疫力,促进伤口愈合,帮助机体度过危险期。

### （一）调配肠外营养液的场地与人员基本要求

1. 根据《静脉用药集中调配质量管理规范》,应保持配置室温为 20~25℃,相对湿度 70% 以下,保持一定量新风的送入。肠外营养液应在 100 级水平层流洁净工作台中进行,并严格按照无菌操作技术操作,保持处于"开放窗口"。

2. 配置肠外营养液的操作人员必须掌握无菌操作技术,定期参加培训与考核,推荐根据实际条件利用培养基灌装测试对人员的无菌操作进行验证。参与配置肠外营养液的人员,健康状况应满足配置需求,配液人员每年至少进行 1 次健康检查。

### （二）肠外营养液的调配操作规程

#### 1. 调配前的准备

（1）人员的准备　调配人员应按照 PIVAS 更衣规程,"七步洗手法"清洁消毒手并烘干,更换洁净服,戴好发帽、口罩和一次性手套。

（2）环境、物品、药品的准备　提前 30 min 开启净化系统和紫外灯;调配前将所用物品(75% 乙醇,砂轮,小方纱,不同规格注射器,一次性静脉营养输液袋等)准备齐全,避免因多次走动而增加污染的机会;用 75% 乙醇擦拭水平层流台台面及两侧、消毒输液瓶、西林瓶瓶口和安瓿瓶颈;严格检查静脉营养输液袋的有效期、外包袋、输液袋、输液管道是否密闭、有无破损;核对药品名称、规格、数量、有效期等的准确性,确保与输液标签一致,并检查澄明度和药品外包装情况,如有无裂瓶等,确认药品完好。

▶ 视频

静脉营养药物的配置

**2. 调配操作程序**

(1) 首先将不含磷酸盐的电解质(10% 氯化钾注射液、10% 氯化钠注射液、25% 硫酸镁注射液、10% 葡萄糖酸钙注射液等)、水溶性维生素和微量元素加入复方氨基酸中,也可以加入葡萄糖注射液中,充分混匀,以避免局部浓度过高。

(2) 将磷酸盐加入葡萄糖溶液中,并充分振荡混匀。

(3) 关闭乙烯乙酸乙酰酯(EVA)或聚氯乙烯(PVC)静脉营养输液袋的所有输液管夹,然后分别将输液管连接到葡萄糖溶液和氨基酸溶液中,倒转这两种输液容器,悬挂在水平层流工作台的挂杆上,打开这两根输液管夹,待葡萄糖溶液和氨基酸溶液全部流入静脉营养输液袋后,关闭输液管夹。

(4) 翻转静脉营养输液袋,使这两种溶液充分混匀。

(5) 将脂溶性的维生素加入脂肪乳中,混匀;水溶性维生素也可用脂溶性维生素溶解后加入脂肪乳剂。

(6) 连接第三根输液管到含有维生素的脂肪乳溶液中,打开输液管夹,使脂肪乳全部流入静脉营养输液袋后,关闭输液管夹。

(7) 轻轻地摇动静脉营养输液袋使内容物充分溶解。

(8) 将静脉营养输液袋口朝上竖起,打开其中一路输液管夹,将袋中多余的空气排出后关闭输液管夹。

(9) 将配置好的营养液袋悬挂片刻,观察有无漏液和渗液。

(10) 仔细检查有无发黄、变色、浑浊、沉淀等现象出现,核对输液标签上药品是否与空安瓿、空西林瓶一致,贴上输液标签。

(11) 签名后,送到成品间由药师检查核对。

**3. 调配注意事项**

(1) 注意应按正确的混合顺序配置液体 全静脉营养混合液的正确调配顺序是,先将磷制剂加入氨基酸注射液中,然后将胰岛素、电解质等成分加入葡萄糖注射液中,而后将氨基酸注射液和葡萄糖注射液混合入营养袋中,肉眼检查有无沉淀后,再将脂肪乳加入营养袋中均匀混合。

(2) 药物浓度

1) 每升全静脉营养液中,10% 氯化钠注射液最多只能加 60 ml,10% 氯化钾注射液最多只能加 35 ml,含电解质的输液应将其所含的电解质计入。如 500 ml 葡萄糖氯化钠注射液内含 4.5 g 的氯化钠,相当于 4.5 支 10% 氯化钠注射液。

2) 每升全静脉营养液中,25% 硫酸镁注射液最多只能加 3 ml;10% 葡萄糖酸钙注射液最多只能加 5 ml。

3) 葡萄糖注射液的液体量不能超过氨基酸注射液的液体量,葡萄糖注射液、氨基酸注射液的最佳比例为 1:1 或 1:2。

4) 葡萄糖的最终浓度为 0~23%,有利于全静脉营养液的稳定。

（3）配伍禁忌

1）钙制剂（10%葡萄糖酸钙注射液）与磷制剂（甘油磷酸钠注射液、复合磷酸氢钾注射液）会形成磷酸氢钙沉淀，与硫酸镁会形成硫酸钙沉淀，故钙制剂与磷制剂、钙制剂与硫酸镁应分别加在不同的溶液内稀释。

2）由于脂肪颗粒上的磷脂带负电荷，电解质中一价或二价阳离子易与之结合并中和，致使颗粒聚集或合并，破坏乳剂。因此，在配置时不能直接将电解质与脂肪乳剂相混合。

3）多种微量元素因其pH呈酸性，可使葡萄糖脱水形成有色聚合物而变色，因此多种微量元素不能直接加入葡萄糖注射液中。含维生素C制剂（如水溶性维生素），会与多种微量元素发生氧化还原反应，故两者应分开加入不同袋（瓶）中。

4）每加完一种药都需及时核对澄明度，以防有色物质加入后影响检查。

5）非整支的药物应先及时取量加入，以防后面不小心将整支加入，并要把取量写在瓶签或输液标签上，以便核对。

6）为确保全静脉营养液的安全性和有效性，目前不主张在全静脉营养液中随意添加其他药物。

（4）保存　应避光、冷藏保存。无脂肪乳剂、含水溶性维生素的全营养混合液尤应注意避光。配置完毕但暂时不输注的全营养混合液应放置于冰箱4~7℃内环境中，准备输注前1~2 h从冰箱中取出，置于常温下预热。建议现配现用，配置完的全营养混合液最好在24 h内输注完毕。

## 岗 位 对 接

**处方审核**

定点医疗机构编码：00000000

| 科别：××××科 | 病历号：00024 | ××××年××月××日 |
| --- | --- | --- |

| 姓名 | 李×× | 性别 | 女 | 年龄 | 21岁 |
| --- | --- | --- | --- | --- | --- |
| 临床诊断：<br><br>带状疱疹，上呼吸道感染 | R:<br>　　0.9%氯化钠注射液100 ml×1袋<br>　　　　　Sig：100 ml　静脉滴注　q.d.<br>　　注射用阿昔洛韦1.0 g×1支<br>　　　　　Sig：1.0 g　静脉滴注　q.d. | | | | |
| 过敏试验： | 　　维生素C注射液0.1 g×2支<br>　　　　　Sig：0.2 g　静脉滴注　q.d.<br>　　　　　　　　医师签名（盖章）：××× | | | | |
| 金额：××× | 审核/调配签名（盖章）：××× | | 核对/发药签名（盖章）：××× | | |

分析:

(1) 阿昔洛韦用法用量不适宜,说明书中明确规定,用于带状疱疹,按体重一次 5~10 mg/kg,一日 3 次,每 8 h 一次。

(2) 阿昔洛韦溶媒量不适宜,说明书中明确规定,阿昔洛韦配液药物浓度不应超过 7 g/L,否则易引起静脉炎。

(3) 存在配伍禁忌,阿昔洛韦注射液呈碱性,维生素 C 注射液呈酸性,两者配伍会发生化学反应,影响药物稳定性,造成不良后果。

## 考 证 聚 焦

模拟练习

（陈万一）

# 技能训练四　处方调配训练

【实训目的】

1. 熟悉处方的内容和书写,掌握处方调配的内容、流程以及审核处方的要点。

2. 能够顺利完成处方调配。

【实训条件】

模拟药房。

【实训内容】

说出处方调配的流程,思考如何正确调配处方。

【实训步骤】

患者,男性,62 岁,临床诊断:慢性阻塞性肺疾病。

Rp　氨茶碱片 0.1 × 30 片

　　　用法:0.1 g　p.o.　t.i.d.

　　　盐酸氨溴索口服溶液 0.6 g × 100 ml

　　　用法:10 ml　p.o.　t.i.d.

　　　沙美特罗替卡松粉吸入剂 50 μg/250 μg × 1 盒

　　　用法:1 次吸入　q.d.

1. 以审核调剂处方为主线,讨论并设计模拟医院药房调配处方情景。写出书面案例,可在上述处方基础上修改,也可以自己设计处方。

2. 3 人进行处方调配练习:2 名学生模拟药学人员(配药人员和发药人员各 1 名),1 名学生模拟患者。在接到病人的处方后药学人员进行处方审核以及调配,发药过程中对患者进行用药指导。

3. 教师一对一检测:每位学生以教师为模拟患者,进行处方调配;重点是处方的审核以及调剂程序。

4. 教师点评。

【实训思考】

1. 处方的审核要点有哪些?

2. 处方的调剂重点有哪些?

(虞燕霞)

## 技能训练五 静脉用药调配中心（室）工作实训

【实训目的】

1. 了解 PIVAS 中心（室）对静脉用药安全调配的意义。

2. 了解 PIVAS 中心（室）总体区域布局，熟悉 PIVAS 工作流程。

3. 掌握 PIVAS 操作规程。

【实训条件】

医院 PIVAS 中心（室）实地实训。

【实训内容】

1. 参观医院 PIVAS 中心（室），了解 PIVAS 对静脉用药安全调配的意义与 PIVAS 中心（室）总体区域布局。

2. 在医院 PIVAS 中心（室）条件下按照指导进行混合调配操作规程的训练。

【实训步骤】

1. 分步骤培训：将学生按 10 人／组进行分组培训练习。

第一步：医嘱审核

（1）接收医嘱。

（2）合理用药软件审查药物使用信息是否正确、使用是否合理（包括药物的名称、规格、使用政策、使用权限、剂量与用法、相互作用、配伍禁忌等）。

（3）人工审查医嘱的信息是否完整。

第二步：排药

（1）用物准备：按批次准备排药篮、科室摆药汇总表及科室汇总药物、摆药标签，调试好扫描仪及电脑。

（2）操作程序：打印标签和全院各类静脉用药汇总单（各病区静脉药物配置量汇总单），并校对瓶签（用药标签）字迹是否清晰、完整。

取药物汇总量，查验所用药物的完好性和完整性，确保数量正确。

扫描瓶签，按照分好的药物种类逐一进行瓶签扫描，全部瓶签扫描结束后，汇总提取，检查是否全部扫描成功。

取液体汇总量，查验液体的质量和完整性，确保总量正确。

按批次准备排药篮及分签。

贴签：查验液体质量和完整性，按标签上的液体浓度、名称、剂量贴签，放入相应批次药篮内。

排药：根据排药篮内标签上的药品名称、规格、数量准确排药，检查药物质量和效期。如有合并用药或只用少于一支（瓶）的药物，在药物下画线标识。

复核：核对者对已排好的输液用药核对病区、床号、姓名、药名、剂量规格、数量及排药篮颜色是否与批次相符。

将药品进行装箱,并按照 01 批、02 批、03 批、04 批分别放到各自相应区域。

整理排药单签字,整理排药台,洗手。

第三步:药物配置

(1) 开启送风机及洁净台运行至少 30 min,开启配置间及操作台内紫外线灯消毒至少 30 min,检查配置环境温、湿度及压力符合要求。

(2) 按标准操作规程更衣换鞋,戴口罩、帽子。

(3) 从传递窗取普通药物放于推车上转运至层流配置间。

(4) 开启照明开关。

(5) 准备用物:常用规格注射器、消毒剂、无纺布、无菌纱布、无菌手套、砂轮、笔或印章,无菌盘等。必要时备振荡器。

(6) 按无菌原则戴无菌手套,用含 75% 乙醇的无纺布擦拭层流台内表面,从上到下、从里到外清洁消毒。在操作及清洁过程中避免任何液体物质溅入高效过滤器。

(7) 配置药物:两人互为主辅配。辅配负责配置前核对,将药品和相应溶媒查对无误后摆放在操作台上。主配负责配置中的查对,查对无误后进行配置。所有的配置操作应至少在层流台边缘 15 cm 内进行,避免把物体放置过于靠近水平层流操作台边缘。按无菌操作原则配置,避免跨越无菌区。在操作时不要把腕部或手臂放置在台面上,不要把手放置在所配置药物关键部位的气流上游,在整个配置过程中始终保持"开放窗口"操作模式。在配置过程中,每完成一组加药配置后,应用 75% 乙醇消毒台面。物料放入工作台前,应用 75% 乙醇擦拭其整个外表。

(8) 尽量避免在工作台面上摆放过多的物品,大件物品之间的摆放距离应为 150 mm 左右,如输液袋等;小件物品之间的摆放距离应为 50 mm 左右,如安瓿或西林瓶等;下游物品与上游物品的距离应大于上游物品直径的 3 倍。

(9) 避免在洁净空间内剧烈动作,避免在配置时咳嗽、打喷嚏或说话。

(10) 配置完毕,辅配进行配置后核对,无误则签字并将空安瓿入锐器盒,西林瓶放入垃圾袋内,将成品液体放到相应的成品框中。整理用物,撤除注射器,针头,医疗废物放入双层黄色垃圾袋内并标明标签。

(11) 含 75% 乙醇的无纺布擦拭工作台的所有表面,擦拭应顺从气流的方向从上到下、从里到外、从一侧到另一侧。高效过滤器表面的保护性滤网应该用清洁的、喷洒有消毒剂(如 75% 乙醇)的无纺布擦拭。更换手套用 75% 乙醇无纺布擦拭座椅、货架、治疗车、门把手等。75% 乙醇喷洒垃圾桶内外表面。

(12) 脱下防护服放入专用容器内,盖严。

(13) 洗手,取口罩,帽子,换拖鞋。

第四步:成品复核

(1) 检查者接收输液成品,按照病区进行分拣(分拣科室)。

（2）检查其外观、质量，有无变色、浑浊、沉淀、异物等。适当用力挤压输液成品，检查有无渗漏、破损。

（3）核对者、冲配者是否签名。

（4）核对无问题后扫描、包装、装箱，打印成品交接单并签字，放置成品交接单于外送箱内，外送箱用一次性锁扣锁上，等待外送。

2. 流程连贯训练：以医嘱为例，模拟静配中心工作流程进行训练。

（1）医嘱：消化内科 10 楼，8 床，刘某，女，32 岁，住院号：123456

住院诊断：慢性胃炎

医嘱如下：

| 规格 | 数量 | 用量 | 用法 | 批次 |
|---|---|---|---|---|
| 0.9%NS100 ml | 一袋 | 100 ml | i.v.gtt. | 01 批 |

注射用奥美拉唑钠 40 mg（江苏奥赛康）1 支 40 mg

用药时间：2019 年 3 月 5 日

（2）四人一组练习：甲、乙对医嘱进行审方，打印排药单，丙、丁打印输液签，拿药；甲扫描输液签，乙取所需液体，丙贴输液签，丁按医嘱排药，扫描完标签的甲负责核对已排药物并装箱。排药完毕后甲、乙按照混合体调配流程调配液体，丙、丁进行成品核对、包装、发放成品液体。

3. 教师查看每一组训练情况，重点查看基本流程是否熟悉，无菌技术操作执行情况。

4. 教师点评。

【实训思考】

1. PIVAS 中心医嘱审核的内容包括哪些？

2. 四查十对的内容包括哪些？操作过程中如何做好查对？

3. 药物配置的注意事项有哪些？

（陈万一）

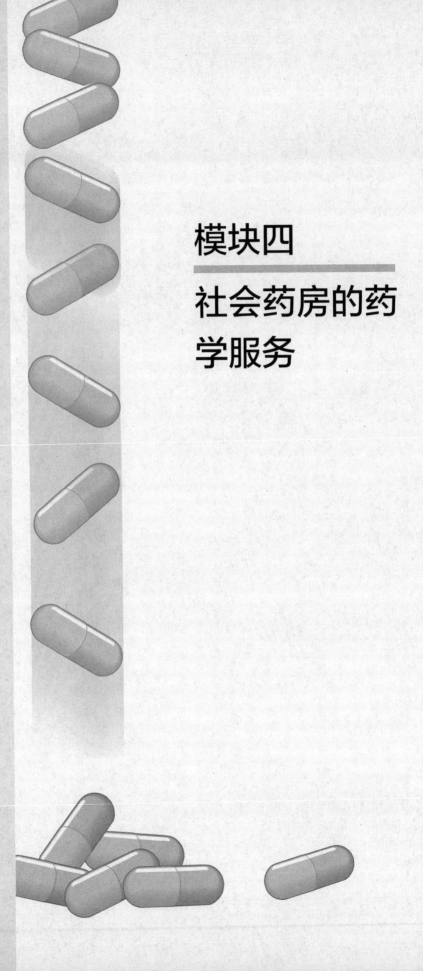

# 模块四

## 社会药房的药学服务

# 项目一

## 药品陈列

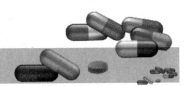

### 一、药品陈列及相关概念

对于商品营销者来说,商品陈列是重要的店面广告之一。它是指以产品为主体,采用一定的艺术手法和技术,并根据卖家的经营理念和要求定期展示产品的重要宣传手段,以方便顾客购买并提高销售效率。它是销售行业的一种主要广告形式。合理的商品陈列可以在展示商品、刺激销售、促进购买、节省空间和美化购物环境方面发挥重要的作用,引起顾客注意,提高顾客对商品认知和信赖的程度,从而最大限度地引起顾客的购买欲望。

#### (一) 药品陈列

药品陈列是指以药品为主体,按照《药品经营质量管理规范》(GSP)相关规定,利用药品本身的形状、色彩、性能等特点,同时运用一定的艺术方法和技巧,借助一定的道具,有规律地摆设、展示药品。由于药品的特殊性,药品陈列又具有与一般商品陈列不同的特点和要求。一般商品专卖店陈列是以展示为主,销售为辅,而药品陈列的目的则是最大限度地促进销售,提高产品的市场竞争力,但同时又要符合国家相关法律要求。

#### (二) 相关概念

药品陈列是社会药房药学服务中的最基本内容之一,在学习之前我们首先要对相关概念有一个了解。

药品是指用于预防、治疗、诊断人的疾病,有目的地调节人的生理机能并规定有适应证或功能主治、用法和用量的物质,包括中药材、中药饮片、中成药、化学原料药及其制剂、抗生素、生化药品、放射性药品、血清、疫苗、血液制品和诊断药品等。

中药是指在中医理论指导下,用于预防、治疗、诊断疾病并具有康复与保健作用的物质。中药主要来源于天然药及其加工品,包括植物药、动物药、矿物药及部分化学、生物制品类药物。中药系中药材及其饮片和中成药的总称。

中药材是指动物、植物的全部、部分或其分泌物经简单加工处理而成的药物。

中药饮片是指在中医药理论的指导下,根据辨证施治和调剂、制剂的需要,对"中药材"进行特殊加工炮制的制成品。《中国药典》(2020年版)中关于"饮片"的定义:饮片系指药材经过炮制后可直接用于中医临床或制剂生产使用的药品。

中成药是以中药材为原料,在中医药理论指导下,为了预防和治疗疾病的需要,按规定的处方和制剂工艺将其加工制成一定剂型的中药制品,是经国家药品监督管理部门批准的商品化的一类中药制剂。因此,作为供临床应用的中成药,不但要具备相应的药名、用法用量、规格和特定的质量标准及检验方法,而且要有确切的疗效、明确的适用范围、应用禁忌与注意事项。中成药一般有通俗的名称并标明功效主治、用法用量,可不经医师处方直接购买使用。

西药是相对于祖国传统中药而言,以化学方法合成的,或从天然产物中提取的有效成分而制成的药物或制剂。

抗生素是指由微生物(包括细菌、真菌、放线菌属)或高等动植物在生活过程中所产生的具有抗病原体或其他活性的一类次级代谢产物及其衍生物。现临床用抗生素包括天然抗生素和半合成抗生素。

生化药品是指从动物、植物和微生物等生物体内提取分离的活性物质,也包括用生物合成和化学合成法制备的、存在于生物体内具有一定生理功能的物质。

生物制品是指以天然或人工改造的微生物、寄生虫、生物毒素或生物组织及代谢产物等为起始材料,采用生物学、分子生物学或生物化学、生物工程等相应技术制成,并以相应分析技术控制中间产物和成品质量的生物活性制品,用于某些疾病的预防、治疗和诊断,如疫苗、抗毒素及血液制品等。

## 二、药品陈列的原则和基本要求

### (一) 基本原则

药品陈列是药店销售的重要宣传手段,合理的药品陈列可以在刺激销售、促进购买、节省空间和美化购物环境方面发挥重要的作用。为达到最佳效果,药品陈列一般遵循以下原则。

1. 按GSP分类分区的原则　按GSP的要求,药品应按剂型或用途以及储存要求分类陈列和储存。要保证药品与非药品、内服药与外用药应分开存放,处方药与非处方药应分柜摆放,易串味的药品与一般药品应分开存放的四分开原则。特殊管理的药品应按照国家的有关规定存放。危险品不应陈列,如因需要必须陈列时,只能陈列代用品或空包装。拆零药品应集中存放于拆零专柜,并保留原包装的标签。中药饮片装斗前应做质量复核,不得错斗、串斗,防止混药。饮片斗前应写正名正字。药品应根据其温湿度要求,按照规定的储存条件存放。

2. 易见易取原则　商品正面面向顾客,不被其他商品挡住视线;货架最底层不易看到的商品要倾斜陈列或前进陈列;货架最上层不易陈列过高、过重和易碎的商品;整箱商品不要上货架,中包装商品上架前必须全部打码上架。对卖场主推的新品或购买点广告(point of purchase,POP)海报上宣传的商品突出陈列,可以陈列在端架、堆头或黄金位置,容易让顾客看到商品,从而起到好的陈列效果。

3. 满陈列原则　满陈列就是把商品在货架上陈列得丰满些,要有量感,俗话说:"货卖堆山"。满陈列可以减少卖场缺货造成的销售额下降。

4. 先进先出原则　商品都有有效期和保质期,我们必须保证在有效期和保质期内提前卖完这些商品。因为顾客总是购买货架前面的商品,如果不按先进先出的原则来进行商品的补充陈列,那么陈列在后排的商品就永远卖不出去。因此,每次将上架商品放在原有商品的后排或把近效期商品放在前排以便于销售。

5. 关联性原则　药品仓储式超市的陈列,尤其是自选区(OTC 区和非药品区)非常强调商品之间的关联性,如感冒药区常和清热解毒消炎药或止咳药相邻,皮肤科用药和皮肤科外用药相邻,妇科药品和儿科药品相邻,维生素类药和钙制剂在一起等,这样陈列可使顾客消费时产生连带性,也方便了顾客购药。

6. 同一品牌垂直陈列原则　与横式陈列相对而言,垂直陈列是指将同一品牌的商品,沿上下垂直方向陈列在不同高度的货架层位上。其优点为:① 顾客在挑选时移动方便;② 货架的不同层次对商品的销售影响很大,垂直陈列可使各商品平等享受到货架不同的层次,不至于某商品因占据好的层次销量很好,而其他商品在比较差的层次销量很差。

垂直陈列有两种方法:① 完全垂直陈列,对销量大或包装大的商品从最上一层到最下层全部垂直陈列;② 部分垂直陈列,采用主辅结合陈列原则。

7. 主辅结合陈列原则　药店或药品仓储式超市商品种类很多,根据周转率和毛利率的高低可以划分为四种商品:第一种为高周转率、高毛利率的商品,这是主力商品,需要在卖场中很显眼的位置进行量感陈列;第二种是高周转率、低毛利率的商品,如感康、白加黑等;第三种是低周转率、高毛利率的商品;第四种是低周转率、低毛利率的商品,这类商品将被淘汰。

主辅陈列主要是用高周转率的商品带动低周转率的商品销售,例如,将感康和其他的复方氨酚烷胺片陈列在一起,同属于感冒药,只是制造商不一样,感康品牌知名度高,顾客购买频率高,属于高周转率商品。但由于药品零售价格竞争激烈,使这类商品毛利非常低,因此要引进一些同类商品来增加卖场销售额。将同类商品与感康相邻陈列,陈列面要大于感康,使店员推销商品时有主力方向,又可以增加毛利。

8. 季节性陈列原则  在不同的季节将应季商品 / 药品陈列在醒目的位置(端架或堆头),其商品陈列面、量较大,并悬挂 POP,吸引顾客,促进销售。

此外,药品陈列时还要考虑利于商品的管理等细节。如货架的高度,靠墙的货架较高,中间的货架较低,有利于防损防盗等管理;过期及包装破损商品不能出现于货架上等。

## (二)基本要求

药品陈列是一项具体的工作,在具体工作中一般还应在以下几个方面符合相关要求。

1. 基础设施方面

(1)药店应配备进行药品陈列展示和储存养护的设施设备,如便于药品陈列的货架、货柜,分区分类标示牌等;用于调控药品陈列环境的温湿度计、空调、冷藏柜、灭蚊灯、捕鼠夹等;便于操作拆零的镊子、剪刀、乙醇棉、拆零包装袋等;便于中药饮片销售和养护的戥称、电子秤、捣罐、粉碎机等。

(2)药店陈列药品时,药品应与墙、顶、散热器的间距不小于 30 cm,与地间距不小于 10 cm。

(3)陈列药品时须进行货架货柜、橱窗的清洁卫生,应干净明亮。

2. 陈列要求方面

(1)上架陈列时须检查药品质量和包装,符合规定的才允许上架。无外包装盒的最小包装量的药品上架陈列应保存原说明书。

(2)上架陈列药品先按照用途分类,再依此按照品名、规格分开整齐摆放,分类标签、产品标签应放置准确,字迹清晰。

(3)非药品应与药品分开陈列,并与药品区域有明显隔离。处方药与非处方药应分区陈列,分区标示牌应放置准确。同一种药品有两个以上批号的,应按批号或失效期的先后顺序陈列,方便"先产先出"销售。拆零药品应集中存放于拆零专柜;特殊药品的复方制剂应集中存放于特殊药品专柜。

(4)中药饮片区内中药饮片的陈列,可按调配取药的频率和取药量的大小陈列,联用的品种近距离陈列,易挥发的、易吸潮的、易窜味的、避光的用密闭容器陈列,细贵中药饮片设置专柜陈列。中药饮片装斗前应做质量复核,不得错斗、串斗、防止混药,须保存原包装标签或合格证,饮片斗前应写正名正字。

3. 储存条件方面  陈列药品应避免阳光直射。药品陈列区不得存放与药品销售无关的物品。陈列储存可参考《中国药典》(2020 年版)所示药品〔贮藏〕项下规定条件,如遮光指用不透光的容器包装;密闭指将容器密闭,以防止尘土及异物进入;密封指将容器密封,以防止风化、吸潮、挥发或异物进入;阴凉处是指不超过20℃;凉暗处是指避光并不超过20℃;冷处是指2~10℃;常温是指10~30℃。除另有规定外,〔贮藏〕项未规定贮藏温度的,一般系指常温。冷藏药品应陈列于温度在2~8℃的冷藏柜中,冷藏柜中不得储存药品以外的其他物品;裸瓶药品需遮光储存的应采取避光措施。

## 知识拓展

### 非处方药和处方药陈列规范

1. OTC 陈列规范

(1) 所有药品之间不能有空格,开架第一层药品盒子的高度必须保持一样,以下几层遵循从高到矮的原则,从左至右依次摆放。所有没有包装的瓶装药品均在开架最下层陈列,并保留约品中包装。

(2) 销售完的药品不允许保留空位,将旁边的药品摆满空位,直到药品到货为止。

(3) 高毛利品种陈列在货架的第一层。

(4) 开架高度 1.45 m,整个开架分 6 层陈列药品;第一层距上端卡条高度在 18~20 cm,以下每层的间距为 15~20 cm,最后一层的间距可以控制在 20~25 cm。

2. 处方药陈列规范

(1) 处方药品的陈列遵循从高到矮的原则,从左至右依次摆放。所有没有包装的瓶装药品均在背柜最下层陈列,并保留药品中包装盒。

(2) 销售完的药品不允许保留空位,将旁边的药品摆满空位,直到药品到货为止。

(3) 高毛利品种陈列在背柜的中间两层,距地面高度 1.65~1.85 m 的层板上陈列。

(4) 抗生素和儿科用药,外用药及妇科外用药陈列在玻璃柜台内。

## 三、药品陈列中的分类方法

药品陈列中常常会根据药房的结构、布局以及产品的功效特点,并结合不同的时间节点,采用多种形式或方法来合理进行药品的陈列,常用的分类方法如下。

▶ 视频

1. 橱窗陈列  利用商品空包装盒,采用不同的组合排列方法,展示季节性、广告支持、新商品及重点促销的商品。主要有以下几种。① 节日橱窗陈列:门店根据不同的节日,选择与节日密切相关的商品。例如,儿童节要以婴童产品为主;春节以保健品为主,妇女节以女性的相关产品为主。② 主推品种陈列:将门店想要卖的商品进行橱窗陈列,如女性护理产品、维生素类产品等。③ 造型陈列:充分利用商品的形状、特征、色彩进行布置,运用适当的夸张和想象,形成一定的图案,使顾客既看到有关商品

药品分类陈列要求

的全貌,又受到艺术的感染,以产生美好的印象。常用的造型有曲线陈列、塔形陈列、梯形陈列等。

2. 季节性陈列　季节陈列强调围绕季节性的商品来布置陈列,这种陈列法常常把突出的季节商品陈列在中心、前列等引人注目的位置。根据季节陈列商品,将季节性商品陈列在橱窗内,如冬季陈列补血产品或保健品,夏季陈列减肥瘦身产品等。

3. 端架陈列　端架指双面的中央陈列架的两端。端架陈列可进行单一大量的商品陈列,也可几种商品组合陈列于端架,展示的商品在货架上应有定位。也常用于展示季节性、广告支持、特价、利润高的商品、新商品及重点促销的商品。

4. 收银台陈列　收银台前货架上应该陈列"顾客随机性购买"最强的商品,如口香糖,个人护理品(面膜、喷雾、吸油纸等),可爱的食品(如卡通饼干等),计生用品等。收银台前一般作为正常商品陈列,对于某一单品不应该扩大陈列面,商品陈列达到每个单品都能够展示即可。

5. 地堆陈列　在门店的入口处或位置较空一点的地方可以陈列地堆,陈列在地堆上的品种首先要求数量多,其次造型要美观,能够吸引顾客的眼球,刺激消费欲望。在地堆陈列上要有商品信息的展示或促销信息的发布。品种的选择可以是门店想要重点推荐的品种或季节性商品。

## 四、药品陈列的方法与技巧

药品陈列一般按包装规格大小或剂型摆放,采用由小至大、由左至右、由浅而深、由上而下的原则。容易被盗商品陈列在视线易及或可控位置。但是,药品陈列没有一成不变的方法和技巧,在实际工作中,合理运用陈列的分类方法,根据门店实际情况,如地理位置、方位、面积以及光线情况等采取不同的方式、方法和技巧。

1. 量陈列法　量陈列产生"数大就是美"的视觉美感及便宜、丰富等刺激购买的冲动,如多排面陈列、堆头陈列等。

2. 关联陈列法　将功能相同或相近的商品放在一起或就近陈列,如感冒类药和清热解毒类、维生素类药品靠近陈列。

3. 比较陈列法　将价格高的和低的,不同厂家的同类商品放在一起。

4. 悬挂式陈列法　无立体感的商品悬挂起来陈列,产生立体效果,增添其他特殊陈列方法所没有的变化。

5. 黄金位置的陈列(视平线陈列)　产品陈列的最佳位置应与消费者视线持平。一般人视线总在上 10° 与下 20° 之间,该区域最易受视线关注也习惯称为黄金分割线。因此该区域要陈列重点推荐的商品,如高毛利率、需重点培养、重点推销的商品。

6. 按货架上、中、下分段陈列　① 上段感觉性陈列,陈列"希望顾客注意"的商品、一些推荐产品、有意培养的商品;② 中段陈列价格较低、利润较少、销售量稳定的商品;③ 下段陈列周转率高、体积大、质量大的商品,也可陈列需求弹性低的商品。

7. 利用光线、店面特点"因材陈列"方式　如利用照明、色彩、形状、装饰,制造顾客视线集中的方向,形成集中焦点的陈列;利用柱子的"主题式"陈列。一般而言,柱子太多的店铺会导致陈列的不便,若将每根柱子作"主题式"陈列,不仅特别,而且能营造气氛。瓶装商品(如化妆品、药酒、口服液等)可除去外包装后陈列,吸引顾客对商品的内在质地产生直观的感受,激发购买欲望。

8. 其他特殊陈列方式　① 垂吊式陈列:多用于展示从空中将商品吊下,适于质轻体积小的商品;② 筐式陈列:利用各种形状的金属或天然材料编制的筐、篮,陈列大量的同一种商品的方法;③ 专柜陈列:一个柜上全部陈列同一种商品或同一系列的、同一厂家的、同一类型的商品的方式;④ 多处陈列:对同一商品陈列多处同时陈列的方法。

---

**课堂讨论**

谈谈药店中哪些位置比较利于药品的陈列?

一般来说,以下就是一些陈列的有利位置:客户停留多的位置,靠近柜台;离药店店员最近的位置;面向光源的位置,光线充足;消费者进入药店后,第一眼看到的位置;陈列高度与视线相平、腰平的位置及柜台的最上端;避免阻挡消费者视线的位置。

---

## 五、药品陈列的流程

### (一) 陈列前准备

验收合格的药品做好记录后,按 GSP 要求的分类陈列原则进行分类整理。若有首次配送的新商品,先将其条形码和价格信息录入电脑及 POS 机,并规范填写相应的标价签。中药陈列前应检查中药斗橱,将斗内饮片量不足的斗橱拉出,以备补货。

### (二) 药品陈列操作过程

#### 1. 中西成药上架陈列

(1) 属原有经营品种,按卖场药品分区,对应原陈列位置,直接上架补货,并依照药品特点采取适宜的陈列方式。

(2) 属首次配送的新商品,按其分类性质和药品陈列的原则,安排新的陈列位置,上架陈列,并加挂已填写好的标价签。

(3) 属总部指定促销的药品,应选择端架或靠近收银台处等优势货位陈列。

(4) 拆零药品集中存放于拆零专柜,并保留原包装的标签。

**2. 中药材、中药饮片补货操作**

(1) 将需要补货的药斗拉出,取出药斗内剩余的饮片,过筛除去饮片粉屑备用。

(2) 清斗,将药斗清理干净。

(3) 把新到的中药饮片核对无误后加入药斗下层,将过筛后的陈货加在上面。

(4) 药斗归位并复核中药名称与内装饮片一致。

### (三) 结束过程

1. 剩余药品存放可选择相应区域内的边柜或脚橱暂时存放。

2. 价签复核,将新陈列上架的药品与标价签逐一核对一遍,尤其应注意药品的规格、等级、产地与价签是否一致,以防差错。

3. 储存:剩余中药材、中药饮片标记好后储存。

4. 冷藏:需要低温储存的,及时放入冷藏柜。

### (四) 药品陈列的质量控制点

1. 货架和斗橱补货时,按有效期先后排列,新货摆放在后面或底层,保证"先进先出"。

2. 对配送的进口药品,要在价签上标明产地,要将供货商的"进口药品注册证"和"进口药品检验报告书"复印件保存在门店文档中,以备工商、药检部门核查。

3. 由供货商制作供展示用的挂旗和挂幅、柜台陈列盒、柜台展示卡等印刷品,在柜或架上陈列时,一般要先要到当地工商部门注册登记,否则为非法广告。

4. 中药斗橱补货时,一定要"清斗"后再补货,从而保证中药饮片整洁卫生。

## 六、药品陈列的维护

由于药品本身的流动性大,店员应定期检查药店中的产品,及时理货,确保产品系列完整、规格齐全、货源充足;确保产品包装清洁、干净、无污损;检查产品是否过期;避免产品摆放凌乱、消费者不易寻找;保证产品轻拿轻放;同厂商及时沟通,了解产品信息,共同发展以满足消费者需求;定期改变陈列的方式或相对位置,以求新鲜感。

药品的陈列是促进销售的有效手段,为了更好地抓住消费者心理,除了一些商品的陈列以外,也可以根据各个品类的特点,通过张贴图片、增加产品说明、悬挂产品使用海报以及店面音乐等方式拓展产品陈列效果,以激发顾客的潜在需求。如化妆品专柜可以展示一些以脸部特写为主的美女图;保健品专柜可以放一些形象健康的人物图,配以通俗实用的文字宣传;婴童区可以放一些妈妈和宝宝的图片,给人以温馨和亲切感。

**知识拓展**

## 《国家食品药品监督管理总局关于修改〈药品经营质量管理规范〉的决定》
## （国家食品药品监督管理总局令第 28 号）节选

第一百六十一条　药品的陈列应当符合以下要求：

（一）按剂型、用途以及储存要求分类陈列，并设置醒目标志，类别标签字迹清晰、放置准确。

（二）药品放置于货架（柜），摆放整齐有序，避免阳光直射。

（三）处方药、非处方药分区陈列，并有处方药、非处方药专用标识。

（四）处方药不得采用开架自选的方式陈列和销售。

（五）外用药与其他药品分开摆放。

（六）拆零销售的药品集中存放于拆零专柜或者专区。

（七）第二类精神药品、毒性中药品种和罂粟壳不得陈列。

（八）冷藏药品放置在冷藏设备中，按规定对温度进行监测和记录，并保证存放温度符合要求。

（九）中药饮片柜斗谱的书写应当正名正字；装斗前应当复核，防止错斗、串斗；应当定期清斗，防止饮片生虫、发霉、变质；不同批号的饮片装斗前应当清斗并记录。

（十）经营非药品应当设置专区，与药品区域明显隔离，并有醒目标志。

### 考 证 聚 焦

模拟练习

（刘丽芳）

# 项目二
# 药品储存和养护

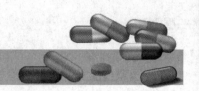

    药品质量的好坏直接影响人民群众的生命健康,药品质量与其储存养护有着很大的关系。影响药品质量的外界因素很多,如温度、湿度、日光、空气、时间、微生物、包装容器等。这些因素对药品质量的影响往往是相互的,有时是几种因素同时或交叉进行,加速药品的破坏,使其变质、失效。另外,药品的储存条件不适宜、保管方法不适当也是药品变质的重要原因。只有全面了解药品变质的原因,才能积极创造条件,选择科学的储存养护方法,确保临床用药安全有效。为保证药品的质量,药品在流通过程中还应进行合理的储存和养护。


## 一、药品储存工作流程

    药品储存养护是一项涉及质量管理、陈列管理以及业务经营等方面的综合性工作,按照工作性质及质量职责的不同,要求各相关岗位必须相互协调与配合,保证药品储存养护工作的有效开展。

### (一) 药品储存前工作

#### 1. 药店接收配送药品

    (1) 核对验收　门店验收员要对配送单上所有品种,逐项确认药品品名、剂型、规格、数量、生产企业、批号、有效期、包装数量、储存条件等。接受的药品须质量完好、数量正确、包装牢固、标识清楚。

（2）质量验收　检查药品外包装、药品形状等；鉴别中药材及饮片的真伪优劣。

（3）办理交接手续　将验收结果在配送单上注明并签字后，由送货员将回执联和不合格药品及拒收报告单带回。

2. 药品入账　门店对配送药品验收无误后，要在配送单上逐一签字确认，签好字的配送单一联返回配送中心，另一联留存。该配送单可作为门店的验收记录、购进记录，将其编号按日期整理装订成册，即为门店的库存账册。

## （二）药品储存

药品储存过程主要是按药品的质量特性进行分类和合理储存：① 中西成药一般按分类原则直接上架存放。② 特殊商品、易串味商品采用单独的闭柜存放。需低温储存的商品放入冷藏柜或箱。③ 货架陈列满后，若有剩余药品，可选择相应区域内的边柜或橱暂时存放。④ 中药饮片复核准确后直接补充到斗橱，剩余的饮片做好标记后，在调剂柜下或专门的存放柜中储存。

▶ 视频

药品的储存
与养护

## （三）药品储存后的养护工作

1. 药品仓储条件的监测与调控　仓储条件的监测与调控主要包括库内温湿条件、药品储存设备的适宜性、药品避光和防鼠等措施的有效性、安全消防设施的运行状态等。

利用温湿度设备，每日应定时对库房的温、湿度进行观察记录，发现库房温、湿度超出规定范围或接近临界值时，应及时采取通风、降温、除湿、保温等措施进行有效调控，并予以记录。

对怕光、怕热、易潮、易变质的药品进行重点养护，怕光、怕热的药品陈列储存时，要远离店内向阳的门窗位置；易潮霉变的药品，特别是中药材和中药饮片，要充分干燥后密封储存；备好安全消防器材，定期检查，组织店内员工学习安全消防知识，以防患于未然。

做好药品尤其是中药材和中药饮片的防虫、防鼠、防霉措施，橱柜要牢固、密封；贵细药材可采取传统对抗同储法；销售周期长的药材、饮片，要经常晾晒保持干燥。

2. 库存药品的质量检查与养护记录的填写　店员应按照规定的方法和要求，定期对库存药品质量状况进行循环养护检查，循环养护检查一般按季度进行，中西成药一般以一个月为周期，分区分批检查一遍，中药材和中药饮片应每周检查一遍，发现问题能处理的及时处理，处理不了的及时上报公司质量部门。

做好储存养护记录，及时填写药品储存养护相关记录表单，对养护中的药品质量状况进行准确的记录。当气候条件出现异常变化，遇高温、严寒、雨季或发现药品有质量变化迹象时，应组织有关人员，由质量管理部组织进行局部或全面检查。为避免漏查，应严格规定检查顺序。

3. 养护中发现质量问题的处理 药品养护中发现的问题一般包括技术操作、设施设备、药品质量等方面的内容,应对所发现的问题进行认真的分析,及时上报质量管理部核实、处理,按照质量管理部的要求,不断改进养护方法,提高养护质量,从而有效地保证药品的储存质量。

4. 药品的效期管理 药店在经营活动和质量控制过程中,对药品的质量应严格实行按批号管理的制度,牢固树立批号、质量的概念,实现药品质量按批号进行有效控制、追溯的目的。在实际操作过程中,应保证各类文件、记录所使用的药品批号的完整性和准确性,不得对组成药品批号的字母或数字擅自进行增加或删减。

定期排查所有效期商品,并做好有效期记录,发现近效期药品,及时记录、预警并安排促销。应将药品按批号及效期远近相对集中存放,以便于对药品实施有效的进出库控制及养护的管理,对近效期的药品和法定效期较短的品种应进行重点养护。对库存的近效期药品可以采取悬挂近效期标牌的方式进行管理。营业员应对陈列药品进行合理摆放和销售控制,对近效期药品应先行销售,超过效期的药品应及时撤柜。

5. 不合格药品处理及台账记录 在店内发现药品变质、破损等不合格药品时,要先撤架停售,再填写记录,上报公司质量管理部门和质量管理负责人进行复查确认。质量部门确认为不合格品的,应出具"检验报告书"和"药品停售通知单"。门店根据通知单要求,立即停止销售,并按销售记录追回售出的不合格品。门店要及时与公司配送中心联系,能退货则办理退货手续,如不能退货则拟作销毁处理并报质量管理部门审核、处理。门店要做好药品质量报损登记,并每月将不合格药品记入"不合格药品台账"报送公司质量管理部门备档。

### (四) 储存过程中的质量控制点

药品在储存过程中要进行科学的储存保管、规范的养护检查以保证药品的质量,主要质量控制点如下。

1. 检查药品的外观、包装等质量状况。

2. 检查药品的数量平衡。

3. 检查库房储存条件是否符合药品规定要求。

4. 检查库房卫生环境是否符合药品储存规定要求。

5. 检查设施设备性能是否正常。

6. 中成药尽量上架存放,以保证货架上商品丰满、充实;中药材或中药饮片储存时,要做好标示,防止混淆,并做好防虫、防潮、防晒的措施;易散失水分而造成减重的贵细药材,应密封或及时分装成小包装存放。

## 二、药品的在店养护

药品的在店养护是指药品在药店储存过程中进行的保养和维护工作。它是药店药品保管的一项经常性工作,对药品储存安全、保证药品质量、减少损耗、促进药品流通有着重要的作用。

药品的在店养护应贯彻"以防为主"的原则,基本要求是根据药品的性质和包装的质量、形状,正确地选择架位、货位堆码存放,合理地使用门店面积,提高空间利用率,并为安全保管、及时检查、盘点和药品陈列等创造方便条件;按照储存药品性质的需要,控制和调节卖场的温度、湿度;定期进行药品的在架检查,及时了解药品的质量变化,并采取相应的防治措施;熟悉药品性能,研究影响药品质量的各种因素,掌握药品质量变化的规律,提高药品保管养护的科学水平,及时采取各种有效措施防患于未然;保持卖场的清洁卫生,做好防治微生物和鼠害、虫害工作。此外,久储和近效期的药品,要及时促销或催促有关业务部门调整,以避免和减少不应有的损失。药店的药品养护工作涉及面很广,涉及药品的合理储存安排、药品的合理堆放、温湿度的管理等。

## 三、药品常规养护

一般来说,常规药品都应按照《中国药典》〔贮藏〕项下规定的条件进行储存与保管,也可根据药品的性质、包装、周转规律及卖场的具体条件等因地制宜进行,以保证药品质量正常、数量准确和贮藏安全。企业的营业场所应当与其药品经营范围、经营规模相适应,要具备相应的设施和设备;存放、陈列药品的设备应当保持清洁卫生,不得放置与销售活动无关的物品,并采取防虫、防鼠等措施,防止污染药品;药店内的相对湿度应保持在35%~75%,经营企业应当对营业场所的温度进行监测和调控,以使营业场所的温度符合常温要求。储存过程中,应按药品的性质、剂型并结合卖场的实际情况,采取"分区分类、货位编号"的方法妥善储存、保管。堆码、陈列存放应符合药品储存养护的要求,同时应注意药品与非药品、内服药与外用药分开存放;易串味的药品、中药材、中药饮片以及危险品等应与其他药品分开存放;名称容易混淆的药品(如甘汞、升汞等)应分别存放。

实行药品保管责任制度,建立门店库存保管账,正确记载药品的进、出、存动态,经常检查,定期盘点,保证账、货相符。定期进行卫生检查,保持环境整洁;采取有效措施,防止药品生霉、虫蛀或鼠咬。同时要加强安全防护措施,确保门店、药品和人身安全。定期重点检查拆零药品和易变质、近效期、摆放时间较长的药品以及中药饮片;发现有质量疑问的药品应当及时撤柜,停止销售,由质量管理人员确认和处理,并保留相关记录。为确保药品在储存过程中的质量,经营企业应建立完善的管理制度和工作规程,合理储存和养护。储存条件有特殊要求的品种(如需冷藏条件储存的品种)以及近效期品种属重点养护范围,在日常储存养护中尤其要加以重视,确保储存条件和有效期符合安全用药要求。表4-1中列出了一些在储存过程中容易出现质量变化的药品品种。

表4-1　储存过程中容易发生质量变化的药品品种

| 药品品种 | 变化 | 储存养护注意 |
| --- | --- | --- |
| 磺胺嘧啶片 | 遇光易氧化、受潮易生霉 | 在密闭、避光、干燥处储存 |
| 阿司匹林片 | 遇湿热情况易分解,产生醋酸味和表面析出针状结晶 | 在密闭、干燥处储存 |
| 维生素 $B_1$ 片 | 遇潮易发生松片,遇光易氧化分解变黄色 | 在密闭、避光、干燥处储存 |
| 维生素 C 片 | 遇光、受潮易氧化分解变黄色或黄棕色 | 在密闭、避光、干燥处储存 |
| 复方甘草片 | 有吸湿性,吸潮后可变色、胀片、粘连、溶化 | 在密闭、干燥处储存 |
| 硝酸甘油片 | 遇光、空气、吸潮后可缓慢水解,含量下降 | 在避光、密闭、凉处储存 |
| 利福平胶囊 | 受湿热可发生黏软、发霉等现象 | 在密闭、避光干燥处储存 |
| 维生素 AD 胶丸 | 遇光、空气、吸潮、受热后,可发生氧化、粘连、发霉、漏油等 | 在避光、密闭、干燥处储存 |
| 维生素 E 胶丸 | 遇光易氧化,吸潮、受热后易粘连、生霉 | 在避光、密闭、干燥处储存 |
| 钙、钠盐类注射液,如氯化钠、碳酸氢钠、氯化钙、葡萄糖酸钙 | 久储易发生药液侵蚀玻璃 | 注意不要久储,注意加强澄明度检查 |
| 中草药注射剂 | 在储存过程可发生氧化、水解、聚合反应,而出现浑浊、沉淀 | 应在避光、避热、防冻处储存。注意加强澄明度检查 |
| 葡萄糖酸钙注射液 | 遇冷或受冻后可析出大量沉淀 | 在常温下储存,并注意澄明度检查 |
| 异烟肼注射液 | 性质不稳定,易受光线、温度、药液中金属离子和 pH 影响,而发生氧化变色或浑浊、沉淀 | 应避光、防冻储存 |
| 对甲基苯甲酸注射液 | 久储易出现白块,遇冷可析出结晶 | 在常温保存,防冻 |
| 卡巴克洛注射液 | 久储易变色或沉淀 | 在避光、凉处保存 |
| 肝素钠注射液 | 久储易变色 | 在避光、凉处保存 |
| 利血平注射液 | 遇光、空气易氧化变色,含量下降 | 在避光处储存 |
| 复方氨基比林巴比妥注射液 | 遇光、受热、久储后可变色 | 应避光、防冻储存 |

## 四、各种剂型的常规养护

### (一) 注射剂的养护

注射剂在储存期的稳定性除了与药品本身的理化性质、生产工艺和包装方式有关外,还与储存条件和保管方法有密切的关系。因此,注射剂在储存期间的保管养护,应根据其药品的理化性质、使用溶剂和包装方式,结合外界因素对药品的影响加以综合考虑,提供良好的储存条件和方法,以确保注射剂质量。注射剂的保管养护要点如下。

1. 温、湿度　注射剂的最佳储存温度为 2~8℃,相对湿度为 35%~75%。根据不同制剂品种的特点,要注意防热、防冻、防潮等措施。酶类注射剂,如缩宫素注射液、注射用辅酶 A 等易受温度的影响,温度较高易引起蛋白质变性,光线也可使其失去活性,因此一般均需在凉暗处避光保存;胰岛素、白蛋白等注射液则应在 2~10℃保存。除冻干品外,一般储存温度不能低于 0℃,否则会因冻结而造成蛋白质变性。水针剂在温度低于 0℃以下时容易冻裂受损,应注意防冻;当空气中水蒸气含量过高时,粉针剂易吸潮、粘饼、结块,应注意防潮。

2. 避光　大部分注射剂都怕日光照射,日光中的紫外线加速药品的氧化分解,因此储存注射剂的仓库,门窗应采取遮光措施。肾上腺素、盐酸氯丙嗪、对氨基水杨酸钠、维生素类等注射剂遇光均易变色变质,在储存保管中要注意采取各种遮光措施,以防紫外线照射。油溶液注射剂、乳浊型注射剂,由于溶剂含植物油,内含不饱和脂肪酸,遇光、空气或储存温度过高均能使其氧化酸败其颜色会逐渐变深,因此一般都应避光、避热保存。

### (二) 片剂的养护

片剂除含主药外,尚含有淀粉等辅料作为赋形剂。由于片剂淀粉等辅料易吸湿,而使片剂发生质量变化,产生碎片、潮解、粘连等现象,湿度较大时可使片剂发生质量变异,因此片剂的保管与养护要点主要是防潮。温度、光线亦可促使某些片剂变质失效。片剂一般均储存于常温库(0~30℃),但糖衣片最好储存于阴凉库(不高于 20℃)。糖衣片吸潮后易产生花斑变色,无光泽,严重的产生粘连、膨胀、霉变等现象。某些片剂的有效成分对光线敏感,受光照射而变质,因此应采取避光保存,如维生素 C 片、硫酸亚铁片等。

### (三) 胶囊剂的养护

胶囊剂的储存保管与养护要点主要是控制温湿度,最佳储存条件是不高于 20℃

的阴凉库,相对湿度 35%~75%。一般胶囊剂都应密封,储存于干燥阴凉处,注意防潮、防热。但也不宜过分干燥,以免胶囊中的水分过少、脆性增加而发生脆裂漏粉。胶囊剂还应避光保存,以免出现变色、色泽不均匀等变质现象,如维生素 AD 胶丸、辅酶 $Q_{10}$ 等。

### (四) 水溶液剂的养护

水溶液剂应控制库房温度,一般储存于 30℃ 以下的常温库,虽然对湿度方面没有严格要求,但仍以 35%~75% 为宜。温度过高时,某些成分易挥发;温度过低时,某些制剂如乳剂类会冻结分层。因此,冬季严寒季节应注意防冻。很多水溶液剂药品的稳定性较差,易氧化、分解、沉淀、变色霉变和产生异臭等,其保管要根据不同的药品而选择恰当的方法。如含挥发性成分的溶液剂应避热;遇光易分解的药物应避光,储存于阴凉处;易滋生微生物的药物应严密封口于干燥阴凉处;对人体有害的各种防腐、消毒药品应与内服药分隔存放。

合剂的保管养护方法与一般水剂类相同,应密闭保存在阴凉处。温度对混悬剂的储存很重要,它能影响混悬剂分散液的黏度,从而影响药物微粒的沉降速度。因此,除应注意一般水剂类的要求外,混悬剂特别要注意气温变化情况和地区温度差异的影响。乳剂的性质不稳定,易分层(乳析)、破裂、油类酸败等。此外,乳剂还易被微生物污染而霉变、发酵或有乳剂破坏等现象。因此,该类药在保存时应严密封口,存于阴凉避光处。

糖浆剂受热、光照等因素,均易产生发酵、酸败、产气,最好储存于 20℃ 以下的阴凉库并注意避免日光照射。相对湿度按 35%~75% 进行控制。糖浆剂一般含糖量较高,不像其他水溶液剂容易冻结。含糖量在 60%(g/ml)以上的药物一般可不防冻,若糖浆剂遇冷受冻,一般可置于室温自行解冻,解冻后回复澄清者仍可使用。

滴眼剂是无菌制剂,以水溶液或水混悬液居多,大多不稳定,易受空气、二氧化碳、光、温度等影响而分解变质。滴眼剂应密闭保存在避光阴凉处,注意有效期,掌握"先产先出,近效期先出"的原则,不宜久储,冬季还应防冻。此外,还应根据滴眼剂的包装不同,采取不同的保管方法。

### (五) 软膏剂的养护

软膏剂、乳膏剂以及眼用半固体制剂等在储存期间的稳定性,与其基质、药物的性质、储存的条件(温度、光线、湿度)、容器和包装形式等有关。乳剂基质和水溶性基质制成的软膏制剂,一般保存于 30℃ 以下的常温库,相对湿度 35%~75%,冬季应注意防冻,以免水分和基质分离而造成变质。用凡士林作为基质的软膏剂等制剂一般比较稳定,若含有某些不稳定的药物,则容易变质。此外,此类制剂在储运中还要防止重压,堆码不宜过高,以防锡管受压发生变形或破裂。

### (六) 栓剂的养护

栓剂由于基质的特性,易受温度、湿度的影响而发生融化走油、软化变形等质量变异现象,因此栓剂在储存期间,应充分注意防热、防潮。栓剂一般存放于30℃以下的常温库,相对湿度35%~75%。温湿度过高栓剂会熔化变形,影响质量。温度过低会干裂,太干燥时亦会开裂、变硬。受热易融化、遇光易变色的栓剂,如联苯苄唑栓、聚维酮碘栓,应密闭、避光,阴凉处放置。此外,因栓剂为体腔内用药,保管中还应注意清洁卫生,防止异物、微生物的污染。

## 五、药品的重点养护

**1. 性质不稳定药品的保管养护方法**

(1) 遇光易变质的药品应置于避光容器内,在阴凉干燥的暗处存放,防止日光照。

(2) 受热易变质、易挥发的药品应注意密封在阴凉处保存。易风化的药品也不宜储存于温度过高和过于干燥的地方,以免失去结晶水,影响剂量准确。

(3) 怕冻药品在低温下易变质或冻裂容器,一般应在0℃以上仓库保存,防止冻结。

(4) 易吸潮引湿的药品和易霉变、虫蛀的药品应在干燥阴凉处保存,梅雨季节应注意采取防潮、防热措施。

(5) 易串味的药品应储存于阴凉处,与一般药品特别是吸附性药品要隔离存放。易氧化和易吸收二氧化碳的药品应注意密封保存。

**2. 特殊管理药品的保管方法**　《中华人民共和国药品管理法》将医疗用毒性药品、精神药品、麻醉药品及放射性药品列为特殊管理的药品,实行特殊的管理办法。管理办法由国务院有关部门制定。

(1) 医疗用毒性药品、精神药品、麻醉药品、放射性药品绝不能与其他药品混合存放,应专库或专柜集中存放,各品种之间要有适当距离,设立专职人员保管,严格遵守专用账卡登记管理制度。

(2) 严格出入库手续,随时和定期盘点,要求数字准确、账货相符。

(3) 结合药品性能考虑储存条件,绝大多数毒性药品、麻醉药品、精神药品、放射性药品遇光易变质,故应注意避光保存。

(4) 由于破损、变质、过期失效而不可供药用的医疗用毒性药品、精神药品和麻醉药品,应清理登记、列表上报、监督销毁,不得随便处理。

(5) 放射性药品的储存应具有与放射剂量相适应的防护装置。放射性药品置放的铅容器应避免拖拉或撞击。

**3. 危险药品的保管方法**　危险药品是指受光、热、空气、水分、撞击等外界因素的影响可以引起燃烧、爆炸或具有腐蚀性、刺激性、剧毒性和放射性的药品。危险药品的储存以防火、防爆、确保安全为关键,其保管方法如下。

(1) 危险药品应储存于危险品仓库内,按其理化性质、危险程度以及与消防方法有无抵触,分区、分类和分堆保管,对互相接触能引起燃烧、爆炸或产生毒害气体的危险品,不得同库储存。如少量短期储存,应单独存放在与其他库房有一定距离的小库房内,隔绝火源,分类存放,并采取必要的安全措施。

(2) 危险药品中的毒害品、爆品、放射性药品,应严格实行双人双锁管理制度。

(3) 注意安全操作,搬运药品时应轻拿轻放,防止震动、撞击、摩擦、重压或倾倒。

(4) 经常检查包装容器是否严密,若发现封口不牢、渗漏或有破损等现象,应在指定安全地点进行整修,或及时与有关部门联系处理。

## 考 证 聚 焦

模拟练习

(刘丽芳)

# 项目三
## 西药零售

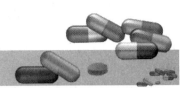

## 学习目标

- **知识目标**：熟悉西药处方药和非处方药的销售流程；掌握药品销售前准备事项和具体内容；掌握处方药的销售要点和非处方药的销售技巧；熟悉常见疾病的预防和治疗知识。
- **能力目标**：能够热情大方地接待顾客，做好药品导购工作；能熟练完成处方审核和调配；能准确完成药品的整理补货。
- **素养目标**：具备药品购销员的基本素养，注重顾客心理需求，具备良好的沟通能力和基本专业知识；具有良好的责任意识、严谨的工作习惯；具备较强的药学服务能力。

## 一、西药零售工作的准备

1. **职业形象准备**　医药商品是用于防病治病、康复保健的特殊商品，药品从业人员，尤其是和顾客有接触的药品销售人员得到顾客的绝对信任是顺利开展工作的基础。销售药品的人员每日上岗必须保持仪容仪表端庄，着装整洁，站姿规范，举止大方，富有朝气，笑迎顾客。上岗前应做好自身的清洁卫生，包括头发、面部、颈部、手部、指甲的清洁，同时清除口腔及身体异味，禁止留长指甲。男性店员应不留胡须，勤剪鼻毛，保持面容洁净；女性店员为了表示对顾客的尊重应适度淡妆。上岗前应着企业统一的制服，保持制服整洁，可以佩戴简单的饰物，式样不应过于夸张，以体现文雅端庄。对可能影响药品质量的中药调剂等岗位的人员不宜佩戴饰物。

2. **环境准备**　营业环境必须整洁、明亮、舒适，做到干净卫生，窗明几净，保持空气清新，让顾客有一种温馨、清爽、健康的感受。主要应做好以下工作。

(1) **清洁空气，调节温度**　营业场所应做到空气清新流动、温度适宜，这既是给顾客营造舒适的购物环境，更是药品陈列储存的客观保障。药店营业前需打开换气设备让空气通畅，同时检查温度计和湿度计，控制温度和湿度在适宜的范围。

(2) **清洁场地，整理台面**　营业场所要保持干净卫生、整齐有序。柜台无积尘、无污迹，物品定置有序，展柜美观漂亮，通道畅通无阻，显示清新整齐的面貌。

(3) **摆放座椅，整理书刊**　营业前应在营业场所内的适当位置摆放座椅，整理书报架，备好饮水机，为顾客营造一个舒适方便的购物环境，提供细致周到的服务。

（4）播放音乐，调整灯光　销售前营业员应选播适宜的轻音乐，检查营业场所的亮度，整理广告画牌，护理花卉盆景，使整体环境显得舒适、明亮、优美，以迎接顾客的光临。

3. 设施和药品准备　营业前的物质准备是整个销售工作的一个重要环节，有序的物质准备是缩短销售时间，加快成交速度，使销售工作顺利进行的根本保证，因而具有十分重要的意义。

（1）整理补货　经过前一天的销售，货架、柜台陈列的商品会出现不丰满或缺档的现象，营业员必须及时进行补货。对货架、柜台上以各种形式陈列的商品及其标签进行归类整理，尽量补足商品，做到整齐、丰满、美观大方，不得有空位。如出现急缺或断货，要及时通知采购部门。在整理商品的同时，要认真检查商品质量，如发现破损、霉变、污染的商品，要及时按 GSP 规定处理。

（2）查验标签　在整理商品的同时，必须逐个检查标价签，要求做到货价相符，标签齐全，货签对位。对各种原因引起的商品变价要及时调整标价，标签要与商品的货号、品名产地、规格、单位、单价相符。

（3）物品准备　营业前，营业员要根据自己出售商品的操作需要，准备好或查验好售货工具和用品，并按习惯放在固定适当的地方，以便售货时取用。需准备或查验的售货用具大致有如下几类：① 计价收银用具，如电子收银机、计算器、纸、笔、发票以及零钱和电子支付设备等；② 计量用具，如电子秤、戥子、尺等；③ 包扎用具，如购物袋、包装绳等；④ 宣传材料、宣传用具，如促销海报、产品广告等。

## 二、西药零售过程

### （一）西药非处方药的零售过程

1. 进店招呼，顾客接触　顾客进店后，打招呼、接待顾客，一般应避免紧随顾客左右，根据顾客特点和需求合理接待，合理引导顾客购药。

2. 了解需求，合理导购　药品零售人员在接待顾客中会遇到各种情况，店员应根据实际情况，在充分了解后合理推荐销售药品。如果顾客是咨询购买，比如顾客腹泻严重，询问我们吃什么药比较好，店员应该先了解具体病因，用药情况，再为顾客提供标准化的用药方案。在顾客点名购买某种商品时，应先引导顾客到产品陈列的区域，然后通过咨询，了解顾客需求，引导顾客合理购买。如果顾客点名购买的药品确实不是对症用药，也应运用专业知识合理解释，引导顾客合理购买。

3. 用药指导，关联销售　在为顾客导购过每一个产品之后，我们需要进行详细的用药指导，告诉顾客用法用量及注意事项，再为顾客提供一些简单的生活建议及健康嘱托。同时，通过良好的沟通，可以围绕顾客需求展开关联销售，为顾客提供完整的用药方案,既能保证疗效,为顾客更好地解决问题,又能够在保证顾客满意度的前提下提高销售额。

4. 收银结账 仔细核对药品价钱,确保快速准确结账。收银台也是关联销售的理想场所,可以在收银台布置关联商品,如漱口水、维生素 C 泡腾片、小儿喂药器等。收银结束后,还可以请顾客推荐亲友,提示促销活动,邀请顾客届时参与等。

非处方药销售过程中,店员合理运用营销手段,礼貌接待顾客固然重要,但更关键的是要能够为顾客解决问题,进行合理准确的用药咨询、用药指导服务。这就要求销售人员具备一定的医药理论知识,熟悉常见症状和其可能对应的相关疾病,能凭患者主述的病症,经过必要的询问和了解后,向患者提供专业的药学服务。

### (二)西药处方药的零售过程

1. 收方 接待顾客,从顾客处接收处方。

2. 处方审核 由执业药师或依法经过资格认定的药学技术人员进行处方审核,审方包括处方形式审核和用药适宜性审核。合格处方交由收银员划价收费,调配员按处方调配药物。不合格处方拒收,并告知顾客找医师修改签名后可重新审方拿药。

3. 划价收费 收银员按实际零售价计价收费,开具凭证。

4. 调配处方 调配员按处方调配,调配时要仔细检查核对药品标签上的名称、规格、用法用量等,严格做到"四查十对",保证调配的药品必须完全与处方相符。配方人需在处方上签字。

5. 处方复核 处方药品调配完成后,处方复核员按处方对照药品逐一进行复核。仔细核对所取药品的名称、规格、用法、用量,患者的姓名、年龄、性别等,保证不出差错。如有错发或数量不符,处方复核员立即告知调配员予以更正。复核无误后签字交由调配员发药。特殊管理的药品按照国家有关规定处理。

6. 发药 发药时应语言清晰,详细交代用法、用量、间隔时间、不良反应和注意事项,耐心回答顾客的询问。拆零销售应当使用洁净、卫生的包装,包装上注明药品名称、规格、数量、用法、用量、批号、有效期以及药店名称等内容。拆零销售的药品应做好拆零销售记录。

西药处方药零售流程如图 4-1。

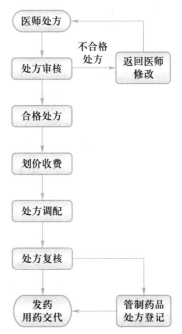

图 4-1 西药及中药处方药零售流程

**知识拓展**

**处方调配的一般程序**

进行处方调配时一般按以下程序：① 营业员应将收到的处方交由处方审核人员进行审核。② 处方审核员收到处方后应认真审查处方的患者姓名、年龄、性别、药品剂量及医师签章、处方单位，如有药名书写不清、药味重复，或有配伍禁忌、"妊娠禁忌"及超剂量等情况，应向顾客说明情况，经处方医师更正或重新签章后再调配，否则拒绝调剂。③ 处方经审核合格并由处方审核员签字后，交由调配人员进行处方调配。④ 调配处方时，应按处方逐方、依次操作，调配完毕，经核对无误后，调配人员在处方上签字或签章，交由处方审核员审核。⑤ 处方审核员依照处方对调剂药品进行审核，合格后交由营业员销售。⑥ 营业员发药时应认真核对患者姓名、药品数量，同时向顾客说明服法、用量等注意事项。

## 三、西药零售结束工作

药品销售结束，店员送别顾客后，要及时整理卖场，补充整理货物，进行相关后续工作。

1. 理货和补货　售药完成后，要及时理货和补货。理货是按照"从左到右，从上到下"的顺序，按"端架→堆头→货架"的先后顺序将货品进行整理并摆放于合适的位置；理货最好在每日销售高峰期之前和之后进行；理货商品的先后次序一般是促销商品→主力商品→易混乱商品→一般商品。经过理货及补货后一般要达到以下要求：① 商品的价格标签正确、干净。② 商品陈列整齐：商品陈列的位置符合门店陈列图的要求；必须将不同货号的货物分开，并与其价格标签的位置一一对应；商品陈列符合"先进先出"以及安全的原则。③ 商品的标签、包装、保质日期经检查合格。④ 商品的零星散货已经回到正确的位置；商品的缺货标签正确放置；破损的商品包装被修复。⑤ 注意商品及货架卫生，多检查，及时发现问题并解决。对补货产生的垃圾进行处理，做好商品、货架、通道的清洁工作，保持补货区域的卫生整洁。

2. 处方登记保存　处方药销售后，要留存处方或复印件并做好记录，每次的处方必须存档保存。同时根据处方统计可以方便计算使用性消耗药品的总量，并做到及时补货。

## 四、西药零售的质量控制

▶ 视频

药品零售的
质量管理

### (一) 西药处方药零售的质量控制

1. **审核处方**　西药处方药的销售,最重要的一步就是对接收的处方进行审核。处方审核一方面是规范性审核,包括处方内容是否完整、书写是否规范、字迹是否清晰等;另一方面是用药安全、用药适宜性审核,如用药剂量是否正确,是否有重复给药,有无非适应证、超适应证用药等。特别注意儿童、老人、孕妇、哺乳期妇女的用药剂量、用药安全问题。在用药安全审核中,尽量参考《中国药典》《新编药物学》《国家基本医疗保险药品诠释》等具有一定权威性的参考书,也可参考计算机的药物咨询软件,切忌过于凭自己的记忆力和经验。

2. **执业药师审核签字**　处方审核由执业药师完成,审核后必须经处方审核人签字后才可依据处方进行正确调配、销售药品。审核人对处方不得擅自更改或代用,对有问题的处方应当拒绝调配、销售;必要时经处方医师更正或重新签字,方可调配、销售。

3. **调配员调配处方**　处方调配人员必须经专业培训,考试合格并取得地市级以上药品监督管理部门核发的"岗位合格证书"后方可上岗。调配员依照审核员签名的处方内容逐项调配,调配过程中如有疑问,营业员立即向处方审核人员咨询。调配处方时应认真、细致,谨慎读方,严防药名混淆,严格按照"四查十对"(即查处方,对科别、姓名、年龄;查药品,对药名、剂型、规格、数量;查配伍禁忌,对药品性状、用法用量;查用药合理性,对诊断证明)进行调配。

4. **处方药品的核对**　处方核对时,主要是核对药品种类、名称、规格、数量等。审核人应熟悉各药品的基本性状特征,并根据其特征,对照处方药品,看其是否一致,有疑问者应详细查核,找出原装药品进行比较。要注意容易出现错误的规格、数量的核对。同一种品牌不同规格的药品往往具有类似的包装,要仔细核对规格、数量,不仅要核对实际调配数与处方开写数是否相符,而且要核对处方总量是否超出有关规定。特殊管理的药品尤其要严格核对。此外,还应关注用法用量及有关注意事项等用药交代是否完整。处方中各种药品用法用量及有关注意事项必须在投药包装上反映出来,核对人员应对处方中每一品种逐个检查,防止漏写、错写以及书写笔迹不清或用词不明确的情况。一些特殊的用药方法、服药期间可能出现的特殊状况等也是核对要点,如不能掰开服用、不宜突然停药等,有些药物服用后大便、小便会变色等要详细告知。

### (二) 西药非处方药零售的质量控制点

非处方药的销售是药店最重要的组成部分,同时非处方药品的销售也是药店各项工作中对药品专业知识要求最高的岗位,店员必须具备较为丰富的基本医学和药学专业知识,并能将这些知识用于对顾客的咨询接待、药品的推介、用药指导上。因此,质量控制点主要是人员素质的考核,包括积极的精神面貌、扎实的医药专业知识以及良好的待人接物和沟通技巧等。

**考　证　聚　焦**

模拟练习

（刘丽芳）

# 项目四
## 中药零售

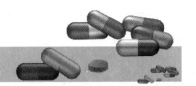

　　传统中药是人们日常用药的重要组成部分,中药以其资源广、价格低,应用广泛、不良反应小等深受民众欢迎,更是在治疗慢性病、疑难杂症方面有其独到之处,因此被广大民众作为家庭用药的重要选择。大部分中药尤其中成药疗效确切、不良反应小,临床上多作为非处方药在药店销售。中药非处方药的销售流程及质量控制同西药非处方药的销售,本部分内容只讨论中药处方药的销售。

## 一、中药零售工作的准备

同本模块项目三中"西药零售工作的准备"。

## 二、中药处方药调配过程

　　1. 收方　从顾客处接收处方。

　　2. 处方审核　由执业药师或依法经过资格认定的药学技术人员进行处方审核。无论是中药处方还是西药处方,都必须符合国家关于处方管理的规定。审查处方中有无毒性中药、有无配伍禁忌,查处方有无临方制剂加工、有无急重病患者用药等。在审方中尤其要注意中药名称,很多药物经常是一字之差,作用却相去甚远。审方中要随时注意中西药之间的配伍禁忌,避免重复给药。注意中药的"十八反"和"十九畏"配伍禁忌,确是医师有意识使用的要有医师签名,以防误用。如发现处方中药味或剂量字迹不清,不可主观猜测以免错配,发现配伍禁忌,超剂量用药,服用药方法有误,或临时缺药都应与处方医师联系,请处方医师更改后重新签字,否则可拒绝计价或调配。

### 知识拓展

#### 中药配伍禁忌中的"十八反"与"十九畏"

中药在复方配伍中,有些药物应避免合用。《神农本草经》称这些药物之间的关系为"相恶"和"相反"。据《蜀本草》统计,《本经》所载药物中,相恶的有六十种,相反的则有十八种。历代关于配伍禁忌的认识和发展,在古籍中说法并不一致。金元时期概括为"十九畏"和"十八反",并编成歌诀。

十八反歌诀:本草明言十八反,半蒌贝蔹及攻乌。藻戟遂芫具战草,诸参辛芍叛藜芦。解释:甘草反甘遂、大戟、海藻、芫花;乌头反贝母、瓜蒌、半夏、白蔹、白及;藜芦反人参、沙参、丹参、玄参、细辛、芍药。

十九畏歌诀:硫黄畏朴硝,水银畏砒霜,狼毒畏密陀僧,巴豆畏牵牛,丁香畏郁金,川乌草乌畏犀角,牙硝畏三棱,官桂畏石脂,人参畏五灵脂。

"十九畏"和"十八反"诸药,有一部分与实际应用有些出入,历代医家也有所论及,引古方为据,证明某些药物仍然可以合用。由于对"十九畏"和"十八反"的研究,还有待进一步做较深入的实验和观察,并研究其机制,因此目前应采取慎重态度。

3. 划价收费　计算每味药、每帖药的价格,计算每张处方的总价并核算。计价时要精神集中,注意剂量、剂数、新调价格,将总价、计价员签名等填写在处方相应位置。收银员按计价金额收费,开具凭证。

4. 调配处方　调配处方按下列程序进行:复审处方→对戥→称取药品→分帖。复审处方是指调配人员接到计价收费处方后需再次详细审查处方,同时对处方中的药品对开、剂数、脚注、用量等项目要求进行进一步的阅读与审核,防止取用药品时发生差错。对戥是指检查戥称的准确度,避免称取药品时产生过大误差。称取药品指按照处方中的剂量和剂数要求,按处方顺序从药斗中称取处方规定数量的药品的操作过程。分帖是指将合并称取的药品总量按处方要求分为若干份,每一份即为一剂(或一帖)。

调剂人员再次审方时应特别注意处方中有无配伍禁忌药,有无需临时炮制或捣碎的药、别名、并开药名、剂量是否有误等。所调配的饮片应洁净、无杂质,符合质量要求。为便于复核,应按处方药味顺序调配,间隔摆放,不可混成一堆。需先煎、后下、包煎等特殊处理的饮片不论处方有无脚注都应按调剂规程的要求处理。一张处方不宜两人共同调配,防止重配或漏配。调配完毕后,应按处方要求自查,确认无误后签字,交复核人员复核。

5. 处方复核　调配完毕后的药品必须经他人按处方要求逐项复核,检查有无错味、漏味、重味、称量有误或该捣未捣等情况并及时纠正。复核确认无误后签字,分剂包装。属于特殊管理的药品要按照国家有关规定详细复核。

6. 发药　发药是中药调剂工作的最后环节,通常由专人负责,既要对调配的药品进行再次核对,又要向患者说明药品的用法用量、煎煮方法及有无禁忌并答复患者提出的有关用药问题。发药时要重点核对取药凭证、姓名、剂数,以防张冠李戴,还要检查药品包装是否牢固,附带药品是否齐全,同时配发处方中的中成药。

中药处方药零售流程见图 4-1。

## 三、中药处方药零售结束工作

1. 柜台和环境整理　中药处方药零售完成后要及时整理好柜台环境卫生,斗谱均要回位。

2. 处方登记保存　每次的处方必须存档,以便计算使用性消耗药品的总量,并保证及时补货。

## 四、中药处方药零售的质量控制

1. 处方审核

(1) 全面审方,包括科别、患者姓名、性别、年龄、婚否、住址、处方药味、剂量、用法、剂数、医师签字、日期等。对非正式处方更要慎重审阅性别、年龄、婚否、脉案等。若妊娠,则应审查处方药味中有无妊娠禁忌药品;若有妊娠禁忌药则不予调配;若因病情需要,必须经处方医师重新签字后方可调配。根据年龄可计算药物的剂量是否合适,特别是对毒性中药以及药性猛烈的药物,如麻黄、细辛、芒硝等的剂量尤需注意。若处方中毒剧药品超量,应拒绝调配处方或经处方医师重新签字后方可调配。处方中应有患者工作单位及住址,以便一旦发生调剂差错、事故,可以及时查找患者而及时予以纠正。

(2) 审查处方是新方还是旧方。若是旧方需向患者问清姓名及处方日期,避免错拿药方或误服事故。

(3) 在审方中注意中药名称的一字之差。如制首乌与制川乌,破故纸(补骨脂)与洋故纸(木蝴蝶),忍冬花(金银花)与款冬花等。审查处方药味、剂量、用法,有无字迹模糊不清以及漏写剂量、重开药名等。若出现上述情况应及时与处方医师联系,重新签字后方可调配。对处方中药味和剂量的书写模糊不清者,调剂人员不可主观猜测,以免错配药品。

(4) 审查处方中有无毒性中药,若有毒性中药,必须按《医疗用毒性药品管理办法》进行调配。

(5) 审查处方中有无相反、相畏药物,若有反畏禁忌药物,则不予调配。如病情需要必须经医师重新签字后方可调配。

(6) 审查处方有无临方制剂加工。处方若需要临方制剂加工,能否按处方要求制作以及完成期限等应与患者交代清楚,经同意后再计价。在处方中需自备"药引"的应向患者说明。

(7) 审查处方有无急、重病患者用药。对急、重症患者或小儿患者用药,应予以优先调配。

2. 计价 计价的原则:① 按照国家规定的价格计算,不得任意作价或改价;② 计价时看好剂量、剂数、新调整价格的品种和自费药品等项;③ 计价时如遇到规格不同的品种或贵重药品,可在药名的上方标明单价(俗称顶码);④ 计价的款数要书写清楚;⑤ 计价要用蓝色或黑色钢笔或签字笔工整书写,现多采用计算机计价收费系统。

3. 调配处方

(1) 处方应付 处方应付是中药调剂的专用术语,意指处方上写的药物应该调配什么药物。根据中医传统用药习惯,中药处方中药名的书写常常还用一些"偏名""别名",调剂师应该知道根据处方名称调配什么药物。如写白芷、香白芷、杭白芷、川白芷、禹白芷、祁白芷均付白芷;写牛蒡子、大力子、牛子、炒牛蒡子均付炒牛蒡子,写生牛蒡子付生牛蒡子。处方中还可能出现同名异物或同物异名的现象,调配时应注意识别和区分,防止配发错误。

(2) 随时核对 操作时需随时核对药品名称及用量,不能凭印象调配药品。调剂人员对自己所调配的品种及剂量的准确性或药品的质量负责。为避免差错,需按处方顺序逐一称取药品,并依次摆放在调剂盘中,同时查对处方与药斗名称是否相符,取用的药品有无变质等。

(3) 另包 需特殊处理的药物,如先煎、后下、包煎、吞服、冲服、烊化、另煎等,必须按处方要求或配付常规予以另包并注明。

(4) 填写包药袋 需填写的包药袋的内容包括患者姓名、帖数、有无单包、煎煮方药类别等,并在处方上签名负责。

4. 处方药品的核对

(1) 重点核对药品品种及质量是否符合处方要求,必要时也对药品的质量进行重新称量复核。

(2) 另包的药物应拆包复核。

(3) 核对姓名、日期、帖数、送药时间、代煎单是否齐全或正确。

## 考 证 聚 焦

模拟练习

（刘丽芳）

# 技能训练六　药店药品上架陈列技能训练

**【实训目的】**

1. 掌握药品分类的方法与识别标识。

2. 掌握药房药品陈列的基本原则。

3. 掌握药品陈列的基本方法,能将药盒正确陈列上架。

**【实训条件】**

模拟药房、空白纸、各类药盒、货架。

**【实训内容】**

1. 课前准备　学生查阅资料:药品陈列摆放原则,药房药品如何分类摆放,药品陈列规范,陈列图片。要求有纸质的较为具体的药品陈列原则,能叙述基本内容(如四分开原则)。

2. 现场实训

(1) 教师简单讲授陈列目的、原则、方法与技巧。

(2) 学生 2~3 人一组,PPT 讲授药品陈列摆放原则,展示收集的药品陈列图片。

(3) 学生现场进行药品分类摆放,陈列设计一组药柜,并说明理由。

(4) 评价、判断陈列中是否存在问题,组织人员修正错误的陈列。

(5) 拍照存档,填写实训报告。

**【实训评价】**

学生一起对每组柜台陈列药品的原则、方法、美观等情况现场评分。教师点评、打分。

# 模块五

## 用药安全

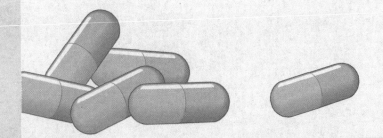

# 项目一
## 用药安全概述

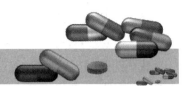

**学习目标**

- 知识目标:了解药物警戒的含义、信号及内容;熟悉药品不良反应的含义、产生原因;掌握药品不良反应的分类。
- 能力目标:能够运用药物警戒信息和药品不良反应知识指导患者合理应用药物。
- 素养目标:关心患者,提高患者用药依从性。

## 一、药物警戒

### (一)概述

1. 药物警戒的定义　WHO 将药物警戒定义为发现、评价、认识和预防药品不良作用或其他任何与药物相关问题的科学研究和活动。

与该学科密切相关的内容还包括:不合格药品,用药错误,缺少药物功效报告,在科学数据缺乏的情况下扩大适应证用药,急、慢性中毒病例报告,药品致死率估计,药物滥用与误用,其他药品与化学品或食品合并使用的不良相互作用。

2. 药物警戒的意义　主要包括:① 加强用药及所有医疗干预措施的安全性,优化患者的医疗质量;② 改进用药安全,促进公众健康;③ 对药品使用的利弊、药品的有效性和风险性进行评价,促进合理用药;④ 促进对药物安全的理解、宣传教育和临床培训,推动与公众的有效交流。

3. 药物警戒的重要作用

(1)药品上市前风险评估　对未上市药品开展药物警戒可及时发现风险。如:某公司申报的中药六类复方制剂"仙牛健骨颗粒",由于其在Ⅲ期临床试验过程中连续发生严重不良事件,原国家食品药品监督管理局于 2008 年 5 月 9 日及时发文暂停了该临床试验,随后又组织人员对该事件进行了全面调查处理,最终临床试验被责令终止,避免了药品上市后带来的安全风险。

(2)药品上市后风险评估　据美国 FDA 统计,近 40 年有 121 种药品撤市,其中33% 发生于上市后 2 年内,50% 发生于上市后 5 年内,50% 以上的严重不良反应发生于上市后,10% 的药品增加了黑框警告。如发生在 2003 年的万络(罗非西布)事件,是由于上市后风险评估发现,大剂量服用万络者患心肌梗死和心脏猝死的危险增加了3倍,导致全球撤市。

我国药监部门也积极进行药品上市后监管。2014年5月14日公布的《国家药品不良反应监测年度报告(2013年)》指出,根据2013年药品不良反应监测数据和评估结果,国家食品药品监督管理总局对发现存在安全隐患的药品及时采取相应管理措施,以保障公众用药安全。

(3) 发现药品使用环节的问题　药品使用环节可能发生超适应证用药、超剂量用药、违反操作规程用药(给药间隔、给药速度、溶解顺序等)及不合理联合用药等,给患者和医师均带来一定的风险。此外,由于声似形似等原因引起的用药错误也可能给患者带来严重伤害。2012年的"阿糖胞苷儿科事件"就是典型的音似药品致严重后果案例。

(4) 发现和规避假、劣药品流入市场　原辅料采购、质量检验工序管理不善等。如"齐二药事件",2006年4月24日起,有患者使用齐齐哈尔第二制药厂(简称齐二药厂)生产的亮菌甲素注射液后出现急性肾衰竭的表现。事件中共有65名患者使用了该批号亮菌甲素注射液,导致13名患者死亡,另有2名患者受到严重伤害。广东省药品检验所紧急检验查明,该批号亮菌甲素注射液中含有毒有害物质二甘醇。经食品药品监管部门、公安部门联合查明,齐二药厂原辅料采购、质量检验工序管理不善,相关主管人员和相关工序责任人违反有关药品采购及质量检验的管理规定,购进了以二甘醇冒充的丙二醇并用于生产亮菌甲素注射液,最终导致严重后果。

### (二) 药品警戒信号

国际医学科学组织委员会(Council for International Organizations of Medical Sciences, CIOMS)Ⅷ工作组2010年发表的《药物警戒信号检测实用方面》报告中,将信号定义为"来自某个或多个来源(包括观察性和试验性)的报告信息,提示干预措施与某个或某类不良或有利事件之间存在一种新的潜在的因果关系或某已知关联的新的方面,这样的信息被认为值得进一步验证"。

#### 1. 信号来源

(1) 被动监测　一般采用的自发报告体系(spontaneous reporting system, SRS)是药物警戒工作的基本方式,也是药品安全性信息和各种不良事件报告的主要来源。我国目前采用药品不良反应报告制度,由国家药品不良反应监测中心负责。自发报告体系具有监测范围广、迅速、时间长等优点。同时,自发报告体系也存在一定的缺陷,其在未知的药物不良事件因果关系评估方面具有不确定性,且漏报问题大,难以定量。

(2) 主动监测　主动监测是通过执行预先设定的方案,全面确定不良事件的整体情况。一般来说,在对不良事件个例患者的监测中,主动监测比被动监测系统可获取更全面的数据。定点监测和处方事件监测是两种常用的药品不良反应主动监测方法。

随着医疗机构信息化的进程，一些医疗机构开始借助优良的信息系统进行药品不良反应信号的提取，从而实现快速预警功能，既体现主动监测的优点，又节约人力和时间。例如，2013 年中国人民解放军总医院成功开发"住院患者药品不良事件主动监测与评估警示系统"。

（3）专业刊物发表的病例报道　虽然专业刊物发表的病例报道是获取药物警戒信号的途径之一，如 WHO 编发的 *Reactiong Weekly*，国内的《药物不良反应杂志》等多种医药类期刊均有药品不良反应的报道，但是由于病例报告数量有限，且发表与病例发生之间的延滞时间较长，其在信号产生中的作用受到一定的限制。

药物警戒信号的产生除了上述几个主要的渠道外，还有病例随访、登记等方式。

2. 信号种类　药物警戒信号通过评价后，可将事前检出的信号归类如下。

（1）确认的信号——有明确的风险，有必要采取措施以降低风险。

（2）尚不确定的信号——有潜在的风险，需要继续密切监测。

（3）驳倒的信号——并不存在风险，目前不需采取措施

### （三）药物警戒的工作内容

工作内容包括：① 早期发现未知（新的）严重不良反应和药物相互作用，提出新信号。② 监测药品不良反应的动态和发生率。③ 确定风险因素，探讨不良反应机制。④ 对药物的风险/效益进行定量评估和分析；将全部信息进行反馈，改进相关监督、管理、使用的法律、法规。

## 二、药品不良反应

药品作为一种特殊的商品，具有两面性，既能防治疾病、维护健康，也能损害身体，引起不良反应。药品不良反应（adverse drug reaction，ADR）是指合格药品在正常用法用量情况下，出现与用药目的无关的或意外的有害反应。ADR 是药品固有的属性，严格来说，几乎所有药品在一定条件下都可能引起不良反应。

▶ 视频

药品不良
反应

### （一）药品不良反应的分类

1. 药理作用关系分类法　目前，WHO 将 ADR 分为 A、B、C 三种类型。

（1）A 型不良反应　即剂量相关型不良反应。A 型不良反应是药物常规剂量药理作用的延伸和持续所致，与药物剂量明确相关，具有可预期性、发生率高、死亡率低的特点。本类型不良反应与用药者的个体状况如年龄、性别、机体状态等有很大关系，包括副作用、毒性反应、首剂效应、后遗效应、撤药反应等。

（2）B 型不良反应　即剂量不相关型不良反应。B 型不良反应是与用药剂量和药物正常药理作用完全无关的异常反应，由药物异常或用药者体质异常引起，具有不可

预期性、发生率低、致死率高的特点。本类不良反应包括特异质反应和过敏反应。特异质反应大多具有遗传药理学基础,由于机体内某些代谢酶的不足使药物或药物代谢物在体内蓄积,引起不良反应。如先天性缺乏血浆假性胆碱酯酶的患者,在应用琥珀胆碱时容易出现呼吸抑制、严重骨骼肌松弛。药物过敏反应是外来抗原物质与体内抗体发生的异常免疫反应,个体差异大,与机体体质密切相关。最常见的过敏反应是青霉素过敏。

(3) C 型不良反应 本类型发生机制尚不明确,大多是用药时间长,潜伏期长,且与反应发生无固定时间关系,难以预测。如妊娠期服用己烯雌酚,子代女婴甚至第三代女婴青春期后患阴道腺癌。

2. 九类分类法 鉴于病因分类法的局限性,新的不良反应分类方法将 ADR 分为 A~H 和 U 九类。

(1) A 类(扩大反应) 是最常见的不良反应类型,药物对机体呈剂量相关的反应,可根据药物或赋形剂的药理学和作用模式来预知,停药或减量可部分或完全改善。

(2) B 类(过度反应或微生物反应) 药物促进某些微生物生长引起的,这类反应可预测,如抗菌药物引起的肠道菌群失调。

(3) C 类(化学反应) 取决于赋形剂或药物的化学性质,以化学刺激为基本形式,其严重程度主要与药物浓度有关,如静脉炎、药物外渗反应等,可根据药物的物理化学性质预测。

(4) D 类(给药反应) 由给药方式引起,改变给药方式,不良反应消失。如注射液中微粒引起血管栓塞。

(5) E 类(撤药反应) 停止给药或剂量减少时,出现生理依赖反应,再次用药症状改善。常见药物有阿片类、镇静催眠类药等。

(6) F 类(家族性反应) 仅发生在由遗传基因缺陷所致的代谢障碍的敏感个体中,具有家族性,如苯丙酮尿症、镰状细胞贫血等。

(7) G 类(基因毒性反应) 引起基因损伤的不良反应,如致畸、致癌等。

(8) H 类(过敏反应) 药理学不可预测,与剂量无关,必须停药,如光敏性皮炎。

(9) U 类(未分类反应) 机制不明的反应,如吸入性麻醉药引起的恶心、呕吐。

课堂讨论
引起药品不良反应的原因有哪些?

(二) ADR 产生的原因

ADR 的发生频率和强度与药物本身的性质、用药者的生理病理状态以及环境都有很大的关系,发生的原因是十分复杂的。

1. 药物方面的因素

（1）药物的选择性　有些药物缺乏药理作用专一性，在用药过程中会产生与治疗目的无关的其他组织器官功能、结构上的变化，从而产生不良反应。

（2）药物的质量控制　药品生产过程中需要的原料药的杂质限度、药物本身分解产物以及药物质量控制标准的差异，均会造成不良反应，故组成相同的药物就可能由于不同生产厂家而出现不良反应发生率各异的现象。

（3）药物剂型　同一药物剂型不同，生产工艺不同，可使药物的体内过程不同，血药浓度不同，导致不良反应出现差异。

（4）药物的相互作用　两种或两种以上药物可以作用于同一效应器官，一些药物可影响另一些药物的体内过程，从而产生疗效或毒性上的协同或拮抗。如止泻药、抗胆碱药等可能延长某些药物在胃肠道的滞留时间，增加药物的吸收而加重药物的不良反应。药物相互作用往往是潜在的，即在一定条件下才发生，故从药效学方面判断有时并不容易，但公认的结果是合用品种数与药物作用或不良反应发生率成正相关。

2. 机体方面的因素

（1）生理差异

1）种族：人种之间对某些药物的感受性有相当大的差别。例如，乙酰化是常见的代谢反应，由于基因遗传性不同，分为快乙酰化代谢者和慢乙酰化代谢者，白色人种中快乙酰化者占 30%~50%，黄种人快乙酰化者占 70%~80%，因纽特人则可高达 95%。在使用常规剂量时，如用异烟肼治疗结核病时，慢乙酰化者易发生周围神经炎，快乙酰化者则较易引起肝脏损害。

2）性别：实验证明，性别对药物代谢和效应均有一定的影响。一般情况下，女性对药物作用更为敏感，如氯霉素引起再生障碍性贫血，男女的发生率之比约为 1∶13，保泰松引起粒细胞缺乏症，男女的发生率之比约为 1∶14。但也有相反的情况，不能一概而论，如药物性皮炎发病者中男性多于女性，其比率约为 32∶1。

3）年龄：不同年龄段的人群对药物反应性与成年人不同。小儿和老年人肝、肾功能低下，可延缓药物的代谢和排泄。如小儿和老年人服用氨基糖苷类抗生素更易产生严重的肾功能损害。

4）孕妇、哺乳期妇女：孕妇用药时特别注意避免使用有致畸作用的药物，哺乳期妇女用药需要考虑药物对乳儿的影响。如孕妇服用沙利度胺会导致海豹畸形胎儿的出现；吗啡是弱碱性药物，在弱酸性的乳汁中排泄量较高，易影响乳儿。

5）个体差异：不同的个体对同一剂量的相同药物在反应强度和反应性质方面可有明显不同，这是正常的生物学差异现象。不同个体药物代谢速率相差很大，如口服相同剂量普萘洛尔血药浓度可相差 4~20 倍。

6）精神情绪：患者的精神状态和思想情绪可影响药物疗效。有实验证明，暗示可提高痛阈；安慰剂有肯定的疗效，如高血压、消化性溃疡患者使用安慰剂的有效率达

20%~40%,对偏头痛患者有效率约为62%。

(2)病理状态

1)肝疾病:肝疾病时,某些主要经肝代谢消除的药物由于血浆蛋白减少,代谢减弱,引起血浆游离药物浓度升高,导致不良反应出现。如哌替啶在一般患者的血浆半衰期为3.8 h,但在急性肝炎患者可长达7 h。

2)肾疾病:主要经肾排泄的药物用于肾疾病的患者时,由于清除率低下,导致血药浓度升高,引发不良反应。肾功能正常的患者使用多黏菌素,发生神经系统毒性反应的概率约为7%,但在肾功能不良者高达80%。

3)其他因素:患者的营养状况和饮食习惯会影响药物的作用,同时也会影响药物的不良反应。营养不良时,患者对药物作用较敏感,对不良反应的耐受性也较差。长期低蛋白饮食或营养不良时,可使肝细胞微粒体酶活性下降,药物代谢速度减慢,易引起不良反应。用某些饮料送服药物可引起不良反应,如柚子汁可使特非那定的血药浓度成倍增高而引起心、脑等器官损害。

**知识拓展**

### 药品不良反应的临床表现

药品不良反应从总体上可涉及人体的各个系统、器官和组织,其临床表现与常见病、多发病表现相似,如表现为皮肤及附件反应、消化系统反应、神经系统反应、泌尿系统反应、心血管系统反应、血液系统反应、内分泌系统反应、全身性反应等。药品不良反应累及各系统的临床表现如表5-1。

表5-1　药品不良反应累及各系统的临床表现

| 累及系统 | 临床表现 |
| --- | --- |
| 皮肤及附件 | 皮疹、荨麻疹、瘙痒、色素沉着、过敏性紫癜、静脉炎 |
| 消化系统 | 恶心、呕吐、腹痛、腹泻、上腹部不适、便秘、肝功能异常 |
| 神经系统 | 头痛、头晕、惊厥、谵妄、失眠、烦躁、兴奋、感觉异常 |
| 泌尿系统 | 尿频、尿痛、血尿、少尿 |
| 心血管系统 | 心悸、胸闷、血压异常、心力衰竭、心律失常 |
| 血液系统 | 血细胞数变化 |
| 内分泌系统 | 血糖升高、月经紊乱 |
| 全身性反应 | 全身不适、寒战、发热、过敏性休克、过敏样反应 |

## （三）程度分级标准

ADR 按照程度分为轻度、中度、重度三级。① 轻度：指轻微的反应或疾病，症状不发展，一般无须治疗。② 中度：指不良反应症状明显，重要器官或系统功能有中度损害。③ 重度：指重要器官或系统功能有严重损害，缩短或危及生命。

## （四）因果关系评价原则

1. 评价标准　由于 ADR 的机制和影响因素错综复杂，遇到可疑 ADR 时，需要进行认真的因果关系分析评价，来判断是否属于 ADR。① 用药时间与不良反应出现的时间有无合理的先后关系，即要有用药在前、不良反应在后的关系，出现反应的时间间隔要合理。报告时要注明用药时间和 ADR 出现时间。② 可疑 ADR 是否符合药物已知的 ADR 类型。出现的不良反应符合药物已知的 ADR 类型，有助于确定。如果不符合，也不能轻易否定，因为许多药物（尤其是新药）的不良反应还没有被完全了解，使用多年的老药也常有新的不良反应出现。③ 所怀疑的 ADR 是否可用患者的病理状态、并用药、并用疗法的影响来解释。许多 ADR 是由于原患疾病本身、药物的相互作用，或药物与其他疗法的相互作用所引起。因此，应详细了解并用药物及其他疗法，进行综合分析。④ 停药或减少剂量后，可疑 ADR 是否减轻或消失。发现可疑 ADR，尤其严重的反应，应停药或降低剂量。若不良反应消失或减轻，则有利于因果关系的分析判断。⑤ 再次接触可疑药物是否再次出现同样的反应。虽然 ADR 的再出现可疑肯定因果关系，但再次给药可能会给患者带来风险，应慎用此法。

2. 评价结果　根据上述 5 条标准，不良反应的评价结果有 6 级，即肯定、很可能、可能、可能无关、待评价、无法评价。

（1）肯定　用药及反应发生时间顺序合理；停药以后反应停止，或迅速减轻或好转（根据机体免疫状态，某些 ADR 可出现在停药数日以后）；再次使用，反应再现，并可能明显加重（即激发试验阳性）；有文献资料佐证；排除原患疾病等其他混杂因素影响。

（2）很可能　无重复用药史，余同"肯定"，或虽然有合并用药，但基本可排除合并用药导致反应发生的可能性。

（3）可能　用药与反应发生时间关系密切，同时有文献资料佐证；引发 ADR 的药品不止一种，或原患疾病病情进展因素不能除外。

（4）可能无关　ADR 与用药时间相关性不密切，反应表现与已知该药 ADR 不相吻合，原患疾病发展同样可能有类似的临床表现。

（5）待评价　报表内容填写不齐全，等待补充后再评价，或因果关系难以定论，缺乏文献资料佐证。

（6）无法评价　报表缺项太多，因果关系难以定论，资料又无法补充。

## 岗 位 对 接

### 用药指导

案例:患者,女性,5岁,咽喉疼痛,发热38.3℃两日,其母给其服用复方磺胺甲噁唑,服药后约3 h,患儿自述全身瘙痒,皮肤可见多处红斑,其持续加重。请问患儿属于什么类型的不良反应? 请指导患儿合理用药。

用药指导:本例患儿由于发热应用磺胺类药物,出现了皮肤过敏的症状。过敏症状发生与患儿体质有关,不可预期,依据WHO药物作用关系分类法应属于B型不良反应,按九分类法属于H类。

在应用易导致过敏反应等不可预期不良反应时,需要参考患儿的家族史、用药史、过敏史,必要时进行皮肤过敏试验,防止过敏反应的发生。

## 考 证 聚 焦

模拟练习

（范高福）

# 项目二
## 药品不良反应的监测与上报

## 一、药品不良反应的监测

▶ 视频

药品不良反应的监测和报告

### (一) 监测的目的和意义

1. 早期预警　上市新药的不良反应和远期效果往往尚不明确,药品一旦上市在规模人群中使用就可能出现临床用药安全问题,只有系统设立药品不良反应监测体系,深入开展相关工作,科学判断,有效控制,才能真正做到早期预警,避免类似事件再次发生。

2. 促进并完善药品评价　通常药品不良反应监测包括发现、报告、评价和控制等四个环节,其中"评价"是监测的核心技术工作。不良反应监测的开展完善了药品技术评价的完整性,丰富了药品评价的内容和方法。随着实践的深入,药品上市后的评价可以互相弥补、互相借鉴。

3. 促进合理用药　药品不良反应监测中"自发报告"工作离不开临床医务人员的主动参与。医务人员在第一时间内获得某些药品安全性方面的第一手资料,不仅有助于提高对药品不良反应的警惕性和识别能力,同时对其处方用药无疑具有较好的反馈和提示作用。因此,临床医务人员可以更加准确地把握所使用药品的特性、剂量、用法以及与其他药物或食物的相互作用等情况。

国家药品监督管理部门定期发布《药品不良反应信息通报》《药物警戒快讯》等,临床医务人员由此可以获知更多的药品安全性方面的信息,从而指导临床合理用药,提高用药水平。

### (二) 监测的方法

1. 自愿呈报系统　这是一种自愿而有组织的报告系统,是由国家或地区设立的专门的药品不良反应监测中心,通过监测报告把大量分散的不良反应病例收集起来,再经加工、整理、因果关系评定后储存,并将不良反应信息及时反馈给监测报告单位以保障用药安全。目前,世界卫生组织国际药物监测合作中心的成员国大多采用这种方法。其优点是监测覆盖面大,监测范围广,时间长,简单易行。药物上市后自然被加入被监测系统,没有时间限制。缺点是存在资料偏差和漏报现象。

2. 义务性监测　义务性监测是要求医师报告每一例不良反应,这样的报告方式优点在于监测全面,报告准确,不容易出现遗漏现象。

3. 集中监测系统　集中监测系统是指在一定时间、一定范围内根据研究目的分为病源性监测和药源性监测。病源性监测是以患者为线索,了解患者用药及不良反应情况。我国集中监测采用重点医院监测和重点药物监测相结合的监测系统。

(1) 重点医院监测　指定有条件的医院,报告不良反应和对 ADR 进行系统监测研究。这种方法覆盖面虽然较小,但针对性强,准确性高。

(2) 重点药物监测　主要是对一部分新药进行上市后的监测,以便及时发现一些未知或非预期的不良反应,并作为这类药物的早期预警系统。哪些新药需要重点监测由 ADR 专家咨询委员会决定。

集中监测系统通过对资料的收集和整理,对 ADR 的全貌有所了解,如 ADR 出现的缓急、轻重程度、出现的部位、持续时间,是否因不良反应而停药、是否需要延长住院期限、各种药物引起的不良反应发生率及转归等。

4. 记录联结　记录联结是指通过独特的方式把各种信息联结起来,可能会发现与药物有关的事件。通过分析提示药物与疾病间和其他异常行为之间的关系,从而发现某些药物的不良反应。如通过研究发现镇静催眠药与交通事故之间存在相关性,证实镇静催眠药有嗜睡、精力不集中的不良反应,建议驾驶员、机械操作者慎用。记录联结的优点是监测大量的人群,有可能发现不常用药物的不常见的不良反应。

5. 记录应用　记录应用是在一定范围内通过记录使用研究药物的每个患者的所有有关资料,以提供没有偏性的抽样人群,从而了解 ADR 在不同人群的发生情况,计算 ADR 发生率,寻找 ADR 的易发因素。根据研究的内容不同,记录应用规模可大可小。

**课堂讨论**

药品不良反应是如何上报到药品不良反应监测报告系统?

# 二、药品不良反应上报

## (一) 监测报告系统

我国药品不良反应监测报告系统由国家药品监督管理局主管,主要由国家药品不良反应监测中心,省级、市县级药品不良反应监测机构,药品生产、经营企业和医疗机构监测机构等部门组成。

### (二) 监测报告程序

2011 年实施的《药品不良反应报告和监测管理办法》要求:药品生产、经营企业和医疗机构获知或发现可能与用药有关的不良反应,应当通过国家药品不良反应监测信息网络真实、完整、准确报告。

1. 个例药品不良反应　药品生产、经营企业或医疗机构发现或获知药品不良反应事件应详细记录、分析和处理,并填写"药品不良反应/事件报告表",及时向所在地的市级药品不良反应监测机构报告。

2. 药品群体不良事件　药品生产、经营企业或医疗机构发现或获知药品群体不良反应事件后,应当立即上报所在地的县级药品监督管理部门、卫生行政部门和药品不良反应监测机构,必要时可以越级报告;同时填写"药品不良反应/事件报告表",对每一病例还应当及时填写"药品不良反应/事件报告表",通过国家药品不良反应监测信息网络真实、完整、准确报告。

3. 境外发生的严重药品不良反应　进口药品和国产药品在境外发生的严重药品不良反应,药品生产企业应当填写"境外发生的药品不良反应/事件报告表",自获知之日起及时报送国家药品不良反应监测中心,提交原始报表及相关信息。

4. 定期安全性更新报告　药品生产企业应当对本企业生产药品的不良反应报告和监测资料进行定期汇总分析,汇总国内外安全性信息,进行风险和效益评估,撰写定期安全性更新报告,分别向国家、省级药品不良反应监测机构提交。

### (三) 报告范围

我国药品不良反应报告的原则为可疑即报,监测范围:① 对于上市 5 年以内的药品和列为国家重点监测的药品,应报告该药品的所有可疑不良反应。② 对于上市 5 年以上的药品,主要报告该药品引起的严重、罕见或新的不良反应。

## 岗 位 对 接

### 案例分析

案例:某老先生因"头昏脑胀"、腹泻,自行服用藿香正气水 2 支 + 头孢拉定胶囊 2 粒,约 10 min 后,出现面红、头晕、心搏加速、步态不稳、继而晕倒。经医院急救脱险。

问题:为什么会出现这种不良反应?

分析:藿香正气水含60%乙醇,同时服用头孢类药物(如头孢拉定、头孢唑林、头孢哌酮、头孢曲松等)后产生"双硫仑反应",即脸红、头痛、腹痛、出汗、心悸、血压低、呼吸困难等,严重的心搏抑制,有猝死风险。因此,尽量避免藿香正气水与头孢类药物合用。

## 考证聚焦

模拟练习

(范高福)

# 项目三
# 药品不良反应的防范与处理

## 一、药品不良反应的预防

### (一) 安全、合理、有效使用药物

1. 了解患者及家族的药物和食物过敏史　了解药物食物过敏史对有过敏倾向和特异质以及有 ADR 家族史的患者十分重要。

2. 注意特殊人群用药　对于老年人、小儿、新生儿、孕妇、哺乳期妇女及肝肾功能不全患者,应根据其特点谨慎用药。

3. 避免重复用药　同一作用机制的药物联合可将不良反应叠加放大,应避免联用。

4. 减少联合用药　联合用药会增加不良反应的发生率,联用药物越多,发生率越高。

5. 严格遵照药品说明书用药　药品说明书是具有法律效应的用药指南。应严格按照药品说明书的用法用量、注意事项等使用药品。用药前应认真阅读药品信息,观察不良反应早期症状,以便及时停药和处理。

### (二) 定期监测

1. 定期监测器官功能　使用对器官功能有损害的药物时,需按规定检查器官功能,如应用利福平、异烟肼时检查肝功能,应用氨基糖苷类抗生素时检查听力、肾功能等。

2. 开展血药浓度监测　某些药物具有治疗指数低,毒性反应大,血药浓度与疗效密切相关,非线性动力学特性或毒性反应与疾病症状难以区分等特性,需进行血药浓

度监测,采取个体化给药以期获得理想的治疗血药浓度。

**课堂讨论**

什么是新药,新药上市前后如何审查?

## 二、新药上市前审查

对新药的审批必须坚持一个原则,即新药在用药的安全性和(或)有效性方面比过去已经许可生产、使用的同类药物有显著的优点才能获得批准生产,这是保障安全用药、减少不良反应的最基本的安全措施。

新药的研究和开发必须遵循临床前药理试验与临床试验指导原则,完成试验,提供完整的试验研究和临床观察资料。

## 三、新药上市后审核

由于上市之前的试验研究有着它的局限性,不良反应还不能完全被发现,必须继续进行大量临床观察跟踪研究,以逐渐发现新的不良反应。我国将上市 5 年以内的药品纳入新药的范畴,就是为了保证新药不良反应监测的时间长度,这对保证用药的安全性具有重要的意义。

▶ 视频

药品不良反应报告和处置

## 四、药品不良反应的处理

一旦发现药品不良反应发生,若治疗允许,首先停用一切药物。这样既可以终止药物对机体的继续损害,又有助于诊断和采取治疗措施。药品不良反应多有自限性特点,停药后常无须特殊处理,症状可逐渐缓解。如果遇到严重的不良反应如过敏性休克、药物性肝肾功能损伤等应采取对症治疗,以减轻不良反应造成的损害。如果药物中毒较为严重,可酌情采用拮抗剂治疗或采用透析支持疗法。

## 岗 位 对 接

**案例分析**

案例:拜斯亭(西立伐他汀)由德国拜耳公司研制并于 1997 年上市,1999 年进入中国市场后,全世界 80 多个国家有超过 600 万患者使用该药。美国 FDA 收到 31 例拜斯亭引起横纹肌溶解导致死亡的报告,全球共有 52 例因服用拜斯亭产生横纹肌溶解所致的死亡报告。据 FDA 资料记录,拜斯亭引起致死性横纹肌溶解反应显著多于已经上市的其他同类产品。2001 年 8 月 8 日,拜耳公司宣布:即日起从全球医药市场主动撤出拜斯亭。至此,西立伐他汀在全球停用。

问题:为什么西立伐他汀的这一严重不良反应没有在上市前的临床研究中发现?

分析:新药因使用时间短、使用人数少,不良反应的发现率低,但这并不等于不良反应的发生率低。恰恰因为新药上市时间短,人们对其可能存在的不良反应尚未充分掌握,因而对人们具有更大的潜在威胁。

# 考 证 聚 焦

模拟练习

（范高福）

# 项目四
## 用药错误

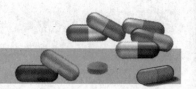

▶ 视频

用药错误基本知识

## 一、用药错误的基本知识

### (一) 用药错误的原因

产生用药错误的原因比较复杂,可能是流程标准化不够、信息系统不完善、输液泵等设备故障以及缺乏监测,也可能是医务人员未遵守医疗规范、对药物相关知识了解不充分、缺乏患者的病程资料、记忆错误、传达失误、识别患者身份错误、遗漏核对、药物储存不当、配制错误等,还存在患者不遵从医嘱等多方面问题。常见错误原因可概括为四个方面。

1. 管理缺失 ① 工作流程和环境的缺陷:如工作过于繁忙、环境嘈杂、常有电话打扰、药品位置凌乱、未执行双人核对制度、临时稀释药品、新手值班以及计算机医嘱系统缺陷(缺乏自动审方,不能适时提示用药禁忌)等。② 培训缺失:医师、护士和药师对新购入药品的知识缺乏培训,不了解新药的正确使用方法,注意事项和禁忌证等,造成用药错误。③ 患者教育欠缺:医师或药师缺乏足够的时间和耐心教育患者如何用药,患者对药品储存条件、服用方法和时间、不良反应的对策和用药疗程等问题没有充分了解。造成患者教育缺失的根本原因是管理不善。

2. 认知缺失或障碍 ① 医师非主观意愿的诊断错误,造成误诊误治。② 患者记忆力缺失或有精神障碍,如老年、精神病、痴呆等患者,容易发生用药错误。

3. 操作失误(行为因素) ① 沟通失误:处方或医嘱书写字迹潦草可导致辨认错误,药名读音相似使处方者和给药者理解不同,写错剂量或剂量单位,使用缩写引起误解等。② 剂量技术错误:计算错误引发的伤害事件在儿科较为严重,儿童用药需要严格计算。对于静脉用药的浓度和化疗药给药剂量也必须认真对待,还必须掌握同类药品的等效剂量,如激素或麻醉性镇痛药。使用输液泵给患者静脉给药时可能由于设定程序错误导致输液浓度和速度发生偏差。③ 给药时间、途径或剂量错误:如错过正常的给药时间,错将口服或外用剂型注射给药以及错将滴鼻剂用于滴眼,或将滴鼻剂用于滴耳等。

4. 其他因素　① 产品缺陷:药品标签和包装缺陷导致的用药差错约占全部差错报告的20%。如包装外观相似的药品极易导致药师调配差错和护士用错药品;药品标签的浓度表示方法不当也是剂量错误的原因之一;同种药物不同规格也常常引起用药剂量差错。② 有的患者会因为经济拮据而自行中断用药,还可能自行选购药品,造成重复用药或误用假药、劣药。

## (二) 用药错误的分级

我国目前尚无官方的用药错误分级,实际工作中通常借鉴美国国家用药错误报告及预防协调委员会(The National Coordination Council for Medication Error Reporting and Prevention,NCC MERP)制定的分级标准,即根据用药错误发生程度和发生后可能造成危害程度,将用药错误分为 A 至 I 九级,定义如下。

A 级:客观环境或条件可能引发差错(差错隐患)。

B 级:发生差错但未发给患者,或已发给患者但未使用。

C 级:患者已使用,但未造成伤害。

D 级:患者已使用,需要监测差错对患者的后果,并根据后果判断是否需要采取措施预防和减少伤害。

E 级:差错造成患者暂时性伤害,需要采取预防措施。

F 级:差错对患者的伤害可导致患者住院或延长住院时间。

G 级:差错导致患者永久性伤害。

H 级:差错导致患者生命垂危,需要应用维持生命的措施。

I 级:差错导致患者死亡。

## (三) 用药错误的类型

1. 处方错误　医师处方错误,包括药物选择(基于适应证、禁忌证、已知过敏反应、现有药物治疗情况和其他因素)、剂量、剂型、数量、给药途径、浓度和给药速率等医嘱错误,或者医师开具或授权开具的药物的临床指导不正确;处方或医嘱潦草导致的患者用药差错。

2. 转抄差错　护士或下级医师通过抄写(包括电子和人工记录)把医嘱传递给其他医护人员时发生的转抄错误。常见于转科、口头医嘱等。

3. 调剂错误　药师依据处方或医嘱调剂药品过程中发生的错误,包括药品品种、规格、数量、用药剂量、剂型错误;用药时间错误;使用变质药品或不合格药品;药物制备错误等。

4. 给药错误　护士、患者或家属(患者无生活自理能力)将药品给予患者的过程中发生的错误,包括药品品种、数量、用药剂量、用药途径、用药时间、用药间隔、疗程错误以及给药遗漏错误。

5. 监测错误　未检查处方的给药方案是否适宜、是否存在问题,或未使用合适的临床或实验室数据来评估患者对药物的反应,未及时调整患者用药方案等。

6. 其他用药错误　除上述以外的任何用药错误。用药错误可发生于患者依从性错误、处方(医嘱)、转抄、药品标签与包装、药品名称、药物混合、配方、发药、给药、用药指导、监测及应用等诸多环节。医师、药师、护士、患者,甚至收费处、药品信息维护人员都有可能是用药错误的责任人。

## 二、用药错误的防范

### (一) 发现用药错误的方法

采用适当的监测方法来识别用药错误和不良反应事件(adverse drug effects,ADEs),对于建立一个用药错误安全系统至关重要。发达国家采用的用药错误监测方法包括用药错误报告、病历审查和处方点评、计算机监测、直接观察法等。

1. 用药差错和 ADEs 报告系统　自愿报告系统是根因分析法的基础,对于识别错误来源,如特定药品、剂量、剂型和用药途径有重要价值。医务工作者可采取一系列行动促进用药错误的报告。首先,需要创建一个学习系统,用于报告用药错误和预防措施,并且可作为学习的工具。其次,尽量了解错误问题,监测自然趋势,实施防范计划,避免相似错误再次发生。最后,应当鼓励报告已经明确的用药错误和 ADEs。

自愿报告对于确认重大用药错误问题并促进系统改进意义重大,但在评价用药错误和 ADEs 的发生率方面有局限性。

2. 病历审查　这种方法需要检查患者病历,发现可能已经发生的用药错误,如精神状态的改变,新的过敏或腹泻、解救药医嘱等。病历审查是一种发现用药错误和 ADEs 的有效方法,但实施较为困难,病历审查者需要接受专业训练的医务人员。

3. 计算机检测方法　所有医疗机构的临床软件应该涵盖 ADEs 的电子监测项目。这种方法能早期发现患者伤害,尽快采取干预措施实施治疗患者。目前,计算机化医嘱录入系统和电子医疗记录已经普及,ADEs 电子监测工具的整合就显得更为重要了。ADEs 电子监测系统需要设立事件筛查标准,包括检查解救药品的医嘱(提示剂量或药品错误)、筛查异常实验室结果等,可用于各种复杂的情况。当 ADEs 电子监测系统监测到潜在 ADEs 时,需要进一步的临床调查来证实它的真实性。

4. 直接观察　这种研究结果能监测用药过程错误的发生率。观察过程需要训练有素的护士或其他医务工作者观察护士的给药全过程,记录配药和给药过程,并与医嘱信息比对。任何患者接受药品和医师医嘱间差异均被定义为给药错误,这些数据可用于评价整个药品分发系统的准确性——患者是否接受了正确的药品、剂量、剂型和给药途径。相对于自愿报告,直接观察的一个重要优点是不依赖于医务工作者是否意识到了错误。直接观察最好由护士或药师实施,这种方法也被推荐用于 ADEs 的研究。

### (二) 预防用药错误的策略

1. 倡导和建立正确的用药安全文化　英国心理学家 James T.Reason 提出了差错管理的两种观点,即个人观和系统观。个人观认为发生错误的原因是个人原因,如心理失常、注意力不集中、缺乏积极性、粗心大意、疏忽、轻率等。系统观认为发生错误的原因是系统的问题而非人的行为异常。是人就会犯错误,即使最好的机构内的最优秀的工作人员都有可能犯错误。当错误发生后,事情的关键不是追究谁犯了这个错误,而是弄清系统出了什么问题以及为什么会出现这个问题。从个人观出发,差错防范对策就是处罚犯错误的人,如点名批评,教育、罚款,甚至起诉威胁等,以提醒当事人和其他人更加小心,减少个人非正常行为的发生。从系统观出发,差错防范对策是从组织机构的角度系统设计防御错误的机制,减少犯错误的环境和机会。实践证明,采用系统观进行差错管理更能有效地规避风险,提升安全。

我国的用药错误报告系统已经开始试点,能否成功的关键是必须赢得参与者(报告者)的信任,并且证明该系统可以消除参与者(报告者)的顾虑。因此,必须倡导用药安全文化并建立非惩罚报告系统,使报告人感到有安全保障,不必担心发生差错后被不公平的评判或处罚。

2. 环境和流程优化与持续改进　对于已经发生的用药错误,通过根本原因分析,发现属于工作流程和环境缺陷的,应及时做出切实的改进。开发药品计算机管理系统,自动检测药品剂量、过敏证、禁忌证和药物相互作用等方面的信息,避免和最大限度地减少用药错误。使用条形码技术将有助于鉴别患者身份,防止身份核对对环节失误引发的用药错误。

3. 管理规范到位

(1) 规范处方行为,预防沟通失误。① 取消手写处方,避免处方或医嘱书写字迹潦草而导致辨认错误;② 禁止处方使用缩写。

(2) 规范药品购入管理,预防产品缺陷引发用药错误。淘汰和不购入药名读音相似、包装相似的药品,使用替代品,避免处方和调剂差错。

(3) 规范操作流程,定期检查落实。

(4) 使用药物评估系统,对收集数据的可靠性和用药错误报告进行评估,制订药品质量改进和安全使用计划。把重心集中在监控高频发生错误的药物使用上,包括抗生素、抗肿瘤药、麻醉药和心血管用药及注射剂(例如氯化钾、镇静剂、肝素钠、利多卡因、硫酸镁和胰岛素等)。

4. **人员培训** 制定新药新知识培训制度,预防因医务人员知识缺失造成的用药错误。

## 岗 位 对 接

### 案例分析

案例:患者,男性,11岁,因皮疹、鼻炎到医药就诊,医师处方氯苯那敏片(扑尔敏)等药,但收费处计价员在向电脑传送处方时,将氯苯那敏片误输入为格列齐特缓释片(达美康),药房药师也发成格列齐特缓释片。患者服用格列齐特缓释片第2日胃口大增,饭量猛增3倍,第3日早上突然嗜睡、口吐白沫,呼之不应,出汗、四肢发冷等情况,父母立刻将其送往被告医院急诊。经检查,患者的血糖大大地低于正常值,医师认为是误服格列齐特缓释片所致低血糖反应。患者经对症治疗后康复。

问题:请问此案例属于用药错误哪种分级?

分析:该例患者用药差错确实发生,差错累及患者,需要住院或延长住院时间,造成暂时性伤害。因此,该例用药错误应定义为F级。

## 考 证 聚 焦

模拟练习

(范高福)

# 项目五
## 治疗药物监测

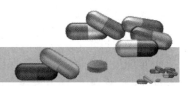

## 一、概述

### (一) 治疗药物监测概念及意义

治疗药物监测(therapeutic drug monitoring,TDM)是使临床用药方案个体化的一种手段。目前临床较普遍的药物治疗方法是按照临床用药的经验或参考书推荐的临床常用的平均剂量给药,其结果是部分患者得到了恰当的治疗,但部分患者却没有得到预期的疗效,或无效,或疗效不佳,有的甚至出现了各种不良反应。产生上述差别的原因主要有患者自身的因素,包括:① 年龄、性别、体重、药物代谢类型以及其他遗传因素。② 疾病状况,影响药物处置的重要脏器,如心脏、肝脏、肾脏等功能的改变,将影响药物的半衰期及清除率,消化道疾病将影响药物的吸收等,进而会影响患者所需剂量的变化。另外,还有外在的因素,如:① 给药方案不合理,如剂量偏大或偏小,给药间隔时间过长或不均等。② 药物剂型、给药途径及生物利用度。不同剂型及给药途径影响药物的吸收,不同厂家或不同批号的产品,可因生物利用度的差异而导致到达体内药量的显著差异。③ 药物相互作用等。其直接后果是患者得不到及时有效的治疗,毒副反应发生的机会增加,甚至延误病情而危及患者的生命。这就要求针对不同的患者要给予适合于该患者的剂量。

TDM 是近 20 年来形成的一个较新的临床药学分支。在药物治疗过程中,通过观

177

察药物疗效,监测患者生物体液(包括全血、血清、血浆或尿液等)中药物及活性代谢产物的浓度,结合药动学及药效学基本理论,指导临床合理用药方案的制订和调整,从而实现最佳的治疗效果,保证药物治疗的有效性和安全性。临床药师开展 TDM 的意义在于:① 密切与患者联系,面对面地服务于患者,有利于患者的合理用药,提高药物疗效,避免不良反应的发生。② 密切与临床医师联系,有利于临床药师参加临床实践,学习和运用临床药物治疗知识,结合治疗药物监测的结果与临床医师共同制订合理的给药方案。③ 有利于发挥临床药师的专业特长,如药物分析中对精密分析仪器的使用,进一步开展临床药理和临床药学的研究,包括临床药代动力学、群体药代动力学及临床药动学和药效学结合等方面的研究。

在我国,早在 20 世纪 80 年代初 TDM 即已开展,随着临床药代动力学的理论和实践知识的发展和深入,分析技术的发展促进了高精密度、高灵敏度和超微量的检测方法的推广和应用,计算机及其相关软件的研发并广泛地运用于药代动力学研究的纷繁复杂的数据处理中,从而以血药浓度作为主要客观依据,用简练的数学公式揭示药物在体内随时间的量变规律,在此基础上制订合理的给药方案,用药代动力学理论指导临床合理用药成为可能,并越来越为广大的临床医师所接受。特别是原卫生部在有关医院分级管理中明确规定:三级医院要求开展血药浓度监测,更促进了 TDM 工作在许多医院得到推广和运用,对临床药物治疗起到了积极的作用。如器官移植术后使用抗排异药,实施 TDM 明显地减少了毒性反应和排异反应的发生率,延长了患者的生存时间。

> **课堂讨论**
>
> 请利用你在药理学课程上所学的知识,简述药物剂量、血药浓度与药物效应之间的关系。

### (二) 需要进行 TDM 的药物

在临床上,需要进行 TDM 的药物仅有一部分(表 5-2),这是因为血药浓度只是衡量药物效应的间接指标,如果某些药物有更直接和更简便的指标来衡量,则不需要进行 TDM,否则不仅增加工作量,也增加患者的医疗费用。例如,对抗高血压药而言,测量血压的变化是衡量药物疗效和调节剂量的最直接的指标。同样,降糖药、利尿药等有相应的血糖、尿量作为衡量药物疗效的指标。不需要 TDM 的药物还有以下情况:有的药物有效血药浓度范围较大,安全范围也较大,医师凭经验也能达到安全有效的治疗目的;有的药物治疗的疗程很短(如仅有 2~3 日),无必要进行 TDM;药物的血药浓度与其疗效无相关性,如氨基糖苷类药在治疗下泌尿道感染时,仅尿药浓度与疗效有关,也不需要进行 TDM。

表 5-2 临床上需进行 TDM 的部分药物

| 药物类别 | 药物名称 |
| --- | --- |
| 抗生素类 | 庆大霉素、妥布霉素、阿米卡星、卡那霉素、万古霉素 |
| 免疫抑制剂 | 环孢素、他克莫司、西罗莫司、吗替麦考酚 |
| 抗肿瘤药 | 甲氨蝶呤 |
| 强心苷类 | 洋地黄毒苷、地高辛 |
| 抗心律失常药 | 普鲁卡因胺、丙吡胺、利多卡因、奎尼丁、胺碘酮 |
| 呼吸系统药 | 氨茶碱 |
| 抗癫痫药 | 苯妥英钠、苯巴比妥、丙戊酸钠、乙琥胺、卡马西平 |
| 三环类抗抑郁药 | 阿米替林、去甲替林、丙咪嗪、地昔帕明 |
| 抗躁狂药 | 锂盐 |
| 抗风湿药 | 水杨酸 |

通常在下述情况下需要进行 TDM。

1. 治疗指数低、安全范围窄的药物，如强心苷类，它们的有效剂量与中毒剂量接近，即血药有效浓度范围与中毒浓度接近，需要根据药代动力学参数和患者的具体病情设计和调整给药方案。

2. 药物中毒或药物无效时所导致的治疗失败均会带来严重后果，如器官移植使用抗排异药物。

3. 有些药物同一剂量可能出现的血药浓度个体差异较大，并可引起患者间有较大的药代动力学个体差异，如三环类抗抑郁药。

4. 具有非线性药代动力学特性，当药物代谢酶或转运载体发生饱和，表现零级动力学过程，尤其是非线性发生在有效血药浓度范围内，此时剂量稍有增加，血药浓度便明显上升，半衰期延长，易产生中毒症状，如苯妥英钠、氨茶碱、普萘洛尔等药物。

5. 患有心脏、肝、肾和胃肠道等脏器疾病，可明显影响药物的吸收、分布、代谢和排泄时，需要进行监测。如使用主要经肝代谢消除（利多卡因、氨茶碱等）或肾排泄（氨基糖苷类抗生素等）的药物时。

6. 某些药物长期使用后产生耐药性，剂量与预期疗效明显不相关；某些药物诱导（或抑制）肝药酶的活性而引起自身药效降低（或升高），以及原因不明的药效变化。

7. 某些药物的中毒症状与剂量不足的症状类似，而临床又不能明确辨别，如普鲁卡因胺治疗心律失常时，过量也会引起心律失常，苯妥英钠中毒引起的抽搐与癫痫发作不易区别。

8. 合并用药产生相互作用而可能影响疗效时。

9. 有时用药目的也决定了是否需要监测血药浓度，如氨基糖苷类药物用于严重感染常需监测，而低剂量用于轻度感染和尿路感染时不必监测，因后者中毒危险小，治疗失败不会带来严重后果。

10. 其他。个别患者长期用药的不依从性，确定其是否按医嘱服药；药物过量引起的中毒的诊断和处理；医疗事故并涉及药物而做的法律鉴定等。

### （三）重要药物的有效血药浓度范围

有效血药浓度范围是指最小有效血药浓度至最小中毒浓度之间的血药浓度范围，由于各种个体因素的差异对血药浓度和药物效应的影响，因此该范围与无效浓度或中毒浓度有部分交叉重叠。有效血药浓度范围反映了大多数人血药浓度的有效范围，它是一种统计学上的结论，即在临床上许多观测数据的基础上得到的，并能证明对大多数患者有效或能耐受的血药浓度的范围，又称为"治疗窗"，也可称为群体血药浓度或群体目标浓度。目前已经有不少药物通过大量临床观测得出较可靠而稳定的有效血药浓度范围，但由于不同的文献所列数据可能不完全相同，因此也只是参考范围（表5-3）。

表5-3 临床 TDM 的药物有效血药浓度和中毒浓度范围

| 药物名称 | 有效血药浓度范围 | 中毒浓度范围 |
| --- | --- | --- |
| 卡马西平 | 4~10 μg/ml | >15 μg/ml |
| 地高辛 | 0.8~2.0 ng/ml | >2.6 ng/ml |
| 苯巴比妥 | 15~40 μg/ml | >50 μg/ml |
| 丙戊酸 | 50~100 μg/ml | >100 μg/ml |
| 苯妥英钠 | 10~20 μg/ml | >25 μg/ml |
| 乙琥胺 | 40~100 μg/ml | >50 μg/ml |
| 扑米酮 | 5~15 μg/ml | >18 μg/ml |
| 碳酸锂 | 0.6~1.2 mmol/L | >2.0 mmol/L |
| 丙咪嗪 | 0.2~0.3 μg/ml | >0.5 μg/ml |
| 乙醇 | | >100 mg/dl |
| 利多卡因 | 1.5~5 μg/ml | >5 μg/ml |
| 丙吡胺 | 2.0~5.0 μg/ml | >7.0 μg/ml |
| 普鲁卡因胺 | 4~10 μg/ml | >12 μg/ml |
| 奎尼丁 | 2~5 μg/ml | >5 μg/ml |
| 氨茶碱 | 10~20 μg/ml | >21 μg/ml |
| 庆大霉素 | 峰:4.0~10 μg/ml<br>谷:0.5~2 μg/ml | >12 μg/ml |
| 万古霉素 | 峰:30~40 μg/ml<br>谷:5~10 μg/ml | >80 μg/ml |
| 水杨酸盐 | <20 mg/dl | >30 mg/dl |

续表

| 药物名称 | 有效血药浓度范围 | 中毒浓度范围 |
|---|---|---|
| 对乙酰氨基酚 | 10~30 μg/ml | 给药后 4h：>300 μg/ml<br>给药后 12h：>50 μg/ml |
| 甲氨蝶呤 | 24h：<5 μmol/L<br>48h：<0.5 μmol/L<br>72h：<0.05 μmol/L<br>或 0.2~1.0 μg/ml | 72h 后：>0.05 μmol/L |

大多数患者用药后如在有效血药浓度范围则表现为治疗作用,如超出此范围则可能出现无效或产生毒性反应。即使同一患者,也会受自身病理变化及药物相互作用等因素影响,致使血药浓度与药物效应的相关性发生改变,虽在原有的有效血药浓度范围内,也可能出现无效或产生毒性反应。如服用苯妥英钠的患者同时使用中枢镇静剂,则治疗浓度会发生改变而产生毒性反应。

应当指出,有效血药浓度范围是统计学上的数据。对不同的个体而言,由于存在产生个体差异的多种因素,因此需要通过 TDM 找到适合于该个体的血药浓度,又称为药物的个体治疗浓度或个体目标浓度(目标浓度的实测值)。血药浓度目标值(目标浓度的预测值)亦可根据具体的病情和药物治疗的目标效应设定,再根据实测值调整给药方案,最终实现给药方案个体化、合理化的目标。

## 二、治疗药物浓度监测的实施

TDM 的主要流程为:① 申请;② 取样;③ 样本测定;④ 数据处理;⑤ 结果解释。

### (一) 申请

TDM 的申请主要应由患者的主管医师或所在病区临床药师负责,根据临床指征决定是否需要进行。申请时需要填写申请单。申请单填写内容应尽可能详细完整,以利于结果分析时作为参考,其中包括患者的一般情况,疾病诊断和主要病情(包括合并症),需要监测的药物,用药的详细情况,特别是监测药物的剂量、用药时间与间隔、合并用药的情况,检测的目的和要求,检测样本的体液名称与采集时间及采集前的用药时间等。申请单可随同采集的样本同时送达治疗药物监测实验室,亦可先期送达。但必须注意两者编号应一致,不得混淆。

### (二) 取样

取样又称为采集样本,主要是采集体液样本,包括血液、尿液、唾液、脑脊液等,通常采集血液样本较多,因药物不和血浆纤维蛋白结合,故血浆和血清中药物浓度基

▶ 视频

血药浓度监测及个体化给药方案的制订

本是相同的,为避免抗凝剂与药物发生化学反应及干扰测定,一般测定血清的药物浓度,但有的药物如环孢素因与红细胞结合较多(约是血浆的两倍),则主张使用抗凝剂,以测定全血中的药物浓度。此外,在特殊情况下可采集其他体液样本。

1. 取样时间的选择　取样时间的选择关系到所测的血药浓度数据能否准确判断药物的选择剂量是否合适,判断产生疗效或发生毒性反应的可能性。取样时间选择的依据应根据药物药代动力学特点,药物疗效产生和维持时间及毒性反应可能发生的情况等,通过不断地摸索,从而找到最合适的取样时间点。

(1) 取样频度的选择(即在某个疾病的不同阶段取样的次数)　对因患某些疾病需要长期用药的患者,在用药初始阶段,一方面为了尽快控制病情,同时减少不良反应的发生,另一方面为了摸索到合适的给药剂量和制订合理的给药方案,可适当增加取样的次数。待病情得到控制,用药处于维持量阶段,则可适当减少取样的次数。

(2) 每次取样具体时间的选择　通常选择监测药物的峰浓度或谷浓度的时间。测定峰浓度主要是针对单剂量给药时,半衰期或疗程较短的药物,或发生较严重的不良反应的情况下,在其达到峰值浓度时采取血样。单剂量给药时也可选择药物在平稳状态时取血,如口服地高辛 2 h 内达到峰浓度,6~8 h 后血药浓度平稳,故可选择在首次给药后 6 h 取样,此时获得的数据可用于估算分布容积。

测定谷浓度主要是针对多剂量给药,通常在血药浓度达到稳态后采血,以考察此时血药浓度与目标浓度的符合程度,在口服或注射给药时,谷浓度是指下一次给药前取样所测的浓度,一般在早晨服药前采血样本。由于大多数药物为多剂量给药,如卡马西平、丙戊酸等,故可测其谷浓度。地高辛的半衰期较长(约 36 h)至少需要经过 1 周才能到达稳态血药浓度,则取样应选择在 1 周后进行,此时方能得出较准确的清除率,再计算其维持剂量。

如果疑似患者出现药物中毒反应或在急救时,可以根据需要随时采血样本。

2. 样本采集注意事项

(1) 严格地按时间服药和采血,并准确地加以记录,由于体内药代动力学过程是一个随时间而变化的动态过程,服药和采血的时间不准确,势必使检测所获得的数据不准确,从而无法对药代动力学参数进行计算和评估。

(2) 样本采集后需立即由专人送达检测实验室进行检测,并做好样本的交接和核对工作,在样本运送过程中,要防止发生溶血、凝血、分解等,否则会影响检测结果。样本接收后即予以编号记录,并尽快进行检测。

(3) 样本采集时使用专用试管,不能和其他试管混用,并注意是否需要抗凝处理,有的药物易被塑料试管吸附管壁,应避免使用。

(三) 样本测定

样本测定是 TDM 中极其重要的环节,分析结果的正确与否是关系到 TDM 成败的关键,错误的分析结果所带来的治疗上的误导,其后果比不分析更严重。因此,应正确地掌握样本测定的方法,以保证样本测定的质量。

1. 样本测定的目标物

(1) 原形药物的浓度  目前主要是测定样本中的原形药浓度。血液是 TDM 最常用的体液标本,不仅由于血液采集容易,而且血药浓度能较好地反映靶部位游离药物的浓度,与药物效应也具有良好的相关性。通常血液中可测定血清或血浆的药物浓度,由于两者的区别仅在于后者含有纤维蛋白原,因此对于大多数药物的测定,两者是一致的。有些药物主要浓集于红细胞中,全血中浓度能更好地反映药效,因而监测的是全血中浓度,如环孢素。

常规测定的血药浓度包括与血浆蛋白结合的和游离形式在内的血中药物总浓度。一般情况下,由于药物与血浆蛋白结合是可逆的,而且结合率相当恒定,因而测定药物的总浓度可反映有效的游离药物的浓度。在某些情况下,对血浆蛋白结合率较高的药物,游离药物浓度的监测非常必要。例如,苯妥英钠的血浆蛋白结合率为 90% 以上,患有低蛋白血症时,血浆蛋白结合率降低,此时,患者的血药总浓度未有大的变化,而游离药物浓度却大大地增加,易发生毒性反应。测定游离药物浓度的技术难度较大,目前常用的测定方法有平衡透析法、超速离心法、凝胶过滤法、超滤离心法等,其中最常用的为超滤离心法。另外,唾液中蛋白质含量低,有时也可通过测定唾液中的药物浓度推测血液中的药物浓度。

(2) 药物的活性代谢物浓度  除前体药物外,一般情况因活性代谢物浓度较低,不需要检测。当活性代谢物浓度较高、活性较强或肾功能有障碍时,需测定活性代谢物浓度。如普鲁卡因胺在体内迅速转化为 $N$–乙酰普鲁卡因胺,后者有原药 50% 的抗心律失常作用,有人主张应同时测定普鲁卡因胺及 NAPA 的浓度。此外,胺碘酮能产生活性代谢物 $N$–去胺碘呋酮、吗替麦考酚酯能产生活性代谢物霉酚酸等。

(3) 药物对映体的监测  药物对映体是指分子结构中具有一个或一个以上手性中心的化合物,相应药物称为手性药物。构成对映体的两个光学异构体在普通条件下的理化性质和旋光相同,由于旋光方向不同,因此生理生化作用也不同。立体异构体的药代动力学和药效学特性是不同的。一般认为,手性药物中活性高的对映体称为优对映体(eutomer),活性低或无活性的对映体称为劣对映体(distomer)。手性药物中对映体间药效学上的差异较复杂,如与手性中心连接的基团按由大到小排列的顺序区分,顺时针方向为 $R$ 型对映体,逆时针方向为 $S$ 型对映体,因而它们的药物效应就有明显的不同,如 $S$ 型萘普生的主要药效比 $R$ 型强 35 倍;扎考必利(zacopride)$R$–(−)为 5–HT$_3$ 受体拮抗剂,$S$–(+)为激动剂,药理作用完全相反;麻醉药氯胺酮,其副作用主要由 $R$–对映体产生;$S$–(−)普萘洛尔具有高度的立体选择性,β 受体阻滞活性比 $R$–(+)强 100 倍等。有关手性对映体的人体药代动力学和药效学的研究正在深入开展。

2. 样本测定方法的发展  TDM 的兴起与发展是与药物分析方法和技术的不断

创新分不开的。样本测定的方法很多,每种方法都有其特点,实际应用中可根据需要和条件加以选择。

(1) 光谱法　光谱法是 20 世纪 60 年代初最早用于 TDM 的方法,包括紫外分光光度法和荧光分光光度法,具有设备简单、费用低廉的优点,但操作烦琐、灵敏度低、专一性差,易受到体液中其他组分的干扰,故使用受到限制。

(2) 色谱法　色谱法是发展较快的一种药物分析技术,主要有气相色谱法(GC)、高效液相色谱法(HPLC)等。色谱法的共同特点是分离度好、灵敏度高、专属性强,可以同时测定几种药物,HPLC 方法在血药浓度测定中的应用最为广泛。缺点是样品处理较为复杂,耗时较长,当临床救治患者急需检测结果时则不适用。

近年来,色谱 - 质谱联用技术发展很快,尤以液质联用法(LC-MS、LC-MS-MS)应用更多,液质联用法利用色谱分离能力强而质谱技术灵敏度高,并能确定分子结构的特点,对 TDM 微量测定分析尤其是药物代谢物的分析具有很强的优势,已成为生物样本中小分子定量分析的金标准,是最具潜力的 TDM 分析技术。由于仪器价格高,在国内各医院 TDM 部门普及率较低。此外,高效毛细电泳法在手性药物的血药浓度监测方面具有特殊的优势。

(3) 免疫法　包括放射免疫法(RIA)、荧光免疫法(FIA)、游离基免疫法(FRAT)、酶免疫法(EIA)、荧光偏振免疫法(FPIA)等,其中 EIA 法包括微粒子捕捉酶免疫法(MEIA)和酶联吸附免疫分析法(ELISA)。

目前国内应用较多的是 FPIA 法和 MEIA 法。免疫测定法的基本原理一样,即标记药物通过与样品中待测药物竞争与抗体结合,形成标记药物(标记抗原)- 抗体复合物,该复合物的量与所加入的待测药物量有关。各种免疫测定法之间的区别仅在于使用的标记物以及对取出来的标记物所采用检测方法不同。

### 3. 样本测定的主要步骤

(1) 生物样品的预处理　样品的预处理依据样品的种类而采取不同的方法,血浆或血清需除去蛋白,使药物从蛋白结合物中释出,尿液样品则采用酸或酶水解使药物从结合物释出,当药物以原形在肾中排泄时,可简单地用水稀释一定倍数后进行测定,唾液样品则要采用离心沉淀的方法除去黏蛋白。根据测定方法的专属性、分离能力、检测系统对不纯样品污染的耐受程度的不同,决定样品预处理是否需要纯化及纯化的程度。

1) 去蛋白处理:测定生物样品如血样中含有大量的蛋白质,在测定过程中蛋白质能形成泡沫、浑浊或沉淀,还引起污染仪器或恶化测定条件等,因此去蛋白处理是生物样品测定前常采用的预处理方法。

常用的方法有在生物样品中加入与水相混溶的有机溶剂、酸性沉淀剂、中性盐或含锌盐及铜盐的沉淀剂等,再经过一系列处理达到去蛋白的目的。

2) 结合物水解:药物在体内发生代谢反应后,可形成葡糖醛酸苷及硫酸酯等结合物,尤其尿液中大多为结合状态存在的药物,极性大,不易被有机溶剂提取,通常需将样品做水解处理,使结合物中的药物或代谢物游离出来。常用酸水解的方法。

3) 生物样品的萃取分离与浓集:生物样品中药物浓度一般都比较低,仅仅用去蛋白、水解等方法去除大部分的内源物质、代谢物或其他药物的干扰,可能达不到分析的灵敏度,因此样品的前处理中应将介质中大量的杂质去除,并提取出低浓度的被测药物,同时浓集药物或代谢物的浓度也是非常重要的一步。

下列提取法是应用最多的分离纯化方法,包括液 – 液提取法和液 – 固提取法。

液 – 液提取法(liquid–liquid extraction,LLE):大多数药物是亲脂性的,在适当的有机溶剂中溶解度大于在水相中的溶解度,而血、尿样中大多数内源性杂质是极性较强的水溶性物质,因此可用有机溶剂提取以去除大部分杂质,药物经浓集后可作为分析用样品而进行测试。

液 – 固提取法(liquid–solid extraction,LSE):LSE 目前已广泛地用于生物样品的萃取,这种方法是将固体材料作为固定相填入小柱中,用溶剂淋洗后,将生物样品通过固定相时各组分具有不同的亲和性,一些组分受到“分配”或“吸附”作用而滞留在固定相上,当使用流动相冲洗时,按组分洗脱的难易,将其依次携带出柱,达到分离的目的。

(2) 药物分析方法学确证　由于生物样品取样量少、药物浓度低、内源性物质的干扰及个体差异等多种因素影响生物样品测定,为了保证方法的可靠性,必须建立生物样品分析方法,并对方法进行确证或考核。

1) 特异性:必须证明所测定的物质是原形药物或特定的活性代谢物,内源性物质和相应的代谢物及同时服用的其他药物不得干扰样品的测定。色谱法要提供空白样品色谱图、空白生物样品外加标准物质色谱图及用药后的样品色谱图。

2) 标准曲线与最低定量限:建立标准曲线至少要 5 个浓度点,使用与待测样品相同的生物介质,线性范围要能覆盖全部待测浓度,不允许将线性范围外推求算未知样品的浓度。标准曲线不包括零点。所测定物质的浓度与响应值的相关性,用回归方程评价,一般要求相关系数 $r \geq 0.99$。标准曲线高低浓度的界限称为线性范围,在线性范围内浓度测定结果应达到实验要求的精密度和准确度。

最低定量限(lower limit of quantitation,LLOQ)是标准曲线上的最低浓度点,也称为灵敏度,表示测定样品中符合准确度和精密度要求的最低药物浓度,要求 LLOQ 至少能满足测定 3 ~ 5 个半衰期时样品中的浓度或 $C_{\max}$ 的 1/10~1/20 的药物浓度。

3) 精密度与准确度:要求选择 3 个浓度的质控样品同时进行方法的精密度和准确度考察,低浓度选择在最低定量限(LLOQ)附近,高浓度在标准曲线的上限附近,中间选一个浓度,每一个浓度测定 5 个样品。精密度用质控样品的日内(批内)和日间(批间)相对标准差(RSD)表示,一般 RSD 应小于 15%,在 LLOQ 附近 RSD 应小于 20%。准确度是指用特定的方法测得生物样品浓度与真实浓度的接近程度,可用相对回收率表示,即采用"回收试验"或"加样回收试验"得到的药物自样品中的回收率。一般在 85%~115%,在 LLOQ 附近应在 80%~120%。

4)提取回收率:又称为绝对回收率,应确定高、中、低 3 个浓度的提取回收率。它是预处理(提取)过程的回收率,反映样品预处理过程中组分丢失的情况,是评价萃取方法优劣的指标之一。要求这种回收率应精密且重现性好,一般要求其值在 70%~100%。

5)样品稳定性:对含药物生物样品在室温、冰冻和冻融条件下以及不同存放时间进行稳定性考察,以确定生物样品的存放条件和时间。

6)质控样品与质量控制:质控样品是将已知量的待测药物加入生物介质中配制的样品,用于质量控制。质量控制:应在生物样品分析方法确证完成后开始测试未知样品,每个未知样品一般测定一次,必要时进行复测。每批生物样品测定时应建立新的标准曲线,并平行测定高、中、低 3 个浓度的质控样品。质控样品测定结果的偏差一般应小于 20%。

(3)在 TDM 中常用的分析方法

1)高效液相色谱法(HPLC)和液质联用法(LC–MS):高效液相色谱法在血药浓度测定中的应用最为广泛,主要是用于药代动力学的研究和生物等效性的试验,而近几年来液质联用(LC–MS)发展很快,它结合了色谱分离能力强而质谱检测灵敏度高,可以确定分子结构的特点,特别对微量药物(ng 级、pg 级)的分析,包括对代谢物的分析发挥了重要的作用。其基本原理是利用 HPLC 预先将被测组分分离开,然后在质谱仪进样,含被测组分的流动相从色谱柱出来后经过接口,将被测组分的分子蒸汽导入质谱仪的电离室,转变成快速运动的正离子流,再按照各离子质量电荷比大小,在质量分析器中分离成单离子流,并由记录器记录成质谱峰,选择样品或内标色谱峰的特征离子分别监测,重复扫描,得到由离子强度 – 扫描时间组成的色谱质谱峰,由此可计算样品待测组分的含量。

2)酶免疫法(EIA):在 TDM 中酶免疫法(EIA)常用的检测方法是微粒子捕捉酶免疫法(MEIA),它在临床上主要用于测定免疫抑制剂他克莫司(FK506)的血药浓度,测定原理是包埋了抗体的微粒珠试剂与待测样品混合,经温育后再加入碱性磷酸酶标记的样本,形成抗体 – 抗原 – 酶标记抗体复合物,然后将其转移到玻璃纤维柱上,用缓冲液洗涤,没有结合的抗原、酶标记抗体被洗涤,结合抗原抗体的塑料珠则被保留在纤维柱塑膜的上方。此时,加入反应底物 4– 甲基酮磷酸盐(4–Mup)后,酶标记抗体上的碱性磷酸酶将 4–Mup 分解,脱磷酸后形成甲基酮,它在激发光的照射下,发出信号很强的荧光,经过处理和分析,可精确计算出待测样品中 FK506 的含量。

MEIA 的特点:因微粒子包埋抗原 / 抗体效率高,酶发光反应指示信号强,酶反应初速度测定孵育时间短,故具有血液样品需量少,多个样本同时测定,准确度、精密度高,测定速度快等优点。

3)荧光偏振免疫法(FPIA):荧光偏振免疫法用于 TDM 具有直接测定抗原抗体反

应,准确度高,重复性好,样品不需特殊处理,操作简单,试剂稳定,自动化程度高的特点,适用于临床要求快速出结果的要求,荧光偏振免疫分析仪(以美国雅培公司出品的 TDX 分析仪为例),主要部件为溶液分配系统、免疫反应盘、荧光偏振计及电脑操作系统等组成,目前使用的单克隆抗体比初期的多克隆抗体的准确性和专一性都有了较大的改善,缺点在于受药物抗体种类的限制,某些需进行 TDM 的药物没有相应的抗体。它可供检测的样品品种多达几十种。

荧光偏振免疫法是利用荧光偏振及抗原、抗体结合的免疫反应原理测定体内药物浓度的方法,所使用的 FPIA 试剂盒包括荧光素标记药物(标记抗原,F-Ag)和抗体(Ab)。两者在试管内混合后形成抗原抗体结合物(F-Ag-Ab),改变标记抗原的荧光偏振度。偏振度的改变程度与 F-Ag-Ab 的浓度成正相关。如果试管内加有血样,其中的药物抗原(Ag)将与标记抗原 F-Ag 竞争抗体,生成 Ag-Ab 复合物,而使 F-Ag-Ab 的生成量减少。血药浓度越高,Ag-Ab 生成越多,F-Ag-Ab 生成越少,荧光偏振度的改变越小,亦即待测样品中药物浓度与其荧光偏振度的改变成反比关系。这一关系成为定量测定药物浓度的基础。

4. 样本测定的质量控制　TDM 的主要目的是制订合理的给药方案。血药浓度测定的准确性直接影响给药方案的质量,如何做到测试结果的准确性,除了做好药物分析本身的方法学考察或确证,如建立标准曲线,进行精密度、回收率和准确度考察外,还需建立一套科学的质量控制体系,将测定的误差降低到最低水平,或临床允许的水平,以保证药物分析的质量。

全面质量控制包括室内质量控制和室间质量控制两大部分,室内质量控制是室间质量控制的基础,室间质量控制或称室间质量评价是检验室内质量控制效果的手段,两者交替结合使用,就能使测定的质量逐步提高,从而达到确保血药浓度测定的准确性。

(1) 室内质量控制　为预防性室内质量控制和回顾性室内质量控制。预防性室内质量控制主要包含:① 加强实验室管理,建立健全实验室规章制度和各种管理规范,建立系统的标准操作规程(SOP);② 仪器设备的管理和维护,建立操作卡、仪器状态和使用记录卡,仪器设备定期检查校正;③ 建立岗位责任制和人员培训制度提高人员素质;④ 加强试剂药品的管理,做好检测样品的交接记录;⑤ 测定方法的选择和建立,需论证其准确性和可行性,特别是方法学评价,各项指标是否达到要求,最终使血药浓度的测定方法达到统一化和标准化。

回顾性室内质量控制主要是通过对被监测药物反复测定其质控血清和绘制质量控制图的方式,以发现测定误差和误差程度,从而及时进行分析和纠正误差。

1) 质控血清(质控样品,QC 样品):是室内和室间质量控制必不可少的基本物质,用空白血清加需要质控的药物(标准品)制成,质量好坏直接影响质控的效果,合格的质控血清需要具备一系列的条件,通常根据治疗浓度范围设定高中低三个浓度。

2) 质量控制图及其绘制:质量控制图的作用是对监测结果进行预防性和回顾性

质量控制,以预防性质量控制为主要目的,因而在日常监测工作中要及时绘制质控图,并根据质控图对监测结果加以判断是否符合要求。质控图绘制的基本方法是先画一坐标轴,将质控样品浓度(指定值 – 靶值)标在纵坐标居中位置,通过此点作一与横坐标平行直线,称为靶值线。然后,再在纵坐标上标出靶值的 ±10% 和 ±15% 的 4 个点(该比例为一般范围,实际以不同的样品要求而定),通过这 4 点作与横坐标平行的 4 条虚线,分别表示上下的"警戒线"和"失控线",正常质控样品测定值的点应随机地分布在靶值线及其上下部位,即在 ±10% 以内为"满意",如在 ±10% 与 ±15% 之间,则应引起警惕。当天结果可发出报告,如超出 20% 则为失控,表示测定失败,应找出原因,重新测定。此外,如测定值的数个点存在漂移或"趋势性变化",即在某一时间段,测定值的点均在靶值线上方,而另一时间段,测定值的点又均在靶值线下方;或不同操作人员其测定值的点分布呈规律性偏差等,提示存在系统误差。尽管每次测定值在允许质控偏差范围,但仍应寻找和排除产生误差的影响因素。

(2)室间质量控制 室间质量控制是由专门机构(如质控中心)组织多个参加质控的实验室共同进行的,亦属于回顾性质量控制。在科学的基础上,确保不同实验室,不同操作者,用不同检测方法得到的检测结果准确一致。该项工作的开展对防止实验室间的误差、准确评价药物的有效血药浓度、准确地收集群体数据、推动 TDM 和群体药动学的研究,从而进一步提高临床合理用药的水平,具有重要的意义,每个实验室都有义务和责任主动积极地参与。

室间质量控制的主要程序是先由质控中心用制备好的质控样品作为质控物分发到各个实验室,要求在规定的同一时间测定,并注明检测方法。然后,各实验室将测定结果在规定的日期前反馈给质控中心,质控中心进行统计学分析和评价,再将最终结论(以打分形式)通报给各实验室,以便各实验室了解和评价本室检测工作是否合格,并采取相应的措施。

质控样品即质控血清可用 15% 乙二醇小牛血清配制而成,其优点是无菌小牛血清基质与人血清相似,可达到同样的效果,且无携带肝炎病毒和人免疫缺陷病毒(HIV)的风险,适用于药物检测的质控品,其中乙二醇为防腐剂。常用的质控样品有氨茶碱、苯巴比妥、卡马西平等几种药物,稳定性良好,易于配制,使用方便,作为质控品在 2~8℃保存至少可使用两年。

做好室间质量控制的关键首先是质控中心要保证质控样品的质量,与此同时,各实验室要做到以下几点:做好室内质量控制,这是工作的基础;要有质控意识,重视质控;要按要求及时测定质控样品,按时反馈结果;对检测结果的通报要及时总结,如有不合格情况应查找原因,采取措施加以纠正。

### (四) 数据处理

样本检测结果得到后,应立即将所测的血药浓度等数据予以记录,如属常规的血药浓度监测,应尽快在规定时间内向临床医师或患者发出报告单,并配合临床医师对数据加以分析和评价,结合疗效和可能发生的不良反应,以决定是否及时调整给药方案。

如是初次给药患者,根据临床需要,进行个体化的给药方案的设计,确定给药的初始剂量(或负荷量)维持量、给药次数和间隔等,则要将所测的血药浓度数据(通常有 2 个以上数据)进一步处理,包括模型拟合、药代动力学参数的估算等,最终设计出符合该患者需要的个体化给药方案。

### (五) 结果解释

1. 收集相关信息　治疗药物监测不仅是向临床医师报告血药浓度检测的结果,同时也要进行结果解释和向临床提供咨询服务,以达到合理化和个体化用药目的。要做好结果解释工作和向临床提供咨询服务,在事前要尽可能多地收集掌握相关资料、了解使用监测药物的患者的基本情况(病理和生理状况),特别是有无影响药物与血浆蛋白结合率的因素存在、患者的用药情况、监测药物的群体药动学参数和有效血药浓度范围、对该患者预期的治疗浓度或目标浓度以及了解该药的剂量-血药浓度-效应间的相关性和影响因素,这是做好治疗药物监测的基础和先期工作。其中主要包括患者的如下相关信息。

(1) 年龄　因一些重要的药代动力学参数如分布容积、半衰期等与年龄有相关性。

(2) 体重与身长　与计算药物的剂量、分布容积、清除率等参数有关。

(3) 诊断、病史和用药史。

(4) 使用被监测药物的情况(剂量、给药间隔、用药时间、采血时间)　在计算药代动力学参数及评价血药浓度结果的准确性时需要参照这些数据。

(5) 合并用药　许多药物具有药酶诱导或抑制作用,合并使用时可显著改变其他药物的药代动力学性质,致使血药浓度变化异常。此外,还可避免有些合并用药对分析方法的干扰。患者的一些嗜好如吸烟、饮酒等亦可能与药物发生相互作用,应予以记录。

(6) 疾病状况及对肝肾功能的影响　肝肾功能受损,药物的消除减慢,导致血药浓度升高。胃肠道疾病影响口服药物的吸收,导致血药浓度下降。

(7) 患者接受药物治疗的依从性　由于 TDM 的广泛开展,发现许多临床药物治疗失败的原因是患者本身不按照医嘱服药引起的,即为"非依从性",所以一旦发现血药浓度有"异常"时,首先应考虑患者服药的依从性问题。

因上述情况都是影响血药浓度和药代动力学参数变化的重要因素,应将当前监测药物的血药浓度检测结果及与前次结果进行比较,并结合上面列出的基本情况进行综合分析,分析血药浓度与药效、毒性之间的关系,肝肾功能对药动学的影响,根据血药浓度及估算的药动学参数,进行个体化的给药方案设计和调整。随时准备提供临床咨询及有关信息,包括药物治疗浓度范围,潜在中毒浓度范围,药动学参数,及可能影响药动学病理生理因素,测定结果的准确性如何,有无其他影响因素存在等。

2. 检测结果及处理　血药浓度检测结果可能出现下列情况并需进行相应处理。

(1) 在有效血药浓度范围内或达到预期的目标浓度。如环孢素在肾移植术后不同的时间内其血药浓度达到预期值的要求,此时若无其他情况,单纯地向临床医师发出报告即可。

(2) 不在有效血药浓度范围内,即可能在中毒浓度或在无效浓度范围,则必须立即向临床医师发出报告,同时综合上述患者的基本情况考虑各种可能性,如肝肾功能对药动学的影响,药物相互作用对血药浓度的影响等,向临床医师提出建议和警示以提请注意并采取必要的措施如及时调整剂量。也有少数患者血药浓度虽略高于或低于有效血药浓度临界范围,却显示较好的临床疗效,考虑到个体差异,此时则不必强求做剂量调整。

(3) 虽在有效血药浓度范围内,但未达到预期的目标浓度;或者从临床反馈的信息获知患者出现了药物毒性反应或未达到预期疗效,此时也应综合患者的情况考虑,同样也要考察肝肾功能个体差异及药物相互作用等因素对血药浓度的影响,并立即与临床医师共同研究调整和制订新的给药方案。总之,当血药浓度的实测值与预期值不相符时,除从自身检测误差找原因外,应考虑到以下原因:如患者是否按医嘱服药(即依从性如何);肝肾功能状况是否影响药物清除速度;血浆蛋白结合率有无改变;分布容积比预计的大小;药物的生物利用度有无改变及其影响因素,药物的相互作用以及上述提及的各种因素等。此外,针对临床医师对血药浓度检测结果所反馈的各种信息、质疑、建议、要求等进行分类,查阅文献资料,了解病情,分析、评估,进行综合判断,从而向医患双方提供较全面而准确的咨询服务,进而调整给药剂量,给药间隔,给药次数,改变剂型;纠正不合理用药,如不合理的联合用药;检查肝肾功能及其他必要的检查项目,以确定是否构成对血药浓度影响的因素;制订药物过量中毒的救治方案等。

## 三、个体化治疗方案的制订

### (一) 概述

目前,在我国许多医院已经将个体化治疗方案的制订作为开展临床药学服务工作的重要内容,对指导临床合理用药发挥了积极作用。个体化治疗方案的制订的过程,首先是根据临床诊断和病情选定最合适的治疗药物,制订初步的给药方案并给药,若干次给药以后,通过 TDM 获得个体的药动学参数,借以及时调整给药方案,最终设计出该药的最佳给药方案,包括剂型、给药途径、剂量、给药间隔及时间、疗程等。最佳给药方案可以在药物作用部位产生最佳治疗浓度,从而产生最佳疗效和最小的毒副作用。

### （二）制订个体化给药方案的基本方法

1. 初步给药方案的制订　初步给药方案的制订,主要是根据临床诊断和病情选定最合适的治疗药物,确定明确的目标血药浓度范围及有关的药代动力学参数。药代动力学模型和参数可参照文献报道的群体药动学,并且针对不同的给药途径,选择相应的计算公式,从而确定药物在静脉注射、静脉滴注、血管外给药等情况下的用药剂量、给药间隔、滴注速度等的计算方法。

2. 给药方案调整　依据所检测的血药浓度数据,可运用下列方法,计算药代动力学参数和调整给药方案。

（1）稳态一点法　属一级消除动力学的药物当多次用药血药浓度达到稳态水平时,采一次血样测定血药浓度,此时,血药浓度和剂量间存在比例关系,如果该浓度与目标浓度相差较大,可根据下式对原有的给药方案进行调整。

$$D'=D \times C'/C$$

式中,$D'$ 为校正剂量,$D$ 为原剂量,$C'$ 为目标浓度,$C$ 为测得浓度。

需注意,使用该公式的条件是血药浓度要与剂量呈线性关系;等血药浓度达到稳态后才能进行采血,通常在下一次给药前采血,所测得的浓度即为谷浓度。

例:某哮喘患者口服茶碱,每 8 h 一次,每次 100 mg,两日后测得谷浓度为 4.2 μg/ml,试调整至合适剂量。

解:茶碱的 $t_{1/2}$ 为 7.7 h,因此,两日后已达稳态浓度。

茶碱的最低有效浓度一般为 7 μg/ml,因此设 $C'=8$ μg/ml,原剂量 $D'=100$ mg × 3,测得浓度 $C=4.2$ μg/ml,

则 $D'=100 \times 3 \times 8/4.2=571$ mg

若按每日 3 次给药,则该病人可改为每 8 h 服药一次,每次 200 mg。

此方法简便易行,缺点是对于半衰期长的药物需耗费较长的时间。

（2）重复一点法　对于一些药代动力学参数偏离正常值或群体参数变异较大的患者,要使剂量个体化,往往需要根据其个体药动学参数值来设计给药方案。通常方法是在给药后采取一系列血样,测定血药浓度并据此拟合相应的房室模型及算出药动学参数。虽然求得的参数较全面、准确,但费时费力,不便采用。在 1978 年提出了简便的方法,即重复一点法（repeated one-point method）。利用此方法只需采血两次,即可求算出与给药方案相关的两个重要参数:消除速率常数（$K$）和表观分布容积（$V_d$）。

具体方法:给予患者两次试验剂量,每次给药后采血一次,采血时间须在消除相的同一时间。准确测定两次血样的浓度,按下式分别计算 $K$ 和 $V_d$。

$$K=\frac{\ln \dfrac{C_1}{C_2-C_1}}{\tau}$$

$$V_d = \frac{De^{-K\tau}}{C_1}$$

式中,$C_1$ 和 $C_2$ 分别为第一次和第二次所测血药浓度值为试验剂量,$\tau$ 为给药间隔时间。

例:给一位患者静脉注射某药物试验剂量 100 mg,6 h 后采血,然后立即给予第二次剂量 100 mg。同样,在第二次给药后 6 h 采第二个血样。测得 $C_1$ 和 $C_2$ 分别为 1.65 μg/ml 和 2.5 μg/ml,求 $K$ 和 $V_d$。

解:$C_1$=1.65 μg/ml,$C_2$=2.50 μg/ml,$\tau$=6 h

$K = \ln\left[\,1.65 \div (2.50-1.65)\,\right] \div 6$

$\quad = 0.111/h$

$V_d = \dfrac{De^{-K\tau}}{C_1}$

$\quad = 100\, e^{-0.111 \times 6} \div 1.65$

$\quad = 31.14\ L$

即求得该患者的 $K$ 和 $V_d$ 分别为 0.111/h 及 31.14 L。

说明:

1) 该方法只适合于第一、第二次给予试验剂量,而不能在血药浓度达稳态时使用。

2) 血管外给药时,应注意在消除相时采血。

若已经给药后未取到第一、第二次血样,则本法不能用。血样测定要求准确,否则计算的误差较大。

另外,本方法的计算中引入了两个药动学参数,即消除速率常数($K$)和表观分布容积($V_d$)。当患者有肥胖、水肿、心肌梗死、肝肾功能不全和低蛋白血症等时,$V_d$ 可有较大的变化,肝肾功能不全时还会引起 $K$ 的变化,这些都会影响计算的结果。

(3) Bayesian 反馈法　稳态一点法和重复一点法虽然简便,但对样本采集时间、患者的身体状况等因素有较高的要求,因而应用常受到限制。Bayesian 反馈法具有取血点少、获得的个体药动学参数准确性高的优点。该方法可同时考虑心脏、肝、肾功能的影响,对于偏离药动学参数群体值的个体,如老年人、婴幼儿、孕妇、心力衰竭或肝、肾功能不全患者尤为适用。Bayesian 反馈法的原理是应用某个患者身上 1~2 点血药浓度的信息,再结合已知的群体药动学参数信息,估算出此个体的药代动力学参数。具体步骤如下。

1) 根据大量患者 1~4 点血药浓度数据,建立群体数据库,此数据应有代表性,如包括不同年龄、体重及心、肾、肝功能等影响因素;另外,数据应包括各个时相如吸收相、分布相、消除相及其相应的信息。

2) 使用群体药动学计算机程序,如非线性混合效应模型(nonlinear mixed effect

model,NONMEM),估算出群体药代动力学参数。

3）取 1~2 个反馈血药浓度点将相应血药浓度和时间输入 Bayesian 反馈程序,即可得到该个体患者准确的药动学参数。

4）应用该个体的药动学参数重新调整给药剂量,如此反复,直到达到最佳剂量。

### （三）药物基因组学与个体化给药

药物基因组学是在药物遗传学基础上发展起来的新学科。早在 20 世纪 50 年代,人们就发现,不同的遗传背景会导致药物反应的差异,特别是药物代谢酶基因的差异可引起药物的不良反应。例如,由胆碱酯酶基因引起的胆碱酯酶缺乏,可使琥珀胆碱的肌松作用时间延长;抗疟药物治疗时的溶血现象与红细胞中编码葡萄糖 –6– 磷酸脱氢酶(G–6–PDH)的基因有关,G–6–PDH 活性降低时可引起抗疟药的溶血作用;周围神经病变的患者,对异烟肼的反应差异与编码药物乙酰转移酶的基因有关。这些发现表明,由于编码药物代谢酶基因的多态性,可导致它所编码的酶具有不同活力,从而引起相关药物的不同反应。

20 世纪末,随着分子生物学、分子遗传学的发展和人类基因组计划的顺利实施,人类基因的多态性不断地被发现和证实,人们认识到人体的许多基因参与药物的体内过程,某一药物在体内的反应和代谢涉及多个基因的相互作用。因此,基因多态性导致药物反应的多样性,从而为从基因组水平研究药物反应的个体差异奠定了基础,药物基因组学随之从药物遗传学基础上脱颖而出。

1. 药物基因组学的研究内容　药物基因组学是基于药物反应的遗传多态性提出来的,遗传多态性是药物基因组学的基础。药物遗传多态性表现为药物代谢酶的多态性、药物受体的多态性和药物靶标的多态性等。这些多态性的存在可能导致许多药物治疗中药效和不良反应的个体差异。药物基因组学从基因水平揭示这些差异的遗传特征,鉴别基因序列中的差异,在基因水平研究药效的差异,并以药物效应及安全性为目标,研究各种基因突变与药效及安全性之间的关系。

药物基因组学的研究不同于一般的基因学研究,不是以发现新的基因、探明疾病的发生机制、预见发病风险及诊断疾病为目的,而是研究遗传因素对药物效应的影响,确定药物作用的靶点,研究从表型到基因型的药物反应的个体多样性。任何单一基因突变对疾病的预测或治疗价值都是有限的,但单一基因的突变对药物作用的影响则是十分明显的。因此,药物效应相关基因的研究比疾病相关基因的研究更具有临床使用价值。药物基因组学通过对包括选择药物起效、活化、排泄等过程相关的候选基因进行研究,鉴定基因序列的变异,估计它们在药物作用中的意义,用统计学原理分析基因突变与药效的关系,将基因的多态性与药物效应的个体多样性紧密联系在一起,并使它的研究结果更易于在临床得到应用。

2. 药物基因组学的研究方法　药物基因组学将基因组技术,如基因测序、统计遗传学、基因表达分析等用于药物的研究开发及更合理的应用。基因检测等技术的发展已经给鉴定遗传变异对药物作用的影响提供了前提条件,可用高效的测定手段如凝胶电泳技术、聚合酶链反应(PCR)、等位基因特异的扩增技术、荧光染色高通量基因检测技术,来检测一些与药物作用的靶点或与控制药物作用、分布、排泄相关的基因变异。DNA阵列技术、高通量筛选系统及生物信息学等的发展,为药物基因组学研究提供了多种手段和思路。

3. 基因多态性对药物代谢和药物效应的影响 研究发现,与药物代谢及处置相关的基因多态性在群体中表现出典型的个体差异。分子测序技术的发展,以发现基因多态性,如单核苷酸多态性(SNP)为起始,通过生物化学或临床研究来评价基因多态性在患者中有无表型差异。

基因多态性最常见的形式是SNP。SNP是指同一位点的不同等位基因之间个别核苷酸的差异或只有小的插入、缺失等。SNP主要从两个方面导致人类个体的多样性:① 编码区SNP(cSNP),cSNP可以改变基因的编码,使得基因表达的蛋白质中某些氨基酸发生变化而影响其功能;② 调节区SNP(rSNP),它往往影响基因的表达和调控,使得基因的表达量产生变化。阐明SNP与药物反应之间的关系已成为目前后基因组学的一个重要研究方向。快速、准确的基因多态性检测对药物的开发研究、药物的毒理实验、改善药物的临床试验、监测药物的有效性和安全性都具有重要的作用。在药物的体内过程中所涉及的一系列药物代谢酶、转运蛋白、受体和其他药物作用靶的基因多态性,都是引起药物疗效和毒性个体差异的基因。

(1) 药物代谢酶基因多态性 药物代谢体内过程的第 I 相需有药物代谢酶的催化,其中最主要的代谢酶是细胞色素P450(CYP)酶系。目前已发现至少有53个CYP基因和24个假基因,其中有显著意义的遗传多态性的酶有CYP3A4,CYP2D6,CYP2C19,CYP1A2,CYP2E。催化第 II 相反应的酶主要是硫嘌呤甲基转移酶(TPMT)、N-乙酰基转移酶(NAT)、谷胱甘肽S-转移酶(GST)等。这些酶的基因差异影响酶的作用时,就会影响药物的疗效和不良反应。例如,抗高血压药异喹胍,由于基因变异会导致慢代谢,在英国一项临床试验中,使用异喹胍治疗高血压时引起一名患者死亡,其后发现这名患者对这种药物几乎不能代谢;β受体阻滞剂普萘洛尔在不同个体中的血药浓度最多可相差20倍。

CYP3A4是代谢药物最多的一种代谢酶,它代谢目前市场上55%的常用药物,如对乙酰氨基酚、卡马西平、洛伐他汀、硝苯地平、长春碱等。现已发现CYP3A4的变异体近20种,不过能导致个体对药物反应改变的不多。1998年,研究者发现了CYP3A4-V变异体,带有这种变异体的患者用化疗药物治疗时白血病发病率比未带此变异体者低。

CYP2D6是代谢药物种数仅次于CYP3A4的代谢酶,可代谢异喹胍、丙米嗪、氯氮平、可待因、苯乙双胍、普罗帕酮、β受体阻滞剂等常用药物,现已被发现的CYP2D6变异体已超过 70 种。其中 15 种 SNP 可导致无功能的产物,8 种引起移码突变,2 种引起剪接缺陷,5 种错义突变造成翻译提早终止或活性位点改变;但也有相反的,可引起酶活力增加。

CYP2C19 代谢多种临床常用药物,如奥美拉唑、地西泮、环己巴比妥、普萘洛尔等。目前至少已确定 6 种有缺陷的等位基因。如果个体带有 CYP2C19 的多态性基因,在代谢奥美拉唑时,失活的酶会导致血药浓度过高,增加药物反应。CYP2C19 基因缺陷的人,对苯妥英钠、环己烯巴比妥等药物高度敏感。此基因第 5 外显子上单个碱基的突变(A—G)就可导致功能的丧失。此外,该酶系还有 CYP1A1,CYP2A1,CYP2C9,CYP2E1 等。硫嘌呤甲转移酶(TPMT)在硫嘌呤、硫唑嘌呤等药物的代谢中起着重要作用,如治疗白血病的 6- 硫嘌呤,在体内主要是由 TPMT 代谢的。TPMT 基因中至少有 4 种等位基因的变异体,从而导致药物代谢的多样性,并影响药物的生物活性和细胞毒性。群体研究表明,人群中 89% 的人为高 TPMT 活力,11% 的人为中等活力,0.33% 的人 TPMT 活力极低或缺失。高 TPMT 活力的人代谢很快,常需调高剂量;活力极低或缺失者,代谢非常低,即使很小剂量也会中毒。

N- 乙酰基转移酶(NAT)有 NAT1 和 NAT2 两种。NAT1 的底物有对氨基苯甲酸和对氨基水杨酸等,其多态性形态至少有 17 种;NAT2 的底物有异烟肼、普鲁卡因胺、肼屈嗪、磺胺类等,其多态性可导致两种代谢方式,即快乙酰化型和慢乙酰化型。在用氨萘非特治疗癌症时,快乙酰化型患者的骨髓毒性比慢乙酰化型者高得多。

(2) 药物受体基因多态性　药物受体基因的多态性与药物的作用密切相关。最重要的药物受体是 G 蛋白偶联受体,它的种类很多。

β₂ 肾上腺素受体是其中研究较多的一类。它的 3 种多态性(Arg16Gly,Gln27Glu,Thr164Ile)可改变受体功能。具有 16Gly 多态性的哮喘患者,比具有 16Arg 的患者对支气管扩张药沙丁胺醇介导的受体下调脱敏感增加。与纯合的 16Gly 相比,纯合的 16Arg 和杂合的 16Arg 对沙丁胺醇的反应分别高 5 倍和 2 倍。

5- 羟色胺(5-HT)是一种神经递质,参与许多正常生理活动,5- 羟色胺载体基因启动子的多态性可引起该载体基因表达异常,从而影响某些与 5-HT 有关疾病治疗的反应。5-HT1B 受体 124 位的变化,就可引起一条氨基酸链对偏头痛治疗药物舒巴坦的亲和力增加 2 倍,而亲和力的增加就会导致药物的不良反应,使小部分患者可能出现冠状动脉痉挛。

维生素 D 受体(VDR)为细胞内受体,是一种配体依赖性核转录因子。VDR 基因多态性与骨质疏松症、关节炎及前列腺癌等疾病的发生有关。VDR 基因按其有无限制性内切酶 Bsm Ⅰ 位点,其基因型可分为 B 型(Bsm Ⅰ -)和 b 型(Bsm Ⅰ +)两种。用维生素 D 和安慰剂做对比试验,发现 BB 基因型受试者骨密度增加 4.4%,Bb 型增加 4.2%,而 bb 型反而减少 0.3%。

血管紧张素转化酶(ACE)基因,有两种变异取决于 287 位的碱基对插入与否,即插入状态（I-form）和消除状态（D-form）。具有 D/D 基因型的个体，ACE 表达水平比 I/I 基因型高 25%~200%。在蛋白尿性肾小球疾病患者中，应用 ACE 抑制剂（ACEI）依那普利后，带有缺失基因型的患者蛋白尿和血压无改善，而在插入基因型的患者中两者均显著降低。

（3）药物转运基因和疾病通路基因多态性　许多药物是通过细胞膜上的载体主动转运而进入体内的。这表明，药物转运基因与药效之间也有非常密切的关系。P-糖蛋白是一种重要的膜载体，它是由 MDR-1 基因编码的 ATP 依赖性跨膜外流泵，可从细胞内向外泵出某些药物或其代谢物，这些药物包括抗肿瘤药、地高辛、环孢素等。MDR-1 基因的第 26 个外显子的多态性（C3435T）与 MDR-1 的表达水平显著相关，MDR-1 纯合体的表达率最低，纯合子的患者在口服地高辛后，细胞内的地高辛浓度上升 4 倍或更高。

致病基因本身发生突变也可导致机体对药物的反应发生变化。例如，阿尔茨海默病（AD）患者的基因表型，常为 ApoE4 等位基因，出现这种基因表型通常预示可能患 AD。ApoE4 基因与机体对他克林（tacrine）的反应性相关，携带 ApoE4 基因的患者，用他克林治疗，80% 的患者可使病情得到改善；反之，如果患者不携带该基因，经他克林治疗反而有 60% 的患者病情出现恶化，目前机制尚不清楚。

4. 药物基因组学的发展及应用现状　目前通用模式的常规给药方法，已暴露出种种弊端。近年倡导的个体化给药，主要是依据药代动力学原理和参数设计个体给药方案。这种方法不但检测比较费时，而且对于一些血药浓度与药效不一致的药物来说是不适用的。

近年来，基因多态性与疾病和药物相关性的研究广泛开展，进展很快；针对某类疾病的药物基因组学，如抗癌药物基因组学等，正处于深入研究发展中；在检测技术方面正向高效、经济、小型化、综合化方向发展。现在已经开发出的专用方法，仅需少量的样品和费用就可为大量基因提供高通量、高灵敏度和特异性的差异检测，可较快地确定一个基因多种差异的相对位置，从而提供个体中每个等位基因的分布状况。随着蛋白质组学研究的迅速发展并与药物基因组学研究相结合，将可从核酸和蛋白质水平互补地阐明遗传多态性与药物疗效、毒副作用之间的相互关系。对这些前沿热门领域的广泛深入研究和进展，促进了临床药物基因组学的迅速发展。可以预料，药物基因组学将为特定人群设计最为有效的药物，为每一个患者设计最为理想的用药方案，不仅可以提高疗效，缩短疗程，而且可以减少毒副作用，降低医药费用。

目前，已经有人将药物基因组学知识应用于高血压、哮喘、高血脂、内分泌、肿瘤等的药物治疗中。例如，原发性高血压是多因素诱发的疾病，对于许多患者，高血压药物的不同药效和耐受性与遗传变异有关。细胞骨骼蛋白、内收蛋白的基因多态性与高血压的发病、对钠的敏感性，以及对利尿剂的效果相关。因此，在抗高血压治疗需要用利尿剂时可以对患者预先进行基因检测，以确定是否选择使用此药。通过对

β₂ 肾上腺素受体的基因多态性及其对 β₂ 肾上腺素受体激动剂的敏感性关系的研究，发现 β₂ 肾上腺素受体的基因多态性影响 β₂ 肾上腺素受体激动剂福莫特罗的脱敏效果，β₂ 肾上腺素受体激动剂改善肺通气的作用对 Gly 纯合子个体明显比 Arg 纯合子个体要强，杂合子个体介于两者之间。载脂蛋白 E(ApoE)的基因多态性，影响绝经后妇女用雌激素替代疗法(ERT)时的血脂和脂蛋白的浓度。人群中的 ApoE 有 3 个等位基因：E2，E3，E4，ERT 能使具有 E2 型基因的妇女血中总胆固醇含量显著高于 E3-E4 型。这提示医师在绝经期妇女中使用 ERT 时，可事先检测患者的 ApoE 基因，对具有 E2 型基因的妇女在治疗过程中密切监测三酰甘油浓度。

由于个体基因的差异是一种普遍现象，因此个体化给药不仅是势在必行，而且必须从基因差异入手，采用药物基因组学的方法。药物基因组学通过对患者的基因检测，如对一些疾病相关基因的 SNP 检测，进而对特定药物具敏感性或抵抗性的患病人群进行 SNP 差异检测，指导临床开出"基因合适"的药方，使患者得到最佳治疗效果，从而达到真正"用药个体化"的目的。如此，通过对不同个体的药物代谢相关酶、转运因子、药物作用靶点的基因多态性的研究，对突变的等位基因进行分离和克隆，在分子诊断水平上建立以 PCR 为基础的基因型分析方法，在治疗患者各种疾病前检测其基因型，更精确地选择适当的治疗药物和合适的剂量以减少不良反应的发生，对患者的治疗具有很大的意义。

5. 展望　临床药物基因组学的实施，有赖于广泛、高效的检测。目前，基于 SNP 的连锁图谱开始构建，人们可利用 SNP 作为工具对药物反应相关基因进行关联分析，即检测某个或某些 SNP 在不同药效反应人群之间分布频率的差异，用以测定与药效相关的基因；基因表达谱的研究，可以探讨与疾病有关的基因和阐明药物的作用机制；差异基因表达(DGE)解析，使用 DNA 芯片/DNA 微阵列技术，于固相上配置数千至数万个基因，与标记探针杂交，探针中各个基因的表达量是已知的，因此与疾病相关的基因群网络、药物作用、毒副作用的机制也可得到清晰的阐明。如果能将所有 SNP 全部信息载入 DNA 芯片上，就可制造出"基因组扫描仪"，用来扫描各个个体，并分析它们在基因组成上的差异。随着高通量、高灵敏度和特异性的检测技术的发展，药物基因组学在临床合理用药中的应用显示出广阔的前景。

可以预见，随着基因分析技术的飞速发展，越来越多的药物效应的个体差异与基因多态性的关系被阐明，药物基因组学将更广泛地指导和优化临床用药。

## 知识拓展

### 医疗费用是影响患者选择是否接受血药浓度监测的重要因素

血药浓度监测的益处已经为广大临床工作者和许多患者所熟知。但是，如果血药浓度监测的费用不能被医保报销,很多患者进行血药浓度监测的意愿就会大大地降低,甚至拒绝进行血药浓度监测。例如,根据美国明尼苏达大学一些学者所做的研究(doi:10.1007/s10620-017-4808-3),以使用抗 TNF 药物治疗炎症性肠病(inflammatory bowel disease)的患者为例,在能够报销全部血药浓度监测费用的此病患者中,同意进行血药浓度监测的比例高达 98%,而完全需要自费的患者,同意进行血药浓度监测的比例仅有 70%,疾病症状越轻微的患者拒绝进行血药浓度监测的比例越大。因此,临床医师和药师在讨论为患者进行血药浓度监测时,应该考虑患者的经济情况,以便做出明智和个性化的治疗决策。

## 岗 位 对 接

### 用药指导

案例:某患者患有心房颤动、心力衰竭合并肺军团菌感染。

地高辛 0.25 mg　1 次／日 ×5 日

红霉素 250 mg　4 次／日 ×5 日

上述药物在治疗的第 4 日,患者出现厌食、恶心、腹泻等症状。

分析:地高辛经口服或静脉注射后均有部分为非肾排泄到达盲肠和结肠,可在肠道远端受到厌氧菌和分枝杆菌的作用,代谢成地高辛的还原产物——双氢地高辛和双氢地高辛苷元(配基),失去心脏活性。如同时应用红霉素,可改变肠道菌群的种类和数量,使该类细菌受到抑制,结果降低了细菌对地高辛的代谢,致地高辛血药浓度增加而出现强心苷毒性。

用药指导:两药不宜较长时间同时应用,如合并呼吸系统感染时可用其他抗感染药或中药治疗。如需同时与红霉素共用时,地高辛剂量应减为常规量的 50%。

## 考 证 聚 焦

模拟练习

（高振宇）

# 技能训练七　药品不良反应报告撰写实训

**【实训目的】**

1. 运用课堂教学所学理论知识,学会收集药品不良反应／事件。

2. 能正确规范填写"药品不良反应／事件报告表"(表5-4)。

3. 会按照药品不良反应报告流程进行药品不良反应报告。

**【实训条件】**

1. 2015年版《药品不良反应报告和监测工作手册》。

2. 收集药品不良反应／事件案例。

**【实训内容】**

1. "药品不良反应／事件报告表"填写详细要求。

2. 药品不良反应案例。

3. 药品不良反应报告。

**【实训步骤】**

(一)"药品不良反应／事件报告表"填写注意事项

1. "药品不良反应／事件报告表"的填报内容应真实、完整、准确。

2. "药品不良反应／事件报告表"是药品安全性监测工作的重要档案资料,手工报表需长期保存,因此务必用碳素笔、钢笔书写,填写内容、签署意见(包括有关人员的签字)字迹要清楚,不得用报告中未规定符号、代号、不通用的缩写形式或花样式签名。其中选择项画"√",叙述项应准确、完整、简明,不得有缺漏项。

3. 每一个患者填写一张报告表。

4. 尽可能详细地填写报告表中所要求的项目。有些内容无法获得时,填写"不详"。

5. 对于报告表中的描述性内容,如果报告表提供的空间不够,可另附A4纸说明。并将"附件"写在一张纸的顶部,所有的附件应按顺序标明页码,附件中必须指出继续描述的项目名称。

(二)"药品不良反应／事件报告表"填写详细要求

1. 首次报告□　跟踪报告□　编码:

如果是跟踪报告,与原始报告重复的部分可不必再填写。编码是报告单位内部编码,电子上报后系统自动形成的电子编码,由医院不良反应联络员填写,跟踪报告的编码应与原始报告相同。

2. 报告类型:新的□　严重□　一般□

新的药品不良反应是指药品说明书中未载明的药品不良反应。严重药品不良反应是指因服用药品引起以下损害情形之一的反应:① 引起死亡;② 致癌、致畸、致出

199

### 表 5-4 药品不良反应 / 事件报告表

首次报告□ 跟踪报告□          编码：

报告类型：新的□ 严重□ 一般□ 报告单位类别：医疗机构□ 经营企业□ 生产企业□ 个人□ 其他□

| 患者姓名： | | 性别：男□ 女□ | 出生日期： 年 月 日 或年龄： | | 民族： | 体重(kg)： | | 联系方式： |
|---|---|---|---|---|---|---|---|---|

| 原患疾病： | 医院名称： 病历号 / 门诊号： | 既往药品不良反应 / 事件： 有□_____ 无□ 不详□ 家族药品不良反应 / 事件： 有□_____ 无□ 不详□ |
|---|---|---|

相关重要信息：吸烟史□ 饮酒史□ 妊娠期□ 肝病史□ 肾病史□ 过敏史□_____ 其他□_____

| 药品 | 批准 文号 | 商品 名称 | 通用名称 (含剂型) | 生产厂家 | 产品 批号 | 用法用量 (次剂量、途径、日 次数) | 用药 起止 时间 | 用药 原因 |
|---|---|---|---|---|---|---|---|---|
| 怀疑 药品 | | | | | | | | |
| | | | | | | | | |
| 并用 药品 | | | | | | | | |
| | | | | | | | | |

| 不良反应 / 事件名称： | 不良反应 / 事件发生时间： 年 月 日 |
|---|---|

不良反应 / 事件过程描述(包括症状、体征、临床检验等)及处理情况(可附页)：

不良反应 / 事件的结果：痊愈□ 好转□ 未好转□ 不详□ 有后遗症□ 表现：_____
                           死亡□ 直接死因：_____ 死亡时间： 年 月 日

停药或减量后，反应 / 事件是否消失或减轻？ 是□ 否□ 不明□ 未停药或未减量□
再次使用可疑药品后是否再次出现同样反应 / 事件？ 是□ 否□ 不明□ 未再使用□

对原患疾病的影响：不明显□ 病程延长□ 病情加重□ 导致后遗症□ 导致死亡□

| 关联性评价 | 报告人评价：肯定□ 很可能□ 可能□ 可能无关□ 待评价□ 无法评价□ 签名： 报告单位评价：肯定□ 很可能□ 可能□ 可能无关□ 待评价□ 无法评价□ 签名： |
|---|---|
| 报告人信息 | 联系电话： 职业：医师□ 药师□ 护士□ 其他□_____ |
| | 电子邮箱： 签名： |
| 报告单位信息 | 单位名称： 联系人： 电话： 报告日期： 年 月 日 |
| 备注 | |

生缺陷;③ 对生命有危险并能够导致人体永久的或显著的伤残;④ 对器官功能产生永久损伤;⑤ 导致住院或住院时间延长。一般的药品不良反应是指除新的、严重的药品不良反应以外的所有药品不良反应。

3. 报告单位类别:医疗机构□ 经营企业□ 生产企业□ 个人□ 其他□

选择药品不良反应报告表的填报单位的类型,在相应类别后画√,若为其他,应具体注明。

4. 患者姓名:填写患者真实全名。

当新生儿被发现有出生缺陷时,如果报告者认为这种出生缺陷可能与孕妇在妊娠期间服用药品有关,则患者是新生儿。

如果不良反应涉及胎儿/乳儿或者母亲,或者两者均涉及,报告人认为不良反应的发生与母亲在妊娠、哺乳期间服药有关时:① 如果不良反应没有影响胎儿/乳儿,则患者是母亲;② 如果不良反应使胎儿死亡或自然流产,则患者是母亲;③ 如果只有胎儿/乳儿出现不良反应(除了胎儿死亡/自然流产),则患者是胎儿/乳儿,将母亲使用的使胎儿/乳儿出现不良反应的药品列在可疑药品栏目中;④ 如果胎儿/乳儿和母亲都有不良反应发生,则应填写两张报告单,并且注明两张报告单的相关性。

5. 性别:在填写选择项时应规范使用"√",不应使用"×"等其他标志,避免理解错误。

6. 出生日期:患者的出生年应填写 4 位,如 2019 年 11 月 5 日。如果患者的出生日期无法获得,应填写发生不良反应时的年龄。

7. 民族:应正确填写,如回族。

8. 体重:注意以千克(kg)为单位。如果不知道准确的体重,请做一个最佳的估计。

9. 联系方式:最好填写患者的联系电话。如果填写患者的通信地址,请附上邮政编码。

10. 原患疾病:即病例中的诊断,诊断疾病应写全称。如急性淋巴细胞白血病,不能写 ALL。

11. 医院名称:须填写医疗机构的完整全称。如"××市第一人民医院";病历号/门诊号:认真填写,以便对详细病例和详细资料的查找。

12. 既往药品不良反应/事件:包括药物过敏史。

13. 家族/药品不良反应/事件:选择正确选项,如需要详细叙述,请另附纸说明。

14. 相关重要信息:过敏史包括药物、食物、花粉等,若为其他,应具体注明。

15. 怀疑药品:报告人认为可能与不良反应发生有关的药品。

批准文号应与药品生产企业、药品名称、规格对应。如果无商品名称或不知道时,填写"不详"。通用名称、生产厂家应填写完整,不应简写。产品批号应是患者使用时发生不良反应药品的批号。对于规定要缓慢静脉注射的药品应在报告表"其他"栏内注明是否缓慢注射。

用药起止时间:指使用药品的同一剂量的开始时间和停止时间,如果用药过程中改变剂量,应另行填写该剂量的起止时间,并予以注明。用药起止时间大于一年时,按××××年×月×日—××××年×月×日格式填写;用药起止时间小于一年时,按×月×日—×月×日格式填写;如果用药不足一天,可填写用药持续时间,例如:一次或静脉滴注 1 小时。

用药原因:填写使用该药品的原因,应详细填写。如患者既往有高血压病史,此次因肺部感染注射氨苄青霉素引起不良反应,用药原因栏应填写肺部感染。

16. 并用药品:指发生药品不良反应时患者除怀疑药品外的其他用药情况,包括患者自行购买的药品或中草药等。

并用药品的信息可能提供以前不知道的药物相互作用线索,或者可提供不良反应发生另外的解释,故请一定填写。

填写怀疑药品和并用药品时须参考文献报道信息,如不良反应表现形式,药品不良反应的发生时间、发生率,与病人情况进行比较,在客观分析以后填写,并决定怀疑药品和并用药品的顺序。

填报时还应注意不要忽略慢性病长期服药因素。

17. 不良反应／事件名称:应参考《WHO 药品不良反应术语集》,对明确药源性疾病的填写疾病名称,不明确的填写不良反应中最主要、最明显的症状。

18. 不良反应／事件发生时间:填写不良反应发生的确切时间(具体到××××年×月×日)。当一个新生儿被发现有出生缺陷时,不良事件的发生时间就是其出生日期。当一个胎儿因为先天缺陷而发生早产或流产时,不良反应的发生时间就是妊娠终止日期。

19. 不良反应／事件过程描述及处理情况:3 个时间、3 个项目和 2 个尽可能。

3 个时间:① 不良反应发生的时间;② 采取措施干预不良反应的时间;③ 不良反应终结的时间。

3 个项目:① 第一次药品不良反应出现时的相关症状、体征和相关检查;② 药品不良反应动态变化的相关症状、体征和相关检查;③ 发生药品不良反应后采取的干预措施结果。

2 个尽可能:① 不良反应／事件的表现填写时要尽可能明确、具体;② 与可疑不良反应／事件有关的辅助检查结果要尽可能明确填写。

套用格式:"何时出现何不良反应(2 个尽可能),何时停药,采取何措施,何时不良反应治愈或好转。"

要求:相对完整,以时间为线索,重点为不良反应的症状、结果,目的是为关联性评价提供充分的信息。

20. 不良反应／事件的结果:是指本次不良反应经采取相应的医疗措施后的结果,

不是指原患疾病的后果。例如,患者的不良反应已经痊愈,后来又死于原患疾病或与不良反应无关的并发症,此栏仍应填"痊愈"。

不良反应经治疗后明显减轻,在填写报告表时没有痊愈,但是经过一段时间可以痊愈时,选择"好转"。

不良反应经治疗后,未能痊愈而留有后遗症时,应注明后遗症的表现。后遗症即永久的或长期的生理功能障碍,应具体填写其临床表现,注意不应将恢复期或恢复阶段的某些症状视为"后遗症"。

患者因不良反应导致死亡时,应指出直接死因和死亡时间。

21. 停药或减量后,反应 / 事件是否消失或减轻? 再次使用可疑药品后是否再次出现同样反应 / 事件? ——根据不良反应 / 事件处理结果实际情况填写。

22. 对原患疾病的影响:指发生的不良反应对原患疾病有无影响,如有影响,需写明具体有哪些影响,是使病情加重还是病程延长,甚至导致死亡,应根据实际情况选择。

23. 关联性评价:报告人只填写"报告人评价",签名需报告人亲笔签名。"报告单位评价"由联络员填写。

我国使用的分析方法主要遵循以下 5 条原则:① 用药与不良反应 / 事件的出现有无合理的时间关系;② 反应是否符合该药已知的不良反应类型;③ 停药或减量后,反应是否消失或减轻;④ 再次使用可疑药品是否再次出现同样反应 / 事件;⑤ 反应 / 事件是否可用并用药的作用、患者病情的进展、其他治疗的影响来解释(表 5-5)。

表 5-5　药品不良反应关联性评价标准

| 项目 | ① | ② | ③ | ④ | ⑤ |
| --- | --- | --- | --- | --- | --- |
| 肯定 | + | + | + | + | − |
| 很可能 | + | + | + | ? | − |
| 可能 | + | ♦ | ♦? | ? | ♦? |
| 可能无关 | − | − | ♦? | ? | ♦? |
| 待评价 | 需要补充材料才能评价 | | | | |
| 无法评价 | 评价的必需资料无法获得 | | | | |

注:+ 表示肯定;− 表示否定;♦ 表示难以肯定或否定;? 表示不明。

24. 报告人信息:务必填写完整,签名需报告人亲笔签名。

25. 报告单位信息:务必填写完整。

(三) 药品不良反应案例

患儿王某,男,5 岁,因间断发热 8 日到医院就诊。由门诊以"急性化脓性扁桃体炎"收入住院部儿科,医师开具"哌拉西林－他唑巴坦"抗感染治疗。患儿输注该药物约 20 min 时,颜面部出现红色小丘疹并逐渐增多,伴瘙痒。医师考虑该患儿对哌拉西林－他唑巴坦过敏,立即停用该药。停药后患儿皮疹逐渐消退,未诉不适。

（四）药品不良反应报告

患儿主管医师判断丘疹症状为药品"哌拉西林－他唑巴坦"的不良反应,填写"药品不良反应/事件报告表",呈报至医院药剂科临床药学室。临床药学室对收集的报告进行整理、加工。一般不良反应于 30 日内,新的、严重药品不良反应/事件于发现或获知之日起即日内,死亡病例须立即上报至国家药品不良反应监测系统(http://www.adrs.org.cn)。

【实训思考】

1. "药品不良反应/事件"收集与呈报有什么意义?

2. 如何辨别是患者本身疾病还是药品不良反应?

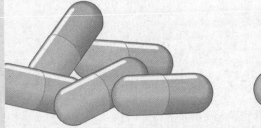

# 模块六

## 常用医学检查指标的解读

# 项目一
## 血常规与尿常规检查

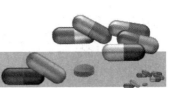

## 一、血常规检查

血液是流动在人的血管和心脏中，并由循环系统流经全身各器官的一种红色不透明的黏稠液体。血液由血浆和血细胞组成，因此血液的功能包含血细胞功能和血浆功能两部分，有运输、调节人体温度、防御、调节人体渗透压和酸碱平衡四个功能。机体的生理变化和病理变化往往引起血液成分的改变，所以血液成分的检测有重要的临床意义。血液检查的内容通常包括红细胞、白细胞、血红蛋白及血小板等参数的检查。

血常规检查（blood routine examination）指对外周血中红细胞、白细胞及血小板数量及质量的化验检查，同时观察血细胞形态有无异常，特殊情况下检查有无异常细胞或寄生虫。

### 知识拓展

#### 血液的组成

血液是在心脏和血管腔内循环流动的一种组织，由血浆、血细胞以及遗传物质组成。成人血液约占体重的 1/13，相对密度为 1.05~1.06，pH 为 7.3~7.4，1 L 血浆中含有 900~910 g 水分、65~85 g 蛋白质和 20 g 低分子物质，比如电解质和有机化合物等。血细胞包括红细胞、白细胞和血小板三类。

### （一）红细胞计数

红细胞（RBC）是血液中数量最多的一种血细胞，同时也是人体内通过血液运送氧气的最主要的媒介。红细胞中心部凹陷呈圆盘状,在造血组织中是有细胞核的,但在循环血中成熟的红细胞无细胞核。红细胞生成于骨髓之内,释放入血后寿命约120日,老化的红细胞被单核吞噬细胞系统破坏,分解为铁、球蛋白和胆色素。

1. 红细胞正常参考范围　成年男性:$(4.0\sim5.5)\times10^{12}/L$;成年女性:$(3.5\sim5.0)\times10^{12}/L$;新生儿:$(6.0\sim7.0)\times10^{12}/L$;儿童:$(4.2\sim5.2)\times10^{12}/L$。

2. 红细胞生理性变化

(1) 生理性增高　① 高山地区居民,因气压低、缺氧刺激,红细胞代偿性增生;② 饮水过少或排汗过多,导致暂时性血液浓缩;③ 新生儿红细胞和血红蛋白均高于成人;④ 长期多次献血者红细胞也可代偿性增多。

(2) 生理性降低　① 3个月至15岁儿童,因其身体发育较快,造血原料相对不足;② 妊娠中后期孕妇,血浆容量增加,血液被稀释;③ 老年人,骨髓造血功能降低。

3. 红细胞病理性变化

(1) 病理性增高　① 血浆中水分丢失过多,导致血液浓缩,常见于严重呕吐、腹泻、大面积出汗、大面积烧伤及尿崩症患者;② 组织缺氧,血液中促红细胞生成素增多而使红细胞和血红蛋白代偿性增加,常见于慢性心脏病、肺源性心脏病等;③ 原因不明的慢性骨髓功能亢进。

(2) 病理性减少　① 骨髓造血功能障碍,常见于再生障碍性贫血;② 慢性疾病,如感染、炎症造成或伴发的贫血;③ 造血物质缺乏或利用障碍造成的贫血,如缺铁性贫血;④ 红细胞破坏过多造成的贫血,如溶血性贫血;⑤ 急性失血,如大手术后。

## (二) 血红蛋白

血红蛋白(hemoglobin,Hb)是红细胞的主要组成部分,由珠蛋白和亚血红素组成。在正常情况下,血中血红蛋白的成分主要为氧合血红蛋白和还原血红蛋白。血红蛋白在体内的作用主要为运输氧和二氧化碳,携带氧的血红蛋白称为氧合血红蛋白,携带二氧化碳的称为还原血红蛋白。血红蛋白除能与氧结合形成氧合血红蛋白外,尚可与某些物质作用形成多种血红蛋白衍生物,在临床上可用于诊断某些变性血红蛋白症和血液系统疾病。

1. 血红蛋白正常参考范围　成年男性:120~160 g/L;成年女性:110~150 g/L;新生儿:170~200 g/L。

2. 血红蛋白增减的临床意义　血红蛋白增减的临床意义基本等同于红细胞增减的临床意义,但血红蛋白能更好地反映贫血的程度。贫血按严重程度可分为:极重度贫血,Hb<30 g/L;重度贫血,Hb:31~60 g/L;中度贫血,Hb:61~90 g/L;轻度贫血,Hb>90 g/L且低于正常参考值下限。

（三）白细胞计数

白细胞是人体血液中非常重要的一类血细胞,呈球形、无色、有核,具有吞噬异物并产生抗体、机体损伤的治愈、抵御病原体入侵等作用。正常外周血中的白细胞可分为五种类型:中性粒细胞、淋巴细胞、单核细胞、嗜酸性粒细胞、嗜碱性粒细胞。人体不适时,经常会通过白细胞数量的显著变化而表现出来,故白细胞计数具有重要的临床意义。

1. 白细胞正常参考范围　成人末梢血:$(4.0 \sim 10.0) \times 10^9/L$;成人静脉血:$(3.5 \sim 10.0) \times 10^9/L$;新生儿:$(15.0 \sim 20.0) \times 10^9/L$;婴幼儿:$(11.0 \sim 12.0) \times 10^9/L$。

2. 白细胞生理性变化

（1）胎儿及新生儿　新生儿白细胞较高,通常 3~4 日后降至 $10.0 \times 10^9/L$ 左右,约保持 3 个月,然后逐渐降至成人水平。新生儿外周血白细胞主要为中性粒细胞,到第 6~9 日下降至与淋巴细胞大致相等,随后淋巴细胞逐渐增加,整个婴儿期淋巴细胞均较高,可达 70%。2~3 岁后淋巴细胞再次下降,中性粒细胞逐渐上升,4~5 岁时两者基本相等,至青春期与成人基本相同。

（2）日间变化　一般安静放松时较低,活动和进食后较高;早晨较低,下午较高;一日之间最高值与最低值之间可相差 1 倍。

（3）疼痛、温度、情绪变化及运动　一般脑力运动和体力运动、冷热水浴、紫外线照射均可使白细胞轻度增加,剧烈运动、剧痛和情绪激动可使白细胞显著增多。以中性粒细胞为主,当运动结束后迅速恢复原来水平。

（4）妊娠　妊娠期白细胞常轻度增加,特别是临近分娩的最后一日,常波动于 $(12 \sim 17) \times 10^9/L$,分娩时可达 $34 \times 10^9/L$。产后 2~5 日内恢复正常。

由于白细胞的生理波动较大,因此白细胞计数波动小于 30% 临床上常认为无诊断意义,只有通过定时或反复检查才有意义。

3. 白细胞病理性变化

（1）中性粒细胞增多　由于中性粒细胞数量在白细胞中所占比例最高,因此它的数值增减是影响白细胞总数的关键。① 急性感染,尤其是化脓性球菌为最常见的原因。在某些极重度感染时,白细胞不但不高,反而减低。② 严重的组织损伤及大量血细胞破坏,如严重外伤、手术创伤、大面积烧伤、冻伤,以及血管栓塞所致局部缺血性坏死等使组织严重损伤者及严重的血管内溶血。③ 急性大出血,白细胞总数常在 1~2 h 内迅速增高,内出血者如消化道大量出血、内脏破裂如脾破裂等,白细胞增高常较外部出血为显著,因此白细胞增高可作为早期诊断内出血的参考指标。④ 急性中毒包括代谢性中毒、急性化学药物中毒、生物毒素中毒。⑤ 白细胞、骨髓增殖性疾病及恶性肿瘤等。

（2）中性粒细胞减少　中性粒细胞低于 $1.5 \times 10^9/L$ 为粒细胞减少症,低于 $0.5 \times 10^9/L$ 为粒细胞缺乏症。① 特殊感染如革兰阴性菌感染、结核分枝杆菌感染、病毒感染、寄生虫感染及流行性感冒。② 物理化学损害如 X 线、放射性核素等物理因素，化学物质如苯及其衍生物、铅、汞等。③ 血液系统疾病如再生障碍性贫血、白细胞减少性白血病等。④ 过敏性休克、重度恶病质。⑤ 脾功能亢进症和自身免疫病。

（3）中性粒细胞异常改变　① 核象变化，包括核左移与核右移。核左移现象：即杆状核增多或见晚幼粒，甚至出现更早期的粒细胞，若白细胞总数不增高而核左移，常见于严重感染或抵抗力低下。核右移现象：即五叶核增多，超过 5% 是骨髓功能减退的表现，核右移出现于感染，如肺炎等急性细菌性感染。② 毒性变化与退行性变化，在严重感染或中毒时，中性粒细胞的细胞质中可出现中毒颗粒，或细胞质内出现空泡，发生核膨胀或核固缩等变性，同时可出现细胞大小不均。

### （四）白细胞分类计数

白细胞是一组形态、功能和发育与分化阶段不同的非均质性混合细胞的统称，依据形态、功能和来源而分为粒细胞、淋巴细胞、单核细胞三类。粒细胞又根据颗粒被瑞氏染料染色的特点分为中性、嗜酸性和嗜碱性粒细胞三类。白细胞分类计数是指对不同类型的白细胞分别计数并计算其百分比。

1. 白细胞分类计数正常参考范围　见表 6-1。

表 6-1　白细胞绝对值和正常百分率参考值

| 细胞类型（成人） | 绝对值范围 /（×10⁹·L⁻¹） | 百分率 /% |
|---|---|---|
| 中性粒细胞杆状核 | 0.04~0.5 | 1~5 |
| 中性粒细胞分叶核 | 2~7 | 50~70 |
| 嗜酸性粒细胞 | 0.05~0.5 | 0.5~5 |
| 嗜碱性粒细胞 | 0~0.1 | 0~1 |
| 淋巴细胞 | 0.8~4 | 20~40 |
| 单核细胞 | 0.21~0.8 | 3~8 |

2. 白细胞分类计数的临床意义

（1）中性粒细胞　血液中的主要吞噬细胞，在白细胞中占比最高，在急性感染中起重要作用。增多和减少的临床意义与白细胞计数相同。

（2）嗜酸性粒细胞　具有吞噬和变形运动功能，可释放组胺酶，抑制嗜碱性粒细胞及肥大细胞中活性物质的合成与释放，或灭活上述物质。增多见于变态反应、寄生虫病、某些皮肤病、慢性粒细胞白血病、恶性肿瘤及使用头孢类药物等；减少见于创伤、伤寒、副伤寒及使用肾上腺皮质激素、甲基多巴等。

（3）嗜碱性粒细胞　无吞噬功能，颗粒中有许多如肝素、组胺、血小板激活因子等活性物质，在免疫反应中与 IgG 结合，结合了 IgG 的碱性粒细胞再次接触相应的过敏原时，发生抗原抗体反应，细胞发生脱颗粒现象，继而引发毛细血管扩张，通透性增加、平滑肌收缩、腺体分泌增加等变态反应。嗜碱性粒细胞增多见于慢性粒细胞白血病(可达 10% 以上)、转移癌、铅中毒、铋中毒、过敏性疾病等;减少通常无临床意义,也可见于荨麻疹、促皮质激素、肾上腺皮质激素应用过量及应激反应等。

(4) 淋巴细胞　在免疫过程中具有重要的作用,B 淋巴细胞在抗原刺激下转化为浆细胞,分泌特异性抗体,参与体液免疫。增多见于百日咳、传染性单核细胞增多症、慢性淋巴细胞白血病、麻疹、腮腺炎、结核、传染性肝炎;减少多见于传染急性期、放射病、细胞免疫缺陷等。

(5) 单核细胞　具有活跃的变形运动和强大的吞噬功能,其进入组织后转化为巨噬细胞,除了能吞噬一般细菌、组织碎片、衰老的红细胞、细胞内细菌外,尚可通过吞噬抗原,传递免疫信息,活化 T、B 淋巴细胞,在特异性免疫中起重要作用。增多见于结核、伤寒、疟疾、黑热病、急性传染病恢复期、单核细胞白血病、亚急性感染性心内膜炎等;减少无意义。

### (五) 血小板计数

血小板是从骨髓巨核细胞脱落的胞质小块,对机体的止血功能极为重要。因血管创伤而失血时,血小板在生理止血过程中的功能活动大致可以分为两个阶段:第一阶段主要是创伤发生后,血小板迅速黏附于创伤处,并聚集成团,形成较松软的止血栓子;第二段主要是促进血凝并形成坚实的止血栓子。

血小板计数(platelet count,PLT)是指单位容积血液中血小板的数量。血小板在血栓形成、动脉粥样硬化、癌转移、炎症、免疫反应等病理生理过程中有重要作用。因此,血小板计数是出血性疾病必不可少的检测项目。

1. 血小板计数正常参考范围　(100~300)× $10^9$/L。

2. 血小板计数的临床意义

(1) 血小板生理变化　血小板数量随时间和生理状态的不同而略有变化,午后略高于早晨;春季较冬季低。平原居民较高原居民低。妇女月经前减低,月经后增高;孕妇妊娠中晚期增高,分娩后减低。剧烈运动、饱餐后增高,休息后恢复。静脉血血小板计数比毛细血管血高 10%。

(2) 血小板病理变化　① 血小板计数减少:当血小板计数<100 × $10^9$/L 即为血小板减少,常见于血小板生成障碍,如再生障碍性贫血、急性白血病、急性放射病等;血小板破坏增多,如原发性血小板减少性紫癜、脾功能亢进;血小板消耗过度如弥散性血管内凝血;家族性血小板减少如巨大血小板综合征等。② 血小板计数增多:当血小板计数>400 × $10^9$/L 时为血小板增多,原发性血小板增多常见于骨髓增生性疾病,如慢性粒细胞白血病、真性红细胞增多症、原发性血小板增多症等;反应性血小板增多症常见于急慢性炎症、缺铁性贫血及癌症患者,此类增多一般不超过 500 × $10^9$/L,经治疗后情况改善,血小板数目会很快下降至正常水平。脾切除术后血小板会有明显升高,常高于 $600 \times 10^9/L$,随后会缓慢下降到正常范围。

### (六) 红细胞沉降率

红细胞沉降率(简称血沉)是指将离体抗凝血置于特制血沉管中,观察红细胞在一定时间内沉降的距离,是反映红细胞聚集性的一项常用指标之一。一般来说,除了一些生理性因素外,凡体内有感染或坏死组织的情况,红细胞沉降率就可加快,提示有病变的存在。

1. 红细胞沉降率正常参考范围　男性:0~15 mm/h;女性:0~20 mm/h。

2. 红细胞沉降率增高的临床意义　炎症性疾病,如急性细菌性炎症,2~3 h 就会出现红细胞沉降率加快的现象;各种急性全身性或局部性感染,如活动性结核病、肾炎、心肌炎、肺炎、化脓性脑炎、盆腔炎等;各种结缔组织病,如类风湿关节炎、系统性红斑狼疮、硬皮病、动脉炎等;组织损伤和坏死,如大范围的组织坏死或损伤,大手术导致的损伤,心肌梗死、肺梗死、骨折、严重创伤、烧伤等疾病亦可使红细胞沉降率加快;患有严重贫血、血液病、慢性肝炎、肝硬化、多发性骨髓瘤、甲状腺功能亢进、重金属中毒、恶性淋巴瘤、巨球蛋白血症、慢性肾炎等疾病时,红细胞沉降率也可呈现明显加快趋势。

## 二、尿常规检查

尿液是人体泌尿系统排出的代谢产物,正常人每日排出尿液 1 000~2 000 ml,其中 97% 为水分,3% 的固体物质中,主要含有有机物(尿素、尿酸、肌酐等蛋白质代谢产物)和无机物(氯化钠、磷酸盐、硫酸盐等)。尿量的多少主要取决于肾小球滤过率和肾小管的重吸收,正常人的尿量变化幅度较大,可能与饮水量和排汗量有关。正常尿液常为黄色或淡黄色,清澈透明,新鲜尿液呈弱酸性。

尿常规是医学检验"三大常规"项目之一,不少肾病变早期就可以出现蛋白尿或尿沉渣中有形成分。对于某些全身性病变以及身体其他脏器影响尿液改变的疾病如糖尿病、血液病、肝胆疾病、流行性出血热等的诊断,也有很重要的参考价值。同时,尿液的化验检查还可以反映一些疾病的治疗效果及预后。通过此项检查可以判断相应的病症。

### (一) 酸碱度

正常尿液一般为弱酸性,其酸碱度(pH)可受疾病、用药及饮食的影响而改变。尿液 pH 反映了肾维持血浆和细胞外液正常氢离子浓度的能力,人体代谢活动所产生的非挥发性酸如硫酸、盐酸及少量丙酮酸、乳酸和酮体等,主要以钠盐形式由肾小球排出;而碳酸氢盐则被重吸收。肾小管分泌的氢离子与肾小球滤过的钠离子交换,因此肾小球滤过率及肾血流量可影响尿液酸碱度。尿液久置后,因细菌分解尿素,可使酸性尿变为碱性尿。

1. 酸碱度正常范围　pH 4.5~8.0。

2. 临床意义　pH 降低：见于酸中毒、高热、痛风、糖尿病及口服氯化铵、维生素 C 等。pH 升高：见于碱中毒、尿潴留、膀胱炎、使用利尿剂、肾小管性酸中毒等。

## （二）尿比重

尿比重（SG）是指在 4℃时尿液与同体积纯水的重量之比。在正常情况下，人体为维持体液和电解质的平衡，通过肾排出水分和多种固体物质进行调节。尿比重可以反映肾小管浓缩和稀释功能，尿比重受尿中所含可溶性物质的数量、质量及尿量的影响，即取决于尿液中溶解物质的浓度，其中尿素主要反映食物中蛋白质的含量，氯化钠反映盐的含量。

1. 尿比重正常范围　正常人 24 h 尿的比重在 1.015 左右。因受饮食、活动、出汗等影响，随意尿比重波动范围为 1.005~1.030。

2. 临床意义　尿比重增高：见于血容量不足导致的肾前性少尿、糖尿病、急性肾炎、肾病综合征等；尿比重降低：见于大量饮水、慢性肾小球肾炎、肾衰竭等。

## （三）尿蛋白

正常情况下，人体尿液里不含蛋白质或只含有极微量蛋白质，应用一般定性方法通常检测不出。当肾发生病变，随血液循环流动的蛋白质流经肾时，因为人体肾的肾小球滤过膜通透能力增加或血浆中低分子蛋白质过多时，蛋白质进入尿液，从尿道排出形成蛋白尿。尿蛋白越高说明肾滤过功能越差，这是衡量肾功能的重要指标。

1. 尿蛋白正常范围　阴性。

2. 尿蛋白临床意义　可分为肾前性、肾性及肾后性蛋白尿三类。本－周蛋白尿、血红蛋白尿、肌红蛋白尿、溶菌酶尿等属于肾前性蛋白尿。肾性蛋白尿见于肾小球或肾小管疾病，可因炎症、血管病（如高血压病）、药物中毒、重金属中毒等原因引起。肾后性蛋白尿则见于肾盂、输尿管、膀胱、尿道的炎症及肿瘤、结石等。

## （四）尿隐血

尿液中混合有 0.1% 以上血液时，肉眼可观察到血尿；血液量在 0.1% 以下时，仅能通过隐血反应发现。尿液隐血反映尿液中存在血红蛋白和肌红蛋白，正常人尿液中不能测出。

1. 尿隐血正常范围　尿血红蛋白：阴性；尿肌红蛋白：阴性。

2. 尿隐血临床意义　尿血红蛋白阳性：① 红细胞被大量破坏，产生过多的游离血红蛋白，经肾由尿液排出；② 创伤，大面积烧伤；③ 疾病：肾炎、肾结石、肿瘤、感染；④ 用药：阿司匹林、磺胺等。

尿肌红蛋白阳性：见于创伤、原发性肌肉疾病、心肌梗死。

#### (五) 尿沉渣白细胞

正常成人的尿液中可有少数白细胞,超过一定数量时则为异常,尿中白细胞多为炎症感染时出现的中性粒细胞,已发生退行性改变,又称为脓细胞。尿沉渣白细胞是检测离心尿沉淀物中白细胞的数量。结果以白细胞数 / 高倍视野或白细胞数 / 微升表示。

1. 尿沉渣白细胞正常范围　阴性。

2. 尿沉渣白细胞临床意义　尿沉渣白细胞增多见于泌尿系统感染、慢性肾盂肾炎、膀胱炎、前列腺炎;女性白带混入尿液时,也可发现较多的白细胞。由药物所导致的过敏反应,尿中会出现多量嗜酸性粒细胞。

#### (六) 尿沉渣管型

尿沉渣管型是由尿液中的蛋白质在肾小管内聚集而成,尿液中出现管型是肾实质性病变的证据。

常见的管型种类:透明管型、细胞管型(白细胞、红细胞、上皮细胞)、颗粒管型、蜡样管型、脂肪管型和细菌管型。

1. 尿沉渣管型正常范围　0 或偶见。

2. 尿沉渣管型临床意义

(1) 急性肾小球肾炎　可见较多透明管型及颗粒管型,还可见红细胞管型。

(2) 慢性肾小球肾炎　可见较多细、粗颗粒管型,也可见透明管型,偶见脂肪管型、蜡样管型和宽大管型。

(3) 肾病综合征　常见脂肪管型,容易见到细、粗颗粒管型,也可见透明管型。

(4) 急性肾盂肾炎　少见白细胞管型,偶见颗粒管型。

(5) 慢性肾盂肾炎　可见较多白细胞管型、粗颗粒管型。

此外,尿沉渣管型异常尚可见于应用多黏菌素、磺胺嘧啶、磺胺甲噁唑、顺铂等药物所致。

#### (七) 尿沉渣结晶

尿沉渣结晶是机体在进食各种食物后及其代谢过程中产生的各种酸性产物,如硫酸、磷酸、碳酸、尿酸及氨基酸等,与钙、镁、铵等离子结合生成各种无机盐及有机盐,再通过肾小球滤过、肾小管重吸收及分泌,进入尿中形成的结晶。

1. 尿沉渣结晶正常范围　正常尿液中含有少量磷酸盐、草酸盐和尿酸盐等结晶。

2. 常见生理性结晶　生理性结晶为食物及机体盐类正常代谢产生的各种酸性产物,与钙、镁、铵等离子结合后生成的各种无机盐及有机盐,又称为代谢性盐类结晶,一般无临床意义。

3. 病理性结晶临床意义　① 磷酸盐结晶常见于 pH 碱性的感染性尿液。② 大量的尿酸和尿酸盐结晶提示核蛋白更新增加,特别是在白血病和淋巴瘤的化疗期间,如发现有 X 线可透性结石并伴血清尿酸水平增高,则为有力的证据。尿酸盐结晶常见于痛风。③ 大量的草酸盐结晶提示严重的慢性肾病,或乙二醇、甲氧氟烷中毒;草酸盐尿增加提示有小肠疾病及小肠切除后食物中草酸盐吸收增加。④ 胱氨酸结晶可见于胱氨酸尿的患者,某些遗传病、肝豆状核变性可伴随有胱氨酸结石。⑤ 酪氨酸和亮氨酸结晶常见于有严重肝病的患者尿液中。⑥ 胆红素结晶见于黄疸、急性肝萎缩、肝癌、肝硬化、磷中毒等患者的尿液中。⑦ 脂肪醇结晶见于膀胱尿潴留、下肢麻痹、慢性膀胱炎、前列腺增生症、慢性肾盂肾炎患者的尿液中。⑧ 服用磺胺类、氨苄西林、巯嘌呤、扑米酮等药物,可出现结晶尿。

### (八) 尿葡萄糖

尿液中的糖类主要是葡萄糖,在正常情况下,尿中含微量葡萄糖,其浓度为 0.11~1.11 mmol/L(2~20 mg/dl),每日排出总量为 40~85 mg,用一般检查方法呈阴性反应。在血糖超过肾糖阈或肾糖阈降低时,肾小球滤过葡萄糖量超过肾小管重吸收的最大能力时,较多的葡萄糖从尿液中排出,尿糖定性试验出现阳性,称为糖尿。

1. 尿葡萄糖正常范围　尿糖定性试验:阴性;镜检法:离心尿(0~5)/HPF。

2. 临床意义

(1) 生理性糖尿　过多摄入含糖高的食物后,可以产生一过性血糖升高,尿糖阳性。

(2) 应激性糖尿　颅脑外伤、脑血管意外、急性心肌梗死等,可以出现暂时性高血糖和尿糖。

(3) 血糖增高性糖尿　糖尿病、甲状腺功能亢进、腺垂体功能亢进、嗜铬细胞瘤、库欣综合征等都可因血糖升高,尿糖呈阳性。

(4) 肾性糖尿　血糖正常时尿糖阳性,主要由于肾小管对糖的回吸收功能减退所引起。慢性肾炎、肾盂肾炎、肾病综合征、妊娠后期等可出现肾性糖尿。

(5) 假性糖尿　服用某些药物如异烟肼、水杨酸、头孢菌素等,尿糖可以出现阳性反应,此时血糖不高,停药后尿糖转为阴性。

### (九) 尿酮体

人体内的脂肪酸在肝中代谢时,如果氧化不完全,可生成三种物质:乙酰乙酸、β-羟丁酸和丙酮,这三种物质的总称就是酮体。在某些情况下,由于脂肪代谢加速,肝酮体生成增加引起血中酮体过多从尿中排出,称为酮尿。

1. 尿酮体正常范围　定性:阴性。

2. 临床意义　尿酮体增高多见于以下情况。

(1) 非糖尿病酮尿　婴儿、儿童急性发热,伴随呕吐、腹泻中毒,常出现酮尿;新生儿如有严重酮症酸中毒应疑为遗传性代谢性疾病;酮尿也可见于寒冷、剧烈运动后、紧张状态、妊娠期、禁食、呕吐、甲状腺功能亢进、恶病质、麻醉后、糖原累积病等。另外,伤寒、麻疹、肺炎等也可见尿酮体阳性反应。

(2) 糖尿病酮尿　糖尿病尚未控制或未曾治疗,持续出现酮尿提示有酮症酸中毒,尿液中排出大量酮体,常早于血液中酮体的升高。严重糖尿病酮症时,尿液中酮体可达 6 g/24 h。

### (十) 尿胆红素

正常人血液中的红细胞,因衰老或其他原因破坏后,释放出胆红素。正常尿液中不含有胆红素,尿胆红素的检出是提示肝细胞损伤和鉴别黄疸的重要指标,在诊断和预后上有重要意义。

1. 尿胆红素正常范围　定性:阴性。

2. 临床意义　肝细胞黄疸(包括急、慢性肝炎,肝硬化,肝细胞坏死,肝癌)、梗阻性黄疸(包括胆石症、胆道蛔虫症、胆道肿物、胰头癌等)时,尿中胆红素浓度增高,尿色变深,尿胆红素出现阳性反应。

### (十一) 尿肌酐

尿肌酐是体内肌酸代谢的最终产物,是脱水缩合物。肌酸经非酶促反应脱水生成肌酐后,可绝大部分由肾小球滤出,肾小管不重吸收,分泌至尿液中,人体每日的尿肌酐排出量较为恒定。尿肌酐检测是判断肾小球滤过功能的一项指标。

1. 尿肌酐正常范围　成年男性:7~18 mmol/d;成年女性:5.3~16 mmol/d;婴儿:88~176 $\mu$mol/(kg·d);儿童:44~353 $\mu$mol/(kg·d)。

2. 临床意义

(1) 尿肌酐病理性增高　见于甲状腺功能减退、某些消耗性疾病、肝疾病、糖尿病、肢端肥大症、巨人症、发热以及饥饿等。

(2) 尿肌酐病理性减少　见于肾功能不全、甲状腺功能亢进、贫血、瘫痪、伤寒、破伤风、结核等消耗性疾病及肌肉萎缩和肌肉营养不良等。

### (十二) 尿尿酸

尿尿酸即尿液中尿酸的含量,尿酸为体内嘌呤类代谢分解的产物,人体的尿酸来自体内细胞核蛋白分解代谢和食物的分解代谢过程,尿酸呈酸性,以钾、钠盐的形式从尿液中排出。

1. 尿尿酸正常范围　磷钨酸还原法:1.4~4.4 mmol/24 h。

2. 临床意义

(1) 尿尿酸增高　痛风;组织大量破坏,核蛋白分解过度,如肺炎、子痫等;核蛋白代谢增强,如粒细胞白血病、骨髓细胞增生不良、溶血性贫血、恶性贫血、淋巴瘤及甲状腺功能减退等。

(2) 尿尿酸降低　高糖、高脂肪饮食;肾功能不全,痛风发作前期。

### (十三) 尿淀粉酶

淀粉酶催化淀粉分子中葡萄糖苷水解,产生糊精、麦芽糖或葡萄糖,主要由胰腺分泌,称为胰淀粉酶。由唾液腺分泌的淀粉酶,称为唾液淀粉酶。淀粉酶对食物中多糖化合物的消化起重要作用,很容易从肾排出。

1. 尿淀粉酶正常范围　0~1 200 U/L。

2. 临床意义

(1) 尿淀粉酶增高　见于急性胰腺炎、慢性胰腺炎急性发作、胰腺癌、胰腺囊肿、急性胆囊炎、胃溃疡、腮腺炎等。急性胰腺炎发作期尿淀粉酶活性上升稍晚于血清淀粉酶,且维持时间稍长。胰头癌、流行性腮腺炎、胃溃疡穿孔也可见尿淀粉酶上升。患者伴有急性肾衰竭时,尿液淀粉酶不能作为诊断的依据。

(2) 尿淀粉酶减少　见于重症肝炎、肝硬化、严重烧伤、糖尿病等。

## 岗 位 对 接

**案例分析**

案例:患儿,男,4 岁,因发热、腹痛 3 日入院。体温 39.0 ℃,血压 70/40 mmHg,白细胞计数为 $22.3 \times 10^9$/L,C 反应蛋白阳性。考虑感染性休克的可能。

问题:试分析该患儿的抗感染治疗方案。

分析:患儿白细胞计数较高,且 C 反应蛋白呈阳性,考虑为细菌感染。在立即予以补液、抗休克治疗的同时,应迅速采用诊断性检查以寻找可疑的感染灶,采用敏感性抗生素抗菌治疗。

## 考 证 聚 焦

模拟练习

(杨笛笑)

# 肝肾功能检查

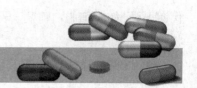

▶ 视频

肝功能检查

## 一、肝功能检查

肝是人体内非常重要的器官,具有重要和复杂的生理功能。肝参与人体需要的大部分蛋白质、脂肪、糖类和维生素等物质的代谢,分泌胆汁、排泄代谢产物,所有进入人体的药物或毒物等,都会在肝发生氧化、还原、水解、结合等化学反应,不同程度地被代谢,最后以原形药或代谢物的形式排出体外。

肝功能反映肝的生理功能,肝功能检测在于探测肝有无疾病、肝损害程度以及查明肝病原因、判断预后和鉴别发生黄疸的病因等,以确保及时准确地了解肝功能情况,保障肝的正常运行。当肝病变时,首先影响肝的代谢功能、免疫功能、合成功能等,使得这些极其敏感的指标在肝功能检查中体现出来。

### (一) 血清酶检查

1. 血清氨基转移酶    丙氨酸转氨酶(谷丙转氨酶,ALT 或 GPT)存在于肝、肾、心、肌肉中,肝细胞中活性最高,是肝细胞受损最敏感的指标之一。当富含 ALT 的组织细胞受损时,ALT 从细胞释放增加,进入血液后导致 ALT 活力上升,其增高的程度与肝细胞被破坏的程度成正比。天冬氨酸转氨酶(谷草转氨酶,AST 或 GOT)在心脏中活性第一,在肝中活性第二,在肌肉、肾中也存在。当富含 AST 的组织细胞受损时细胞通透性增加,AST 从细胞释放增加,进入血液后导致 AST 活力上升。

(1) 正常范围    ALT:10~40 U/L(速率法,37℃);AST:10~40 U/L(速率法,37℃);ALT/AST≤1。

(2) 血清氨基转移酶升高的临床意义    中度损伤时:ALT>AST;重度损伤时:线粒体 AST 释放,AST/ALT 比值升高。临床意义:① 肝胆疾病,如慢性肝炎、脂肪肝、肝癌、肝硬化时可见 ALT 轻度上升或正常;血清 AST 在急性或轻型肝炎时升高,但升高幅度不如 ALT,AST/ALT 比值小于 1,在急性病程中该比值明显升高。慢性肝炎尤其是肝硬化时,AST 上升的幅度高于 ALT,故 AST/ALT 比值测定有助于肝病的鉴别诊断。② 心肌梗死和心肌炎时常见血清氨基转移酶升高;AST 在心肌梗死时活力最高,在发病 6~8 h 后开始上升,18~24 h 后达到高峰,单纯性心绞痛时 AST 正常。③ 服用有肝毒性的药物或接触某些化学物质可能使血清氨基转移酶升高。常见的有:利福平、林可霉素、克林霉素、头孢曲松、头孢哌酮、红霉素等抗生素类,氟康唑、伊曲康唑等抗真菌药,阿昔洛韦、泛昔洛韦等抗病毒药以及他汀类调节血脂药。

2. 碱性磷酸酶　碱性磷酸酶(ALP)为一组单酯酶,广泛地存在于人体组织和体液中,其中以骨、肝、乳腺、小肠、肾的浓度较高。ALP 可催化磷酸酯的水解反应,并有转磷酸基的作用。当上述器官病变时,此酶生成增加,排泄减少,活性增强。

(1) 正常范围　女性 1~12 岁 ALP<500 U/L,大于 15 岁 ALP 40~150 U/L;男性 1~12 岁 ALP<500 U/L,12~15 岁 ALP<750 U/L,大于 25 岁 ALP 40~150 U/L。

(2) 临床意义　ALP 增高可见于:① 肝胆疾病,如阻塞性黄疸、胆道梗阻、结石、胰头癌、急性或慢性黄疸型肝炎、肝癌、肝外阻塞。② 骨骼疾病,如骨损伤、骨疾病、变形性骨炎症,使成骨细胞内高浓度的 ALP 释放入血。③ 药物,如羟甲戊二酰辅酶 A 还原酶抑制剂的不良反应也可导致 ALP 升高。

3. γ- 谷氨酰转移酶　γ- 谷氨酰转移酶(GGT)主要存在于细胞膜和微粒体上,在肝中广泛分布于肝细胞的毛细胆管一侧和整个胆管系统。

(1) 正常范围　男性 11~50 U/L;女性 7~32 U/L。

(2) 临床意义　γ- 谷氨酰转移酶病理性升高常见于:① 肝胆疾病,如肝内或肝后胆管梗阻者血清 GGT 上升最高,可达正常水平的 5~30 倍,GGT 对阻塞性黄疸性胆管炎、胆囊炎的敏感性高于 ALP,原发性或继发性肝炎患者的 GGT 水平也会升高,且较其他肝酶类上升显著;急性肝炎、脂肪肝、药物中毒者的 GGT 中度升高,一般为正常参考值的 2~5 倍;酒精性肝硬化、大多数嗜酒者 GGT 值可升高。慢性肝炎、肝硬化患者 GGT 持续升高,提示病情不稳定或有恶化趋势;趋势下降则提示肝内病变向非活动区域移行。原发性肝癌时,血清 GGT 活性显著升高,特别在判断恶性肿瘤患者有无肝转移和肝癌术后有无复发时,阳性率可达 90%。② 胰腺疾病,如急、慢性胰腺炎,胰腺肿瘤时可达参考上限的 5~15 倍。囊性纤维化伴有肝并发症时 GGT 值可升高。③ 其他疾病,如脂肪肝、心肌梗死、前列腺肿瘤。

## (二) 总蛋白、白蛋白和球蛋白

血清总蛋白(total protein,TP)可分为白蛋白和球蛋白两类,在机体中具有重要的生理功能,血清总蛋白的测定是临床生化检验的重要项目之一。白蛋白在肝合成,肝功能受损严重时白蛋白减少,降低程度与肝炎的严重程度相平行。慢性和重型肝炎及肝硬化患者血清白蛋白浓度降低。球蛋白是机体免疫器官合成的,当体内存在病毒等抗原时,球蛋白产生增加。慢性肝炎和肝硬化患者的白蛋白产生减少,同时球蛋白产生增加,造成白蛋白/球蛋白比值(A/G)倒置。

1. 正常范围 血清总蛋白(双缩脲法):成人 60~80 g/L;血清白蛋白(溴甲酚绿法):成人 40~55 g/L;血清球蛋白:20~30 g/L;A/G 比值:1.5:1~2.5:1。

2. 临床意义

(1) 总蛋白 生理性变化:生理性升高常见于剧烈运动后;生理性降低常见于妊娠。病理性变化:① 病理性升高,主要由于血清中水分减少,使总蛋白浓度相对增高。常见于急性失水引起血液浓缩(如呕吐、腹泻等);休克时,毛细血管通透性发生变化,血浆浓缩;慢性肾上腺皮质功能减退的患者,由于钠的丢失继发水分丢失,血浆也发生浓缩。也可见血清蛋白质合成增加(主要是球蛋白的增加)。总蛋白超过100 g/L,多见于多发性骨髓瘤患者。② 病理性降低,常见以下几种情况。血浆中水分增加,血浆被稀释,因各种原因引起的水钠潴留或输注过多的低渗溶液;营养不良或长期消耗性疾病,如严重结核病和恶性肿瘤等;合成障碍,主要是肝功能严重损害时,蛋白质的合成减少,以白蛋白的下降最为显著;蛋白质丢失,如大出血时大量血液丢失,肾病时尿液中长期丢失蛋白;严重烧伤时,大量血浆渗出等。

(2) 白蛋白 ① 血清白蛋白升高,常由于严重失水、血浆浓缩所致,并非蛋白质绝对量的增加。临床上,尚未发现单纯白蛋白浓度增高的疾病。② 血清白蛋白降低。白蛋白浓度降低的原因与总蛋白浓度降低的原因相同。但有时总蛋白的浓度接近正常,而白蛋白的浓度降低,同时伴有球蛋白浓度的增高。急性白蛋白浓度降低,主要由于急性大量出血或严重烫伤时血浆大量丢失所致。慢性白蛋白浓度降低主要由于肝合成白蛋白功能障碍、腹水形成时白蛋白丢失和肾病时白蛋白从尿液中丢失所致。白蛋白浓度低于 20 g/L 时,由于血浆胶体渗透压的下降,常可见到水肿等现象。白蛋白浓度持续低于 30 g/L 时,则提示有慢性肝炎或肝硬化。另外,存在极少数先天性白蛋白缺乏症患者,由于白蛋白合成障碍,血清中几乎没有白蛋白,但患者并不出现水肿。

(3) 球蛋白 ① 球蛋白浓度增高:临床上常以 γ- 球蛋白增高为主。球蛋白增高,除水分丢失的间接原因外,主要有以下因素:感染性疾病,如结核病、疟疾、黑热病、血吸虫病、麻风病等。自身免疫病,如系统性红斑狼疮、硬皮病、风湿热、类风湿关节炎、肝硬化等。多发性骨髓瘤时,γ- 球蛋白可增至 20~50 g/L。② 球蛋白浓度降低:主要是合成减少。正常婴儿出生后至 3 岁内,由于肝和免疫系统尚未发育完全,球蛋白浓度较低,属于生理性低球蛋白血症。肾上腺皮质激素和其他免疫抑制剂有抑制免疫功能的作用,会导致球蛋白的合成减少。

(4) A/G 比值 肝病患者的 A/G 几乎都可降低,尤以有黄疸的肝硬化为甚。肝外胆道阻塞者,A/G 比值降低与急性肝炎者大致相似。重症肝硬化尤以有腹水者,白蛋白显著降低而 γ- 球蛋白显著增高,A/G 比值可以倒置,这种比值异常也为判断预后的指标,A/G 比值持续倒置表示预后较差。

### (三) 胆红素

血清中的胆红素大部分由衰老红细胞被破坏后产生的血红蛋白衍化而成,小部分胆红素来自组织中的细胞色素 P450、过氧化氢酶等血红素辅基的分解,极小部分来源于骨髓内无效造血的血红蛋白。在肝内经过葡糖醛酸化的胆红素称为结合胆红素(也称为直接胆红素,CB),未在肝内经过葡糖醛酸化的称为非结合胆红素(也称为间接胆红素,UCB)。非结合胆红素通过清蛋白的转运被肝细胞迅速摄取,通过与谷胱甘肽转移酶 B 结合后被转移至肝细胞光面内质网,在葡糖醛酸转移酶作用下形成单葡糖醛酸胆红素和双葡糖醛酸胆红素,即结合胆红素。二者的和就是总胆红素。

1. 血清总胆红素(STB) 正常范围 新生儿:0~1 日 34~103 μmol/L;1~2 日 103~171 μmol/L;3~5 日 68~137 μmol/L。成人:3.4~17.1 μmol/L。

2. 临床意义 临床上主要用于诊断肝疾病和胆管梗阻,当血清总胆红素明显增高时,人的皮肤、眼睛巩膜、尿液和血清呈现黄色,故称为黄疸。一般来说,总胆红素小于 34.2 μmol/L 的黄疸,视诊不易察出,称为隐性黄疸;34.2~171 μmol/L 为轻度黄疸;171~342 μmol/L 为中度黄疸;>342 μmol/L 为高度黄疸。当肝发生炎症、坏死、中毒等损害时均可以引起黄疸,胆道疾病及溶血性疾病也可以引起黄疸。以结合胆红素升高为主常见于原发性胆汁型肝硬化、胆管梗阻等。以非结合胆红素升高为主常见于溶血性疾病、新生儿黄疸或输血错误等。肝炎与肝硬化患者的结合胆红素与非结合胆红素都可以升高。

完全阻塞性黄疸时总胆红素通常在 342~510 μmol/L,不完全阻塞者为 171~265 μmol/L,肝细胞性黄疸时总胆红素为 171~265 μmol/L,溶血性黄疸时总胆红素<85.5 μmol/L。

根据结合胆红素与总胆红素比值协助鉴别黄疸类型。结合胆红素 / 总胆红素<20% 提示为溶血性黄疸,20%~50% 为肝细胞性黄疸,比值>50% 为胆汁淤积性黄疸。在肝炎的黄疸前期、无黄疸型肝炎、失代偿肝硬化、肝癌患者中有 30%~50% 的患者表现为结合胆红素增加,而 ATB 正常。

**知识拓展**

### 新生儿黄疸

临床上将出生 28 日内新生儿的黄疸称为新生儿黄疸,是指新生儿时期,由于胆红素代谢异常,引起血液中胆红素水平升高,从而出现以皮肤、黏膜及巩膜黄染为特征的病症。新生儿黄疸分为生理性黄疸和病理性黄疸。生理性黄疸是单纯因胆红素代谢异常引起的暂时性黄疸,通常在出生 4~6 日后达到高峰,7~10 日消退,一般无明显临床症状。若出生后 24 h 即出现黄疸,血清胆红素足月儿超过 220.59 μmol/L(12.9 mg/dl)、早产儿大于256.5 μmol/L(15 mg/dl),超过 2 周仍不退,甚至加重或消退后重复出现,均为病理性黄疸,应予以治疗,以防止产生严重并发症胆红素脑病。

视频

肾功能检查

## 二、肾功能检查

肾作为重要的排泄器官,其功能主要是分泌和排泄代谢产物,调节和维持体液容量和成分(水分和渗透压、电解质、酸碱度),维持机体内环境(血压、内分泌)的平衡。各类疾病、药物、毒素对肾的损害均可影响肾功能,主要表现为肾功能检查指标的异常。

### (一) 血清尿素氮

尿素氮是血浆非蛋白氮的最主要成分。体内尿素氮 90% 以上经肾小球滤过而随尿液排出体外。当肾实质受损害时,肾小球滤过率降低,致使血清尿素氮浓度增加,因此通过测定尿素氮,可了解肾小球的滤过功能。

1. 正常范围　成人:3.2~7.1 mmol/L;婴儿、儿童:1.8~6.5 mmol/L。

2. 临床意义　尿素氮增高的原因可分为肾前、肾、肾后三个方面。肾前的原因主要是各种病因引起的血液中水分的减少,如摄入水分太少或丢失水分过多,高蛋白饮食、蛋白质分解代谢增高,以及循环障碍,如心力衰竭等(肾前性氮质血症)。肾后的原因为泌尿道的梗塞,如前列腺梗阻、尿路结石、泌尿道肿瘤等引起尿量显著减少或尿闭(肾后性氮质血症)。肾的原因为各种肾疾病,且尿素氮增高的程度与病变的严重程度成平行关系,轻度受损时,血清尿素氮检测值可无变化,尿毒症患者血尿素氮较正常值可增高数倍。当检测值高于正常范围时,说明有效肾单位的 60%~70% 已受损害。因此,尿素氮测定不能作为肾病早期肾功能的测定指标,但对肾衰竭,尤其是氮质血症的诊断有特殊的价值。

### (二) 血肌酐

肌酐包括外源性肌酐和内源性肌酐,前者来源于肉类食物的代谢,后者来源于人体肌肉组织的代谢。血中肌酐主要由肾小球滤过,肾小管分泌量很少,当肌酐生成稳定时,血肌酐浓度取决于肾小球滤过率。在肾功能不全时,血肌酐水平增高,因此血肌酐浓度与肾小球滤过功能成反比关系。

1. 正常范围　成年男性:59~104 μmol/L;成年女性:45~84 μmol/L。

2. 临床意义　血肌酐升高常见于肾疾病,如急慢性肾小球肾炎、肾硬化、多囊肾、肾移植后的排斥反应等,尤其是慢性肾炎患者,血肌酐越高,预后越差。当上述疾病造成肾小球滤过功能减退时,由于肾的储备力和代偿力还很强,因此,在早期或轻度损害时,血肌酐浓度可以表现为正常,仅当肾小球滤过功能下降到正常人的 30%~50% 时,血肌酐数值才明显上升。血肌酐和尿素氮同时测定更有意义,如两者同时增高,提示肾功能已受到严重的损害。

## 岗 位 对 接

### 用药指导

案例:患者,女,25 岁,妊娠 17 周,因细菌感染致扁桃体化脓,有青霉素过敏史。请问该患者能否使用红霉素类抗生素进行抗菌治疗?

用药指导:红霉素类抗生素通常在用药后 10~12 日出现肝大、黄疸、AST 或 ALT 升高等胆汁淤积表现,其发生率高达 40%。孕妇妊娠全过程应避免使用该类药物,如依托红霉素、琥乙红霉素等。

## 考 证 聚 焦

模拟练习

(杨笛笑)

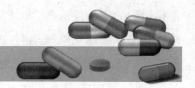

# 项目三
# 其他常用生化检查

## 一、血糖与糖化血红蛋白

### (一) 血糖

血糖是指血液中各种单糖的总称,包括葡萄糖、半乳糖、果糖和甘露糖等,主要是葡萄糖。维持正常的血糖浓度很重要,全身各组织细胞都需要从血液中获取葡萄糖,特别是脑组织、红细胞等几乎没有糖原储存,必须随时由血液供给葡萄糖,以取得自身生存、代谢和功能所需要的能量。正常情况下,在胰岛素、胰高血糖素等激素的参与下,糖的合成、分解与代谢处于动态平衡状态,血糖保持相对稳定。临床通过监测空腹、餐后血糖数值的变化来诊断疾病,掌握糖尿病的病情和治疗效果。

1. 正常范围　空腹血糖:3.9~6.1 mmol/L(70~110 mg/dl);餐后 2 h 血糖:<7.8 mmol/L(140 mg/dl)。

2. 临床意义

(1) 血糖增高

1) 生理性血糖升高:饭后 1~2 h,摄入高糖食物、紧张训练、剧烈运动和情绪紧张时,肾上腺分泌增加。

2) 病理性血糖升高:① 糖尿病,胰岛功能低下、胰岛素分泌不足或胰岛素分泌相对减少、组织对胰岛素的感应性低下、胰岛素受体减少。② 慢性胰腺炎,由于炎症胰岛组织被破坏,使胰岛素分泌功能缺陷,而致血糖升高。③ 内分泌腺疾病,如肢端肥大症或巨人症,由于生长激素分泌亢进,拮抗胰岛素的作用使血糖升高。肾上腺皮质机能亢进,如库欣综合征,因皮质醇分泌增多,促进糖原异生,并可对抗胰岛素作用而使血糖升高。又如嗜铬细胞瘤,肾上腺素分泌增多,促使肝糖原转变成葡萄糖,并抑制胰岛素分泌,使血糖增高。④ 药物,服用一些影响糖代谢的药物可引起一过性血糖升高,如糖皮质激素、利尿剂、甲状腺激素等。

(2) 血糖降低　血糖降低的临床意义包括:① 胰岛素瘤,因胰岛素分泌过量,使血糖分解加强。② 激素分泌减退,如肾上腺皮质功能减退症、腺垂体功能减退症、甲状腺功能减退症等。③ 其他病症,如长期营养不良、肝癌、重症肝炎、酒精中毒、妊娠、饥饿、剧烈运动等。④ 药物,如磺酰脲类促胰岛素分泌剂过量,或使用单胺氧化酶抑制剂、血管紧张素转化酶抑制剂、β 受体阻滞剂等。

### (二) 糖化血红蛋白

糖化血红蛋白为葡萄糖与红细胞中血红蛋白的结合物,且为不可逆结合,并持续于红细胞的生命周期中。由于红细胞的生命周期为 120 日,因此测定糖化血红蛋白和血红蛋白的百分率能客观地反映测定前 3 个月内的平均血糖水平,不但可用于糖尿病的诊断,而且可用于糖尿病患者用药疗效的观察和用药监测。

1. 正常范围　高效液相法 4.8%~6.0%。

2. 临床意义　糖化血红蛋白增高见于糖尿病、高血糖。糖化血红蛋白降低见于贫血、红细胞更新率增加等。

## 二、血脂

血脂是血浆中所含脂类物质的总称,脂类分为脂肪和类脂,脂肪又称为三酰甘油,功能是储存能量和供给能量。类脂包括胆固醇、磷脂和糖脂等,功能是维持生物膜的正常结构和功能。

### (一) 总胆固醇

人体胆固醇可以从食物中获取,也可以乙酰辅酶 A 为原料由机体自身合成。胆固醇主要分布于脑和神经组织,肾、脾、皮肤和肝以及胆汁中含量也高。肝是合成、储存和供给胆固醇的主要器官。血清胆固醇具有昼夜节律变化,同时血清胆固醇水平还受到年龄、性别等影响。

1. 正常范围　2.85~5.69 mmol/L(110~220 mg/dl)。

2. 临床意义

(1) 总胆固醇升高　胆固醇升高容易引起动脉粥样硬化性心、脑血管疾病如冠心病、心肌梗死,脑卒中等。其升高也可见于各种高脂蛋白血症、梗阻性黄疸、肾病综合征、甲状腺功能低下、慢性肾衰竭、糖尿病等。此外,吸烟、饮酒、紧张、血液浓缩等也都可使血液胆固醇升高。妊娠末 3 个月时,可能明显升高,产后恢复原有水平。

(2) 总胆固醇降低　可见于各种脂蛋白缺陷状态、肝硬化、恶性肿瘤、营养吸收不良、巨幼细胞贫血等。此外,女性月经期也可降低。血清中总胆固醇的浓度可以作为脂类代谢的指标,但脂类代谢又常与糖类及激素等其他物质的代谢密切相关,因此其他物质代谢异常时也可以影响血清总胆固醇的浓度。

### (二) 三酰甘油(TG)

三酰甘油(甘油三酯)是人体储存能量的形式,首要功能是为细胞代谢提供能量,主要在肝合成。饮食中脂肪被消化吸收后,以三酰甘油形式形成乳糜微粒循环于血液中,乳糜微粒中的80%以上为三酰甘油。此外,人体的小肠黏膜在类脂吸收后也合成大量的三酰甘油。三酰甘油大约占总脂质的25%,并直接参与胆固醇和胆固醇酯的合成。在正常情况下,人的三酰甘油水平保持在正常值范围内,伴随年龄的增长而逐渐增高。

1. 正常范围　0.56~1.70 mmol/L。

2. 临床意义

(1) 血清三酰甘油升高

1) 动脉粥样硬化及高脂血症:血清三酰甘油增高常可见于动脉粥样硬化、原发性高脂血症、家族性高三酰甘油血症。现在认为三酰甘油也是冠心病发病的一个危险因素,当其升高时,也应该给予饮食控制或药物治疗。

2) 其他疾病:糖尿病、痛风、梗阻、黄疸、甲状腺功能低下、胰腺炎等。

3) 生理性:长期饥饿或食用高脂肪食品也可造成三酰甘油升高,大量饮酒可使三酰甘油出现假性升高。

4) 用药:雌激素、避孕药可致三酰甘油升高。

(2) 血清三酰甘油降低　见于低脂蛋白血症、营养吸收不良、甲状腺功能亢进、甲状旁腺功能亢进,还可见于过度饥饿、运动等。

### (三) 低密度脂蛋白胆固醇

低密度脂蛋白胆固醇(LDL-C)是在血浆中由VLDL-C转变而来的,其合成部位主要在血管内,降解部位在肝。LDL-C是空腹血浆中的主要脂蛋白,约占血浆脂蛋白的2/3。其是运输胆固醇到肝外组织的主要运载工具。LDL-C的含量与心血管疾病的发病率以及病变程度相关,LDL-C被认为是动脉粥样硬化的主要致病因子。

1. 正常范围　2.1~3.1 mmol/L。

2. 临床意义

(1) LDL-C升高　主要是胆固醇增高,可伴有三酰甘油增高,临床表现为Ⅱa型或Ⅱb型高脂蛋白血症,常见于饮食中含有胆固醇和饱和脂肪酸、低甲状腺素血症、肾病综合征、慢性肾衰竭、肝疾病、糖尿病、血卟啉症、神经性厌食、妊娠等。

(2) LDL-C降低　见于营养不良、慢性贫血、肠吸收不良、骨髓瘤、严重肝疾病、高甲状腺素血症、急性心肌梗死等，临床常与 TC、TG、VLDL-C、HDL-C 等脂蛋白参数综合分析。

### (四) 高密度脂蛋白胆固醇

高密度脂蛋白胆固醇(HDL-C)是血清中颗粒密度最大的一组脂蛋白，主要在肝合成。主要生理功能是转运磷脂和胆固醇，可以将胆固醇从肝外组织转运到肝进行代谢。其在限制动脉壁胆固醇的积存速度和促进胆固醇的清除上起着一定的积极作用。HDL-C 与心血管疾病的发病率和病变程度成负相关。

1. 正常范围　　0.93~1.81 mmol/L。

2. 临床意义　　HDL-C 降低见于动脉硬化及高脂血症，急、慢性肝病，急性应激反应(心肌梗死、外科手术、损伤)，糖尿病，甲状腺功能亢进或减低，慢性贫血等。

## 三、肌酸激酶和血尿酸

### (一) 肌酸激酶

肌酸激酶(creatine kinase，CK)通常存在于人体的心脏、肌肉以及脑等组织的细胞质和线粒体中，是一个与细胞内能量运转、肌肉收缩、ATP 再生有直接关系的重要激酶，它可逆地催化肌酸与 ATP 之间的转磷酰基反应，是诊断骨骼肌和心肌疾病的敏感指标，其增高与骨骼肌、心肌受损的程度基本一致。其存在同工酶类型，检测其总活性及分析其同工酶的类型，对判断是否存在心肌梗死和溶栓后冠状动脉再通有一定的意义。

1. 正常范围　　健康成年男性：38~200 U/L；健康成年女性：26~170 U/L。

2. 临床意义

(1) 肌酸激酶增高　　① 心脏疾病：此酶是继转氨酶后至今临床上最重要的酶，特别是在诊断心肌梗死上有较高的价值。疼痛出现后 4 h 肌酸激酶急剧上升，最高可达正常上限的 10~12 倍，是急性心肌梗死早期诊断的指标之一，其增高程度与心肌受损程度基本一致。另外，溶栓治疗出现再灌注时，达峰时间提前，故动态测定 CK 变化有助于病情的观察和预后估计。病毒性心肌炎也可出现 CK 升高。② 肌肉疾病：进行性肌营养不良发作期、各种肌肉损伤、挤压综合征、多发性肌炎、手术后、剧烈运动等肌酸激酶也可增高。③ 脑疾病：高肌酸激酶活力见于发作性癫痫、破伤风，也见于器质性神经疾病，如脑梗死、脑膜炎和脑炎。

(2) 肌酸激酶降低　　见于肝硬化等。

### (二) 血尿酸

尿酸为体内嘌呤类代谢分解的产物，人体尿酸来自体内细胞核蛋白分解代谢和食物的分解代谢过程,主要由肾小球滤过和肾小管排出,但大部分被肾小管重吸收。如发生肾小球滤过功能受损,可致血尿酸水平升高。在正常生理情况下,嘌呤的合成与分解处于相对平衡状态,尿酸的生成与排泄也较恒定。当体内核酸大量分解或高嘌呤食物摄入过多时,引起血尿酸水平升高。

1. 正常范围(酶法)　成年男性:180~440 μmol/L;成年女性:120~320 μmol/L。

2. 临床意义

(1)血尿酸增高　见于痛风、急性或慢性肾小球肾炎、肾结核、肾盂积水、子痫、慢性白血病、红细胞增多症、摄入过多含核蛋白食物、尿毒症肾炎、肝疾病、氯仿和铅中毒、甲状腺功能减退、多发性骨髓瘤、白血病、妊娠反应、红细胞增多症。

(2)血尿酸降低　见于恶性贫血、范科尼(Fanconi)综合征、使用阿司匹林、先天性黄嘌呤氧化酶和嘌呤核苷磷酸化酶缺乏等。

## 四、乙型肝炎血清免疫学检查

目前最常用的乙型肝炎病毒(HBV)感染检测血清标志物主要指乙肝五项,即表面抗原(HBsAg)、表面抗体(抗 HBs 或 HBsAb)、e 抗原(HBeAg)、e 抗体(抗 HBe 或 HBeAb)和核心抗体(抗 HBc 或 HBcAb)。该检查主要用于判断是否感染 HBV 或粗略估计病毒复制水平,对肝炎鉴别、预后判断以及用药后效果评价也有较大参考值。

**知识拓展**

### 乙型肝炎的预防

预防乙型肝炎可从以下几个方面进行:① 控制传染源,对急性乙肝患者进行隔离治疗。② 切断传播途径,养成良好的个人卫生习惯,接触患者后要用肥皂和流水洗手;严格执行消毒制度;对血液制品应做 HBsAg 检测。③ 保护易感人群,接种乙肝疫苗是预防 HBV 感染最有效的方法。

### (一) 乙型肝炎表面抗原(HBsAg)

HBV 的外壳糖蛋白俗称"澳抗",本身不具有传染性,是 HBV 感染最早期血清里出现的一种特异性血清标志物。

1. 正常范围　阴性。

2. 临床意义　阳性提示慢性或迁延性乙型肝炎活动期,与 HBV 感染有关的肝硬化或原发性肝癌。慢性 HBsAg 携带者,即肝功能已恢复正常而 HBsAg 尚未转阴,或 HBsAg 阳性持续 6 个月以上,而患者既无乙肝症状也无 ALT 异常,即 HBsAg 携带者。

### (二) 乙型肝炎表面抗体(HBsAb)

当 HBV 侵入人体后,刺激人的免疫系统产生免疫反应,人体免疫系统中的 B 淋巴细胞分泌出一种特异的免疫球蛋白 G。它可以和表面抗原特异地结合,在体内与人体的其他免疫功能共同作用下,可把 HBV 清除掉,保护人体不再受 HBV 感染,故称表面抗体为保护性抗体。

1. 正常范围　阴性。

2. 临床意义　阳性提示乙型肝炎恢复期,或既往曾感染 HBV,现已恢复,且对 HBV 具有一定的免疫力。接种乙肝疫苗所产生的效果也可出现阳性。

### (三) 乙型肝炎 e 抗原(HBeAg)

它源于 HBV 的核心,是核心抗原的亚成分或核心抗原裂解后的产物,是 HBV 复制的指标之一。

1. 正常范围　阴性。

2. 临床意义　HBeAg 阳性的临床意义包括:① 乙型肝炎活动期,在 HBV 感染的早期,HBeAg 阳性表示血液中含有较多的病毒颗粒,提示肝细胞进行性损害和血清具有高度传染性。若血清中 HBeAg 持续阳性,则提示乙型肝炎转为慢性,表明患者预后不良。② 在乙型肝炎病情加重之前,HBeAg 即有升高,有助于预测肝炎病情。③ HBsAg 和 HBeAg 均为阳性的妊娠期妇女,可将 HBV 传播给新生儿,其感染的阳性率为 70%~90%。

### (四) 乙型肝炎 e 抗体(HBeAb)

HBeAb 是 HBeAg 的对应抗体,但非中和抗体,不能抑制 HBV 的增殖,出现于 HBeAg 转阴以后,证明人体对 HBeAg 有一定的免疫清除能力。

1. 正常范围　阴性。

2. 临床意义　HBeAg 转阴的患者,即 HBV 部分被清除或抑制,病毒复制减少,传染性降低。部分慢性乙型肝炎、肝硬化、肝癌患者可检出 HBeAb。

### (五) 乙型肝炎核心抗体(HBcAb)

虽然核心抗原在血清中查不出来(它在血中很快被裂解),但是它具有抗原性,能刺激身体的免疫系统产生出特性抗体,即 HBcAb,故检测 HBcAb 可以了解人体曾经有无核心抗原的刺激,即有无过乙肝病毒的感染。因此,HBcAb 是一项病毒感染的标志。HBcAb 主要包括 IgM 和 IgG 两型,抗 HBc–IgM 对急性乙肝的诊断、病情监测及预后的判断均有较大的价值。

1. 正常范围　阴性。

2. 临床意义　抗 HBc-IgM 阳性是诊断急性乙型肝炎和判断病毒复制活跃的指标,提示患者血液有较强的传染性,也可见于慢性活动性乙型肝炎患者。HBc-IgG 阳性,高滴度表示正在感染 HBV,低滴度则表示既往感染过 HBV,具有流行病学的意义。

## 岗 位 对 接

### 案例分析

案例:患者,女,56 岁,常规性体检发现血总胆固醇 6.06 mmol/L。经询问患者用药史包括氯氮平及二甲双胍。

问题:请分析患者用药史对其血总胆固醇的影响。

分析:人体总胆固醇正常范围在 2.85~5.69 mmol/L,胆固醇升高与很多因素有关,患者用药史也是其中一个重要原因。长期服用避孕药、甲状腺激素、糖皮质激素、抗精神病药都可导致血总胆固醇上升。

## 考 证 聚 焦

模拟练习

（杨笛笑）

# 模块七

## 常见病症的药物治疗

# 项目一

## 发热

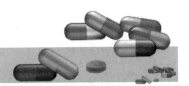

## 一、概述

▶ 视频

测量体温时的注意事项

发热是指病理性体温升高,是人体对致热原的作用使体温调节中枢的调定点上移而引起,是临床上最常见的症状,是疾病进展过程中的重要临床表现。正常情况下,温度为 36~37℃。当腋下温度超过 37℃,口腔温度超过 37.2℃,直肠温度超过 37.6℃,昼夜体温波动超过 1℃,即为发热。

根据发热的程度,可将发热分为四种:低热,体温在 37.5~38℃;中等度热,体温在 38.1~39℃;高热,体温在 39.1~41℃;超高热,体温在 41℃以上。发热一般分为四期:前驱期、体温上升期、高温持续期、体温下降期。引起发热的常见原因如下。

1. 感染　各种病原体的感染,如细菌、病毒、支原体、真菌等均可引起发热,以细菌或病毒引起的感染最常见。常见疾病有感冒、肺炎、支气管炎等。

2. 恶性肿瘤　如白血病、恶性组织细胞病、恶性淋巴瘤、结肠癌、原发性肝细胞癌等。

3. 变态反应疾病　如药物热、风湿热。

4. 结缔组织病　如系统性红斑狼疮、皮肌炎、结节性多动脉炎、混合性结缔组织病等。

5. 其他疾病　如甲状腺功能亢进、中暑、热射病、甲状腺危象、严重失水或出血、骨折、大面积烧伤、脑出血、颅脑外伤、癫痫持续状态、心肌梗死、心力衰竭、内脏血管梗塞、组织坏死等。

**课堂讨论**

引起发热的原因有哪些?

▶ 视频

发热的临床表现

## 二、临床特征

发热一般表现为体温升高、心率加快，突发热常为 12~24 h，持续热为 3~6 日。结合其他表现和实验室检查结果，可能有以下相关疾病。

1. 伴有头痛、关节痛、咽喉痛、畏寒、乏力、鼻塞或咳嗽，可能是感冒。

2. 血常规检查，白细胞计数高于正常值，可能有细菌感染；白细胞计数低于正常值，可能有病毒感染。

3. 儿童伴有咳嗽、流涕、眼结膜充血、麻疹黏膜斑及全身斑丘疹，可能是麻疹。儿童或青少年伴有耳垂为中心的腮腺肿大，多为流行性腮腺炎。

4. 发热时有间歇期，表现有间歇发作的寒战、高热，继之大汗，可能是化脓性感染或疟疾。

5. 持续高热，如 24 h 内体温持续在 39~40℃，居高不下，伴寒战、胸痛、咳嗽、吐铁锈色痰，可能伴有肺炎。

6. 起病缓慢，持续发热，无寒战、脉缓、玫瑰疹、肝脾大，可能伴有伤寒；如为长期找不出原因的低热，一般为功能性发热。

7. 有时女性在经期或排卵期也会发热。另外，服用药物也可能引起发热，一般称为药物热。

## 三、治疗原则及药物选择

### (一) 治疗原则

一般治疗原则：休息、物理降温和病因治疗。

1. 休息　患者需卧床休息，多饮水，给予清淡、易消化的饮食。

2. 物理降温　① 使用冰袋，将冰袋置于头部、腋窝及腹股沟部，冰袋要用干毛巾包裹后使用。② 乙醇擦浴，用 35%~50% 乙醇溶液擦浴，患者取仰卧位，从颈部向下沿臂外侧直至手背，再换一小毛巾，从腋下沿臂内侧直至手心，用同样的方法擦拭对侧；然后，从腹股沟部经腿擦拭至足部。再让患者取侧卧位，从后颈部开始，自上而下擦拭整个背部。需要注意的是，擦拭的同时，需给患者以轻柔的按摩，当擦至大血管附近(如腋下、肘部、腹股沟区、腋窝等部位)时，应稍做停留，以提高疗效。擦拭过程中，如有寒战、面色苍白或脉搏、呼吸不正常，应立即停止操作。

3. 病因治疗　查明发热病因，针对发热的病因进行积极的处理是解决发热的根本办法。例如：感染性发热，根据感染源不同选择有效药物进行治疗；脱水的患者积极进行补液；发生药物反应时立即停用药物并进行抗过敏治疗等。

（二）药物选择

1. 非处方药　《国家非处方药目录》中收录的解热镇痛药的活性成分有对乙酰氨基酚、阿司匹林、布洛芬、贝诺酯等。

（1）对乙酰氨基酚（扑热息痛）　解热作用强，镇痛作用较弱，但作用缓和而持久，对胃肠道刺激小，正常剂量下对肝无损害，较为安全有效，可作为退热药的首选，尤其适宜老年人和儿童服用。

（2）阿司匹林　服后吸收迅速而完全，解热镇痛作用较强，能降低发热者的体温，对正常体温则几乎无影响。婴幼儿发热可选用阿苯片（含阿司匹林、苯巴比妥）。

（3）布洛芬　具有解热镇痛抗炎作用，其镇痛作用较强，比阿司匹林强 16~32 倍；抗炎作用较弱，退热作用与阿司匹林相似但较持久。其胃肠道的不良反应较轻，易于耐受，为此类药物中对胃肠刺激性最低的。

（4）贝诺酯　为对乙酰氨基酚与阿司匹林的酯化物。对胃肠道的刺激性小于阿司匹林。疗效与阿司匹林相似，作用时间较阿司匹林和对乙酰氨基酚长。

2. 处方药　安乃近，具有解热镇痛作用，一般不作为首选药物，仅在急性高热、病情急重且无其他有效解热药时用。5 岁以下儿童高热时应紧急退热，可用 20% 安乃近溶液滴鼻。

常用退热药及其用法用量如表 7-1。

表 7-1　常用退热药及其用法用量

| 药物 | 用法用量 |
| --- | --- |
| 对乙酰氨基酚片 | 6~12 岁儿童，一次 0.25 g；12 岁以上儿童及成人一次 0.5 g，若持续发热或疼痛，可间隔 4~6 h 重复用药一次，24 h 内不得超过 4 次 |
| 阿司匹林肠溶片 | 成人每次 0.3~0.6 g，每日 3 次，必要时 4 h 给 1 次。小儿常用每日按体表面积 1.5 g/m²，分 4~6 次口服，或每次按体重 5~10 mg/kg，或每次每岁 60 mg，必要时 4~6 h 给 1 次 |
| 布洛芬颗粒 | 4~8 岁儿童，每次 0.1 g；8 岁以上儿童及成人，每次 0.2 g，若持续疼痛或发热，可间隔 4~6 h 重复用药 1 次，24 h 不超过 4 次 |
| 尼美舒利颗粒 | 成人每次 0.05~0.1 g，每日 2 次，餐后口服，按病情可增至每次 0.2 g，每日 2 次；儿童常用剂量为每日按体重 5 mg/kg，分 2~3 次口服；老年人遵医嘱 |
| 金刚烷胺片 | 成人每日 200 mg，儿童每日 2~3 mg/kg，早晨一次顿服或分 2 次服，3~5 日为一个疗程，最长不超过 10 日 |

知识拓展

### 小儿高热惊厥的治疗

发热是小儿的常见症状,高热惊厥是婴幼儿时期最常见的中枢神经系统急症。婴幼儿抵抗力差且中枢神经系统发育不完善,对皮下中枢的控制能力非常薄弱,遇到兴奋或抑制均很快扩散,故对疾病引起的高热或来自外界任何微小刺激均易引起惊厥,不仅危及生命,也可造成不同程度的脑损伤、癫痫等后遗症。治疗应保持呼吸道通畅,吸氧,控制惊厥,及时降温和加强监护。

## 四、用药教育

1. 解热药退热属于对症治疗,应用解热药退热一般不超过 3 日。

2. 5 岁以下儿童高热,紧急退热用安乃近溶液滴鼻。

3. 持续惊厥或周期性惊厥用地西泮。

4. 胃肠道刺激,应餐后服药。

5. 阿司匹林可透过胎盘屏障,可致畸。对乙酰氨基酚可通过胎盘,目前尚无致畸报道。布洛芬用于晚期妊娠可使孕期延长。

6. 发热期间应注意休息,保持充足的睡眠。

7. 发热期间应控制饮食,多喝水、果汁,补充能量和电解质。对高热患者应当用冰袋和凉毛巾冷敷,或用 50% 乙醇擦拭四肢、胸背、头颈部以帮助退热。

## 岗 位 对 接

**用药指导**

案例:患者,男性,10 岁,雨天降温后出现全身不适,乏力、头痛、咽痛、咳嗽,测量体温 38.6℃,其母去某药房购药。请为此患者推荐治疗的药物,并指导患者合理用药。

用药指导:此患者可选用布洛芬颗粒,一次 0.2 g,饭后温开水冲服,若持续疼痛或发热,可间隔 4~6 h 重复用药 1 次,24 h 不超过 4 次。

**考 证 聚 焦**

模拟练习

（李春英）

# 项目二
## 消化不良

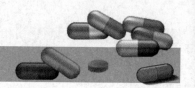

## 一、概述

消化不良是由胃动力障碍所引起的临床综合征,包括胃和十二指肠部位的慢性炎症,使食管、胃、十二指肠的正常蠕动功能失调。消化不良分为功能性消化不良和器质性消化不良。功能性消化不良根据症状不同可分为溃疡样消化不良、动力障碍样消化不良和特异性消化不良三个亚型。器质性消化不良由器官病变所引起,如肝病、胆道疾病、胰腺疾病及糖尿病等。

---

**课堂讨论**

引起消化不良的原因有哪些?

---

消化不良发生率高,占消化系统疾病的 20%~40%。导致消化不良的原因很多,主要有:① 精神心理因素所致,如抑郁,疼痛、失眠等也可能引起消化不良。② 饮食习惯不良所致,包括进食粗糙或生冷、油腻食物或甜品,进食过饱,饮酒过量,喝浓茶或咖啡等。③ 药物因素所致,如使用阿司匹林、红霉素、抗恶性肿瘤药等。④ 慢性疾病所致,如慢性胃炎(萎缩性胃炎)、胃溃疡、十二指肠溃疡、慢性十二指肠炎、慢性胆囊炎、慢性胰腺炎等。⑤ 胃动力不足所致,老年人由于年龄增大而胃肠动力降低,食物在胃内的停留时间过长,胃内容物排空的速度缓慢,也会引起功能性消化不良。⑥ 全身性疾病所致,如感染、发热、贫血、食物中毒、尿毒症、甲状腺功能减退、慢性肝炎、小儿缺锌等消耗性疾病。

## 二、临床特征

1. 餐后饱胀 上腹胀多发生在餐后,常伴有嗳气,有时出现轻度腹泻。

2. 早饱感 进食不久即有饱感,摄入食物明显减少,常伴有嗳气。

3. 上腹痛 进食或食后有腹部不适、腹胀、嗳气,上腹部或胸部钝痛或烧灼样痛,恶心,并常伴有舌苔厚腻及上腹部压痛。

4. 上腹烧灼感 进食、运动或平卧后上腹正中有烧灼感或反酸,并可延伸至咽喉部。

功能性消化不良,缺乏器质性疾病依据,病程至少 6 个月,近 3 个月病情符合以上临床特征。

## 三、治疗原则及药物选择

### (一) 治疗原则

一般治疗原则:功能性消化不良目前病因不明,因此没有一种药物或方法对所有的患者都有肯定疗效,也缺乏客观可靠的疗效判断标准,可采取个体化、综合治疗措施。

### (二) 药物选择

1. 非处方药 《国家非处方药目录》收载的助消化药的活性成分和制剂有干酵母、乳酶生、胰酶、胃蛋白酶、复合消化酶胶囊、龙胆碳酸氢钠、地衣芽孢杆菌活菌胶囊、复合乳酸菌胶囊、口服双歧杆菌胶囊、双歧三联杆菌胶囊;胃动力药有多潘立酮、西沙必利等。

(1) 食欲缺乏者,可服用增加食欲药,如口服维生素 $B_1$、维生素 $B_6$、干酵母片,也可选用中成药如香砂枳术丸、人参健脾丸等。

(2) 对胰腺外分泌功能不足或由于胃肠肝胆疾病引起的消化酶不足者,可选用胰酶片,餐前或进餐时服用。

(3) 偶然性消化不良或进食蛋白质食物过多者可选乳酶生、胃蛋白酶合剂。

(4) 中成药选用大山楂丸或颗粒,可开胃消食,用于食欲缺乏、消化不良、脘腹胀闷。对功能性消化不良、肠易激综合征以及习惯性便秘者可口服六味安消散。

(5) 对中度功能性消化不良或餐后伴有上腹痛、上腹胀、嗳气、胃灼热、恶心呕吐、早饱症状者及暴饮暴食或老年人因胃肠功能障碍引起的恶心、呕吐等可选用多潘立酮。

### 2. 处方药

（1）对精神因素引起者，应予以解释和安慰，必要时口服地西泮，胃肠器质性疾病引起的消化不良多是一些慢性疾病，在短时间内难以治愈，因此改变不良的饮食起居习惯，改善消化功能及提高患者的营养状况，有利于本病的治疗。

（2）对功能性消化不良，伴有胃灼热、嗳气、恶心、呕吐、早饱、上腹胀者可选西沙必利等。

（3）对慢性胃炎、胃溃疡、十二指肠溃疡等导致的消化不良，可口服抗酸药和胃黏膜保护药。伴有腹部疼痛发热、尿色深等症状者可能患有慢性胆囊炎、胃溃疡或肝炎，应及时去医院就诊。

目前，该病的病因和发病机制尚不完全清楚，可能与胃肠道动力障碍、精神因素和应激因素等多种因素有关。

常见消化不良药物及其用法用量如表 7-2。

表 7-2　常见消化不良药物及其用法用量

| 药物 | 用法用量 |
| --- | --- |
| 干酵母片 | 规格 0.3 g；成人每次 0.5~4 g，儿童每次 0.5~1.0 g，每日 3 次，嚼碎后服 |
| 胰酶片 | 规格 0.3 g；每次 0.3~0.6 g，每日 3 次，饭前服 |
| 胃蛋白酶片 | 口服，1 岁以下每次 0.75 g，1~3 岁每次 1.5 g，3 岁以上每次 3 g，每日 2 次 |
| 复合消化酶胶囊 | 1 岁以下每次 0.75 g，1~3 岁每次 1.5 g，3 岁以上每次 3 g，每日 2 次 |
| 龙胆碳酸氢钠片 | 规格含龙丹粉 0.1 g，碳酸氢钠 0.15 g；成人一次 1~3 片，一日 3 次，口服 |
| 地衣芽孢杆菌活菌胶囊 | 规格 0.25 g（2.5 亿万活菌）；成人每次 2 粒，儿童每次 1 粒，每日 3 次，首次加倍；对吞咽困难者，服用时可打开胶囊，将药粉加入少量温开水或奶液混合后服用 |
| 复合乳酸菌胶囊 | 规格 0.33 g；成人每次 1~2 粒，每日 3 次，口服 |
| 多潘立酮片 | 规格 10 mg；每次 10 mg，每日 3 次，饭前服用；儿童剂量酌减 |
| 西沙必利片 | 规格 5 mg，每日最高服药剂量为 30 mg。成人根据病情的程度，每日总量 15~30 mg，分 2~3 次给药，每次 5 mg（即 1 片）（剂量可以加倍）。体重为 25~50 kg 的儿童最大剂量为 5 mg，每日 4 次。可口服片剂或口服混悬液。体重为 25 kg 以下的婴儿及儿童每次 0.2 mg/kg，每日 3~4 次，最好选用混悬液，肾功能不全时，建议减半日用量 |
| 六味安消散 | 规格 3 g；一次 1.5~3 g，一日 2~3 次 |

知识拓展

### 功能性消化不良

功能性消化不良是最常见的功能性胃肠病,目前主要使用抑制胃酸分泌药、促胃肠动力药等对症治疗。此外,患者应保持良好的生活习惯,避免吸烟和饮酒及服用非甾体抗炎药,避免摄入诱发症状的食物,心理治疗可消除恐惧和疑虑。

## 四、用药教育

1. 助消化药多为酶或活菌制剂,性质不稳定,不耐热或易吸湿,应置于冷暗处储存,超过有效期后不得再用,注意服用时不宜用热水送服。

2. 抗菌药可抑制或杀灭助消化药中活菌制剂的活性,使后者的效价降低,吸附剂可吸附药物,降低疗效,如必须联合用药,应间隔 2~3 h。

3. 酸碱性较强的药物和食物可降低助消化药的效价强度,因此不能同时服用。胃蛋白酶在中性、碱性及强酸性环境中作用减弱,在弱酸性环境中作用最强。胃蛋白酶不宜与抗酸药同服。

4. 干酵母和乳酶生的不良反应较少,但过量使用亦可发生腹泻。胰酶偶见腹泻、便秘、恶心、皮疹等不良反应。

5. 胰酶禁用于患者急性胰腺炎早期对蛋白质及制剂过敏者,在酸性条件下易被破坏,故须用肠溶衣片,口服时不可嚼碎,应整片吞下,以免药物残留于口腔内发生口腔溃疡。胰酶忌与稀盐酸等酸性药合用。胰酶与阿卡波糖、吡格列酮合用可减弱降血糖药的疗效;与等量碳酸氢钠同服,可增加疗效;与西咪替丁合用,由于后者抑制胃酸分泌,增加胃肠的 pH,防止胰酶失活,增强疗效。

6. 多潘立酮对乳腺癌、嗜铬细胞瘤、机械性肠梗阻、胃肠道出血等患者禁用;对心律失常,接受化疗的肿瘤患者、妊娠期妇女慎用。在用药期间排便次数可能增加。

7. 为防治消化不良,饮食应均衡规律,少吃油炸、腌制、生冷刺激的食物,用餐要定时定量、细嚼慢咽。生活要规律,定时入睡,做好自我心理调理,消除思想顾虑,注意控制情绪,心胸开阔。适当进行运动,如快速行走及体操均有益于消化。生活中常进食大麦及大麦芽、山楂、酸奶、苹果、西红柿等食物,均有助于消化。

## 岗位对接

### 用药指导

案例：患者，女性，30岁，软件工程师。平时工作紧张，常加班，就餐不规律，时间长了就出现腹胀，嗳气，经常便秘。请为此患者推荐治疗的药物，并指导患者合理用药。

用药指导：长期因精神紧张，降低胃肠的血液供应，影响胃肠功能，减少消化液分泌，减慢胃肠蠕动，宜选用多潘立酮、莫沙必利等胃肠动力促进药，减轻腹胀及治疗便秘，同时可服用消化酶类制剂，如胃蛋白酶以补充机体本身的分泌不足，促进消化。注意饮食规律、营养均衡，常吃大麦、山楂、酸奶等助消化食物，少吃油炸、生冷等刺激食物；注意生活规律、劳逸结合，适当锻炼，快速行走及体操均有助于促进消化。

## 考证聚焦

模拟练习

（李春英）

# 项目三

## 荨麻疹

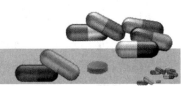

**学习目标**

- 知识目标:了解荨麻疹的含义;熟悉荨麻疹的临床表现;掌握荨麻疹的治疗原则和药物选择。
- 能力目标:能够指导患者合理应用治疗荨麻疹的药物。
- 素养目标:关心荨麻疹患者,提高患者的用药依从性。

### 一、概述

荨麻疹是由于皮肤、黏膜小血管反应性扩张及渗透性增加而产生的一种局限性水肿反应,俗称风疹块。荨麻疹是常见的皮肤病,也是很多疾病的常见症状。临床显著特征为出现大小不等的风团,剧烈瘙痒和刺痛,可自行消退,此起彼伏,愈后不留痕迹,发病率较高。

> **课堂讨论**
>
> 引起荨麻疹的原因有哪些?

荨麻疹的病因复杂,分为内源性和外源性两个方面,常见病因为过敏原(吸入花粉尘土、食物及添加剂),药物(青霉素、链霉素、磺胺类、血清等),感染(细菌、真菌、病毒、寄生虫等感染),物理因素(冷、热、日光、摩擦、压力等),精神因素(精神紧张、感情冲动),遗传因素,内脏和全身性疾病等。

### 二、临床特征

荨麻疹一般表现为突然发生皮损,皮肤出现鲜红、淡红或苍白,大小不一的皮疹,剧烈瘙痒。皮疹突然发作,发展很快,经数十分钟或几小时内很快消退,不留痕迹,可一日内反复发作几次,有些患者可累及黏膜,胃肠道黏膜受累可引起恶心、呕吐、腹痛、腹泻,喉部黏膜受累可引起喉头梗阻,有窒息感,胸闷,甚至呼吸困难等危险症状。

根据临床特点,荨麻疹不难诊断。因急性感染所引起的荨麻疹可伴有高热、寒战、心率加快等,应特别警惕有无严重感染败血症发生的可能。

## 三、治疗原则及药物选择

**▶ 视频**

荨麻疹的用
药指导

### (一) 治疗原则

一般治疗原则:查明荨麻疹的病因,根据不同病因采用不同的手段治疗,如不能祛除病因,应减少各种促发因素,特别是物理性荨麻疹,避免加重皮肤血管扩张的各种因素。治疗多是通过抑制肥大细胞膜脱颗粒和嗜碱性粒细胞释放组胺等炎症介质。原因不明者,药物治疗也能得到治愈或控制病情。

### (二) 药物选择

1. 药物的分类

(1) 抗组胺药　一般可选用第一代抗组胺药,如氯苯那敏、苯海拉明、异丙嗪、赛庚啶、酮替芬等。第二代抗组胺药选用西替利嗪、氯雷他定、地氯雷他定等。

(2) 糖皮质激素　适用于急性荨麻疹,如口服泼尼松,静脉滴注氢化可的松、地塞米松等,但长期应用糖皮质激素易引起严重的不良反应,不宜久用。

(3) 抗生素　可控制脓毒血症和败血症引起的荨麻疹,抗生素可控制严重感染。

(4) 维生素　口服维生素 K、维生素 $B_{12}$ 或隔日肌内注射对慢性荨麻疹效果较好。维生素 C 可降低血管通透性,常与抗组胺药合用。

(5) 拟交感胺类　病情较重,伴有休克、喉头水肿及呼吸困难者,应立即皮下注射肾上腺素,迅速吸氧,肌内注射异丙嗪,并将氢化可的松、维生素 C 加入葡萄糖溶液中静脉滴注,支气管痉挛应用氨茶碱加入葡萄糖溶液中缓慢静脉滴注。

(6) 抗胆碱药　山莨菪碱对物理性荨麻疹有良好的效果。溴丙胺太林、阿托品等对于荨麻疹引起的腹痛有解痉作用。

2. 用药选择

(1) 抗组胺药和糖皮质激素短期联合应用效果良好,短期使用糖皮质激素作为辅助治疗是一种合理考虑。

(2) 避免使用糖皮质激素治疗慢性荨麻疹。

常用荨麻疹药物及其用法用量见表 7-3。

表 7-3　常用荨麻疹药物及其用法用量

| 药物 | 用法用量 |
|---|---|
| 氯苯那敏片 | 规格 4 mg。成人每次 4 mg，每日 1~3 次；儿童剂量向医师或药师咨询 |
| 氯雷他定片 | 规格 10 mg。成人及 12 岁以上儿童每日 1 次，每次 10 mg。2~12 岁儿童，体重＞30 kg 每日 1 次，每次 10 mg；体重≤30 kg 每日 1 次，每次 5 mg |
| 酮替芬片 | 规格 1 mg。每次 1 mg，每日 2 次，若困意明显，可在睡前口服 1 mg，日间免服。为避免早期的不良反应可先服半量，1~2 周后增至全量 |
| 异丙嗪片 | 规格 12.5 mg。成人每次 12.5 mg，每日 4 次，饭后及睡前服用，必要时睡前服 25 mg；儿童每次按体重 0.125 mg/kg 或按体表面积 3.75 mg/m$^2$，每隔 4~6 h 一次，或睡前按体重 0.5 mg/kg 或按体表面积 15 mg/m$^2$；或按年龄计算，1 岁以内每日 5~10 mg，1~5 岁每日 5~15 mg，6 岁以上每日 10~25 mg，可 1 次或分 2 次给予 |
| 异丙嗪注射液 | 规格 25 mg。成人一次 25 mg，必要时 2 h 后重复；严重过敏时也可肌内注射 25~50 mg，最高量不得超过 100 mg，在特殊紧急情况下，可用灭菌注射用水稀释至 0.25%，缓慢静脉注射；儿童每次按体重 0.125 mg/kg 或按体表面积 3.75 mg/m$^2$，每 4~6 h 肌内注射一次 |
| 西替利嗪片 | 规格 10 mg。成人每次 10 mg，晚餐时少量液体送服，若对不良反应敏感，可每日早晚各 1 次，每次 5 mg。儿童 6~12 岁每次 10 mg，每日 1 次；或每次 5 mg，每日 2 次。2~6 岁每次 5 mg，每日 1 次；或每次 2.5 mg，每日 2 次 |
| 葡萄糖酸钙片 | 规格 0.5 g。口服给药：成人一次 0.5~2 g，每日 3 次。氟中毒的解救，口服本药 1% 口服液，使氟化物成为不溶性氟化钙。儿童每日按体重 0.5~0.7 g/kg，分次口服。注射给药：成人每次 1 g（10% 葡萄糖酸钙 10 ml），必要时可重复注射；儿童单剂量 25 mg/kg |
| 维生素 C 片 | 规格 100 mg。成人口服给药每次 100~200 mg，每日 3 次，至少口服 2 周；肌内注射或静脉注射 100~500 mg，至少 2 周。儿童每日口服 100~300 mg，至少服 2 周；注射给药每日 100~300 mg，至少 2 周 |
| 特非那定片 | 规格 60 mg。成人每次 60 mg，每日 2 次。儿童 6~12 岁，每次 30 mg，每日 2 次；3~5 岁，每次 15 mg，每日 2 次。均饭后口服 |
| 氢化可的松片或注射液 | 规格 10 mg。口服给药每日剂量 70~75 mg，清晨服 2/3，午餐后服 1/3。有时可加量至 80 mg 分次服。注射给药每日可用至 300 mg，疗程不超过 3~5 日 |
| 倍氯米松喷雾剂 | 每揿含倍氯米松 50 μg，每日 2 次，喷于患处 |
| 地塞米松片 | 规格 0.75 mg。每次 0.75~3 mg，每日 2~4 次。维持剂量每日 0.5~0.75 mg |
| 泼尼松龙片 | 规格 5 mg。成人开始每日量按病情轻重缓急 15~40 mg，需要时可用到 60 mg，或每日按体重 0.5~1 mg/kg，发热者分 3 次服用，体温正常者每日晨起一次顿服。病情稳定后应逐渐减量，维持量 5~10 mg，视病情而定 |

### 知识拓展

#### 荨麻疹与饮食

某些食物可能是荨麻疹的诱因,如鱼虾海鲜,含有人工色素、防腐剂、酵母菌等人工添加剂的罐头、腌腊食品、饮料等。过于酸辣等刺激性食物也会降低胃肠道的消化功能,使食物残渣在肠道内滞留时间过长,因而产生蛋白胨和多肽,增加人体过敏的概率。

## 四、用药教育

1. 慎防吸入花粉、动物皮屑、羽毛、灰尘,避免接触致敏原,禁用或禁食某些易引起机体过敏的药物或食品等。

2. 避免强烈抓搔患部,不用热水烫洗,不滥用刺激性强烈的外用药物。

3. 保持生活规律,加强体育锻炼,增强体质,适应寒热变化。

4. 忌食辛辣刺激性食物,不饮酒。保持清淡饮食,多吃些新鲜蔬菜和水果。

### 岗 位 对 接

**用药指导**

案例:患者,女,28 岁,近日因工作压力大,突然背部瘙痒,皮肤发红,有风团,伴有头痛、乏力。1 h 后自行消退,反复发作,被诊断为荨麻疹。请为此患者推荐治疗的药物,并指导患者合理用药。

用药指导:此患者可选用第二代抗组胺药,口服氯雷他定片,一次 10 mg,一日 1 次,餐后服用。孕妇及哺乳期女性慎用,用药期间停止饮酒及停用地西泮类药物,避免引起严重嗜睡、头痛、心律失常。

大环内酯类抗生素、西咪替丁、茶碱类药与氯雷他定联用可发生相互作用,提高氯雷他定的血浆药物浓度,应慎用。

### 考 证 聚 焦

模拟练习

(李春英)

# 项目四
## 口腔溃疡

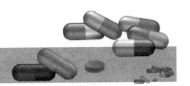

**学习目标**

- 知识目标:了解口腔溃疡的定义;熟悉口腔溃疡的临床表现;掌握口腔溃疡的治疗原则和药物选择。
- 能力目标:能够指导患者合理应用治疗口腔溃疡的药物。
- 素养目标:关心口腔溃疡患者,提高患者的用药依从性。

## 一、概述

口腔溃疡又称为口疮,是慢性的口腔黏膜小溃疡。复发性口腔溃疡又称复发性阿弗他溃疡或复发性阿弗他口炎,是常见的口腔黏膜疾病。复发性口腔溃疡的患病率达 5%~25%,各地区、种族、年龄间存在一定的差异,好发于 20~45 岁,女性多于男性。

> **课堂讨论**
>
> 引起口腔溃疡的原因主要有哪些?

引起口腔溃疡的主要原因有:① 免疫功能低下;② 维生素缺乏;③ 胃肠功能紊乱;④ 微循环障碍;⑤ 体内缺乏锌和铁;⑥ 精神紧张;⑦ 睡眠不足;⑧ 肠道寄生虫病;⑨ 口腔局部创伤等。

## 二、临床特征

口腔溃疡一般无全身症状,以孤立的椭圆形或圆形的小溃疡为临床特征,伴有口腔黏膜病损、充血和明显的灼痛感,好发于唇、颊、软腭或齿龈等部位,深浅不等,表现为单个或多个大小不等的圆形或椭圆形溃疡,严重溃疡直径可达 1~3 cm,表面覆盖灰白或黄色假膜,中央凹陷,边缘整齐,周围红晕,有烧灼痛。溃疡有自愈性,病程 7~10 日,具有周期性反复发作的特点。

### 三、治疗原则及药物选择

#### （一）治疗原则

一般治疗原则：口腔溃疡发生率高，患处疼痛，目前无有效的治疗方法，预防复发和减轻症状是重要的治疗目的，主要是增强体质，去除诱因，防止感染，促进愈合，提高免疫力，防止复发。治疗复发性口腔溃疡以局部治疗为主，必要时辅以全身治疗。患者要注意口腔卫生，避免口腔黏膜损伤和局部刺激（如辛辣食物），平时可以淡盐水漱口等。

#### （二）药物选择

1. 药物的分类　治疗口腔溃疡的药物分为局部治疗药物和全身治疗药物。

（1）局部治疗药物　分为消炎类药物、止痛剂、腐蚀性药物、中药等。

1）消炎类药物：① 含漱剂。醋酸氯己定溶液、复方氯己定含漱液、0.5% 甲硝唑含漱剂或复方甲硝唑含漱剂等。② 膜剂。金霉素药膜和复方四环素药膜较常用。用时剪一块比溃疡面稍大的药膜贴于溃疡面，每日 4 次。氨来呫诺口腔贴片是炎症介质（如组胺和白三烯）形成和（或）释放的有效抑制剂，适用于治疗免疫系统正常的成人及12 岁以上青少年口腔溃疡。③ 糖皮质激素。单独制成药膜和软膏，常与抗菌剂联用，常用的有地塞米松贴片、地塞米松糊剂等。地塞米松贴片具有很强的抗炎作用，可促进溃疡愈合，贴片用量较小而作用直接、持久。④ 软膏剂和糊剂。金霉素倍他米松糊剂、金霉素甘油、氨来呫诺糊剂等。⑤ 超声雾化剂。将庆大霉素注射液、地塞米松注射液、2% 利多卡因或 1% 丁卡因加入生理盐水 200 ml 制成雾化剂。每日 1 次，每次15~20 min，3 日为一个疗程。

2）止痛剂：有 0.5% 的达克罗宁溶液，2% 的利多卡因等。

3）腐蚀性药物：以 10% 的硝酸银、50% 三氯醋酸等烧灼溃疡，使蛋白凝固形成假膜，以止痛并促进溃疡愈合。

4）中药：有锡类散、冰硼散等，其具有清热解毒、散热止痛的功效。

5）理疗：用激光、微波等治疗仪或口内紫外线灯照射溃疡，有减少渗出并促进溃疡愈合的作用。

6）局部封闭：对于疼痛明显及难愈合的溃疡，可做黏膜下封闭注射。

（2）全身治疗药物　分为免疫抑制剂、免疫增强剂、维生素类药物、微量元素和中药等。

1）免疫抑制剂：① 糖皮质激素，如泼尼松、氢化可的松等，具有很强的抗炎作用及较弱的免疫抑制作用。② 抗代谢药，如硫唑嘌呤，用于重型患者，用药前必须了解血象及肝肾功能。

2）免疫增强剂：主动免疫制剂有激发机体免疫系统，产生免疫应答的作用，从而增强细胞免疫功能的作用，使受抑制的细胞免疫功能恢复正常。常用的药物有左旋咪唑、转移因子和胸腺素等。

3）维生素类药物：维生素是维持机体生理功能和正常代谢的必需物质，因维生素缺乏所引起的口腔溃疡患者可口服维生素 $B_2$ 和维生素 C。

4）微量元素：部分复发性口腔溃疡是由于缺锌引起细胞免疫缺陷，因此补锌具有预防口腔溃疡复发的作用。

5）中药：长期服用六味地黄丸具有一定的调节细胞免疫的功能。

2. 用药选择　目前临床上尚无根治复发性口腔溃疡的方法，主要通过消炎镇痛、促进创面愈合、防止继发感染等多种方法联合用药，缩短复发频率，最大限度地减轻患者的痛苦。治疗以局部治疗为主，如局部使用消炎类药物、贴剂、糊剂、喷雾剂等，必要时辅以全身治疗，如激素、免疫抑制剂、维生素等。口腔溃疡常用制剂及其用法用量如表 7-4。

表 7-4　口腔溃疡常用制剂及其用法用量

| 药物 | 用法用量 |
| --- | --- |
| 西地碘片 | 规格 1.5 mg，口含，成人一次 1 片，一日 3~5 次 |
| 复方氯己定含漱液 | 规格 150 ml，一次 10~20 ml，早晚刷牙后含漱，5~10 日为一个疗程 |
| 醋酸氯己定溶液 | 规格 0.02%，含漱。成人一次 10 ml；儿童（在成人监护下使用）：一次 5 ml，一次含漱 2~5 min 后吐弃 |
| 醋酸地塞米松片 | 规格 0.75 mg，成人一次 1 片，一日总量不超过 3 片，连用不得超过 1 周 |
| 锡类散 | 每用少许，吹敷患处，每日 1~2 次 |

知识拓展

**口腔溃疡与微生态**

舌诊是中医辨病、辨证论治以及疗效观察的重要依据。按照中医理论舌苔可反映局部和整体的病理状态，舌背良好的黏膜微环境为微生物的定植、生长和繁殖提供了合适的场所，从而形成一个相对独立而完整的微生态系统。苔体的微生态的改变或许可以作为口腔溃疡发病的某种菌落指示剂，为中医中药在口腔溃疡的治疗中提供理论支持。

## 四、用药教育

1. 西地碘含片　有轻度刺激感,长期服用可导致舌苔染色,停药后可消退,偶见皮疹、皮肤瘙痒等过敏反应。因此,对本品及其他碘制剂过敏者禁用。甲状腺疾病患者、孕妇及哺乳期妇女慎用。若连续使用 5 日后症状未见缓解者应停药。

2. 氯己定漱口液　偶见过敏反应或口腔黏膜浅表脱屑。长期使用可引起口腔黏膜表面和牙齿着色,味觉改变,舌苔变黑,咽部烧灼感,停药一定时间后可恢复。牙周病患者、门牙填补者及对本品成分过敏者禁用,避免接触眼睛,含漱后吐出,不得咽下。与其他药品同时使用时可能发生药物相互作用,不得与碳酸氢钠、碘化钾合用。一般牙膏中均含有阴离子表面活性剂,与氯己定合用可产生配伍禁忌,故使用本品后至少需 30 min 后才可刷牙。

3. 甲硝唑含漱剂　用后偶见味觉改变和口腔黏膜微刺痛、恶心、呕吐等,停药后可消失。因本品可自黏膜吸收,频繁大量使用后可能产生与全身用药相同的不良反应,如粒细胞减少、眩晕、头痛、癫痫发作和周围神经病变等中枢神经系统症状及发热、念珠菌感染、膀胱炎、尿液颜色发黑等其他反应。如果使用时发生过敏反应或中枢神经系统不良反应应及时停药;使用前应摇匀,用药期间不应饮用含乙醇的饮料。接受抗凝血药治疗的患者及肝、肾功能减退者应慎用。

4. 口腔溃疡贴剂　首先应将手洗净并擦干,将贴片贴于溃疡处并轻压,使贴片紧贴溃疡处。当患者感觉贴的效果不佳时,可重新贴,并在贴后再轻压数秒。用药 1 h 内,患者应避免进食。当出现皮疹或接触性黏膜炎时应停止用药。

5. 地塞米松贴片　偶见皮疹等过敏反应;频繁使用可导致局部组织萎缩,使由黏膜侵入的病原菌不能得到有效控制,从而继发真菌感染;长期、大面积使用可见糖皮质激素类全身性不良反应。洗净手指后用少许唾液粘起黄色面,然后将白色层贴于患处,并轻压 10~15 s,使其粘牢,不须取出,直至全部溶化。严重活动性结核病、口腔内有真菌感染、高血压、胃或十二指肠溃疡、糖尿病、骨质疏松症、早期妊娠、角膜溃疡及有癫痫病史、精神病史、青光眼和严重心或肾功能不全者禁用。

6. 氨来咕诺糊剂　用于免疫系统正常的口腔溃疡。使用时可发生瞬时疼痛,用药部位刺激或烧灼感,涂药后如发生接触性黏膜炎或皮疹,应立即停药。过大剂量可导致胃肠道功能紊乱、腹泻或呕吐。如不慎入眼,应及时清洗眼部;如用药 10 日后仍无明显愈合或疼痛减轻应就医。对本品及其成分过敏者禁用。孕妇及哺乳期妇女应慎用。

7. 全身治疗需在医师指导下进行。

8. 其他　口腔溃疡病患病期间,刺激性饮食、熬夜、休息不好等因素都会影响口腔溃疡的愈合时间。应避免辛辣性食物和局部刺激,避免损伤口腔黏膜;避免过度疲劳,保证充足的睡眠;保持心情舒畅,生活规律;注意营养均衡,多进食各种新鲜蔬菜和水果有利于降低口腔溃疡的发生率。

## 岗位对接

### 用药指导

案例:患者,女,37岁,反复口腔溃疡破溃疼痛2年。2年前出现口腔溃疡,单发,大小1 mm×1 mm,用氨来呫诺糊剂等贴后口腔溃疡愈合。后再次复发溃疡,含服西地碘片等效果欠佳,近日溃疡面积增大,约5 mm×5 mm,疼痛难忍。

用药指导:该患者为复发性口腔溃疡,具有周期性反复发作的特点。对于此患者的口腔溃疡目前无特效药物,以局部治疗为主,可选用氯己定、甲硝唑含漱剂、地塞米松贴片、西地碘含片等治疗,也可服用维生素 $B_2$ 和维生素 C 片,疼痛难忍时用0.5% 的达克罗宁溶液、2% 的利多卡因等局部止痛。平时注意保持口腔清洁,保证睡眠充足,多吃水果和蔬菜,少吃辛辣食物。

## 考 证 聚 焦

模拟练习

（周巧霞）

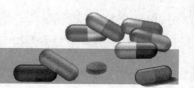

# 项目五
# 腹泻

## 学习目标

- 知识目标:了解腹泻的定义;熟悉腹泻的临床表现;掌握腹泻的治疗原则和处方药/非处方药选择。
- 能力目标:能够指导患者合理应用治疗腹泻的药物。
- 素养目标:关心腹泻患者,提高患者的用药依从性。

## 一、概述

腹泻(diarrhea)指排便次数增多,粪便性质稀薄,或带有黏液、脓血或未消化食物。如液状便,每日 3 次以上,或成人每日粪便总量大于 200 g,小婴儿每日粪便总量大于 5 g/kg,其中粪便含水量大于 80%。腹泻可分为感染性腹泻和非感染性腹泻。感染性腹泻是由细菌(大肠埃希菌、痢疾杆菌、金黄色葡萄球菌、沙门菌属、副溶血弧菌、艰难梭菌)、病毒(轮状病毒、柯萨奇病毒)、真菌(肠道念珠菌)、寄生虫(阿米巴原虫、肠梨形鞭毛虫、血吸虫)感染或食物中毒所引起的肠胃炎症,并表现出腹泻症。感染性腹泻主要经消化道传染,具有一定的传染性。非感染性腹泻是指由非感染因素引起的腹泻,如气候变化、喂养不当、食物过敏,还包括一些先天性疾病,如短肠综合征、免疫缺陷、先天性吸收障碍、肠道内双糖酶缺乏、胆盐重吸收障碍、胆汁酸缺乏等。

> **课堂讨论**
> 腹泻的发病机制可以分为哪几类?

腹泻是由于肠内溶液运输紊乱所致,水分在肠内外被动运动,溶质则在进行被动和主动运输,尤其是钠离子、氯离子和葡萄糖。因此,腹泻的发病机制可分为渗透性、分泌性或动力异常,或者是合并这几种异常。

分泌性腹泻是由于肠道分泌大量液体超过肠黏膜吸收能力所致,如霍乱弧菌外毒素引起的大量水样腹泻即属于典型的分泌性腹泻;腹泻与外源性的促分泌素无关。

## 二、临床特征

腹泻分为急性、慢性两种类型。急性腹泻起病急骤,病程较短,多见于胃肠炎、食物中毒、全身感染、抗生素相关、肠型紫癜等。急性感染性腹泻常有不洁饮食史,于进食后 24 h 内发病,每日排便次数增多,甚至排便数十次,多呈糊状或水样便,少数为脓血便。急性腹泻常有腹痛,尤其以感染性腹泻较为明显。

腹泻如果超过 2 个月为慢性腹泻,临床表现为每日排便次数的增多,为稀便,亦可带黏液、脓血。慢性腹泻一般起病缓慢,病程较长,多见于消化道系统疾病、慢性感染、内分泌及代谢障碍性疾病、慢性感染、肠道肿瘤及神经功能紊乱等。

辅助检查包括:

1. 粪便检查　有助于做出病因诊断,对腹泻的诊断非常重要。粪便检查含涂片查白细胞、红细胞、脂肪、寄生虫及虫卵,大便隐血试验,大便培养等。

2. 血液检查　测白细胞及其分类,血红蛋白、电解质、血浆叶酸和维生素 $B_{12}$ 浓度、血气分析及肾功能等。

3. 小肠吸收功能试验　对慢性腹泻的诊断具有临床意义。主要包括粪脂测定、糖类吸收试验、蛋白质吸收试验、维生素 $B_{12}$ 吸收试验、胆盐吸收试验等。

4. 其他检查　B 超、X 线、内镜检查及小肠黏膜活检有助于进一步明确病因。

## 三、治疗原则及药物选择

腹泻病的
治疗

### (一) 治疗原则

1. 一般治疗原则　腹泻是症状,治疗应针对病因。大部分的腹泻仍需根据病理生理特点给予对症和支持治疗。

2. 对症治疗　液体治疗用于纠正腹泻所引起的失水、电解质紊乱和酸碱平衡失调,包括口服补液和静脉补液。对于慢性腹泻所致的营养不良者,应给予营养支持,补充氨基酸。谷氨酰胺虽为非必需氨基酸,但它是生长迅速的肠黏膜细胞所特需的氨基酸,与肠黏膜蛋白质合成和肠黏膜免疫功能有关,是黏膜修复的重要物质,因此注意补充谷氨酰胺。严重的非感染性腹泻可用合适的止泻药。

3. 病因治疗　感染性腹泻需根据病原体进行治疗。对胆盐重吸收障碍引起的腹泻可用考来烯胺吸附胆汁酸而止泻。胆汁酸缺乏所致脂肪泻,可用中链脂肪代替日常食用的长链脂肪

### (二) 药物选择

1. 非处方药 不同类型的腹泻,选择不同非处方药物进行相关的对症治疗和对因治疗。常用的止泻药的活性成分和制剂有口服补液盐、盐酸小檗碱(黄连素)、药用炭、鞣酸蛋白乳酸菌素、双歧三联活菌制剂、复方嗜酸乳杆菌片、复合乳酸菌胶囊、地衣芽孢杆菌活菌制剂、口服双歧杆菌活菌制剂等。

(1) 盐酸小檗碱 为大肠埃希菌、痢疾感染的轻度急性腹泻的首选;口服药用炭,能吸附肠道内气体、细菌和毒素;鞣酸蛋白,具有收敛、减轻炎症,保护肠道黏膜等作用。

(2) 胰酶胃蛋白酶 乳酶生为助消化药,用于消化性腹泻;胰酶片和多酶片用于因胰腺功能不全所致的腹泻;胃蛋白酶用于对摄食蛋白而消化不良者;对同时伴腹胀者,可使用乳酶生、二甲硅油等药物。

(3) 微生态制剂 主要用于肠道菌群失调性腹泻,或由寒冷和各种刺激所致的激惹性腹泻和功能性腹泻,如双歧杆菌、复方嗜酸乳杆菌片及双歧三联活菌胶囊等。通过在肠内补充正常菌群,维持肠道菌群的平衡,达到止泻的目的。

(4) 锌剂 是腹泻辅助治疗措施,补锌治疗不仅能缩短腹泻的病程、减轻严重程度,还能预防腹泻的复发。

2. 处方药 处方药主要有抗生素、抗病毒药物、山莨菪碱、洛哌丁胺以及维库溴铵等药物,具体如下。

(1) 抗生素 感染性腹泻患者宜选用抗生素,对细菌感染的急性腹泻患者应选用诺氟沙星、左氧氟沙星、环丙沙星等喹诺酮类药物。

(2) 抗病毒药物 病毒性腹泻患者应用抗生素及微生态制剂基本无效,可选用阿昔洛韦、伐昔洛韦等抗病毒药物。

(3) 山莨菪碱(654-2) 颠茄浸膏片,对腹痛较重者,如胃肠绞痛,或反复呕吐、腹泻者可使用。

(4) 洛哌丁胺 功能性腹泻者首选。该药具有抑制肠蠕动作用,延长肠内容物的滞留时间,从而减少排便次数和改变大便性状。

(5) 匹维溴铵 可用于肠易激综合征,具有缓解平滑肌过度收缩而解除平滑肌痉挛,降低肠腔内压力和促进结肠的水钠吸收的作用。

常用非感染性腹泻的止泻药及其用法用量如表7-5。

表7-5 常用非感染性腹泻的止泻药及其用法用量

| 药物 | 用法用量 |
|---|---|
| 双八面体蒙脱石 | 规格3 g;口服,成人一次0.3 g,儿童一次50~100 mg,一日3次 |
| 药用炭 | 规格0.3 g;口服,成人一次1.5~4.0 g,一日2~3次 |

| 药物 | 用法用量 |
|---|---|
| 次碳酸铋 | 规格 0.2 g;口服,成人一次 0.2~0.9 g,一日 3 次 |
| 氢氧化铝凝胶 | 规格 4%;口服,成人一次 10~20 ml,一日 3~4 次 |
| 复方地芬诺酯片 | 规格:含地芬诺酯 2.5 mg;硫酸阿托品 25 μg;口服,成人一次 1~2 片,一日 3 次 |
| 洛哌丁胺胶囊 | 规格 2 mg;口服,成人 4 mg,一日 3 次 |
| 口服补液盐Ⅲ | 规格 55.125 g(氯化钠 0.65 g,枸橼酸钠 0.725 g,氯化钾 0.375 g 和无水葡萄糖 3.375 g),一袋量溶解于 250 ml 温开水中。成人开始时 50 ml/kg,4~6 h 内服完;儿童开始时 50 ml/kg,4 h 内服用,以后根据患者脱水程度调整剂量,直至腹泻停止 |

**知识拓展**

### 微生态制剂与药物的相互作用

微生态制剂多为活菌制剂,不宜与抗生素、药用炭、黄连素和鞣酸蛋白等同时应用,以避免效价的降低,如需合用,至少应间隔 2 h。

## 四、用药教育

1. 腹泻可以由多种不同病因所致,在应用止泻药治疗的同时,对因治疗不可忽视。对于病因不明确者,虽然经对症治疗后症状有所缓解,绝不可放松或取消应有的检查,尤其对尚未排除恶性疾病的患者更应如此。选择药物时,应避免成瘾性药物(如地芬诺酯),必要时也只能短暂使用。

2. 腹泻时应及时补充水和电解质,以维持机体水和电解质的平衡,特别注意补钾。长期或严重腹泻时,会引起机体脱水或水、电解质平衡的破坏,甚至危及生命。另外,由于胃肠液中钾离子浓度相对较高,长期或严重腹泻导致钾离子过量丢失,影响心脏功能,因此要注意补钾。

3. 腹泻时,由于大量排出水分,使血液黏稠度增加,导致脑血液循环障碍,可诱发脑梗死和脑动脉栓塞,脑血流不足,要予以关注。

4. 口服补液盐Ⅲ可用于轻、中度脱水。重度脱水或严重腹泻应以静脉补液为主,直至腹泻停止。婴幼儿应用本品时需少量多次给予。以下情况禁用:少尿或无尿;严重失水、有休克征象时;葡萄糖吸收障碍;肠梗阻、肠麻痹和肠穿孔者;酸碱平衡失调,伴有代谢性碱中毒时;早产儿。

5. 药用炭不宜与抗生素、维生素及微生态制剂等药物合用。因药用炭吸附性强,吸附药物后影响疗效。此外,药用炭的服用也会影响儿童的营养吸收,长期腹泻或腹胀的 3 岁以下儿童禁用。

6. 盐酸小檗碱不宜与鞣酸蛋白合用。大量服用鞣酸蛋白可能会引起便秘,也不宜与铁剂同服。

7. 洛哌丁胺不能作为伴有发热、便血的细菌性痢疾的治疗药。感染性腹泻时不宜使用洛哌丁胺、地芬诺酯等止泻药。对急性腹泻者若在服用洛哌丁胺 48 h 后症状无改善,应及时停药。肝功能障碍者,妊娠期妇女应慎用;哺乳期妇女尽量避免使用,2 岁儿童不宜使用。

8. 微生态制剂主要用于肠道菌群失调引起的腹泻,或由寒冷和(或)各种刺激所致的激惹性腹泻。细菌和病毒引起的感染性腹泻早期无效,后期可辅助治疗,以帮助恢复菌群的平衡。微生态制剂多为活菌制剂,不宜与抗生素、药用炭、黄连素和鞣酸蛋白等同时应用,以避免效价的降低,如需合用,至少应间隔 2 h。另外,双歧杆菌三联活菌散等活菌制剂对保存温度有要求,需按照说明书要求储存。

## 岗位对接

**用药指导**

案例:患者,女性,35 岁。中午与 4 位同事外出午餐,下午下班回家后出现腹泻,得知聚餐同事中有 3 位出现类似症状:脐周疼痛,伴有肠鸣、腹胀、呕吐,呈稀水便,混有泡沫及未消化食物残渣,便后腹痛可减轻或消失。

用药指导:该患者为急性感染性腹泻,可选择口服补液盐以补充体液的丢失及维持机体水和电解质的平衡,还可选择口服抗菌药,如盐酸小檗碱、环丙沙星或氟哌酸等治疗。

## 考证聚焦

模拟练习

(周巧霞)

# 项目六
## 便秘

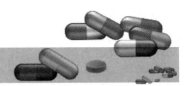

## 一、概述

便秘（astriction）是指在多种致病因素作用下，可能由于结直肠、肛门结构及功能发生变化，出现大便次数减少，一般每周小于 3 次；排粪困难，粪便干结，甚至需要手法帮助排便；排粪量少或排粪不尽感及相关不适等为主要表现的一类疾病。慢性便秘的病程至少 6 个月。便秘可继发精神障碍，如焦虑症、抑郁症，甚至精神分裂、自杀倾向等。

**课堂讨论**

引起便秘的原因有哪些？

正常排便是胃肠内容物以正常的速度通过消化道各段，抵达直肠，刺激直肠肛管，从而诱发排便反射。当排便时盆底肌肉协调活动，完成排便。常见的便秘原因有：① 不良的饮食习惯，由于食物过于精细或挑食，膳食纤维摄入不足，以致食物残渣太少；由于平时饮水量过少，液体摄入量不足及肠蠕动过缓，导致从粪便中持续再吸收水分和电解质，大便干结。② 缺少运动及老年体弱，导致肠蠕动过缓。③ 环境改变。④ 滥用抗生素导致肠道菌群失调。工作紧张、生活节奏快等，导致胃肠功能紊乱。⑤ 生活不规律和不规则的排便习惯，长期抑制便意。⑥ 长期滥用泻药、抗酸药及胶体果胶铋。少数情况下是由某些疾病所引起，如肠内或腹内肿瘤、肠易激综合征、先天性巨结肠、特发性巨结肠、巨直肠、结肠低张力、肠道运行不正常、假性肠梗阻、肛裂、肛管或直肠狭窄、痔疮、长期发热或某些消耗性疾病、老年人营养不良，因抑郁症、精神病、神经性厌食、认知障碍、痴呆、脑出血、占位、外伤等导致的胃肠运动控制中枢功能障碍等均可导致便秘,而以肠道疾病最为常见。

## 二、临床特征

急性便秘患者多伴有腹胀、腹痛,甚至恶心、呕吐,多见于各种原因所致的肠道梗阻。慢性便秘患者一般无特殊临床表现,部分患者述食欲减退,口苦,腹胀,下腹不适,有头痛、头晕及乏力等神经功能症状,一般不严重。排便时可有左腹部或下腹部痉挛性疼痛及下坠感,排出的粪便如羊粪,比较坚硬。排便困难严重者可因痔疮加重或肛裂使大便带血,部分患者同时伴有焦虑、紧张。肠结核、溃疡性结肠炎、肠易激综合征等患者会出现便秘与腹泻交替发生的症状。

辅助检查包括一般检查和特殊检查。

一般检查包括:① 血常规、粪便常规、粪便隐血试验,是排除结直肠器质性病变的重要而又简单的检查;② 激素水平和代谢检查;③ 肛门直肠指检、钡灌肠或结肠镜检查除外结直肠器质性病变。

对于长期慢性便秘患者,可以酌情选择以下特殊检查:① 结肠传输试验;② 排粪造影;③ 磁共振排粪造影;④ 肛管直肠测压;⑤ 盆底肌电图测定;⑥ 球囊逼出试验;⑦ 结肠压力测定;⑧ 肛门超声内镜检查等,结合病史,根据检查结果可做出明确诊断。

## 三、治疗原则及药物选择

### (一) 治疗原则

一般治疗原则:根据便秘轻、中、重程度、病因和类型,采用个体化综合治疗,恢复正常排便。

便秘患者首先要树立恢复正常生理功能的信心,通过以下几个方面来调节:① 长期坚持锻炼,可以根据自己的身体条件与爱好,选择适当的运动项目进行体疗,如做广播操、步行、打太极拳、俯卧撑、仰卧起坐等;同时增加体力活动可部分改善便秘患者的症状。② 建立良好的排便习惯,在晨起或餐后 2 h 内尝试排便,排便时集中注意力,减少外界因素的干扰。③ 通过饮食来纠正,科学调理饮食,便秘患者增加更多的水和食物中纤维素的摄入,是基础治疗。膳食纤维对于改善轻、中度便秘有效,对于严重便秘效果不明显。不宜饮浓茶、咖啡和高浓度酒。④ 心理治疗。功能性便秘与抑郁和焦虑等心理障碍有密切关系,应强调精神心理治疗的重要性,包括健康教育、认知行为治疗、心理治疗等。对于伴有明显睡眠障碍、抑郁和焦虑的患者,需要选择抗焦虑、抑郁药物治疗。⑤ 针灸、按摩推拿治疗均有助于改善便秘症状。⑥ 生物电反馈治疗是一种生物行为疗法,主要用于功能性排便障碍中的大便失禁和不协调性排便,也用于治疗其他类型的功能性便秘,如肛门痉挛、慢性盆底疼痛综合征、直肠肛门抑制反射消失等。经体疗和食疗等治疗约 1 个月仍不见好转的,可同时药疗,包括非处方药和处方药。针对经过非手术治疗后收效不大,经便秘特殊检查显示有明显异常的患者,可考虑手术治疗。应慎重掌握手术适应证,针对病变选择相应的手术。

### (二) 药物选择

#### 1. 药物的分类

(1) 膳食纤维制剂　包括植物纤维素和甲基纤维素,尤其适用于孕妇、儿童及老年患者。

(2) 开塞露　开塞露属于刺激性泻药,是一种润滑剂,主要由甘油和其他辅助药物组成。其主要原理是利用甘油或山梨醇的高渗作用,让更多的水分渗入肠腔,从而软化大便,刺激肠壁,反射性地引起排便反应。甘油本身也能起到一定的润滑作用。适用于小儿及年老体弱者便秘。

(3) 微生态制剂　口服双歧杆菌、微生态制剂调节肠道微生态平衡,对缓解便秘和腹胀起到一定的作用。

(4) 乳果糖口服液　可用其 50% 的溶液剂口服,乳果糖在肠道内极少吸收,可被细菌分解成乳糖及醋酸,使水和电解质保留在肠腔内,提高肠腔的渗透压,从而产生容积性排便效应。由于其能引起暂时性胃肠胀气和腹绞痛,且相对价格较高,一般适用于其他缓泻药无效的慢性便秘患者。

(5) 硫酸镁　口服不易吸收,使肠内容积的渗透压升高,阻止对肠腔内水分的吸收,使肠内容积增大,对肠壁产生刺激,反射性地引起肠蠕动增强而产生导泻作用,作用相对强烈。本品既可单独使用,也可与山梨醇或甘油配伍,同时应大量饮水。

(6) 比沙可啶　急、慢性或习惯性便秘者可选用比沙可啶,主要是通过与肠黏膜接触,刺激肠壁的感受神经末梢,引起直肠反射性地蠕动而排便。

(7) 甘油栓　直肠用药,可用于低张力性便秘,作用温和,能润滑并刺激肠壁,软化大便,使之易于排出,儿童适用。

(8) 聚乙二醇 4000　可用于痉挛性便秘,服用后易溶于水而形成黏性的胶状液体,能润滑肠壁,软化大便和调节稠度,使粪便易于排出。聚乙二醇 4000 为安全的通便药物,可用于高血压、心脏病、糖尿病、肾功能不全合并便秘的患者。

(9) 羧甲纤维素钠　与聚乙二醇同类,为膨胀性泻药,易分散于水中形成黏性的胶浆,可润滑肠壁,在肠内吸收大量水分而膨胀,刺激肠道平滑肌蠕动,引起便意,导致排便。适用于轻度和中度便秘的治疗。

(10) 中成药　常用的中成药有麻仁润肠丸、麻仁滋脾丸、气润肠膏、苁蓉通便口服液、清宁丸、搜风顺气丸、五仁润肠丸、九制大黄丸、清润丸、通乐颗粒、便秘通等,虽能有效地缓解慢性便秘的症状,但其疗效的评估尚需更多循证医学证据。

2. 用药选择 首选容积性泻剂,如膳食纤维制剂。通过口服微生态制剂,调节肠道微生态平衡,对缓解便秘和腹胀起到一定的作用。当上述治疗无效时,可使用渗透性泻剂,增加排便次数、改变大便形状、缓解腹痛。通过肛门灌注甘油制剂,适合直肠粪便嵌塞。当饮食调节和应用各类缓泻剂均无效时,可考虑应用促动力药及促分泌药,如鲁比前列酮、普芦卡必利和利那洛肽。其中,鲁比前列酮可以有效地治疗吗啡所引起的便秘。针对经过非手术治疗后收效不大、经特殊检查显示有明显异常者,可考虑手术治疗。应慎重掌握手术适应证,针对病变选择相应的手术。常用止泻药如表7-6。

表7-6 常用止泻药及其用法用量

| 药物 | 用法用量 |
| --- | --- |
| 开塞露 | 规格 20 ml (45%);外用,成人一次 1 支,儿童一次 0.5 支 |
| 乳果糖 | 规格每毫升含乳果糖 0.667 g;成人起始剂量为每日 30 ml,维持剂量为每日 10~25 ml;7~14 岁儿童起始剂量为每日 15 ml,维持剂量为每日 5~10 ml;1~6 岁儿童起始剂量为每日 5~10 ml,维持剂量为每日 5~10 ml;婴儿起始剂量和维持剂量均为 5 ml;一日 1 次 |
| 比沙可啶 | 规格 5 mg;口服,成人一次 5~10 mg |
| 聚乙二醇 4000 | 规格 10 g;口服,成人和 8 岁及 8 岁以上儿童每次 10 g,一日 1~2 次;或每日 2 袋,一次顿服 |
| 硫酸镁 | 规格 2.5 g;口服,成人每次 5~20 g,同时饮用 100~400 ml 水,或水溶解后服用 |

## 四、用药教育

1. 便秘是一种症状,可由多种疾病引起,因此在治疗开始之前应明确是否为器质性疾病。用药后如果症状持续,应考虑潜在原因,进行针对性的治疗,才能彻底地解决便秘问题。

2. 便秘伴呕吐、发热或体重迅速减轻、严重腹胀或剧烈腹痛、便中带血应及时就医。儿童、孕妇便秘也应及早去医院治疗。

3. 比沙可啶治疗慢性便秘是有效的、可耐受的,但长期应用刺激性泻药的疗效未做评估。比沙可啶对胃黏膜有刺激性,偶可引起明显的腹部绞痛,停药后即消失。在服药时不得嚼碎,服药前后 2 h 不要喝牛奶、口服抗酸剂;应避免接触眼睛和皮肤黏膜;妊娠期妇女、炎症性肠病患者、急腹症患者禁用,6 岁以下儿童及对本品过敏者禁用。用于儿童时应考虑到可能影响正常的排便反射功能。

4. 刺激性泻药可在短期内作为二线药物治疗慢性便秘,不宜长期大量使用刺激性泻药,可造成肠道平滑肌萎缩,使肠道蠕动功能更差,并可能对肠道造成慢性损害,如结肠黑变病。

5. 结肠低张力所致的便秘患者应睡前服用刺激性泻药,以达次日清晨排便的目的,或用开塞露。

6. 开塞露在使用时,将容器顶端盖拔开,刺破或剪开后的注药导管的开口应光滑,以免擦伤肛门或直肠,涂以油脂少许,缓慢插入肛门,再将药液挤入直肠内。开塞露易造成肠壁干燥,经常使用会引起习惯性便秘,也会产生依赖性。

7. 乳果糖在治疗初始几日可能会有腹胀,通常继续治疗即可消失,当剂量高于推荐治疗剂量时,可能会出现腹痛和腹泻,此时应减少使用剂量。如果在治疗二、三日后,便秘症状无改善或反复出现,请就医。本品如用于乳糖酶缺乏症患者,需注意本品中乳糖的含量。肠梗阻、半乳糖血症患者、急腹痛者、对乳果糖及其组分过敏者禁用,不能与其他导泻剂同时使用。

8. 硫酸镁导泻时如服用大量浓度过大的溶液,可自组织中吸取大量水分而导致脱水。因此,硫酸镁宜在清晨空腹服用,并适量饮水,以提高导泻效果,同时可防止机体脱水。在排便反射减弱引起腹胀时,应禁用硫酸镁导泻,以免突然增加肠内容物而不能引起排便;肠道出血、孕妇、急腹症患者,经期妇女禁用本品导泻。口服中毒者,可引起胃部剧痛,呕吐、腹泻、昏睡、昏迷等,应立即口服牛乳和蛋清等保护剂,并予以洗胃,无肾功能障碍者,可用利尿剂加速镁盐的排泄;对急性中毒者,应立即送往医院抢救。

9. 口服缓泻药仅是对症治疗,一旦便秘缓解,应及时停用。缓泻药连续使用一般不宜超过 7 日,制剂中若含有芦荟、大黄等刺激性泻剂成分时,不宜长时间应用。

10. 应用聚乙二醇 4000 可能出现腹泻,停药后 24 h 内即可消失,随后可减少剂量继续治疗。偶有腹胀和恶心,肠功能紊乱者,有可能出现腹痛,罕有皮疹、荨麻疹和水肿等过敏性反应。伴未诊断明确的腹痛症状者、果糖不耐受患儿、小肠或结肠疾病患者(如炎症性肠病、肠梗阻、肠穿孔)及已知对聚乙二醇或本品的其他成分过敏者禁用。

11. 便秘的药物治疗需辅以生活习惯和饮食的调整,增加富含植物纤维的食物的摄取,增加饮水量,适当的体育锻炼,定时排便,去除心理压力和进行恢复排便反射的训练等。

## 岗 位 对 接

**用药指导**

案例:患者,男性,45 岁,便秘 3 年,3 年来大便干结,如羊粪,排便量少,次数减少,1~2 次/周,颜色正常,肛门出血。患者平时工作繁忙,晚上睡觉比较晚,饮食不规律,喝水少,不喜欢吃蔬菜和水果,喜欢吃辣。请为此患者推荐治疗的药物,并指导患者合理用药。

用药指导:该患者为典型的慢性便秘,工作繁忙、生活不规律、不良的饮食习惯等是导致其便秘的主要原因。该患者可选择缓泻药来缓解便秘的症状,如乳果糖、山梨醇和开塞露等。当然,更重要的是注意生活要有规律,适当进行体育锻炼,养成良好的饮食习惯,平时多食用蔬菜和水果,摄取足够的水分;应养成定时排便的习惯,保持心情舒畅。

## 考证聚焦

模拟练习

(周巧霞)

# 技能训练八　感冒的用药指导实训

【实训目的】

1. 熟悉感冒的临床表现,掌握抗感冒药的组分原则和注意事项。

2. 学会为感冒患者进行用药指导。

【实训条件】

模拟药房。

【实训内容】

说出感冒和流行性感冒的区别,如何指导感冒患者正确选择抗感冒药。

【实训步骤】

1. 病例:张某,男性,65岁,4日前出现发热、流涕、鼻塞、咳嗽,伴咳白痰、痰量相对较多,夜间加剧。当日服用酚麻美敏片和复方磷酸可待因溶液等药物后,症状好转;但出现了黏痰、口干等症状,严重嗜睡。患者无其他合并疾病史,无药物过敏史。体格检查:体温36.8℃,呼吸20次/min,脉搏80次/min,血压110/65 mmHg。意识清楚,精神尚可,体型中等。面色红,咽稍红,声音嘶哑,律齐,呼吸音清,未闻及明显干湿啰音,其他见异常。

以该病例为主线,讨论并设计模拟社会药房问病荐药等情景。写出类似案例,可在上述病例基础上修改,亦可以自己设计典型病例。

2. 两人一组进行问病及用药选择练习。学生分别模拟药师和患者,详细询问病情,给出最可能的诊断、推荐药物;介绍所推荐的药物,进行用药指导及提醒用药注意事项。

3. 教师一对一检测。每位学生以教师为模拟患者,进行用药指导介绍,重点是感冒药的应用注意事项。

4. 教师进行点评。

【实训思考】

1. 抗感冒药的用药注意事项有哪些?

2. 抗感冒药的非处方药与处方药有哪些区别?

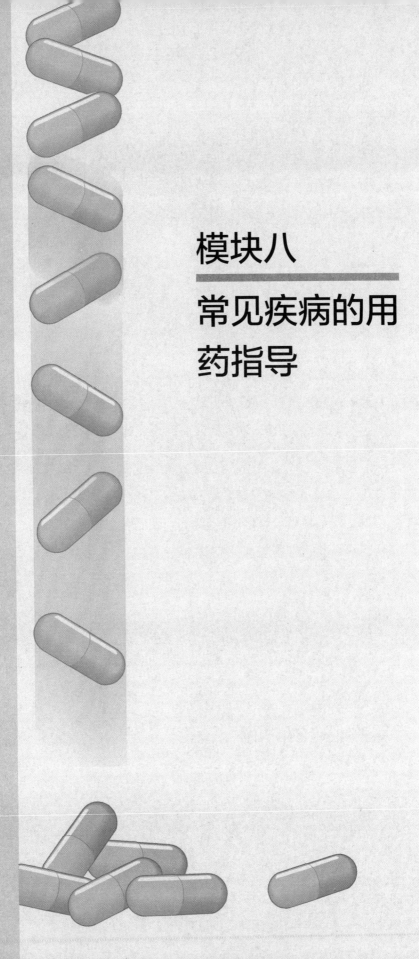

# 模块八

## 常见疾病的用药指导

# 项目一
## 高血压的用药指导

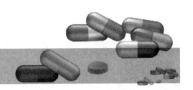

**学习目标**

- 知识目标:了解高血压的分级;熟悉高血压的用药教育;掌握高血压的治疗原则和药物选择。
- 能力目标:能够指导患者合理应用治疗高血压的药物。
- 素养目标:关心高血压患者,提高患者的用药依从性。

## 一、概述

高血压(hypertensive disease)是指以体循环动脉血压[收缩压和(或)舒张压]增高为主要特征,可伴有心、脑、肾等器官的功能或器质性损害的临床综合征。诊断标准为非同日3次测量均达到收缩压≥140 mmHg 和(或)舒张压≥ 90 mmHg。根据血压水平分为正常、正常高值血压和1、2、3级高血压(表 8-1)。高血压分级仅是血压水平的分级,有时与临床病情轻重程度不完全平行,还应根据危险因素、靶器官损伤和同时合并的其他疾病做进一步风险评估(表 8-2)。

表 8-1 血压水平分类和定义

| 分类 | 收缩压 /mmHg | | 舒张压 /mmHg |
| --- | --- | --- | --- |
| 正常 | <120 | 和 | <80 |
| 正常高值 | 120~139 | 和(或) | 80~89 |
| 高血压 | ≥140 | 和(或) | ≥90 |
|   1 级高血压(轻度) | 140~159 | 和(或) | 90~99 |
|   2 级高血压(中度) | 160~179 | 和(或) | 100~109 |
|   3 级高血压(重度) | ≥180 | 和(或) | ≥110 |
| 单纯收缩期高血压 | ≥140 | 和 | <90 |

注:当收缩压和舒张压分属于不同级别时,以较高的分级为准。

267

表 8-2　高血压患者心血管危险分层标准

| 其他危险因素和病史 | 1级 | 2级 | 3级 |
| --- | --- | --- | --- |
| 无其他危险因素 | 低 | 中 | 高 |
| 1~2 个危险因素 | 中 | 中 | 极高危 |
| ≥3 个危险因素或糖尿病或靶器官损害 | 高 | 高 | 极高危 |
| 有并发症 | 极高危 | 极高危 | 极高危 |

　　临床上高血压可分为两类,第一类为原发性高血压(又称高血压病),是一种以血压升高为主要临床表现而病因尚未明确的独立疾病,占所有高血压患者的90%以上。第二类是继发性高血压,又称为症状性高血压,在这类疾病中病因明确,高血压仅是该种疾病的临床表现之一,血压可暂时性或持久性升高。常见有原发性醛固酮增多症、嗜铬细胞瘤、肾动脉狭窄等疾病。本章节重点介绍原发性高血压。

> **课堂讨论**
> 原发性高血压是否可以治愈?

　　人体血压调节的机制复杂,受多种因素的影响,在整体情况下,影响血压的主要因素是在中枢神经系统的整合作用下进行活动的,还涉及肾上腺、垂体等激素分泌和肾功能状态和体液平衡等因素的影响。目前,研究者认为高血压是在一定的遗传易感性的基础上多种后天因素综合作用的结果,包括遗传、精神和环境、年龄、生活习惯、药物和其他疾病等因素的影响。小动脉病变是高血压病最重要的病理改变,早期以痉挛为主,最终引起不可逆的血管壁增厚和管腔狭窄,促进高血压的维持和发展。周围组织和器官内的小动脉都可发生上述病变,但以肾脏的细小动脉最明显,病变最终导致组织器官的缺血损伤。

## 二、临床特征

　　高血压按起病缓急和病程进展,可分为缓进型和急进型,临床上以缓进型多见。缓进型高血压病早期多无症状,体检时偶尔发现血压增高,或在精神紧张,情绪激动或劳累后感头晕、头痛、目眩、耳鸣、乏力、肢体麻木、尿多、心悸、胸闷、注意力不集中等症状,早期血压仅暂时升高,随病程进展血压持续升高脏器受累。急进型高血压也称为恶性高血压,指血压突然升高到一定程度时(舒张压多在 130 mmHg 以上),会出现剧烈头痛、呕吐、心悸、眩晕等症状,严重时会发生意识不清、抽搐,病程进展迅速,多会在短期内发生严重的心、脑、肾等器官的损害和病变,如脑卒中、心肌梗死、肾衰竭等。

高血压是最常见的慢性病之一，可伴有心、脑、肾、眼等器官的功能或器质性损害，其中脑卒中、冠心病、心力衰竭、肾疾病等严重并发症致残和致死率高。并发症的表现主要如下。① 心脏：心功能代偿期症状不明显，后期心功能失代偿，出现心绞痛、心肌梗死，甚至发生心力衰竭，患者可有心悸、呼吸困难、咳粉红色泡沫痰等表现。② 脑：在我国脑血管并发症最为常见。因脑血管痉挛或硬化，引起头晕、头痛、恶心、呕吐、昏迷等，严重者出现脑卒中。当血压突然显著升高时可产生高血压脑病，出现剧烈头痛、呕吐、视力减退、抽搐、昏迷等颅内压升高的表现。③ 肾：长期高血压致肾小动脉硬化，早期无症状，伴随病情进展可引起夜尿增多、蛋白尿、管型尿等，严重者出现氮质血症及尿毒症。④ 动脉：高血压是导致动脉粥样硬化的重要因素，会造成阻塞性病变，如间歇性跛行，脑血栓形成等。⑤ 眼底：视网膜动脉病变可以反映小血管病变情况，常见眼底出血、渗出和视神经乳头水肿等情况。

继发性高血压的临床表现主要是相关原发病的症状和体征，高血压仅是其症状之一。继发性高血压患者的血压升高可具有其自身特点，如主动脉缩窄所致的高血压可仅限于上肢，嗜铬细胞瘤引起的血压增高呈阵发性。

辅助检查有助于原发性高血压的诊断和分型，了解有无靶器官损害和并发症，确定干预措施、治疗目标和药物治疗方案。常规检查包括血常规、尿常规、肾功能、血脂、血糖、电解质、心电图、胸部 X 线片、超声心动图等。

非同一日不同时间段 3 次以上测量血压均超过 140/90 mmHg，可诊断为高血压。诊断内容还应包括：确定血压水平及高血压分级；有无合并其他心血管疾病危险因素；判断高血压的原因，明确有无继发性高血压；评估心、脑、肾等靶器官情况；判断患者出现心血管事件的危险程度。

**知识拓展**

### H 型高血压

H 型高血压是指伴血同型半胱氨酸(Hcy) 水平升高(血 Hcy≥10 μmol/L) 的高血压。叶酸缺乏和(或)Hcy/ 叶酸代谢途径中关键酶的缺陷或基因突变是导致血 Hcy 水平升高的主要原因。中国 H 型高血压占所有高血压患者的 75%, 高 Hcy 是心脑血管疾病, 特别是脑卒中发生的重要独立危险因素。H 型高血压的治疗除了基础的降压药物治疗外, 补充叶酸是有效途径, 推荐应用含有 0.8 mg 叶酸的固定复方制剂降压药物, 如依那普利叶酸片。更大剂量的叶酸长期使用, 是否可以进一步提高疗效没有证据。

▶ 视频

高血压的治
疗原则和
方案

## 三、治疗原则及药物选择

### (一) 治疗原则

降低高血压患者的血压水平可减少靶器官损害和心脑血管事件。因此,高血压旨在通过合理、有效的治疗,提高血压达标率,减少或延缓心、脑、肾等并发症的发生,以达到降低病死率、提高生活质量的最终目的。为达到以上目标高血压治疗要遵循三个原则,即降压达标、平稳降压、综合干预管理。

1. 降压达标　不论采用哪种治疗方案,将血压控制在目标值以下是根本。高血压患者的降压目标:收缩压<140 mmHg 且舒张压<90 mmHg。年龄≥80 岁且未合并糖尿病或慢性肾脏疾病的患者,降压目标为收缩压<150 mmHg 且舒张压<90 mmHg,如能耐受还可进一步降低。对于合并糖尿病、慢性肾病、心力衰竭或病情稳定的冠心病的高血压患者,尽管近期一些指导建议血压控制目标值收缩压<130 mmHg 且舒张压<80 mmHg,但缺乏临床获益证据,仍建议这些人群血压控制目标为 140/90 mmHg。

2. 平稳降压　为了实现降压达标并不是越快越好,长期坚持生活方式干预和药物治疗,保持血压长期平稳至关重要。多数高血压患者应根据病情在数周至数月内将血压逐渐降至目标水平。此外,长效制剂有利于每日血压的平稳控制,对减少心血管并发症有益,推荐使用。

3. 综合干预管理　对高血压患者应进行综合干预管理,包括改善生活方式、选择降压药和控制危险因素等。其中生活方式的改善被认为是高血压治疗的首要措施。一些生活方式干预方法,不但可明显降低血压,也可预防心血管疾病,如限制钠盐、戒烟限酒、减轻体重、适度运动等应大力提倡。选择降压药物时应综合考虑其伴随合并症情况。此外,对于已患心血管疾病及具有某些危险因素的患者,应考虑给予抗血小板及调脂治疗,以降低心血管疾病再发及死亡风险。

### (二) 药物选择

1. 药物分类　目前常用降压药物可归纳为 5 类,包括利尿剂、钙通道阻滞剂(CCB)、血管紧张素转化酶抑制剂(ACEI)、血管紧张素 Ⅱ 受体阻滞剂(ARB)和 β 受体阻滞剂。此外,α 受体阻滞剂或其他种类降压药有时亦可应用于某些高血压人群。常用各种降压药如表 8–3。

(1) 利尿剂　用药初期通过排钠利尿、降低高血容量负荷发挥降压作用,长期用药通过排钠利尿,使 $Na^+–Ca^{2+}$ 交换减少,使细胞内钙含量降低,舒张血管平滑肌而降压。常用药物有氢氯噻嗪和吲达帕胺。保钾利尿剂如阿米洛利和醛固酮受体拮抗剂如螺内酯等有时也可用于控制血压。

表8-3 常用各种降压药及其用法用量

| 药物 | 用法用量 |
| --- | --- |
| 氢氯噻嗪片 | 规格 25 mg，口服，一次 25~100 mg，一日 1~2 次 |
| 吲达帕胺片 | 规格 2.5 mg，口服，一次 2.5 mg，一日 1 次 |
| 硝苯地平片 | 规格 5 mg，口服，一次 5~10 mg，一日 3 次，日最大剂量 120 mg |
| 尼群地平片 | 规格 10 mg，口服，一次 10 mg，一日 1 次，日最大剂量 20 mg |
| 非洛地平片 | 规格 2.5 mg，口服，一次 2.5~5 mg，一日 2 次，日最大剂量 10 mg |
| 氨氯地平片 | 规格 2.5 mg，口服，一次 2.5~5 mg，一日 1 次，日最大剂量 10 mg |
| 卡托普利片 | 规格 12.5 mg，口服，一次 12.5~25 mg，一日 3 次，日最大剂量 150 mg |
| 依那普利片 | 规格 5 mg，口服，一次 5 mg，一日 1 次，日最大剂量 40 mg |
| 氯沙坦片 | 规格 50 mg，口服，一次 50 mg，一日 1 次，日最大剂量 100 mg |
| 缬沙坦片 | 规格 80 mg，口服，一次 80 mg，一日 1 次，日最大剂量 160 mg |
| 普萘洛尔片 | 规格 10 mg，口服，一次 10 mg，一日 1~2 次，日最大剂量 200 mg |
| 拉贝洛尔片 | 规格 50 mg，口服，一次 50~100 mg，一日 2~3 次，日最大剂量 2 400 mg |
| 哌唑嗪片 | 规格 1 mg，口服，一次 0.5~1 mg，一日 2~3 次，首剂量 0.5 mg，睡前服用，日最大剂量 20 mg |

（2）钙通道阻滞剂（CCB） 主要通过阻断血管平滑肌细胞上的钙离子通道发挥扩张血管、降低血压的作用。CCB 包括二氢吡啶类钙拮抗剂和非二氢吡啶类钙拮抗剂。前者如硝苯地平、尼群地平、拉西地平、氨氯地平和非洛地平等。临床常用的非二氢吡啶类主要包括维拉帕米和地尔硫草两种药物。

（3）血管紧张素转化酶抑制剂（ACEI） ACEI 通过抑制血管紧张素转化酶，阻断肾素血管紧张素系统发挥降压作用。常用药物有卡托普利、依那普利、贝那普利、雷米普利、培哚普利等。此类药物具有以下特点：① 具有良好的预防和逆转心血管重构作用。② 降压时不伴有对反射性心率加快，对糖脂代谢无不良影响。③ 能改善心功能和肾血流量，具有肾保护作用，不导致水钠潴留。④ 可增加机体对胰岛素的敏感性，能改善胰岛素抵抗。

（4）血管紧张素 II 受体阻滞剂（ARB） 选择性地阻断 $AT_1$ 受体产生舒张血管抑制醛固酮分泌，改善和逆转心血管重构等作用。常用药物有氯沙坦、缬沙坦、坎地沙坦等。

（5）β 受体阻滞剂 阻断 β 受体，主要通过抑制过度激活的交感神经活性、抑制心肌收缩力、减慢心率而发挥降压作用。常用药物有普萘洛尔、美托洛尔、醋丁洛尔、比索洛尔、拉贝洛尔等。美托洛尔、比索洛尔对 $β_1$ 受体的选择性较高，不良反应少，既可降低血压，也可保护靶器官，降低心血管事件的风险。

(6) α 受体阻滞剂 选择性地阻断 α₁ 受体，使小动脉和小静脉舒张，降低外周阻力而降压。常用药物有哌唑嗪、特拉唑嗪、乌拉地尔等。

2. 用药选择

(1) 利尿剂 噻嗪类利尿剂较为常用，尤其适用于老年人、单纯收缩期高血压及合并心力衰竭的患者。噻嗪类利尿剂的主要不良反应是低钾血症，且随着利尿剂使用剂量增加，低钾血症的发生率也相应增加，因此建议小剂量使用，如氢氯噻嗪 12.5 mg，每日 1 次。利尿剂与 ACEI 或 ARB 类药物合用，可抵消或减轻其低钾的不良反应。保钾利尿剂在利钠排水同时不增加钾的排出，在与其他具有保钾作用的降压药合用时需注意高血钾的风险。

(2) 钙通道阻滞剂 临床试验证实，以二氢吡啶类钙阻滞剂为基础的降压治疗方案可显著降低高血压患者脑卒中风险，尤其适用于老年高血压、单纯收缩期高血压、伴稳定性心绞痛、冠状动脉或颈动脉粥样硬化及周围血管病患者。常见不良反应包括反射性心跳加快、面部潮红、踝部水肿、牙龈增生等。非二氢吡啶类常见不良反应包括抑制心脏收缩功能和传导功能，有时也会出现牙龈增生。第二度、第三度房室传导阻滞及心力衰竭患者禁止使用。

(3) ACEI 尤其适用于伴慢性心力衰竭、心肌梗死后伴心功能不全、糖尿病肾病、非糖尿病肾病、代谢综合征、蛋白尿或微量白蛋白尿患者。限盐或加用利尿剂可增加 ACEI 的降压效应。最常见的不良反应为持续性干咳，多见于用药初期，症状较轻者可坚持服药，不能耐受者可改用 ARB。其他不良反应有低血压、皮疹，偶见血管神经性水肿及味觉障碍。长期应用有可能导致血钾升高，应定期监测血钾和血肌酐水平。禁忌证为双侧肾动脉狭窄、高钾血症及妊娠妇女。

(4) ARB ARB 的适应证同 ACEI，也用于不能耐受 ACEI 的患者。不良反应少见，偶有腹泻，长期应用可升高血钾，禁忌证同 ACEI。

(5) β 受体阻滞剂 可减慢心率，尤其适用于心率偏快的患者，用于合并心肌梗死或心力衰竭的患者，可改善预后；用于冠心病、劳力性心绞痛患者，可减轻心绞痛症状。急性心肌梗死后超早期应慎用，心力衰竭急性期不适合应用。

(6) α 受体阻滞剂 不作为一般高血压治疗的首选药。适用于高血压伴前列腺增生的患者，也可用于难治性高血压患者的治疗，开始用药应注意防治直立性低血压的发生。

**知识拓展**

### 常用复方降压药

联合用药在高血压治疗中很常见，为了患者使用方便，提高患者的依从性，根据机制互补、增加疗效及减少不良反应等原则制成固定复方制剂，目前常见复方降压制剂如下。

① 利尿药与其他一线降压药复方制剂：氢氯噻嗪与缬沙坦、厄贝沙坦、依那普利、比索洛尔等复方制剂，氨氯地平／贝那普利、氨氯地平／缬沙坦、吲哚普利／吲达帕胺、尼群地平／阿替洛尔等。② 传统复方制剂："北京降压 0 号"含氢氯噻嗪、氨苯蝶啶、双肼屈嗪、利血平。"复方降压片"含利血平、氢氯噻嗪、双肼屈嗪、异丙嗪等。"珍菊降压片"含氢氯噻嗪、可乐定、芦丁。

## 四、用药教育

药物降压治疗是在达标的基础上实现减少和预防并发症的目的。多数高血压患者在一般治疗的同时都需要长期服用降压药。降压药的选择应根据患者的危险因素、靶器官损害以及合并临床疾病情况合理使用。降压药物应用应遵循以下四项原则，即小剂量开始，优先选择长效制剂，联合应用及个体化给药。

1. 小剂量起始　初始治疗时通常应采用较小的有效治疗剂量，并根据需要逐步增加剂量。两药合用时，更应从最小剂量起始，避免出现低血压。每次调整药物种类或剂量后建议观察 2~4 周，评价药物治疗的有效性，避免频繁更换药物，除非出现不良反应等不耐受或需紧急处理的情况。

2. 尽量应用长效制剂　尽可能地使用有持续 24 h 降压作用的长效药物，一日一次给药，以有效地控制夜间血压与晨峰血压，能有效地预防心脑血管并发症发生。如使用中、短效制剂，则需每日 2~3 次用药，达到平稳控制血压。

3. 联合用药　在低剂量单药治疗疗效不满意时，可以采用两种或多种降压药物联合治疗。联合用药时降压作用机制应具有互补性，以增加降压效果，又不增加不良反应。作用机制相同或相似的药物不联合，如 ACEI 与 ARB 一般不联用，ACEI/ARB 与 β 受体阻滞剂不作为两药联用的常规推荐，除非针对心肌梗死、心力衰竭患者。利尿药作为基础的降压药可以和其他类药物合用。使用两药联合方案血压仍未达标，加用第三种药物，其中二氢吡啶类钙通道阻滞剂 +ACEI（或 ARB）+ 噻嗪类利尿剂组成的联合方案最为常用。四药联合的方案主要适用于难治性高血压患者，可以在上述三药联合基础上加用第四种药物如 β 受体阻滞剂、螺内酯、可乐定或 α 受体阻滞剂等。

4. 个体化用药　根据患者具体情况和耐受性及个人意愿或长期承受能力，选择适合患者的降压药物。如高血压合并心肌梗死首选 ACEI/ARB+β 受体阻滞剂，合并心绞痛可选择 β 受体阻滞剂或 ACEI/ARB 或 CCB，合并糖尿病首选 ACEI/ARB，合并慢性肾脏疾病首选 ACEI/ARB。选择药物时还要知晓用药注意事项，如心动过速和心力衰竭患者应慎用二氢吡啶类 CCB，如必须使用，则应慎重选择特定制剂，如氨氯地平等长效药物；急性冠脉综合征患者一般不推荐使用短效硝苯地平。双侧肾动脉狭窄、严重肾功能不全、高钾血症的患者及妊娠或计划妊娠患者禁用 ACEI/ARB。β 受体阻滞剂可减慢心率，禁用于严重心动过缓、病态窦房结综合征、二度或三度房室传导阻滞、哮喘患者。痛风患者一般禁用噻嗪类利尿剂。

---

## 岗位对接

**用药指导**

案例：患者，女性，57 岁，2 型糖尿病 5 年，几日前无明显诱因出现头晕、心悸、乏力等，去医院就诊检查结果为：心率 70 次/min，血压 158/95 mmHg，空腹血糖 7.5 mmol/L，其余未见异常，诊断为 2 型糖尿病，高血压病。请为该患者推荐治疗药物，并指导患者合理用药。

用药指导：该患者高血压合并糖尿病，应在积极控制血糖的同时首选 ACEI 类降压药，因为 ACEI 类除了能有效地降血压外，还能改善胰岛素抵抗并保护肾，如使用卡托普利片，建议起始剂量 12.5 mg，一日 2~3 次口服。有些患者用药后常出现刺激性干咳，一般停药后即可消失。

---

## 考证聚焦

国考真题

模拟练习

（王　静）

# 项目二
## 冠心病的用药指导

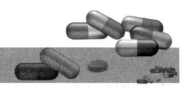

**学习目标**

- 知识目标：了解冠心病的分类及病因；熟悉冠心病的用药教育；掌握冠心病的治疗原则和药物选择。
- 能力目标：能够指导患者合理应用治疗冠心病的药物。
- 素养目标：关心冠心病患者，提高患者的用药依从性。

## 一、概述

冠状动脉粥样硬化性心脏病是指由于冠状动脉粥样硬化使管腔狭窄、痉挛或阻塞导致心肌缺血、缺氧或坏死而引发的心脏病，简称冠心病（coronary heart disease），归属为缺血性心脏病，是动脉粥样硬化导致器官病变的最常见类型。冠状动脉粥样硬化可同时或分别累及各主要的冠状动脉，病变的狭窄程度、部位决定了缺血症状和预后。管腔狭窄＜50% 时，心肌供血一般不受影响；管腔狭窄 50%~70% 时，静息时心肌供血不受影响，在运动、心动过速或激动时，心脏耗氧量增加，可引起心肌暂时性供血不足，引发慢性稳定型心绞痛（chronic stable angina，CSA）。当粥样斑块破裂出血，形成血栓堵塞血管时可引发急性心肌梗死（acute myocardial infarction，AMI）。近年来，冠状动脉微血管病变在心肌缺血中的地位受到重视，被认为是潜在的心肌缺血治疗靶点。

### （一）冠心病危险因素

目前，心血管疾病占居民疾病死亡的 40% 以上，为我国居民的首位死因。流行病学研究已经确认了一系列冠心病的危险因素，包括年龄、吸烟、血压和血清总胆固醇（TC）增高等，冠心病的主要危险因素如下。① 高血压：无论收缩压还是舒张压的升高均会增加冠心病的发生风险，而且随着血压升高，冠心病的发病率和死亡率均呈上升趋势。② 血脂异常：高胆固醇血症、高甘油三酯血症与冠心病的发病均存在关联。低密度脂蛋白胆固醇（LDL-C）与心血管疾病的发生成正相关，高密度脂蛋白胆固醇（HDL-C）则与心血管疾病的发生成负相关。③ 糖尿病：糖尿病是冠心病发病的高危因素。④ 肥胖和超重：超重可增加冠心病的发生风险，向心性肥胖更是冠心病的高危因素。⑤ 其他：包括吸烟、不良饮食习惯、心理社会因素、遗传因素等。

## （二）冠心病分类

WHO 根据病变部位、范围和程度将冠心病分为两大类，即慢性心肌缺血综合征和急性冠脉综合征。

慢性心肌缺血综合征包括：① 隐匿型冠心病：无症状，无组织形态改变，在静息、动态或负荷心电图下显示心肌缺血改变。② 稳定型心绞痛：是最常见的心绞痛，指由心肌缺血缺氧引起的典型心绞痛发作，其临床表现相对稳定，服用硝酸甘油后快速缓解。③ 缺血性心肌病：是由于长期慢性心肌缺血或坏死导致心肌纤维化，表现为心脏增大、心力衰竭和心律失常等一系列临床表现的综合征。

急性冠脉综合征包括：① 不稳定型心绞痛：介于稳定型心绞痛和急性心肌梗死之间的临床状态，在粥样硬化病变的基础上，发生冠状动脉内膜下出血，斑块破裂或糜烂，破损处血小板与纤维蛋白凝集形成血栓，冠状动脉痉挛以及远端小血管栓塞引起的急性或亚急性心肌供氧减少。② 心肌梗死：缺血症状严重，为冠状动脉闭塞导致心肌急性缺血坏死，分为 ST 段抬高型心肌梗死（STEMI）和非 ST 段抬高型心肌梗死（NSTEMI）。

# 二、临床特征

## （一）稳定型心绞痛临床表现

稳定型心绞痛以发作性胸痛为主要临床表现，其特点如下。① 部位：心前区，可放射至颈部、下颌、肩部、背部、左臂或双上臂。② 性质：胸痛为压迫性、紧缩性、或沉重感。③ 诱因：常由体力劳动或情绪激动所诱发。④ 持续时间：一般持续数分钟至十余分钟，很少超过 30 min。⑤ 缓解方式：停止诱发症状的活动或含服硝酸甘油等在数分钟内缓解。

## （二）急性冠脉综合征临床表现

急性冠脉综合征病理基础是冠状动脉内不稳定斑块的存在，继而发生痉挛、破裂、出血及血栓形成，临床上很多患者会进展为明确的心肌梗死，甚至发生心脏性猝死。主要表现为心前区疼痛，性质和部位与稳定型心绞痛相似，但诱因多不明显，程度更重，持续时间长，休息和含服硝酸甘油多不能完全缓解。胸部不适常伴恶心、呕吐、大汗、持续性气短或呼吸困难，急性 ST 段抬高型心肌梗死还常伴有乏力、头晕或意识丧失，多是由于出现各种心律失常、低血压和休克所致。

## （三）辅助检查

1. **实验室检查** 血清心肌损伤标志物包括肌钙蛋白 I 或 T、肌酸激酶（CK）及同工酶(CK-MB)。稳定型心绞痛时心肌酶正常,心肌梗死时以上指标升高,不稳定型心绞痛时心肌酶不升高或仅轻度升高。

2. 心电图检查 　稳定型心绞痛在静息时多数患者心电图正常,急性发作时多数患者可出现暂时性缺血所致的 ST 段和 T 波异常(ST 段压低或 T 波倒置);不稳定型心绞痛和非 ST 段抬高型心肌梗死 ST 段动态改变≥0.1 mV 最有意义,随着症状缓解而消失;ST 段抬高型心肌梗死表现为 ST 段呈弓背向上型抬高,宽而深的 Q 波(病理性 Q 波)及 T 波倒置。

3. 其他检查 　包括超声心动图、平板运动试验、冠脉造影等,冠脉造影是诊断冠心病的金标准。

根据典型的临床表现,特征性心电图改变以及心肌损伤标志物的动态变化,可做出正确诊断。诊断未明确的不典型患者,如病情稳定,可进一步做负荷心电图或核素心肌灌注显像及冠状动脉造影等检查明确诊断。

---

**课堂讨论**

　　稳定型心绞痛和心肌梗死的主要鉴别点有哪些?

---

▶ 视频

冠心病治疗
药物分类及
常用治疗
药物

## 三、治疗原则及药物选择

### (一) 治疗原则

稳定型心绞痛的治疗原则为改善冠状动脉的供血和减轻心肌的耗氧,以迅速扩张冠脉,增加心肌血液供应,改善心肌缺血的现状,防止心肌因缺血发生坏死。同时治疗和预防动脉粥样硬化的发展。

不稳定型心绞痛和非 ST 段抬高型心肌梗死的治疗原则为迅速缓解症状,避免发生心肌梗死和死亡,改善预后和提高患者的生活质量。

急性心肌梗死的治疗原则:① 尽快再灌注缺血心肌,防止梗死范围扩大,缩小心肌缺血范围。② 及时处理恶性心律失常、心力衰竭、休克及各种并发症,防止猝死。③ 保护和维持心功能,提高患者的生活质量。

冠心病的治疗方法包括药物治疗、再灌注治疗(溶栓、心脏旁路移植手术和心脏支架手术)和心脏移植手术。

### (二) 药物选择

#### 1. 药物的分类

(1) 改善缺血、减轻症状的药物 　该类药物应与预防心肌梗死的药物联合使用,其中一些药物如 β 受体阻滞剂,同时兼具两个方面的作用。目前,改善缺血、减轻症

状的药物主要包括 β 受体阻滞剂、硝酸酯类药物及钙通道阻滞剂(CCB)。

1) β 受体阻滞剂:β 受体阻滞剂能够抑制心脏肾上腺素能受体,从而减慢心率,减弱心肌收缩力,降低血压,减少心肌耗氧量和心绞痛发作,增加运动耐量。β 受体阻滞剂能够降低心肌梗死后稳定型心绞痛患者死亡和再梗死的风险。如无禁忌证,β 受体阻滞剂应作为稳定型心绞痛的初始治疗药物。

2) 硝酸酯类药物:硝酸酯类药物是首选抗心肌缺血的血管扩张剂,通过释放外源性一氧化氮降低心脏前后负荷,保护心脏。扩张冠状动脉,增加缺血区心肌供血量,缩小心肌梗死范围,降低心力衰竭发生率和心室颤动的发生率。抑制血小板黏附聚集及动脉粥样硬化病变,具有抗栓、抗动脉粥样硬化的作用。

3) 钙通道阻滞剂:CCB 通过改善冠状动脉血流和减少心肌耗氧量发挥缓解心绞痛的作用,对变异型心绞痛或以冠状动脉痉挛为主的心绞痛,CCB 是一线治疗药物。二氢吡啶类 CCB(硝苯地平)和非二氢吡啶类 CCB(维拉帕米)同样有效,非二氢吡啶类 CCB 的负性肌力效应较强。

(2) 预防心肌梗死,改善预后的药物

1) 阿司匹林:通过抑制环氧化酶和血栓烷 $A_2$(TXA$_2$)的合成发挥抗血小板聚集的作用,所有患者如无用药禁忌证均应服用。慢性稳定型心绞痛患者服用阿司匹林可降低心肌梗死、脑卒中或心血管性死亡的发生风险。

2) P2Y12 受体拮抗剂:① 氯吡格雷:为无活性前体药物,需经肝脏活化后通过选择性不可逆地抑制血小板 ADP 受体而阻断 P2Y12 依赖激活的血小板膜糖蛋白(GP)Ⅱb/Ⅲa 复合物,有效地减少 ADP 介导的血小板激活和聚集。② 替格瑞洛:为新型 P2Y12 受体拮抗剂,直接作用于血小板 ADP 受体。与氯吡格雷相比,其特点为起效快、抗血小板作用强且可逆。

3) 抗凝药物:稳定型冠心病心绞痛患者无须抗凝,选择经皮冠状动脉介入治疗(PCI)的稳定型冠心病患者需术中应用肝素,既需抗血小板又需抗凝的患者,可联用华法林或新型口服抗凝药物。

4) 他汀类药物:TC 水平与发生冠心病事件呈连续的分级关系,最重要的危险因素是 LDL-C。他汀类为 HMG-CoA 还原酶抑制剂,能有效地降低 TC 和 LDL-C 水平,具有降血脂、保护血管内皮细胞功能、稳定粥样斑块等作用,可减少心血管事件的发生。

5) ACEI 或 ARB:血管紧张素转化酶催化血管紧张素Ⅰ生成血管紧张素Ⅱ(Ang Ⅱ),后者是强烈的血管收缩剂和肾上腺皮质类醛固酮释放的激活剂。ACEI 通过抑制 Ang Ⅱ的生物合成而阻断 Ang Ⅱ收缩血管、升高血压、促进醛固酮分泌、水钠潴留、交感神经兴奋等作用,控制高血压;ARB 选择性阻断血管紧张素受体 1(AT$_1$),产生与 ACEI 相似的降压作用。除有效降压外,ACEI 和 ARB 还具有心肾保护作用,可减少各类心血管事件的发生。

6) 其他:STEMI 时还需用到以下药物。① 镇痛药:STEMI 剧烈胸痛使患者交感神经过度兴奋,导致心动过速、血压升高和心肌收缩功能增强,从而增加心肌耗氧量,并易诱发快速性室性心律失常,应迅速给予有效镇痛剂,吗啡为最有效的镇痛剂,也可用哌替啶。② 溶栓药:促使游离的纤溶酶原转变为纤溶酶溶解纤维蛋白。常用的有尿激酶(UK)、链激酶(SK)、组织型纤溶酶原激活剂(t-PA)、瑞替普酶(r-PA)、替奈普酶(TNK-tPA)等。

常用抗冠心病药及其用法用量如表8-4。

表8-4 常用抗冠心病药及其用法用量

| 药物 | 用法用量 |
| --- | --- |
| 硝酸甘油片 | 规格 0.25 mg,必要时舌下含服,一次 0.25~5 mg |
| 硝酸异山梨酯片 | 规格 5 mg,口服,一次 5~10 mg,一日 2~3 次 |
| 单硝酸异山梨酯片 | 规格 20 mg,口服,一次 20~40 mg,一日 2~3 次 |
| 美托洛尔片 | 规格 50 mg,口服,一次 50~100 mg,一日 2 次 |
| 拉贝洛尔片 | 规格 100 mg,口服,一次 100~200 mg,一日 2~3 次 |
| 维拉帕米片 | 规格 80 mg,口服,一次 80~120 mg,一日 3 次 |
| 地尔硫䓬片 | 规格 30 mg,口服,一次 1~2 片,一日 3~4 次 |
| 阿司匹林片 | 规格 100 mg,口服,一次 100 mg,一日 1 次 |
| 氯吡格雷片 | 规格 50 mg,口服,一次 50~75 mg,一日 1 次 |
| 替格瑞洛片 | 规格 90 mg,口服,一次 90 mg,一日 2 次 |
| 辛伐他汀片 | 规格 10 mg,口服,一次 10 mg,一日 1 次 |

2. 用药选择

(1)硝酸酯类药物 心绞痛或心肌梗死发作时均可舌下含服硝酸甘油,每次 0.5 mg,必要时每 5 min 可以重复用 1 次,总量不超过 1.5 mg。也可以静脉应用硝酸酯类药物,从小剂量开始逐渐增加剂量,直至症状缓解或出现明显不良反应。长效硝酸酯药物用于降低心绞痛发作的频率和程度,并可能增加运动耐量。长效硝酸酯类药物不适宜治疗心绞痛急性发作,适宜慢性长期治疗。硝酸酯类药物的不良反应包括头痛、面色潮红、心率反射性加快和低血压,以应用短效硝酸甘油时最为明显。因此,常联合负性心率药物如 β 受体阻滞剂或非二氢吡啶类 CCB 治疗稳定型心绞痛。

(2)β 受体阻滞剂 用药后要求静息心率降至 55~60 次 /min,严重心绞痛患者如无心动过缓症状,可降至 50 次 /min。目前临床更倾向于使用选择性 $\beta_1$ 受体阻滞剂,如美托洛尔、阿替洛尔及比索洛尔。同时具有 α 和 β 受体阻滞作用的药物,在稳定型心绞痛的治疗中也有效。伴严重心动过缓和高度房室传导阻滞、窦房结功能紊乱、明显支气管痉挛或支气管哮喘的患者禁用 β 受体阻滞剂。β 受体阻滞剂的使用剂量应个体化,其使用方法应由较小剂量开始,逐渐增加,当达到上述静息心率时维持当前剂量。

(3)钙通道阻滞剂 对变异型心绞痛或以冠状动脉痉挛为主的心绞痛,CCB 是一线治疗药物。长效 CCB 能够减少心绞痛发作频率,地尔硫草和维拉帕米能够减慢房室传导速度,常用于伴有心房颤动或心房扑动的心绞痛患者。这两种药物不宜用于已有严重心动过缓、高度房室传导阻滞及病态窦房结综合征的患者。CCB 常见的不良反应包括外周水肿、便秘、心悸、面部潮红,低血压也较常见,其他不良反应还包括头痛、头晕、虚弱无力等。

(4) 抗血小板药　所有冠心病患者只要没有用药禁忌证都应该服用。① 阿司匹林:最佳剂量范围为 75~150 mg/d。急性心肌梗死时口服水溶性阿司匹林或嚼服肠溶阿司匹林 300 mg,继以 100 mg/d 长期维持。其主要不良反应为胃肠道出血或对阿司匹林过敏。② 氯吡格雷:不能耐受阿司匹林的患者可改用氯吡格雷作为替代治疗,该药起效快,顿服 300~600 mg 后约 2 h 即可达到有效血药浓度。常用维持剂量为 75 mg,每日 1 次口服。③ 替格瑞洛:可用于对阿司匹林不耐受患者的替代治疗,首次负荷量 180 mg 顿服,维持剂量 90 mg,一日 2 次,治疗期间严密监测出血。既往有脑出血病史的患者禁用。

(5) ACEI 或 ARB　所有冠心病患者均能从 ACEI 治疗中获益,其可显著降低冠心病患者的心血管死亡率、非致死性心肌梗死等主要终点事件的发生风险。对于稳定型心绞痛患者合并糖尿病、心力衰竭或左心室收缩功能不全的高危患者均应使用 ACEI。ACEI 类可引起干咳,不能耐受者可选用 ARB 类药物。

(6) 他汀类　LDL-C 水平控制在 1.8 mmol/L(70 mg/dl) 以下,对于基础 LDL-C 在 1.8~3.5 mmol/L 的患者应将其降低 50% 以上,在已达到他汀最大耐受剂量的情况下,如果 LDL-C 仍未达标,如高危患者 LDL-C>1.8 mmol/L(70 mg/dl),应加用其他调脂药物。高甘油三酯血症或低高密度脂蛋白血症的高危患者可考虑联用降低 LDL-C 的药物和一种贝特类药物(非诺贝特)或烟酸类药物。若采用强化降脂治疗,应严密监测转氨酶及肌酸激酶等生化指标,及时发现药物可能引起的肝脏损害和肌病。

(7) 吗啡　STEMI 时胸痛严重者使用吗啡 3 mg 静脉注射,必要时每 5 min 重复 1 次,总量不宜超过 15 mg。不良反应包括恶心、呕吐、低血压和呼吸抑制。一旦出现呼吸抑制,可每隔 3 min 静脉注射纳洛酮 0.4 mg 拮抗(最多 3 次)。

(8) 溶栓药　STEMI 发生时再灌注治疗是最主要的治疗措施,直接经皮冠状动脉介入治疗(PCI)已成为首选方法,但开展直接 PCI 尚难以普遍应用。溶栓治疗具有快速、简便、经济、易操作的特点,静脉溶栓仍然是较好的选择。溶栓治疗的适应证是 STEMI 起病时间<12 h,年龄<75 岁,STEMI 患者小于 3 h 进行溶栓,死亡率和直接 PCI 相当。建议优先选用纤维蛋白特异性溶栓药物。溶栓药最常见的不良反应是出血。溶栓的绝对禁忌证:① 既往任何时间发生过颅内出血或未知区域脑卒中;② 近 6 个月发生过缺血性脑卒中;③ 中枢神经系统损伤、肿瘤或动静脉畸形;④ 近期有严重创伤、手术、头部损伤(近 2 个月内);⑤ 近 1 个月内有胃肠道出血;⑥ 已知原因的出血性疾病(月经除外);⑦ 主动脉夹层;⑧ 24 h 内接受非可压迫性穿刺术(如肝活检、

腰椎穿刺)。

## 知识拓展

### 冠心病双联抗血小板治疗

双联抗血小板治疗(DAPT)是指阿司匹林联合应用一种 P2Y12 抑制剂(如氯吡格雷或替格瑞洛)。DAPT 旨在预防药物洗脱支架植入后支架血栓形成以及降低全身性动脉粥样硬化 – 血栓事件。推荐阿司匹林每日剂量为 81 mg(范围 75~100 mg),加用替格瑞洛(负荷量 180 mg,90 mg、每日 2 次维持)/普拉格雷(负荷量 60 mg,10 mg、每日 1 次维持),或加用氯吡格雷(负荷量 600 mg,75 mg、每日 1 次维持)。

## 四、用药教育

1. 冠心病是可以预防的,应严格控制危险因素。一旦确诊冠心病,一般要坚持长期药物治疗,控制缺血症状,降低心肌梗死的发生率和死亡率。

2. 硝酸酯类等药物见光易分解,因此需放在棕色瓶中密闭储存,开封后要每 6 个月更换或刺麻感减弱时更换。第 1 次含服硝酸甘油时,应注意直立性低血压的发生。硝酸酯类药物连续应用易发生耐药,不仅疗效减弱或缺失,而且可能造成内皮功能损害,因此长期、持续使用硝酸酯类药物时应注意预留足够的无药间期,以减少耐药性的发生。

3. 一旦怀疑急性心肌梗死,立即嚼服 300 mg 阿司匹林,舌下含服硝酸甘油,并拨打急救电话"120"。同时注意血压、心率等变化。

4. 使用抗血小板药物或抗凝药物时要注意观察有无出血情况发生,一旦发生应该建议到医院就诊,根据情况需要减量或停药。

5. 保持健康的生活方式,如低盐低脂饮食、戒烟限酒、适当的运动锻炼。监测并控制血压、血糖和血脂等指标。

## 岗 位 对 接

### 用药指导

案例:患者,男性,64 岁,近 1 周经常在晨跑中出现心前区闷痛,伴有心悸,无头晕、目眩,休息后能自行缓解。检查结果:心率 90 次/min,血压 135/85 mmHg,心电图未见异常,其余未见异常,诊断为稳定型心绞痛。请为该患者推荐治疗药物,并指导患者合理用药。

用药指导：该患者为稳定型心绞痛，心率偏快，应该选择 β 受体阻断剂如美托洛尔，起始剂量 12.5 mg，一日 2 次口服，逐渐增加剂量。单硝酸异山梨酯 20 mg，一日 2 次，口服；阿司匹林 100 mg，一日 1 次，口服；硝酸甘油 5 mg，发作时舌下含服。注意硝酸甘油片的给药方法和保存方法，说明药物常见的不良反应，有问题及时咨询医师或药师。

## 考证聚焦

国考真题        模拟练习

（王　静）

# 项目三
## 高脂血症的用药指导

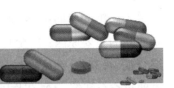

## 学习目标

- 知识目标：了解高脂血症的危害；熟悉高脂血症的诊断及分型；掌握调血脂药的分类、作用特点、不良反应及用药注意事项。
- 能力目标：能为高脂血症患者提供用药指导以及患者的宣传教育和用药教育。
- 素养目标：关心高脂血症患者，提高患者的用药依从性。

▶ 视频

高脂血症
概述

## 一、概述

血脂是血浆或血清中脂类物质的总称，包括胆固醇（cholesterol，TC）、三酰甘油（triglyceride，TG）、游离脂肪酸、类脂（磷脂、糖脂、类固醇）等，广泛存在于人体中。它们与相应的载脂蛋白结合形成水溶性脂蛋白后，才能在血液中进行转运和代谢，是生命细胞的基础代谢必需物质。脂蛋白为大分子复合物，应用超速离心或电泳法，可将血浆脂蛋白按密度不同主要分为高密度脂蛋白（high-density lipoprotein，HDL）、低密度脂蛋白（low-density lipoprotein，LDL）、中间密度脂蛋白（intermediate-density lipoprotein，ILDL）、极低密度脂蛋白（very-low-density lipoprotein，VLDL）、乳糜微粒（chylomicron，CM）。

正常情况下，人体血脂含量维持着动态平衡。血清中 TC 升高、TG 升高、低密度脂蛋白胆固醇（low-density lipoprotein-cholesterol，LDL-C）升高、高密度脂蛋白胆固醇（high-density lipoprotein-cholesterol，HDL-C）降低，则会导致血脂异常。由于脂肪代谢或转运异常使血浆中一种或多种脂质水平过高称为高脂血症。

高脂血症对人体危害极大，血脂过高是导致动脉粥样硬化的最危险因素。此外，高脂血症还可引发高血压，诱发胆结石、胰腺炎，加重肝炎，导致男性性功能障碍、老年痴呆等疾病。因此，高脂血症不仅仅是一种疾病，已成为严重的社会健康问题。

### 课堂讨论

引起高脂血症的原因有哪些？

根据病因，高脂血症分为原发性高脂血症和继发性高脂血症。引起原发性高脂血症的主要原因：① 脂质和脂蛋白代谢有先天性基因缺陷。② 环境因素导致，包括经

283

常摄入高饱和脂肪酸、高胆固醇和高热量的食物,或过度吸烟、饮酒。引起继发性高脂血症的主要原因:① 全身系统性疾病,如糖尿病、甲状腺功能减退症、肝疾病、肾病综合征、肾衰竭、系统性红斑狼疮、骨髓瘤、脂肪萎缩症、急性卟啉病、糖原累积症、多囊卵巢综合征等。② 药物因素,如利尿剂、β 受体阻滞剂、糖皮质激素、苯妥英钠等也可引起继发性血脂升高。

## 二、临床特征

随着年龄增加,胆汁酸合成减少,肝内胆固醇含量增加,LDL 受体活性降低,高脂血症患病率也逐渐增高,好发年龄为 50~69 岁。50 岁之前,HDL 水平女性高于男性,男性高脂血症患病率高于女性;50 岁之后,HDL 水平男性高于女性,且女性绝经后体内雌激素减少,LDL 受体活性降低,体内的 TC 和 TG 高于男性,此时女性高脂血症患病率高于男性。另外,随着体重增加,高脂血症易发生。

### (一) 高脂血症的症状

通常情况下,高脂血症的症状表现不是很明显。绝大多数的高脂血症患者自己没有感觉,大多是在体检或因其他疾病做检查时,查血被发现。

### (二) 高脂血症的体征

可有肥胖、脂肪肝、周围神经炎或动脉粥样硬化性疾病、糖尿病、角膜弓和眼底改变等体征。

### (三) 辅助检查

查血脂,血浆中各种脂类水平及其临床意义如表 8-5。

表 8-5 血浆中各种脂类水平及其临床意义

| 脂类名称 | 理论水平 /(mmol·L$^{-1}$) | 临界水平 /(mmol·L$^{-1}$) | 需药物治疗水平 /(mmol·L$^{-1}$) | 治疗低限目标 /(mmol·L$^{-1}$) |
|---|---|---|---|---|
| TC | <3.17 | 5.23~5.29 | >5.72 | <5.72 |
| LDL-C | <3.61 | 3.15~3.64 | >3.64 | <3.64 |
| TG | 0.45~1.81(男) 0.40~1.53(女) | 1.70~2.26 | >2.26 | <2.26 |
| HDL-C | >1.04 | 0.91~1.04 | <1.04 | >0.91 |

国内一般以成年人空腹血清 TC≥5.72 mmol/L 或 TG≥1.70 mmol/L,诊断为高脂血症。根据血清 TC、TG 和 HDL-C 的测定结果,通常将高脂血症分为四型,世界卫生组织(WHO)将其分为六型,血脂异常的临床分型如表 8-6。

表 8-6　血脂异常的临床分型

| 分型 | TC | TG | HDL-C | 相当于 WHO 表型 |
|---|---|---|---|---|
| 高胆固醇血症 | 增高 | | | Ⅱa |
| 高三酰甘油血症 | | 增高 | | Ⅳ、Ⅰ |
| 混合型高脂血症 | 增高 | 增高 | | Ⅱb（Ⅲ、Ⅳ、Ⅴ） |
| 低高密度脂蛋白血症 | | | 降低 | |

## 三、治疗原则及药物选择

### （一）治疗原则

由于血脂异常与饮食习惯和生活方式密切相关，因此一旦患上高脂血症，必须坚持控制饮食，加强运动，采取健康的生活方式，这种非药物治疗是降低血脂首要的基础措施。经过3~6个月后，血脂水平仍明显增高者，特别对于中、老年人及合并糖尿病、高血压和有心血管疾病家族史患者，必须针对血脂异常类型以及治疗需达到的目的，给予合适的调脂药物治疗。药物治疗需要长期坚持，服药期间定期随诊，在开始药物治疗4~6周内，应复查各项血脂指标，根据血脂改变而调整用药，如果血脂未能降至正常，则应增加药物剂量或改用其他调血脂药，也可考虑联合用药。治疗的目的是针对脂质代谢的不同环节，使 TC、TG 降低，以延缓和减轻动脉粥样硬化的发生和发展进程。药物治疗期间应坚持如下的非药物治疗。

1. 减少饱和脂肪酸和胆固醇的摄入。选择能够降低 LDL-C 的食物（如植物甾醇、可溶性纤维）。

2. 控制体重，增加有规律的体力劳动或体育锻炼。

3. 采取针对其他心血管病危险因素的措施，如戒烟、限盐以降低血压等。

知识拓展

## 每 100 g 食物中所含胆固醇量（表 8-7）

表 8-7　每 100 g 食物中所含胆固醇量（90 mg 以上少吃）

| 食物 | 胆固醇含量 /mg | 食物 | 胆固醇含量 /mg | 食物 | 胆固醇含量 /mg |
|---|---|---|---|---|---|
| 猪肉（肥） | 109 | 猪肺 | 314 | 牛肉（肥） | 133 |
| 猪肉（瘦） | 81 | 猪肾 | 354 | 牛肉（瘦） | 58 |
| 猪心 | 151 | 猪脑 | 2 571 | 牛心 | 115 |
| 猪肝 | 288 | 猪蹄 | 192 | 牛肝 | 297 |

续表

| 食物 | 胆固醇含量/mg | 食物 | 胆固醇含量/mg | 食物 | 胆固醇含量/mg |
|---|---|---|---|---|---|
| 牛脑 | 2 447 | 鸡蛋黄 | 1 510 | 奶油 | 168 |
| 牛蹄筋 | 51 | 鸭蛋 | 565 | 罗非鱼 | 86 |
| 羊肉(肥) | 148 | 鸭蛋黄 | 1 576 | 对虾 | 193 |
| 兔肉 | 59 | 鹌鹑蛋 | 515 | 海蜇 | 8 |
| 驴肉 | 74 | 鹌鹑蛋黄 | 1 478 | 海参(鲜) | 51 |
| 鸡 | 106 | 带鱼 | 74 | 海螃蟹 | 125 |
| 鸭 | 94 | 冰淇淋 | 102 | 蛤蜊(鲜) | 156 |
| 鹅 | 74 | 牛乳粉 | 110 | 墨鱼 | 226 |
| 鸽 | 99 | 酸奶 | 15 | 鲢鱼 | 99 |
| 鸡蛋 | 585 | 黄油 | 296 | 蔬菜水果 | 0 |

▶ 视频

高脂血症的
药物治疗

### (二) 药物选择

1. 药物的分类  常见调血脂药分为羟甲基戊二酰辅酶 A (HMG-CoA)还原酶抑制剂(他汀类)、苯氧酸类(贝特类)、胆汁酸结合树脂(树脂类)、烟酸类(属 B 族维生素)、多烯脂肪酸类、抗氧化剂等。其中,他汀类是目前临床上应用最广的调血脂药。贝特类禁用于肝肾功能不全者、儿童、孕妇和哺乳期妇女。烟酸类禁用于慢性肝病和严重痛风,慎用于高尿酸血症和消化性溃疡。

调血脂药的分类、代表药物及其主要调血脂机制如表 8-8。

表 8-8  调血脂药的分类、代表药物及其主要调血脂机制

| 调血脂药分类 | 代表药物 | 主要调血脂机制 |
|---|---|---|
| 他汀类 | 洛伐他汀、辛伐他汀、阿伐他汀、瑞舒伐他汀 | 竞争性抑制羟甲基戊二酰辅酶 A (HMG-CoA) 还原酶,抑制胆固醇合成,主要降低 LDL-C、TC |
| 贝特类 | 氯贝丁酯、吉非贝齐、非诺贝特 | 抑制乙酰辅酶 A 羧化酶,减少 TG 及 VLDL 合成;增强脂蛋白酯酶的活性,加速 CM 和 VLDL 的分解 |
| 胆汁酸结合树脂 | 考来烯胺 | 与胆汁酸结合,阻碍胆汁酸肝肠循环和反复利用,降低 TC 和 LDL-C |
| 烟酸类 | 阿昔莫司 | 使脂肪酶的活性降低,主要降低 TG 和 VLDL |
| 多烯脂肪酸类 | 多烯酸乙酯 | 降低 TG,轻度升高 HDL-C |
| 抗氧化剂 | 普罗布考 | 通过渗入脂蛋白颗粒中影响脂蛋白代谢,主要降低 TC,同时降低 LDL-C 和 HDL-C |

2. 用药选择　目前尚无一种药物对所有脂质紊乱均有效,根据药物的作用机制和适应证,其血脂异常的类型及其冠心病等危险因素的高低,选择合适的调脂药物,调血脂药的选用参考如表 8-9,调血脂药的用法用量及主要不良反应如表 8-10。

表 8-9　调血脂药的选用参考

| 高脂血症分型 | 首选药物 | 次选药物 | 其他可考虑药物 |
|---|---|---|---|
| 高胆固醇血症 | 他汀类 | 胆汁酸结合树脂 | 烟酸类、贝特类 |
| 高三酰甘油血症 | 贝特类 | 烟酸类 | 多烯脂肪酸类 |
| 混合型血脂异常 |  |  |  |
| 　以高胆固醇为主 | 他汀类 | 烟酸类 | 贝特类 |
| 　以高三酰甘油为主 | 贝特类 | 烟酸类 | 多烯脂肪酸类 |
| 　高胆固醇和三酰甘油 | 胆汁酸结合树脂 + 贝特类 | 他汀类 | 抗氧化剂 |
| 低高密度脂蛋白血症 | 贝特类、烟酸类 | 他汀类 | 多烯脂肪酸类 |

表 8-10　调血脂药的用法用量及主要不良反应

| 药物 | 用法用量 | 主要不良反应 |
|---|---|---|
| 洛伐他汀片 | 规格 20 mg;口服,一次 10~20 mg,一日 1 次,晚餐时服用;剂量可按需要调整,最大量一日 80 mg | 横纹肌溶解、胃肠道反应 |
| 辛伐他汀片 | 规格 5 mg;10 mg,20 mg,口服,一次 20 mg,晚间一次服用 | 横纹肌溶解、胃肠道反应、眩晕 |
| 普伐他汀钠片 | 规格 5 mg;10 mg,20 mg,口服,一次 10~20 mg,一日 1 次,临睡前服用,最大量一日 40 mg | 横纹肌溶解、胃肠道反应 |
| 氟伐他汀胶囊 | 规格 20 mg;40 mg,口服,一次 20~40 mg,一日 1 次,晚餐时或睡前吞服 | 横纹肌溶解、胃肠道反应、皮疹 |
| 阿伐他汀钙片 | 规格 10 mg;口服,一次 10~20 mg,一日 1 次,晚餐时服用;剂量可按需要调整,最大量一日 80 mg | 横纹肌溶解、胃肠道反应 |
| 瑞舒伐他汀钙片 | 规格 5 mg;口服,一次 5~10 mg,一日 1 次,晚餐时服用;剂量可按需要调整,最大量一日 20 mg | 横纹肌溶解、胃肠道反应 |
| 苯扎贝特片 | 规格 0.2 g;口服,一次 0.2 g,一日 3 次 | 胃肠道反应、肌痛、肌无力 |
| 非诺贝特胶囊 | 规格 0.1 g;口服,一次 0.1 g,一日 3 次,饭后服用 | 胃肠道反应、肌痛、失眠 |
| 吉非贝齐片 | 口服,一次 600 mg,一日 2 次,早、晚餐前 30 min 服用,可根据情况增、减剂量 | 胃肠道反应、胆石症、横纹肌溶解、贫血 |

续表

| 药物 | 用法用量 | 主要不良反应 |
|---|---|---|
| 考来烯胺粉剂 | 口服,一次 4~5 g,一日 3 次 | 胃肠道反应 |
| 考来替泊粉剂 | 口服,开始一次 5 g,一日 2 次,间隔 1~2 个月逐渐增高到一日 30 g,分次用水或饮料冲服 | 胃肠道反应 |
| 烟酸片 | 规格 50 mg;口服,一次 50~200 mg,一日 3 次 | 血管扩张、皮肤瘙痒、胃肠道反应、尿酸增加 |
| 阿昔莫司胶囊 | 规格 0.25 g;口服,一次 0.25 g,一日 2~3 次,进食或食后服用 | 血管扩张、胃肠道反应 |
| 依折麦布片 | 规格 10 mg;口服,一次 10 mg,一日 1 次 | 头痛、腹痛、腹泻、过敏反应 |

## 四、用药教育

1. 用药注意事项　在医师指导下,长期坚持调脂药物治疗,才能防止或延缓心脑血管疾病的并发症。药物治疗过程中,均有一些不良反应和血脂水平变化,需对二者定期监测。

他汀类药物一般晚餐时或临睡前 15~30 min 时服用。因胆固醇主要在夜间合成,晚上服用他汀类药物可以充分抑制胆固醇的吸收。他汀类药物具有头痛、抑郁、失眠和消化道方面的轻微不良反应。大剂量使用或与贝特类、烟酸类、环孢素、大环内酯类抗生素和其他抗真菌药联合用药时,易发生肌痛、肌炎和横纹肌溶解症,应谨慎应用;出现肌肉不适或无力、褐色尿时,及时报告,严重者立即停药。服用期间定期检查肝功能。

贝特类药物用法、用量及服用时间因药物而不同,吉非贝齐早餐前或晚餐前 30 min 服用,非诺贝特与饮食共进。与胆汁酸结合树脂合用时,应在其 1 h 前或 4~6 h 后服用。贝特类药物具有消化道反应、横纹肌溶解、可引起血清转氨酶升高等不良反应。与白蛋白有较强的结合能力,可增强需要与白蛋白结合的抗凝药物的作用,合用时需注意调整剂量。

胆汁酸结合树脂药物的不良反应主要为胃肠症状,大剂量应用时可出现脂肪痢。与依折麦布联合应用时,应间隔至少 2 h;与甲状腺素、地高辛、华法林、噻嗪类利尿药和其他一些阴离子药物合用时,应在其 1 h 后或 4 h 前服用。

烟酸类缓释制剂药物宜于饮食后或睡前小剂量递增服用,具有肝毒性、痛风、高尿酸血症、高血糖的不良反应。服药期间禁止饮酒,以免增加药物本身所引起的皮肤潮红和瘙痒症状。与吉非贝齐联合应用时,可使肌病发生率大大增加。与阿司匹林合用时可以减慢烟酸的消除。

2. 非药物治疗的教育　告诉患者,高脂血症治疗是一个长期的过程,使其对疾病和治疗方案有基本的认知,配合医师的治疗,做好定期随访,树立治疗信心。此外,患者需要坚持合理饮食、规律运动、控制体重,戒烟、限盐、限酒,控制血压,通过养成良好的生活习惯来防止血脂进一步升高。

## 岗 位 对 接

### 用药指导

案例:患者男性,60 岁,自述肝肾功能不全,平素饮食口味重,尤喜红烧肉,几乎每餐必食。吸烟 30 年,近年来一日吸烟约 20 支。未体检过,否认"高血压、糖尿病、冠心病"病史。体格检查:意识清楚,血压 125/75 mmHg,心率 80 次 /min,律齐,未及杂音。查血脂分析:甘油三酯 4.5 mmol/L,高密度胆固醇 1.3 mmol/L,低密度胆固醇 1.9 mmol/L,总胆固醇 9.6 mmol/L。入院诊断:高脂血症。请为此患者推荐调脂药物,并指导患者合理用药。

用药指导:此患者为混合型高脂血症,可选用胆汁酸结合树脂调脂药物,如考来烯胺,每日剂量 2~24 g,分 3 次服用,具有胃肠道不良反应。此外,还需改变目前的饮食习惯,少吃红烧肉,多吃蔬菜、水果,禁烟酒。

## 考 证 聚 焦

国考真题

模拟练习

（李翠芳）

# 项目四
## 支气管哮喘的用药指导

**学习目标**

- 知识目标:了解支气管哮喘的概念、临床特征和流行病学;熟悉哮喘治疗药物的作用特点;掌握支气管哮喘的治疗原则和药物选择。
- 能力目标:能够指导患者合理应用治疗支气管哮喘的药物。
- 素养目标:关心支气管哮喘患者,提高患者的用药依从性。

## 一、概述

支气管哮喘(bronchial asthma),简称哮喘,是一种常见病、多发病。近年来,在全球范围内哮喘的发病率呈逐年上升趋势。目前,全球哮喘患者至少有 3 亿人,中国约有 3 000 万哮喘患者。

支气管哮喘是由肥大细胞、嗜酸性粒细胞、T 淋巴细胞、中性粒细胞等多种炎症细胞以及细胞组分(组胺、白三烯等)参与的气道慢性炎症性疾病,这种气道慢性炎症可导致气道高反应性的发生和发展,从而出现哮喘相关症状。临床主要表现为反复、间歇性发作的伴有哮鸣音的呼气性喘息、气急、咳嗽、胸闷和呼吸困难等症状,常在夜间和(或)清晨发作或加重,多数患者可自行缓解或经治疗后缓解。随病程的延长,可导致一系列气道结构的改变,即气道重构。

根据病因学特点将哮喘分为外源性支气管哮喘和内源性支气管哮喘。一般认为成年男女患病率大致相同,儿童的发病率高于成年人,发达国家高于发展中国家,城市高于农村,约 40% 的患者有家族史。

## 二、临床特征

典型哮喘的诊断标准如下。

### (一) 典型的临床症状和体征

1. 反复发作喘息、气急、咳嗽、胸闷和呼吸困难,常在夜间或晨间多发,多与接触诱因有关,也有少数患者无明确诱因。

2. 发作时双肺可闻及散在或弥漫性,以呼气相为主的哮鸣音,伴呼气相延长。

3. 上述症状和体征可经治疗缓解或自行缓解。

## (二) 可变气流受限的客观检查指标

1. 支气管舒张试验阳性　即吸入支气管舒张剂后,一秒用力呼气容积($FEV_1$)增加>12%,且 $FEV_1$ 绝对值增加>200 ml。

2. 支气管激发试验阳性　使用标准剂量的醋甲胆碱或组胺,$FEV_1$ 降低大于20%。

符合上述第(一)条,同时具备第(二)条检查中的任何一条,并除外其他疾病所引起的喘息、咳嗽和胸闷等,可以诊断为哮喘。

**知识拓展**

### 支气管哮喘的常见诱因

1. 吸入过敏原　包括室内过敏原及室外过敏原。室内过敏原常见的有尘螨、宠物皮毛、蟑螂等;室外过敏原常见的有花粉、真菌等。其中尘螨是我国哮喘最主要的过敏原。

2. 呼吸道感染　细菌感染及多种病毒感染(包括鼻病毒、流感病毒、呼吸道合胞病毒)是诱发哮喘急性发作的常见诱因。

3. 空气污染　室外污染物包括二氧化硫、二氧化氮及可吸入性颗粒物等;室内污染物包括家用生物燃料燃烧产生的烟雾等,均可导致哮喘发作。

4. 天气变化　空气温湿度变化及气压变化也可诱发哮喘发作。温差变化大、湿度大或气压低的地区哮喘发病率明显增高。

5. 运动　是哮喘的常见诱因,多见于青少年、运动员及控制不佳的哮喘患者,其机制可能与过度通气诱发支气管痉挛有关。

6. 药物　常见的有 β 受体阻断剂、阿司匹林、青霉素、磺胺类人工合成抗菌药物、造影剂等。

7. 其他　吸烟与哮喘发作密切相关,且吸烟可降低患者对糖皮质激素的反应,加速患者肺功能恶化程度,使哮喘难以控制。此外,焦虑、剧烈的情绪变化、女性月经期、妊娠期体内激素水平的改变及易致敏食物也可诱发哮喘。

根据临床表现哮喘可分为急性发作期、慢性持续期和临床缓解期。哮喘急性发作期是指喘息、气急、咳嗽、胸闷等症状突然发生,或原有症状急剧加重,常有呼吸困难,以呼气流量降低为其特征,其程度轻重不一,可在数小时或数日内病情加重,甚至可在数分钟内危及生命。哮喘急性发作时按病情严重程度分为轻度、中度、重度和危重度,具体分级标准如表 8-11。慢性持续期是指哮喘患者评估时没有急性发作症状,但在相当长的时间内(每周或每月)仍有不同频度和(或)不同程度地出现喘息、气急、咳嗽、胸闷等症状;临床缓解期是指经过治疗或未经治疗,原有哮喘症状、体征消失,肺功能恢复到正常水平,并维持 1 年以上。

**表 8-11 哮喘急性发作时病情严重程度分级**

| 临床特点 | 轻度 | 中度 | 重度 | 危重度 |
|---|---|---|---|---|
| 气短 | 步行、上楼时 | 稍活动 | 休息时 | |
| 体位 | 可平卧 | 喜坐位 | 端坐呼吸 | |
| 讲话方式 | 连续成句 | 单词 | 单字 | 不能讲话 |
| 精神状态 | 可有焦虑,尚安静 | 时有焦虑或烦躁 | 常有焦虑、烦躁 | 嗜睡或意识模糊 |
| 出汗 | 无 | 有 | 大汗淋漓 | |
| 呼吸频率 | 轻度增加 | 增加 | 常大于 30 次/min | |
| 辅助呼吸肌活动及"三凹"征 | 常无 | 可有 | 常有 | 胸腹矛盾呼吸 |
| 哮鸣音 | 散在,呼吸末期 | 响亮、弥散 | 响亮、弥散 | 减弱,甚至消失 |
| 脉搏/(次·min$^{-1}$) | <100 | 100~120 | >120 | 变慢或不规则 |
| 奇脉 | 无 | 可有 | 成人常有 | 无(呼吸肌疲劳) |
| PEF 占预计值或个人最佳值百分比 | >80% | 60%~80% | <60% | |
| PaO$_2$/mmHg | 正常 | ≥60 | <60 | <60 |
| PaCO$_2$/mmHg | <45 | ≤45 | >45 | >45 |
| SaO$_2$/% | >95 | 91~95 | ≤90 | ≤90 |
| pH | | | | 降低 |

注:无须满足某一程度的全部指标,只要符合部分指标,即可提示为该级别的急性发作;PEF 为最初使用支气管扩张剂治疗后的呼气峰流速;PaO$_2$ 为静息状态下动脉血氧分压;PaCO$_2$ 为静息状态下动脉血二氧化碳分压;SaO$_2$ 为静息状态下动脉血氧饱和度。

支气管哮喘疾病治疗原则与药物治疗方案

## 三、治疗原则及药物选择

### (一) 治疗原则

**1. 一般治疗原则** 支气管哮喘的治疗应遵循积极治疗、规范治疗、长期治疗和个体化治疗的原则。治疗目标是解除支气管痉挛、尽快缓解症状、改善缺氧和恢复肺功能,预防进一步恶化或再次发作,并注意防治并发症。

2. **药物治疗原则**　支气管哮喘的治疗包括对症治疗和对因治疗,目的是缓解症状,预防复发。治疗目标:① 达到并维持哮喘症状控制状态;② 保持肺功能接近正常水平;③ 保持正常活动,包括运动;④ 预防哮喘急性发作;⑤ 尽量避免出现药物不良反应,预防哮喘导致的死亡。支气管哮喘的药物治疗主要体现在使用抗过敏、抗炎、扩张支气管等对因和对症药物进行综合治疗,其药物治疗原则有以下几点。

(1) **急症处理原则**　根据患者病情,采取综合措施迅速解除气道痉挛,缓解症状,提高患者的生活质量。对于支气管哮喘急性发作或哮喘持续状态患者,应该首选气雾吸入支气管扩张剂,迅速控制症状。

(2) **预防治疗原则**　由于支气管哮喘大多是在气道炎症所致气道高反应性状态下由过敏原所致,因此控制气道炎症以及积极寻找和避免接触过敏原,预防哮喘再次发作非常重要。

## (二) 药物选择

### 1. 药物分类

(1) **按是否用于哮喘症状控制分类**　可分为控制药物和缓解药物。

1) 控制药物:是指需要长期每日使用的药物。这些药物的主要作用是防止哮喘复发,使哮喘维持临床控制,包括吸入型糖皮质激素(inhaled corticosteroids,ICS)、ICS/长效 $\beta_2$ 受体激动剂(ICS/long-acting beta agonist,ICS/LABA)、白三烯受体拮抗剂(leukotriene receptor antagonists,LTRA)、全身用激素、缓释茶碱及其他有助于减少全身用激素剂量的药物等。

支气管哮喘
常用治疗
药物

2) 缓解药物:是指按需使用的急救药物。这些药物可迅速解除支气管痉挛从而缓解哮喘症状,包括吸入和口服速效 $\beta_2$ 受体激动剂(short-acting beta agonist,SABA)、吸入短效抗胆碱药物(short-acting muscarinic antagonist,SAMA)、全身用激素、短效茶碱等。常用代表药物及其用法用量如表 8-12。

表 8-12　常用代表药物及用法用量

| 分类 | 代表药 | 用法用量 |
| --- | --- | --- |
| $\beta_2$ 受体激动剂 | 沙丁胺醇气雾剂 | 规格 100 μg/ 揿。一次 1~2 喷,必要时每 4 h 重复吸入 1 次,但 24 h 内不宜超过 8 喷 |
| | 特布他林片 | 规格 2.5 mg。成人:口服,开始 1~2 周,一次 1.25 mg,一日 2~3 次;以后可加至一次 2.5 mg,一日 3 次。儿童:口服,按体重一次 0.065 mg/kg(但一次总量不应超过 1.25 mg),一日 3 次 |

续表

| 分类 | 代表药 | 用法用量 |
|---|---|---|
| 茶碱类 | 氨茶碱缓释片 | 规格 0.1 g。整片吞服,一次 0.1~0.3 g,一日 2 次或遵医嘱 |
| 抗胆碱药物 | 异丙托溴铵气雾剂 | 规格 20 μg/揿。成人和 6 岁以上儿童:预防和长期治疗时平均剂量,每次 20~40 μg,每日 3~4 次,注意控制每天总剂量不得超过 240 μg |
| 糖皮质激素 | 丙酸倍氯米松吸入用气雾剂 | 规格 250 μg/揿。成人:一般 1 次 0.05~0.1 mg,一日 3~4 次,每日最大量不超过 1 mg;儿童:用量按年龄酌减,每日最大量不超过 0.8 mg,症状缓解后逐渐减量 |
| | 丙酸氟替卡松吸入气雾剂 | 规格 50 μg/揿,初始剂量通常根据哮喘发作严重程度进行选择或遵医嘱。轻度哮喘:每次 100~250 mg,每日 2 次;中度哮喘:每次 250~500 mg,每日 2 次;重度哮喘:每次 500~1 000 mg,每日 2 次;4 岁以上儿童:每次 50~100 mg,每日 2 次 |
| | 布地奈德福莫特罗粉吸入剂 | 规格 80 μg/吸。成年人和青少年(12 岁和 12 岁以上)维持治疗:每次 1~2 吸,一日 2 次。在常规治疗中,当一日 2 次剂量可有效地控制症状时,应逐渐减少剂量至最低有效剂量,如一日 1 次给予 |
| | 沙美特罗替卡松粉吸入剂 | 规格 50 μg/100 μg(沙美特罗/替卡松)。成人和 12 岁及 12 岁以上儿童:每次 1 吸,每日 2 次 |
| | 泼尼松龙片 | 规格 5 mg,每日晨起一次顿服。成人:一日 15~40 mg,需要时可用到一日 0.5~1 mg/kg;儿童:一日 1 mg/kg,可根据病情调整剂量 |
| 肥大细胞膜稳定剂 | 酮替芬片 | 规格 1 mg。口服,每次 0.5~1 mg,一日 2 次 |
| 白三烯受体拮抗剂 | 孟鲁司特钠片 | 规格 5 mg。15 岁及 15 岁以上儿童及成人:每日 1 次,每次 10 mg,睡前服用;6~14 岁儿童:每日 1 次,每次 5 mg,睡前服用;2~5 岁儿童:每日 1 次,每次 4 mg |

(2) 按作用机制分类 可分为支气管扩张剂、抗炎平喘药和抗过敏平喘药。

1) 支气管扩张剂:主要用于哮喘发作后的对症治疗。根据作用机制不同,常见的有以下三类。

① $\beta_2$ 受体激动剂:是目前作用最强的支气管扩张剂。主要通过兴奋气道平滑肌和肥大细胞膜表面的 $\beta_2$ 受体舒张气道平滑肌,还可通过降低微血管的通透性、增加气道上皮纤毛的摆动等机制缓解哮喘症状。临床常用药物有沙丁胺醇、特布他林、沙美特罗、福莫特罗等。

吸入短效 $\beta_2$ 受体激动剂(如沙丁胺醇气雾剂)常在数分钟内起效,疗效可维持数小时,是患者在家和急诊室缓解轻至中度急性哮喘症状的首选药物。为方便给药,此类药物近年出现贴剂剂型,如妥洛特罗贴剂,由于采用结晶储存系统来控制药物的释放,每日只需贴敷 1 次,效果可维持 24 h,使用方法简单。

$\beta_2$ 受体激动剂的不良反应有手指震颤、恶心、心悸、头痛、失眠等,停药一段时间后可消失。此外,长期使用可形成耐受性,不仅疗效降低,且有加重哮喘的危险,由药物导致的耐受性可在停药 1~2 周后恢复敏感性。

② 茶碱:除具有舒张支气管平滑肌作用外,还具有强心、利尿、扩张冠状动脉、兴奋呼吸中枢和呼吸肌等作用。常用氨茶碱和缓(控)释茶碱,后者因其昼夜血药浓度平稳,不良反应较少,且可维持有效的治疗浓度,平喘作用可维持 12~24 h,口服可用于控制夜间哮喘。静脉给药主要应用于重、危重症哮喘。

茶碱的不良反应与血药浓度关系密切。当血清浓度为 15~20 $\mu$g/ml 时,特别在治疗开始阶段,常表现为恶心、呕吐、激动、失眠等;当血清浓度超过 20 $\mu$g/ml 时,可出现心动过速、心律失常、血压下降等心血管症状;当血清浓度超过 40 $\mu$g/ml 时,可出现发热、脱水、惊厥等症状,严重者可出现呼吸、心搏骤停导致死亡。故最好在用药中监测血中茶碱浓度,其安全有效浓度为 6~15 $\mu$g/ml。需特别注意的是,合用维拉帕米、地尔硫䓬、西咪替丁、克林霉素、喹诺酮类、大环内酯类药物等可影响茶碱代谢和排泄,提高血药浓度,应减少用药量。茶碱与糖皮质激素和抗胆碱药物联合使用具有协同作用,但茶碱与 $\beta$ 受体激动剂合用易出现心率加快,甚至心律失常,应慎重考虑并注意调整给药剂量。

③ M 受体阻断剂:通过阻断呼吸道 M 胆碱受体而舒张支气管,其舒张支气管的作用较弱且起效较慢,但其长期应用不易产生耐受,对老年人的疗效不低于年轻人,常与速效 $\beta_2$ 受体激动剂联合使用,具有协同舒张支气管的作用。常用药物有异丙托溴铵、噻托溴铵等,此类药物安全性较高,但妊娠早期女性、青光眼和前列腺增生患者仍需慎用。

2) 抗炎平喘药:是目前最有效的控制气道炎症的药物,该类药物已成为哮喘长期治疗的首选药物,也是治疗中重度哮喘急性发作的重要药物。按给药途径及临床使用制剂不同分为 ICS、ICS/LABA 复方制剂和全身用糖皮质激素等。

ICS 的特点是相比于全身用糖皮质激素,局部抗炎作用强,通过吸气过程给药,药物直接作用于呼吸道,所需剂量较小,因此全身性不良反应较少。多数成人哮喘患者吸入小剂量激素即可较好地控制哮喘。研究结果证明,吸入激素可以有效地减轻哮喘症状,提高生命质量,改善肺功能,降低气道高反应性,控制气道炎症,减少哮喘发作频率,减轻发作严重程度和降低病死率。吸入激素在口咽部局部的不良反应包括声音嘶哑、咽部不适和口腔念珠菌感染等,用药后及时用清水进行深咽部漱口,加用储雾器或选用干粉吸入剂可减少上述不良反应。长期高剂量吸入激素后可能出现的全身不良反应包括皮肤瘀斑、肾上腺功能抑制和骨密度降低等。临床上常用的吸入激素包括丙酸倍氯米松、丙酸氟替卡松、布地奈德等。

ICS/LABA 复方制剂的特点是具有协同抗炎、平喘作用,可获得或优于单用 ICS 加倍剂量的疗效。此外,ICS/LABA 复方制剂可增加患者依从性,减少大剂量 ICS 的不良反应,尤其适用于中、重度哮喘的长期控制治疗。目前临床上应用的有倍氯米松福莫特罗气雾剂、布地奈德福莫特罗粉吸入剂、沙美特罗替卡松粉吸入剂。

虽然全身用糖皮质激素抗炎作用强,但是由于其不良反应多,需严格把握适应证。

---

**课堂讨论**

哮喘药物不同的吸入剂型,如气雾剂和干粉吸入剂在使用上有什么不同及各自有什么注意事项?

---

3) 抗过敏平喘药:主要包括肥大细胞膜稳定剂和白三烯受体拮抗剂,本类药物常用于预防哮喘发作。

肥大细胞膜稳定剂:又称为过敏介质阻释药,作用机制为稳定肥大细胞的细胞膜,阻止肥大细胞脱颗粒,从而阻止组胺、白三烯等过敏介质的释放。本类药物起效慢,但作用时间长,常用于预防和减少各种支气管哮喘发作,尤其对外源性支气管哮喘预防效果较好,对已经发作的支气管哮喘无效。常用药物有色甘酸钠和酮替芬。

白三烯受体拮抗剂:白三烯是强效的炎症介质,与哮喘发病直接相关。本类药物可减轻哮喘症状、改善肺功能、减少哮喘的发作。轻症哮喘患者可单独使用该类药物,但其作用不如吸入激素;中、重度哮喘患者可将此类药物作为联合治疗中的一种选择,可减少患者每日吸入激素的剂量,并可提高吸入激素治疗的临床疗效,尤其适用于阿司匹林哮喘、运动性哮喘和伴有过敏性鼻炎的哮喘患者。常用药物有孟鲁司特、扎鲁司特、普仑司特、异丁司特、甲磺司特、吡嘧司特、塞曲司特等。

4) 其他药物:大多数轻、中度哮喘发作不必常规使用抗菌药,但重度哮喘发作时由于支气管痉挛和气道内分泌物增加,加上长期使用激素会抑制机体免疫力,可能并发呼吸道和肺部感染而需使用抗菌药物治疗。为避免抗菌药物滥用,应注意抗菌药物使用指征,最好有痰液标本作细菌培养和药敏数据支撑,结合细菌耐药性来选取合适的抗菌药。使用抗菌药物以静脉给药为主,并注意药物可能发生的变态反应。

抗 IgE 单克隆抗体是近年开发出的新型平喘药物,适用于血清 IgE 水平增高的或经 ICS/LABA 联合治疗后症状仍未控制的严重哮喘患者。

2. 用药选择 根据病情选择不同的给药方法。轻、中度患者可选择吸入给药,较口服和静脉给药起效更快,更安全;对急症、重症患者宜采取吸入、雾化和静脉给药,但不宜长期静脉给药,应在病情控制后改为口服给药。

（1）急性发作期  依病情轻重分为轻度、中度、重度和危重度四个等级，其治疗原则是积极使用支气管扩张剂，尽快解除气道平滑肌痉挛，缓解气道阻塞；适时足量使用糖皮质激素；做好吸氧、人工通气的准备，及时纠正低氧血症，恢复肺功能，防治并发症。

对轻、中度急性发作的患者，自我处理措施为重复吸入 SABA 或 ICS/LABA 复方制剂。重度和危重度发作患者应尽快到医院治疗，在等待就医过程中也应吸入 SABA。在控制药物使用基础上发生的急性发作，最好加用全身用激素。

SABA 是目前缓解哮喘症状最有效的药物，临床常用沙丁胺醇气雾剂，一次 1~2 喷，随后可根据需要每 4 h 吸入 1 次。如需加用全身用激素，通常选择短效或中效激素，其中泼尼松龙口服吸收快且生物利用度高，与静脉用激素效果类似，急性发作可首选口服泼尼松龙 30~50 mg 或其他等效量激素。沙丁胺醇与速效抗胆碱药物（如异丙托溴铵）合用，可增强支气管扩张效果，更有效地改善肺功能，并减少哮喘急性发作的住院次数。平时使用控制药物为 ICS/LABA 复方制剂的患者，可直接于发作后加用 1~2 吸。需注意，如患者在家吸入支气管扩张剂治疗效果不佳时，应及时就诊。

（2）发作间歇期  一旦哮喘诊断明确后，应尽早开始接受规律的控制治疗，用药目的是巩固疗效，防止复发。规律吸入激素是目前最常用的控制药物。此外，白三烯受体拮抗剂是目前除 ICS 外唯一可单独应用的控制性药物，用于不能或不愿意使用 ICS 以及使用 ICS 出现不耐受的患者。在缓解期还可使用免疫调节剂、脱敏疗法和中医中药等方法预防哮喘发作。

对大多数患者发作间歇期初始治疗方案推荐吸入低剂量 ICS；如患者大多数天数有哮喘症状，夜醒每周 1 次及以上或存在任何危险因素，推荐中剂量 ICS 或低剂量 ICS/LABA 进行治疗；对于严重的未控制哮喘或出现哮喘急性发作，推荐短疗程口服激素，同时加用大剂量 ICS 或中剂量 ICS/LABA 进行维持治疗。

对哮喘患者制订长期治疗方案需要定期评估药物疗效，根据患者评估结果及时调整药物治疗方案。调整药物治疗方案包括升级治疗和降级治疗，升级治疗适用于症状持续未减轻或发生急性发作的患者，降级治疗适用于哮喘症状控制良好且肺功能稳定至少 3 个月的患者，长期治疗方案的调整可参考表 8-13，通常每 3 个月降低 ICS 剂量 25%~50% 对大多数患者是安全可行的。如患者使用最低剂量控制药物达到哮喘控制 1 年以上，且不再出现哮喘发作症状，可考虑停药。

表 8-13  支气管哮喘长期治疗方案

| 治疗方案 | 1级 | 2级 | 3级 | 4级 | 5级 |
|---|---|---|---|---|---|
| 首选控制类药物 | 可不用药物 | 低剂量 ICS | 低剂量 ICS/LABA | 中高剂量 ICS/LABA | 在 4 级基础上加其他药物，如口服激素等 |

续表

| 治疗方案 | 1级 | 2级 | 3级 | 4级 | 5级 |
|---|---|---|---|---|---|
| 其他可选控制类药物 | 低剂量 ICS | ①LTRA;②低剂量茶碱 | ① 中、高剂量 ICS;② 低剂量 ICS/LTRA(或加茶碱) | ① 在 3 级基础上加中高剂量噻托溴铵;② 加 ICS/LTRA(或茶碱) | 无 |
| 缓解药物 | 按需使用 SABA 或 ICS/福莫特罗复方制剂 | 按需使用 SABA 或 ICS/福莫特罗复方制剂 | 按需使用 SABA 或 ICS/福莫特罗复方制剂 | 按需使用 SABA 或 ICS/福莫特罗复方制剂 | 按需使用 SABA 或 ICS/福莫特罗复方制剂 |

注:该表中推荐药物适用于成人、青少年和≥6岁儿童;茶碱不推荐用于<12岁儿童;6~11岁儿童第3级治疗首选中等剂量ICS;噻托溴铵用于有哮喘急性发作史患者的附加治疗,但不适用于<12岁儿童。

## 四、用药教育

1. 沙丁胺醇气雾剂作为按需使用的缓解药物,一般每次 1~2 吸,必要时可每 4 h 重复 1 次,但需控制每日使用总量不大于 8 吸。若需增加给药频率或突然增加用药量才能缓解症状,表明患者病情恶化或哮喘控制不佳,此时应及时就医,避免擅自增加用量或给药次数。

2. 使用 ICS 或 ICS/LABA 等药物后,为尽量减少残留在口咽部的药物引起的如声音嘶哑、咽部不适和口腔真菌感染等不良反应,应告知患者用药后及时用清水进行深咽部漱口。如需长期口服激素时应告知患者宜在早晨 8 点一次性服用,以减少外源性激素的使用对内源性激素分泌的影响,并需密切注意激素引起的全身不良反应。

3. 茶碱类药物由于安全范围窄,不良反应与血药浓度关系密切,为提高使用安全性临床常选用其缓控释制剂,应特别提醒患者这类特殊制剂不可压碎或咀嚼后服用。

4. 酮替芬具有嗜睡、倦怠等不良反应,应提前告知患者用药期间避免从事需精力高度集中的工作,如驾驶交通工具、高空作业、操作精密仪器等。

5. 对哮喘患者进行宣教和管理是提高疗效,减少复发,提高患者生活质量的重要措施。进行宣教工作时应包括以下内容:① 哮喘是一种慢性病,表现为反复发作的喘息、气急、咳嗽、胸闷等,发作时短时间之内还可能出现严重呼吸困难,目前尚无法治愈,但通过长期、适当、充分的治疗,完全可以有效地控制哮喘发作。② 了解哮喘的发病机制,熟悉哮喘发作表现。③ 介绍哮喘的常见诱发因素,指导患者积极寻找并避免接触诱发因素。④ 学会在家中自我监测病情变化,并进行自我评估,重点掌握峰流速仪的使用方法,尽量坚持写哮喘日记。哮喘日记包括记录日夜呼吸困难次数、因哮喘在夜间憋醒次数、有无哮喘导致的活动受限、呼气流量峰值、使用急救药物次数、控制药物使用情况以及可疑急性发作的危险因素等。⑤ 学会在哮喘发作时简单的紧急自我处理方法,告知患者在稍微活动后出现气促,喜坐位,讲话只能讲短句,出现焦虑或烦躁,呼吸频率增加,脉率增加至 100~120 次/min 等情况下应及时去医院就诊。⑥ 掌握正确的吸入技术。⑦ 与医师或药师共同商量,制订防止复发、保持长期稳定的方案。

## 岗 位 对 接

### 用药指导

案例:患者王某,6 岁,既往有支气管哮喘病史 2 年,未曾规律使用控制类药物。近两日因呼吸道感染诱发哮喘急性发作,医生的处方为沙美特罗替卡松气雾剂和孟鲁司特钠咀嚼片,患儿及家长在门诊窗口取药后对气雾剂使用方法存在疑问,遂至用药咨询窗口进行询问。假设你是用药咨询窗口的药师,请问应如何让患儿理解该气雾剂的正确使用方法?

用药指导:

1. 首选应向患儿及家长讲解并展示气雾剂的使用方法。吸药前先缓慢呼气至最大量;将喷口放入口内,双唇含住喷口,经口慢慢吸气,在深吸气的过程中按压驱动装置,继续吸气至最大量;屏气 10 s 左右,使较小的颗粒在更远的外周气道沉降,然后再缓慢呼气。

2. 询问患儿及家长是否理解气雾剂的使用方法,最好让患儿亲自演示,以判断其是否理解吸入技术要求。

3. 由于该气雾剂要求在用口深吸气过程中配合按压驱动装置,该操作对患儿来说存在一定难度,如经反复演练,患儿仍然无法掌握该气雾剂的使用方法,可以建议患儿加用储雾器,以降低使用难度。

4. 在确保患儿及家长正确掌握了气雾剂的使用方法后,应主动告知患儿及家长每次用药后应进行 3 次以上深咽部漱口,以减少药物可能导致的声嘶、咽部不适等不良反应。

5. 根据情况向患儿和家长交代关于支气管哮喘的其他注意事项。

## 考 证 聚 焦

国考真题　　　　模拟练习

（郑小红）

# 项目五

## 消化性溃疡的用药指导

### 学习目标

- 知识目标:了解消化性溃疡的含义;熟悉消化性溃疡的临床表现;熟悉消化性溃疡的诊断、分型;熟悉抗消化性溃疡药物分类、作用特点及用药注意事项;掌握消化性溃疡治疗原则和药物选择。
- 能力目标:能为消化性溃疡患者提供用药咨询服务,能够指导患者合理应用治疗消化性溃疡的药物。
- 素养目标:关心消化性溃疡患者,提高患者的用药依从性。

### 一、概述

消化性溃疡(peptic ulcer,PU)是指在各种致病因子的作用下,黏膜发生炎性反应与坏死性病变,病变可发生于食管、胃或十二指肠,也可发生于胃-空肠吻合口附近或含有胃黏膜的麦克尔憩室内,其中以胃、十二指肠最常见。本病在全世界均常见,一般认为人群中约有10%在其一生中患过消化性溃疡。本病可见于任何年龄,十二指肠溃疡(duodenal ulcer,DU)多见于青壮年,而胃溃疡(gastric ulcer,GU)多见于中老年。临床上十二指肠多于胃溃疡,两者之比约为3∶1。消化性溃疡有季节性发作的特点,多在秋冬之交或冬春之交发病。

消化性溃疡的发病机制主要与胃、十二指肠黏膜的损伤因素和黏膜自身防御修复因素之间失去平衡有关。致病因素一般有以下三类:① 幽门螺杆菌(Hp)感染是最常见的病因,但确切发病机制尚不明确;② 药物因素,其中以非甾体抗炎药为代表;③ 其他因素,包括吸烟、不良饮食习惯、精神因素等。

**知识拓展**

#### 液闪法尿素($^{14}$C)呼气试验

目前,液闪法尿素($^{14}$C)呼气试验已经成为诊断上消化道幽门螺杆菌感染的金标准之一,它的原理是利用碳的同位素($^{14}$C)为标记物标记尿素中的碳原子,利用幽门螺杆菌能分解尿素的特点,从而确定有无这种菌的存在。口服带标记的尿素胶囊后,如果胃中有幽门螺杆菌,其产生的尿素酶将被标记的尿素分解为二氧化碳和氨气,尿素中被标记的碳原子转移至二氧化碳,二氧化碳经血液循环从肺排出体外,收集二氧化碳(吹气或呼气),通过液闪计数仪检测受试者呼气中($^{14}$C)标记的二氧化碳放射性活度,即可判断患者有无幽门螺杆菌感染。

## 二、临床特征

消化性溃疡的临床表现不一,最常见的症状是上腹节律性疼痛(疼痛可为隐痛、钝痛、饥饿样痛、胀痛、烧灼样痛),并具有以下典型特点:① 慢性病程,病史长达几年、十几年,甚至几十年。② 周期性发作,病程中发作与缓解交替出现,发作有季节性,多在秋冬之交或冬春之交发病,也可在精神紧张,饮食不当,情绪不良或服用非甾体抗炎药的情况下发作。③ 节律性疼痛。胃溃疡常在餐后 0.5~1 h 疼痛,持续 1~2 h 逐渐消失,呈现进食—疼痛—缓解的规律;十二指肠溃疡则在餐后 2~3 h 开始疼痛,持续至下次进餐才消失,或夜晚睡前疼痛,呈现疼痛—进食—缓解的规律。其他的症状有恶心、呕吐、反酸、嗳气、上腹部饱胀感、消化不良、贫血、消瘦等。

消化性溃疡常见的并发症:① 出血,表现为呕血、柏油样便、面色苍白、出冷汗、心悸等。② 穿孔,突然上腹部剧痛,继而扩散至满腹,伴有大汗、恶心、呕吐、脉细速、烦躁不安等。③ 幽门梗阻,规律性上腹部疼痛逐渐消失,伴有饱胀、反复出现发作性呕吐,呕吐物有隔餐或隔夜食物,上腹部有胃型、反蠕动波及震水声等。④ 癌变,如年龄较大、病期较长,而近期疼痛性质改变,明显消瘦、贫血等,应考虑有癌变的可能性。

发作期间上腹部常有局限性压痛,但无肌紧张。胃溃疡压痛点多在中线偏左,而十二指肠溃疡压痛点在中线偏右。胃镜检查是确诊消化性溃疡最可靠的方法,X 线钡餐检查也是诊断溃疡常用的方法,并应查明有无幽门螺杆菌感染。

## 三、治疗原则及药物选择

### (一) 治疗原则

一般治疗原则:确诊后一般采取综合性治疗,目的是消除病因、缓解症状、促进溃疡愈合、防治并发症和防止复发。无并发症的消化性溃疡患者首先采用内科治疗,包括休息、注意生活及饮食规律,避免精神紧张,并停用导致溃疡和出血的药物。

药物治疗原则:① 消化性溃疡活动期的治疗首选质子泵抑制药(PPI)或 $H_2$ 受体阻断剂($H_2$RA)等抑制胃酸分泌的药物,合并出血等并发症以及其他治疗失败的患者应优先使用 PPI 治疗。② 胃溃疡患者可考虑抑酸药和胃黏膜保护药联合应用。

③ 对有明显腹痛症状的患者,在初始治疗阶段加用抗酸药,可迅速缓解疼痛。④ 消化性溃疡伴消化不良或胃潴留的患者可联合使用促胃肠动力药,如多潘立酮、甲氧氯普胺、莫沙比利等。⑤ 对部分反复发作或必须长期服用 NSAID 的患者可采用维持治疗。⑥ 消化性溃疡伴有 Hp 感染时,必须用抗菌药物根治 Hp。

### (二) 药物选择

▶ 视频

消化性溃疡
的药物治疗

#### 1. 药物的分类

(1)抗酸药　口服后在胃内直接中和胃酸,降低胃内容物酸度,从而解除胃酸对胃、十二指肠黏膜的侵蚀和对溃疡面的刺激,并降低胃蛋白酶活性,发挥缓解疼痛和促进愈合的作用。常用的药物有碳酸氢钠、碳酸钙、氢氧化铝、三硅酸镁、碳酸镁、铝碳酸镁、氧化镁等,均为弱碱性药物。此类药物的疗效以水剂(如凝胶溶液)最好,粉剂次之,片剂较差,片剂应嚼碎服用。抗酸药容易发生便秘或腹泻等不良反应,目前临床上较少单独使用,多用复方制剂,如复方氢氧化铝片,以增强疗效,降低不良反应。

(2) 抑制胃酸分泌药　① 质子泵抑制剂(PPI):是目前作用最强的一类胃酸分泌抑制药,通过抑制胃壁细胞 $H^+$-$K^+$-ATP 酶从而抑制胃酸的分泌,抑酸作用时间久,对消化性溃疡的疗效较高,疗程也较短,对溃疡愈合的时间比 $H_2$ 受体阻断剂快。常用药物有奥美拉唑、兰索拉唑、泮托拉唑和雷贝拉唑等。PPI 对胃和十二指肠溃疡均有很好的疗效,治疗十二指肠溃疡的疗程一般为 2~4 周,治疗胃溃疡的疗程一般为 4~8 周,以溃疡是否愈合为标准。② $H_2$ 受体阻断剂:能阻断组胺与壁细胞 $H_2$ 受体结合,从而抑制食物、组胺及促胃液素引起的胃酸分泌,达到治疗溃疡的目的。常用 $H_2$ 受体阻断剂有西咪替丁、雷尼替丁、法莫替丁、尼扎替丁和罗沙替丁等。

(3) 胃黏膜保护剂　主要是增强黏膜抵抗力,增加胃黏液分泌,中和胃酸及胆汁,改善胃黏膜血流,促进前列腺素、表皮生长因子等保护因子生成,广泛用于消化性溃疡的治疗。常用药物如下。① 铋剂:包括枸橼酸铋钾和胶体果胶铋,在酸性条件下形成氧化铋胶体附着于溃疡表面,形成保护膜,抵御胃酸、胃蛋白酶及酸性食物对溃疡面的侵蚀,并可杀灭幽门螺杆菌。此药可使大便变黑,铋有积蓄作用,不能长期服用,防止中毒。餐前 0.5 h 服用。② 硫糖铝:在酸性环境下形成不溶性的胶体,与溃疡处炎症渗出的蛋白质结合,形成一层保护膜覆盖于溃疡面,阻止胃酸及胃蛋白酶的侵蚀,从而促进溃疡愈合。硫糖铝餐前 1 h 咀嚼成糊状后温开水吞服。③ 前列腺素类:如米索前列醇,可抑制胃酸分泌,增加胃、十二指肠黏膜黏液 – 碳酸氢盐分泌,增加黏膜血流。米索前列醇餐前及睡前分 4 次服用,疗程 4~8 周。不良反应主要有腹泻和增加子宫收缩,孕妇应慎用。④ 吉法酯:可保护胃黏膜,促进溃疡修复愈合,并增加前列腺素的分泌。用法为口服,一次 2 片(每片 400 mg 中含吉法酯 50 mg 和铝硅酸镁 50 mg),一日 3 次,一般疗程为 1 个月,病情严重者需 2~3 个月。

(4) 抗幽门螺杆菌(Hp)的药物　① 抗菌药:用于抗 Hp 感染的抗菌药有阿莫西林、

克拉霉素、庆大霉素、甲硝唑、四环素、呋喃唑酮、左氧氟沙星等。② 铋剂：可通过破坏细菌细胞壁，阻止 Hp 黏附于胃黏膜上皮和抑制 Hp 尿素酶、磷脂酶、蛋白酶活性而发挥抗 Hp 作用。铋剂与抗生素合用有协同效应。③ 质子泵抑制剂：虽然奥美拉唑等 PPI 在体内外均可抑制 Hp 生长，但单独应用并不能治愈 Hp 感染。PPI 可显著提高胃内 pH，增加抗菌药稳定性，提高抗 Hp 疗效。

常用的抗消化性溃疡药物及其用法用量如表 8-14。

表 8-14　常用的抗消化性溃疡药物及其用法用量

| 药物分类 | 药物 | 用法用量 |
| --- | --- | --- |
| 抗酸药 | 氢氧化铝凝胶 | 规格 4%，口服，成人一次 5~8 ml，一日 3 次，餐前 1 h 服用 |
| 质子泵抑制剂(抑酸药) | 奥美拉唑胶囊 | 规格 20 mg，口服，不可咀嚼。用于消化性胃溃疡：一次 20 mg，一日 1~2 次，每日晨起吞服或早晚各一次。胃溃疡疗程通常为 4~8 周，十二指肠溃疡疗程通常为 2~4 周 |
| | 雷贝拉唑肠溶片 | 规格 10 mg，口服，不能咀嚼或压碎服用。一次 20 mg，一日 1 次，晨服 |
| | 兰索拉唑肠溶胶囊 | 规格 30 mg，口服，一次 30 mg，一日 1 次 |
| | 泮托拉唑钠肠溶胶囊 | 规格 40 mg，口服，一次 40 mg，一日 1 次，晨服 |
| H_2 受体阻断剂(抑酸药) | 西咪替丁片 | 规格 200 mg，规格 口服，一次 200~400 mg，一日 800~1 600 mg，一般于饭后及睡前各服 1 次，疗程一般为 4~6 周 |
| | 盐酸雷尼替丁胶囊 | 规格 150 mg，口服，一次 150 mg，一日 2 次，或一次 300 mg，睡前服用 |
| | 法莫替丁片 | 规格 20 mg，口服，一次 20 mg，一日 2 次，早、晚餐后或睡前服 |
| | 尼扎替丁分散片 | 规格 150 mg，口服，一次 300 mg，一日 1 次，睡前服或者一次 150 mg，一日 2 次 |
| 胃黏膜保护剂(抑酸药) | 硫糖铝咀嚼片 | 规格 0.25 g，口服，一次 0.25 g，一日 4 次，餐前 1 h 及睡前嚼碎后服用 |
| | 米索前列醇片 | 规格 0.2 mg，口服，一日 0.8 mg，在早饭和(或)中饭、晚饭时及睡前(分 2 次或 4 次服用) |
| | 枸橼酸铋钾胶囊 | 规格 0.3 g，口服，每次 0.3 g，每日 4 次，前 3 次于三餐饭前 30 min，第 4 次于睡前用温水送服 |
| | 吉法酯 | 规格 50 mg，成人口服，每次 100 mg，每日 3 次，一般疗程为 1 个月，病情严重者 2~3 个月 |

2. 用药选择

(1) 活动期溃疡的治疗　抑酸治疗是缓解消化性溃疡症状、愈合溃疡的最主要措施。抑酸治疗可以降低胃内酸度，与溃疡尤其是十二指肠溃疡的愈合存在直接关系。

若用药抑制胃酸分泌,使胃内 pH 升高≥3,每日维持 18~20 h,则可使大多数十二指肠溃疡在 4 周内愈合。PPI 由于抑酸作用最强,疗效肯定,使用方便、安全,是临床上治疗活动期消化性溃疡的首选药物。$H_2$ 受体阻断剂的抑酸效果比 PPI 差,常规采用标准剂量。对伴有强烈疼痛的消化性溃疡患者,可选用抗酸药治疗,抗酸药可中和胃酸,迅速缓解疼痛症状,作为止痛的辅助治疗。大多数胃溃疡患者胃酸分泌正常,胃黏膜屏障功能下降,因此胃溃疡患者单用抑酸药治疗效果不及十二指肠溃疡,可与黏膜保护药合用,提高疗效。

根除 Hp 应成为 Hp 阳性消化性溃疡的基本治疗,是溃疡愈合和预防复发的有效防治措施。三联疗法以 PPI 为基础的方案:PPI+ 两种抗菌药,或者以铋剂为基础的方案:铋剂 + 两种抗菌药。因三联疗法根除率下降,目前四联疗法已经成为临床上抗 Hp 的主要趋势,常用的方案是 PPI 和铋剂基础上加用两种抗菌药,抗生素可以选用阿莫西林、克拉霉素、甲硝唑、左氧氟沙星、呋喃唑酮等。方案:① 经典的铋剂四联方案(铋剂 + PPI+ 四环素 + 甲硝唑);② 铋剂 + PPI+ 阿莫西林 + 克拉霉素;③ 铋剂 + PPI+ 阿莫西林 + 左氧氟沙星;④ 铋剂 + PPI+ 阿莫西林 + 呋喃唑酮;⑤ 铋剂 + PPI+ 四环素 + 甲硝唑或呋喃唑酮;⑥ 铋剂 + PPI+ 阿莫西林 + 甲硝唑;⑦ 铋剂 + PPI+ 阿莫西林 + 四环素。明确 Hp 是否被根除的复查,应在根除治疗结束至少 4 周后进行,可采用非侵入性的尿素呼气试验或胃黏膜活检标本检测 Hp。

(2) 维持期溃疡的治疗　有效根除 Hp 及彻底停用 NSAID 是消除消化性溃疡的两大常用措施,能够有效地减少溃疡的复发。对于 Hp 阴性或根除后仍然反复发作、伴有出血或穿孔等并发症的消化性溃疡患者,应给予维持治疗。长程维持治疗一般以 $H_2$ 受体阻断剂常规量的半量睡前顿服。

## 四、用药教育

1. 抗酸药氢氧化铝凝胶有引起便秘的作用,长期便秘者应慎用;氢氧化铝凝胶能妨碍磷的吸收,长期服用可引起低磷血症,低磷血症(吸收不良综合征)者慎用;不与铁剂、钙剂及喹诺酮类药物合用,以免影响药物吸收。

2. 质子泵抑制剂常于清晨顿服,奥美拉唑可引起头晕,尤其是服药初期,应嘱咐患者避免开车及从事高度集中注意力的工作。

3. $H_2$ 受体阻断剂应在餐中或餐后即刻服用,也可将一日剂量在睡前服用,如同时服用抗酸药,应间隔 1 h 以上。

4. 胃黏膜保护剂枸橼酸铋钾应饭前服用,可使舌苔及大便呈灰黑色,停药后即自行消失,偶见恶心、便秘。硫糖铝宜在餐前 1 h 和睡前嚼碎后服用,因其含糖量较高,糖尿病患者应慎用。

5. 消化性溃疡愈合后,大多数患者可以停药。对反复发作、Hp 阴性或伴有严重

305

并发症的患者,可以给予维持治疗,即服用维持剂量的 $H_2$ 受体阻断剂或质子泵抑制剂,疗程因人而异,短者 3~6 个月,长者 1~2 年,甚至更长时间。

6. 注意饮食治疗,清淡细软饮食,定时定量,忌食坚硬、辛辣、生冷食物,戒烟酒、浓茶等。

7. 注意生活规律,避免过度劳累或睡眠不足,保持精神愉悦。

## 岗 位 对 接

**用药指导**

案例:薛某,女性,42 岁。上腹部烧灼样疼痛反复发作,常发生于空腹或夜间,伴反酸,嗳气。细菌学检查:幽门螺杆菌阳性。临床诊断:十二指肠溃疡。请为此患者推荐治疗的药物。

用药指导:此患者为 Hp 阳性的十二指肠溃疡,根除 Hp 是基本治疗,可选用四联疗法,如枸橼酸铋钾 + 奥美拉唑 + 阿莫西林 + 克拉霉素,疗程为 1~2 周。明确 Hp 是否被根除的复查,应在根除治疗结束至少 4 周后进行,可采用非侵入性的尿素呼气试验或胃黏膜活检标本监测 Hp。

## 考 证 聚 焦

国考真题

模拟练习

（蒋红艳）

# 项目六
# 缺铁性贫血的用药指导

## 一、概述

贫血(anemia)是指循环血液中红细胞数量或血红蛋白量低于正常。国内诊断贫血的标准一般为:成年男性血红蛋白$<120$ g/L,红细胞数$<4.5 \times 10^{12}$/L;成年女性血红蛋白$<110$ g/L,红细胞$<4.0 \times 10^{12}$/L;孕妇血红蛋白$<100$ g/L。按红细胞形态学分为小细胞低色素性贫血(如缺铁性贫血)、大细胞性贫血(如巨幼细胞贫血)和正常细胞性贫血(如再生障碍性贫血)。其中缺铁性贫血是世界上最常见的贫血,全世界 6 亿 ~7 亿人患有缺铁性贫血,在发展中国家发病率较高。

知识拓展

### 血 红 蛋 白

血红蛋白是高等生物体内负责运载氧的一种蛋白质,它由两条 α 链和两条 β 链组成,每一条链有一个包含铁原子的环状血红素。氧气结合在铁原子上,被血液运输。血红蛋白中的铁在二价状态时,可与氧可逆性结合,如果铁氧化为三价状态,血红蛋白则转变为高铁血红蛋白,失去载氧能力。血红蛋白的特性是在氧含量高的地方容易与氧结合;在氧含量低的地方容易与氧分离。血红蛋白的这一特性,使红细胞具有运输氧的功能。

引起缺铁性贫血的主要原因有:① 需铁量增加而摄入不足,多见于婴幼儿、青少年、妊娠和哺乳期妇女等。② 铁吸收障碍,如胃大部分切除术后、萎缩性胃炎、胃功能紊乱、慢性腹泻等导致缺铁性贫血。③ 铁丢失过多,如钩虫病、痔疮、溃疡病、月经量过多等。

## 二、临床特征

缺铁性贫血一般表现为面色苍白、疲乏、头晕、头痛、耳鸣、指甲变薄、反甲、皮肤干燥、毛发脱落、舌乳头萎缩等；心血管系统症状有心悸、气短、心脏扩大和缺血性心脏病等；消化系统症状有食欲减退、消化不良、便稀或便秘等；神经系统症状有神经炎、神经痛,患者可发生行为异常,如异食癖等。

辅助检查：① 血象呈典型的小细胞低色素贫血(红细胞平均体积<80 fl,平均血红蛋白量<26 pg,平均血红蛋白浓度<0.32)。网织红细胞计数正常或轻度增加,白细胞计数多在正常范围,血小板计数正常或增加。② 骨髓象红系造血呈轻度或中度活跃,以中晚幼红细胞增生为主。幼红细胞体积小且外形不规则,核染色质致密,细胞质少。骨髓铁染色细胞内外铁均减少,尤以细胞外铁为明显,是诊断缺铁性贫血的可靠指标。③ 血清铁<8.95 mmol/L,总铁结合力>64.44 mmol/L,也可正常,运铁蛋白饱和度<15%。

## 三、治疗原则及药物选择

### (一) 治疗原则

一般治疗原则：查明贫血的病因,根据不同的病因采用不同的手段治疗,如改善饮食,调理月经,驱虫和抗溃疡等。经有效的病因治疗后,补充铁剂通常可纠正贫血。

口服铁剂为治疗缺铁性贫血的主要措施,其目的在于恢复血红蛋白和补充储存铁。在贫血病因查明之前不用铁剂或其他补血药物治疗,以免干扰诊断。贫血患者血象恢复正常后,铁剂还需继续服用3~6个月,以补足铁储备量。

补充铁剂应坚持小剂量、长期的原则。口服铁剂每日剂量应含铁元素150~200 mg,分2~3次服用。饭后服用可减轻胃肠道反应。如仍有不适可将剂量减半,待症状消失后再逐渐恢复原剂量。

注射用铁剂不良反应较多,价格高,必须严格掌握适应证,不可滥用。

### (二) 药物选择

#### 1. 药物的分类

(1) 口服铁剂  口服铁剂有无机铁和有机铁两类。无机铁包括硫酸亚铁等,有机铁包括右旋糖酐铁、葡萄糖酸亚铁、山梨醇铁、富马酸亚铁和琥珀酸亚铁等。口服铁剂可引起胃肠道反应,如恶心、呕吐、腹痛、腹泻等。

▶ 视频

缺铁性贫血
的药物治疗

（2）注射铁剂　注射铁剂包括右旋糖酐铁及山梨醇铁，用于不能口服铁剂的患者，不良反应较多且严重。

各种铁制剂及其用法用量如表 8-15。

表 8-15　各种铁制剂及其用法用量

| 药物 | 含铁量 | 用法用量 |
| --- | --- | --- |
| 硫酸亚铁片 | 20% | 规格 0.3 g，口服；预防用，一次 0.3 g，一日 1 次；治疗用，一次 1 片，一日 3 次 |
| 乳酸亚铁口服液 | 19% | 规格 0.1 g/10 ml，口服，一次 10~20 ml，一日 3 次 |
| 葡萄糖酸亚铁片 | 12% | 口服，成人一次 0.4~0.6 g，儿童一次 0.1 g，一日 3 次 |
| 富马酸亚铁片 | 32.9% | 规格 0.2 g，口服，成人一次 0.2~0.4 g，儿童 0.05~0.2 g，一日 3 次 |
| 右旋糖酐铁片 | 27%~30% | 规格 25 mg，口服，成人一次 25 mg，一日 3 次 |
| 琥珀酸亚铁片 | 35.5% | 规格 0.2 g，口服，成人一日 0.2~0.4 g，儿童一日 0.1~0.2 g，分次服用 |
| 蛋白琥珀酸亚铁口服溶液 | 5% | 口服，成人一日 15~30 ml，儿童 1.5 ml/kg，分 2 次餐前服用 |
| 山梨醇铁注射液 | 1 ml 含铁量 50 mg | 深部肌内注射；成人：一次 1~2 ml，隔 1~3 日 1 次；儿童：体重≥6 kg，一次 1 ml，一日 1 次，体重＜6 kg，一次 0.5 ml，一日 1 次 |
| 右旋糖酐铁注射液 | 1 ml 含铁量 50 mg | 可肌内、静脉注射或静脉滴注，每日 100~200 mg 铁，一周 2~3 次 |

2. 用药选择

（1）首选口服铁剂　口服铁剂安全且疗效可靠，用作首选。每日剂量应含铁元素 150~200 mg，分 2~3 次口服。餐后服用可减轻胃肠道反应。饮茶影响铁的吸收，故不宜同服。维生素 C 促进铁的吸收，可配伍应用。服用铁剂后患者外周血中网织红细胞计数开始上升，7~10 日达高峰；血红蛋白多在治疗 2 周后开始升高，1~2 个月恢复正常；在血红蛋白恢复正常后，仍应继续服用铁剂 3~6 个月，以补充机体铁储备，防止复发。

（2）使用注射铁剂的适应证　① 不能耐受口服铁剂者；② 原有消化道疾病，口服铁剂加重病情者，如溃疡性结肠炎，胃、十二指肠溃疡等；③ 消化道吸收障碍者，如胃大部分切除术后、慢性腹泻；④ 需迅速获得疗效者，如晚期妊娠、择期手术；⑤ 因治疗不能维持平衡，如血液透析的患者。

注射铁剂治疗前应计算总剂量，计算公式为：补铁总剂量（mg）＝［需要达到的血红蛋白浓度—患者血红蛋白]× 患者体重(kg)× 0.33。常用注射铁剂有右旋糖酐铁,首次剂量 50 mg,以后每日或隔日 100 mg,直至总剂量。

**知识拓展**

### 铁剂与药物、食物的相互作用

抗酸药可使铁剂沉淀,妨碍其吸收;四环素、考来烯胺可与铁剂形成络合物,影响其吸收;牛奶、蛋类、钙剂、磷酸盐、草酸盐等可抑制铁剂的吸收;茶和咖啡中的鞣质与铁形成不被吸收的盐,妨碍其吸收;肉类、果糖、氨基酸、脂肪可促进铁剂的吸收;维生素 C 可促进铁剂的吸收。

## 四、用药教育

1. 口服铁剂可引起胃肠道反应,建议于餐后服用,以减轻药物对胃肠道的刺激。

2. 服用铁剂后可出现黑便,应事先向患者说明。

3. 注意铁剂与药物、食物的相互作用。维生素 C、稀盐酸与铁剂同服,有利于铁的吸收。抗酸药,四环素类,茶水,高钙、高磷食物等可抑制其吸收。

4. 日常饮食方面考虑铁的补充,宜多食含铁丰富的食物,如猪肝、蛋黄、黑木耳、香菇等。动物食物中的铁易被吸收,其吸收率高达 10%~25%;植物食物中的铁吸收率较低,仅为 1%~7%。

## 岗 位 对 接

**用药指导**

案例:刘某,女性,37 岁,2 年前无明显诱因出现面色苍白、头晕、乏力等;血常规检查示血红蛋白 75 g/L,红细胞 $3.1 \times 10^{12}$/L,白细胞 $5.9 \times 10^9$/L;诊断为缺铁性贫血。请为此患者推荐治疗的药物,并指导患者合理用药。

用药指导:此患者可选用口服铁剂,如硫酸亚铁片,一次 0.3 g,一日 3 次,餐后服用。可同服维生素 C,以促进铁的吸收,避免与抗酸药,四环素类抗生素,茶水,高钙、高磷食物等同服,以免抑制其吸收。经药物治疗后,血红蛋白 1~2 个月后可恢复正常;在血红蛋白恢复正常后,仍应继续服用铁剂 3~6 个月,以补充机体铁储备,防止复发。

考 证 聚 焦

模拟练习

（蒋红艳）

# 项目七
## 糖尿病的用药指导

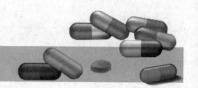

**学习目标**

- 知识目标：了解糖尿病的含义；熟悉糖尿病的临床表现；掌握糖尿病的治疗原则和药物选择。
- 能力目标：能够指导患者合理应用治疗糖尿病的药物。
- 素养目标：关心糖尿病患者，提高患者的用药依从性，改善患者的生活质量。

## 一、概述

糖尿病（diabetic mellitus，DM）是一种以慢性高血糖为主要特征的内分泌代谢性疾病。由于体内胰岛素分泌不足和（或）靶细胞组织对胰岛素的敏感性降低，导致糖类（又称碳水化合物）、蛋白质、脂肪的代谢紊乱。

> **课堂讨论**
> 胰岛素的生理作用有哪些？

糖尿病的患病率正逐年增长，已经成为许多国家继心血管病、肿瘤之后的第三大非传染性疾病，威胁人类健康，降低人们的生活质量，已经属于世界性公共卫生问题。

糖尿病主要分为1型糖尿病（胰岛素依赖型）和2型糖尿病（非胰岛素依赖型）。1型糖尿病是由于胰岛 B 细胞被破坏，导致胰岛素分泌量绝对不足，多发生在青少年期，起病急，症状明显，需终身以胰岛素制剂控制代谢紊乱。2型糖尿病胰岛素分泌量不足或存在胰岛素抵抗，或者发展为二者兼有，多见于成年人，起病隐匿，初期没有明显症状而不易获诊，发病率占糖尿病群体的 90% 以上，主要由遗传因素、高热量摄食过多、缺乏运动、向心性肥胖、人口老龄化等复杂的综合原因导致。

## 二、临床特征

### （一）临床表现

由于胰岛素绝对或相对不足或胰岛素抵抗，导致机体代谢紊乱，主要体现为肥胖、高血压、高血脂、高血糖等,其中糖尿病患者是以高血糖为主。临床典型的症状为"三多一少",即多饮、多食、多尿、体重减轻。1 型糖尿病患者症状明显,2 型糖尿病患者一部分无明显症状。

## (二) 糖尿病并发症

急性并发症包括糖尿病酮症酸中毒、高渗性非酮症糖尿病性昏迷等,多病情危急,需要紧急救治。慢性并发症可遍及全身各个重要器官,如大血管病变引起动脉粥样硬化,导致冠心病、脑血管病、肾动脉硬化等;微血管病变引起糖尿病肾病和视网膜病变,出现蛋白尿、水肿、高血压、失明等;神经系统并发症有外周性神经炎;糖尿病足也是常见的慢性并发症,主要表现为足部溃烂,不易愈合,易感染。

## (三) 辅助检查

1. 尿糖　　尿糖阳性是提示糖尿病的线索,但不能确诊。
2. 血糖　　血糖升高是糖尿病诊断的重要依据。如果伴有糖尿病症状,且任意时间血糖 ≥11.1 mmol/L;或者空腹血糖 ≥7.0 mmol/L;或者糖耐量试验(OGTT)75 g 葡萄糖负荷后 2 h 血糖 ≥11.1 mmol/L,即可确诊为糖尿病。
3. 糖化血红蛋白　　反映糖尿病患者近 2~3 个月内血糖的波动水平。
4. 血浆胰岛素及 C 肽水平　　用以评价胰岛 B 细胞功能。

根据患者的临床表现、血糖水平、身体状况等方面综合制订个性化的治疗方案。

**知识拓展** ///////////////////////////////////////////////////////

### 胰岛素抵抗

当胰岛素靶器官或组织对内源性或外源性胰岛素的敏感性和反应性降低时就会发生全身或局部的胰岛素抵抗。胰岛素的分子结构功能异常、胰岛素的拮抗激素分泌过多、胰岛素受体的数量下降及结构功能受损等因素,都会影响胰岛素的生物活性以及与受体的结合,从而导致胰岛素抵抗的发生。

对已表现为胰岛素抵抗的或胰岛素抵抗代谢综合征的人群,根据不同情况进行个体化治疗。例如,通过加强运动,控制饮食;使用胰岛素增敏剂;控制血糖;选择个体化降压药;纠正脂代谢紊乱;补充微量元素等方式改善胰岛素抵抗或者胰岛素抵抗代谢综合征。

## 三、治疗原则及药物选择

### (一) 治疗原则

一般治疗原则:糖尿病治疗的目的在于纠正代谢紊乱,消除症状,防止或延缓并发症的产生,降低病死率,提高生活质量。由于目前尚无糖尿病的病因性治疗手段,因此应早发现及时治疗。严格控制血糖水平是降低并发症的关键,糖尿病治疗方案需遵循"五驾马车",即糖尿病教育、控制饮食、体育运动、血糖监测、药物治疗,其中控制饮食、体育运动和控制体重是血糖控制的基础。

血糖经饮食、运动控制无效或不稳定者需要配合药物治疗,且必须坚持长期治疗,不能擅自停药。药物治疗的同时应充分考虑糖尿病的分型、体重、血糖控制情况、并发症、药物敏感度等因素综合用药。

**知识拓展** //////////////////////////////////////////////////////////////////////////

### 2 型糖尿病综合控制目标

《中国 2 型糖尿病防治指南(2017 年版)》中对 2 型糖尿病综合控制目标为:空腹血糖控制在 4.4 ~ 7.0 mmol/L,非空腹血糖<10.0 mmol/L;合理的 HbA1c 控制目标为<7%;血压<130/80 mmHg;LDL-C<2.6 mmol/L(未合并动脉粥样硬化性心血管疾病),或<1.8 mmol/L(合并动脉粥样硬化性心血管疾病);BMI<24.0 kg/m²。

### (二) 药物选择

#### 1. 药物的分类

(1) 胰岛素制剂 1 型糖尿病患者由于胰岛素绝对缺乏,必须使用胰岛素制剂。胰岛素制剂按照作用时间的长短分为超短效、短效、中效、长效、超长效等品种。根据睡前和三餐前血糖水平,分别调整睡前和三餐前的胰岛素用量,每 3~5 日调整一次,每次调整 1~4 U。常用的胰岛素制剂的种类及特点如表 8-16。

表 8-16 常用胰岛素制剂的种类及特点

| 类别 | 制剂名称 | 持续时间 | 给药时间 |
| --- | --- | --- | --- |
| 超短效 | 门冬胰岛素或赖脯胰岛素 | 2~5 h(皮下) | 餐前 10 min |
| 短效 | 普通胰岛素 | 3~6 h(皮下、肌内) | 餐前 15~30 min |
| 中效 | 低精蛋白锌胰岛素 | 12~18 h(皮下) | 餐前 30~60 min |

续表

| 类别 | 制剂名称 | 持续时间 | 给药时间 |
|---|---|---|---|
| 长效 | 精蛋白锌胰岛素 | 24~36 h（皮下） | 早餐前 30~60 min，每日 1 次 |
| 超长效 | 地特胰岛素 | 6~24 h（皮下） | 睡前 30~60 min，每日 1 次 |
| | 甘精胰岛素 | 18~24 h（皮下） | 睡前 30~60 min，每日 1 次 |
| 预混 | 双时相低精蛋白锌胰岛素 | 24 h（皮下） | |

（2）口服降糖药　口服降糖药的作用机制各不相同，常用口服降糖药及其用法用量如表 8-17。

表 8-17　常用口服降糖药及其用法用量

| 类别 | 药物 | 用法用量 |
|---|---|---|
| 磺酰脲类促胰岛素分泌剂 | 格列本脲 | 规格 2.5 mg，口服，开始 2.5 mg，一日 3 次，餐前服用，每日 2.5~10 mg，最大不超过 15 mg |
| | 格列齐特 | 规格 80 mg，口服，开始用量 40~80 mg，一日 1~2 次，以后根据血糖水平调整到一日 80~240 mg，分 2~3 次服用 |
| | 格列吡嗪 | 规格 5 mg，一般日剂量 5~15 mg，分 2~3 次服用，餐前服用 |
| | 格列喹酮 | 规格 30 mg，一般剂量 15~180 mg，日剂量小于 30 mg 的早餐前 1 次服用，日剂量大于 30 mg 的分 2~3 次，餐前服用 |
| | 格列美脲 | 每次 1~4 mg，每日 1 次，早餐时或第一次主餐时服用 |
| 非磺酰脲类促胰岛素分泌剂 | 瑞格列奈 | 起始剂量为每次 0.5 mg，最大单次剂量为 4 mg，每日不超过 16 mg，一日 3 次 |
| | 那格列奈 | 规格 60 mg，餐前每次 120 mg，一日 3 次 |
| 双胍类 | 二甲双胍 | 每次 250~500 mg，一日 3 次，肠溶片约餐前 30 min 服用 |
| α- 葡萄糖苷酶抑制剂 | 阿卡波糖 | 餐前即刻整片吞服或与前几口食物一起咀嚼服用，每次 50~100 mg，一日 3 次 |
| | 伏格列波糖 | 每次 0.2~0.3 mg，一日 3 次，餐前即刻服用 |
| 噻唑烷二酮类胰岛素增敏剂 | 罗格列酮 | 规格 4 mg，每次 4~8 mg，一日 1~2 次，空腹或进餐时服用 |
| | 吡格列酮 | 规格 15 mg，每次 15~30 mg，一日 1 次，早餐前或早餐后 |
| 二肽基肽酶 -4（DPP-4）抑制剂 | 西格列汀 | 规格 100 mg，每次 100 mg，一日 1 次，不受进餐影响 |
| | 维格列汀 | 规格 50 mg，每次 50 mg，一日 2 次，不受进餐影响 |

（3）胰高血糖素样肽 -1 受体激动剂　胰高血糖素样肽 -1 受体激动剂通过激动 GLP-1 受体发挥降糖作用，代表药物有艾塞那肽、利拉鲁肽，均为皮下注射给药，前者每日 2 次，每次 5~10 μg，后者每日 1 次，每次 0.6~1.8 mg。

**知识拓展**

## 胰高血糖素样肽 –1（GLP-1）

20 世纪 60 年代，人们发现口服葡萄糖对胰岛素分泌的促进作用明显高于静脉注射，这种额外的效应被称为"肠促胰素效应"，而 2 型糖尿病患者肠促胰素效应减退。肠促胰素中的 GLP-1 与胰岛素的分泌关系更为密切。研究证明 GLP-1 的作用包括对胰腺的作用和对胰腺外组织器官的作用。GLP 对胰腺的作用表现为，在进食后促进胰岛 B 细胞分泌胰岛素，抑制 α 细胞分泌胰高血糖素，发挥葡萄糖浓度依赖性降糖作用。对胰腺外的作用表现为延缓胃排空，减少餐后血糖波动和体重；作用于中枢神经系统，可降低食欲，增加饱腹感，从而减少摄食；作用于心血管系统，可降低收缩压，改善心肌缺血；作用于肝脏，可减少肝脏葡萄糖的生成，降低血脂。

2. 用药选择 2 型糖尿病药物治疗的首选是二甲双胍。若无禁忌证，二甲双胍应一直保留在糖尿病的治疗方案中。不适合二甲双胍治疗者可选择 α- 葡萄糖苷酶抑制剂或胰岛素促分泌剂。如单独使用二甲双胍治疗而血糖仍未达标，可采用二联药物治疗，即增加一种口服降糖药，如疗效仍不佳可采用三联给药。两种口服药联合治疗而血糖仍不达标者，可加用胰岛素治疗或采用三种口服降糖药联合治疗。胰高血糖素样肽 –1（GLP-1）受体激动剂可用于三线治疗。

（1）胰岛素制剂 1 型糖尿病患者选用胰岛素注射剂，也可联用 α- 葡萄糖苷酶抑制和双胍类。2 型糖尿病患者经饮食疗法及口服降糖药治疗未获得良好控制者可选用胰岛素制剂。糖尿病伴酮症酸中毒、高渗性昏迷等并发症者可静脉注射普通胰岛素抢救。糖尿病伴重症感染、手术、创伤、分娩者需使用胰岛素控制血糖。糖尿病合并妊娠或妊娠期糖尿病患者经饮食控制血糖不佳者，新诊断糖尿病患者均可使用胰岛素制剂控制血糖。

超短效胰岛素起效快，可紧邻餐前注射，作用时间短，不易出现餐后高血糖，常与胰岛素泵配合使用，模拟胰岛素生理性分泌。短效胰岛素制剂控制一餐后高血糖；中效胰岛素制剂控制两餐后高血糖；长效胰岛素维持基础水平胰岛素。超长效胰岛素可维持血液中胰岛素的量，不仅降低餐后高血糖，也可有效地控制空腹血糖，是比较理想的胰岛素制剂。预混胰岛素制剂是速效胰岛素与长效胰岛素的混合物，速效胰岛素迅速降低餐后高血糖，长效胰岛素提供基础胰岛素量，平稳控制空腹血糖。

（2）口服降糖药 伴有肥胖的 2 型糖尿病患者首选二甲双胍；2 型非肥胖糖尿病患者胰岛 B 细胞功能良好者可使用促胰岛素分泌剂；单纯餐后高血糖，空腹和餐前不高者首选 α- 葡萄糖苷酶抑制剂；以餐后高血糖为主，伴餐前血糖轻度升高者首选胰岛素增敏剂;糖尿病合并肾病者可首选格列喹酮;儿童 1 型糖尿病用胰岛素治疗,2 型用二甲双胍治疗;常出差的患者,选择每日 1 次用量的药物更为方便。

(3) 胰高血糖素样肽 –1 受体激动剂　艾塞那肽、利拉鲁肽不适用于 1 型糖尿病患者,对 2 型糖尿病患者可有效地控制血糖和糖化血红蛋白,有显著降低体重作用,尤其适合肥胖患者。一般是在单药或两种口服降糖药联合而血糖控制不佳时联合用药。

## 四、用药教育

1. 使用胰岛素制剂注意事项:如果剂量过大、未按时进餐、运动量过大可发生低血糖反应。低血糖轻者口服葡萄糖水、糖块等,重者需注射葡萄糖注射液。注射部位应经常变换,两次间隔 2 cm,防止注射部位发生脂肪萎缩。未开启的胰岛素冷藏保存,禁止冷冻,开启后的笔芯不宜冷藏。

2. 磺酰脲类药物应监测血糖,防止低血糖发生。应用时宜从小剂量开始,超过最大剂量不能增加降糖作用,但可加重药物不良反应。进餐不影响药物吸收,多餐前 30 min 服用,缓控释制剂多早餐前一次给药。与磺胺类药物有交叉过敏反应,对磺胺类过敏者禁用。

3. 非磺酰脲类促胰岛素分泌剂应在主餐前服药(餐前 15 min 即可),不进餐不服药。瑞格列奈慎用于肾功能不全的患者,那格列奈慎用于伴有中重度肝功能损害的患者。

4. 二甲双胍不易导致低血糖反应,肝肾功能正常的患者不易发生乳酸酸中毒反应。肾功能损害的患者易发生乳酸在体内蓄积。如果在用药后期出现明显的胃肠道反应,则应警惕乳酸酸中毒的可能。

5. α– 葡萄糖苷酶抑制剂的常见不良反应是胃肠胀气、肠鸣与腹泻,多数症状可随服药时间延长而减轻或消失。应餐前整片(粒)吞服,或在刚进食时与食物一起嚼服。若服药与进餐时间间隔过长,则药效较差,甚至无效。如发生低血糖,应给予葡萄糖纠正,进食或口服糖水效果较差。

6. 胰岛素增敏剂禁用于心力衰竭患者、肝肾功能不全患者,用药期间监测肝功能,可发生水肿、贫血等不良反应。口服不受食物影响,空腹或进餐时均可服用。

7. 二肽基肽酶 –4(DPP–4)抑制剂为新型的口服降糖药,不良反应有鼻咽炎、头痛等,少数患者引起过敏反应。单用不增加低血糖风险。每日一次给药,不受进餐时间影响。西格列汀不用于 1 型糖尿病患者,可与二甲双胍合用。

8. 胰高血糖素样肽 –1 受体激动剂常见的不良反应以胃肠道反应为主,低血糖风险较低。艾塞那肽禁用于肾功能不良者,利拉鲁肽不用于终末期肾病。该类药物有少数引起急性胰腺炎的病例报道,如怀疑发生胰腺炎应立即停药。与磺酰脲类药物联用时要防止低血糖的发生。

9. 药物相互作用:地高辛、吗啡、氨苯蝶啶、万古霉素等经肾小管排泄的药物可能与二甲双胍竞争肾小管转运系统,导致二甲双胍血药浓度升高。非甾体抗炎药、磺胺类抗生素等高血浆蛋白结合率药物,可能导致磺酰脲类游离血药浓度增高。氟康唑、克拉霉素等肝药酶抑制剂以及乙醇可能抑制磺酰脲类、格列奈类、噻唑烷二酮类等药物的代谢,导致血药浓度增高,作用时间延长。普萘洛尔掩盖低血糖反应,应避免联合使用。

10. 所有糖尿病患者均需要控制饮食并且长期执行,要根据自己的理想体重计算每日所需热量,也要根据劳动、工作状况、肥胖、年龄、妊娠、疾病等酌情调整;合理分配糖类、脂肪、蛋白质摄入比例;制订合理的食谱,按每日总热量和食物分三餐或四餐进食,提倡合理摄入粗粮、富含纤维的食物,限制饮酒。有规律地做适当的运动,并且循序渐进。患者要熟练掌握在家中自我监测血糖的方法,学会正确使用血糖仪,及时监测血糖,以便调整饮食、运动与药物。

## 岗 位 对 接

用药指导

案例:患者,女性,53岁,体重90 kg,某公司高层管理人员。体检发现空腹血糖7.6 mmol/L,餐后2 h血糖值13.5 mmol/L。初步诊断为2型糖尿病。请为此患者推荐治疗的药物,并指导患者合理用药。

用药指导:应进一步了解此患者的饮食、运动等情况。关键是通过饮食干预、体育锻炼、控制体重等方面来控制血糖,血糖不能控制者在此基础上服用口服降糖药或注射胰岛素治疗。口服降糖药首选二甲双胍,次选阿卡波糖、罗格列酮等药物。定期监测血糖获得最佳的治疗方案。

## 考 证 聚 焦

模拟练习

(高 瑛)

# 项目八
## 痛风的用药指导

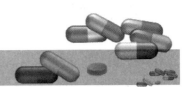

## 一、概述

痛风(gout)是嘌呤代谢障碍引起的代谢性疾病。在正常情况下,嘌呤合成与分解处于相对平衡状态,尿酸是嘌呤代谢的最终产物,尿酸的生成与排泄也较恒定。当嘌呤的代谢异常、体内核酸大量分解或食入高嘌呤食物时,尿酸合成增加或排出减少造成血尿酸水平升高。正常嘌呤饮食状况下,非同日 2 次空腹尿酸水平增高,男性 >420 μmol/L,女性>360 μmol/L 可称为高尿酸血症。血尿酸浓度过高时,尿酸以钠盐形式沉积在关节滑膜、滑囊、软骨及其他组织中,引起组织异物炎性反应,即痛风。

> **课堂讨论**
>
> 高尿酸血症一定是痛风吗?

痛风可分为原发性和继发性两种,原发性痛风常与家族遗传有关,是一种先天性嘌呤代谢缺陷,约 10% 患者由于内嘌呤的合成过多,产生尿酸过多,90% 患者肾功能正常,但尿酸排泄量过少。继发性痛风无家族史,多继发于某些疾病的一种表现,如肿瘤、白血病、红细胞增多症等导致细胞增殖速度增加,核酸转换增加,导致尿酸增多;某些疾病如肾小球肾炎、肾盂肾炎等引起肾小球过滤功能减退使尿酸泄减少;某些代谢性疾病如糖尿病酸中毒、乳酸酸中毒等可产生过多游离脂肪酸、乳酸等导致肾小管排泄尿酸减少;某些药物如噻嗪类利尿剂、呋塞米、小剂量阿司匹林等均可竞争性地抑制肾小管排泄导致尿酸排泄减少,血尿酸增加。

引起痛风发作的诱因有关节损伤、暴饮暴食、过度疲劳、药物、感染、创伤及手术等。

## 二、临床特征

1. 无症状期　血尿酸升高形成高尿酸血症,但没有疼痛、关节炎等症状。

2. 急性痛风性关节炎　有药物、饮酒和饮食等诱因。典型症状常出现在夜间,出现急性红、肿、热、痛和功能障碍,疼痛剧烈,最常见的发作部位是第一跖趾关节,约占50%,其次为踝、足跟、腕、指关节等,可同时累及多个关节。

3. 间歇期　急性期持续数日后一般可自行缓解,此后进入无明显临床症状的间歇期,期间可仅有血尿酸水平增高。多数患者一年内复发,可表现为多关节受累,发作频次增加,持续时间延长,症状加重。

4. 痛风石病变期(慢性痛风性关节炎)　长期高尿酸血症者,尿酸盐沉积在关节的软骨、滑膜、肌腱等处形成痛风结石。痛风石是常见于关节周围、耳郭等处的黄白色赘生物,是本期最常见的特征性改变。关节内有大量痛风石可引起关节退行性变。

5. 肾病变　可引起慢性尿酸性肾病、急性尿酸性肾病、尿酸性尿路结石等病变。主要是由于形成尿酸盐晶体,沉积于肾间质、尿路,导致急性、慢性肾炎和尿路阻塞。慢性期表现为血尿、夜尿增多、蛋白尿等症;急性期表现为少尿、无尿、血尿等症;尿路堵塞可导致肾绞痛、血尿及尿路感染。

## 三、治疗原则及药物选择

### (一) 治疗原则

限制食物嘌呤摄入量,降低血尿酸生成水平,增加碱性食物的摄入,补充充足的水分从而减少尿酸结石的产生,保护肾功能。定期体检,预防和治疗并存的代谢紊乱,如肥胖、糖尿病、高血压、高脂血症、动脉粥样硬化及心脑血管等疾病。

药物治疗原则为纠正高尿酸血症,使血尿酸浓度经常保持在正常范围内;缩短与终止痛风性关节炎的急性发作,最大限度地减少复发次数,防止慢性痛风性关节炎的形成与关节损害;防止痛风性肾病的发生与泌尿系统尿酸结石的形成,以保持良好的肾功能。

痛风急性关节炎期需迅速缓解急性痛风症状者可选择秋水仙碱、非甾体抗炎药(阿司匹林除外)、糖皮质激素等药物;痛风间歇期和慢性痛风可采用排尿酸药物(苯溴马隆、丙磺舒等)和抑制尿酸生成药物(别嘌醇、非布司他)治疗,预防痛风发作及关节损害。

### (二) 药物选择

1. 药物的分类　抗痛风药物按作用机制应用于痛风的不同疾病阶段,常用抗痛风药及其用法用量如表 8-18。

表 8-18　常用抗痛风药及其用法用量

| 作用机制 | 药物 | 用法用量 |
|---|---|---|
| 抑制粒细胞浸润 | 秋水仙碱 | 急性期 3~5 mg/d, 间歇期 0.5~1 mg/d, 一日 2~3 次, 口服 |
| 促进尿酸排泄 | 丙磺舒 | 1 000~3 000 mg/d, 一日 2 次, 口服 |
| | 苯溴马隆 | 25~100 mg/d, 一日 1 次, 口服 |
| 抑制尿酸生成 | 别嘌醇 | 100~300 mg/d, 一日 2~3 次, 口服 |
| | 非布司他 | 40~80 mg/d, 一日 1 次, 口服 |
| | 托匹司他 | 20 mg/2d, 每 2 日 1 次, 口服 |
| 抗炎、镇痛 | 对乙酰氨基酚 | 600~2 000 mg/d, 一日 2~3 次, 口服 |
| | 吲哚美辛 | 50~150 mg/d, 一日 2~3 次, 口服 |
| | 布洛芬 | 400~2 400 mg/d, 分 2~6 次, 口服 |
| | 阿那白滞素 | 100 mg/d, 一日 1 次, 皮下注射 |
| 抗炎 | 泼尼松 | 每次 10 mg, 一日 3~4 次, 口服, 缓解后减量停药 |

2. 用药选择

（1）痛风急性发作期　以控制关节炎症（红肿、疼痛）为目的, 尽早使用抗炎药。部分痛风患者在急性期时血尿酸水平可以是正常的, 与急性期肾排泄尿酸增加有关。此阶段不能使用降尿酸药物。

秋水仙碱是治疗急性痛风的首选药物, 其作用机制是抑制中性白细胞的趋化、黏附和吞噬作用; 抑制磷脂酶 $A_2$, 减少单核细胞和中性白细胞释放前列腺素和白三烯; 抑制局部细胞产生白细胞介素 -6 等, 从而达到控制关节局部的疼痛、肿胀及炎症反应。秋水仙碱不影响尿酸盐的生成、溶解及排泄, 因而无降血尿酸作用。急性痛风性关节炎于口服后 12~24 h 起效, 90% 的患者在服药 24 ~ 48 h 疼痛消失。成人常用量为每 1~2 h 服 0.5~1 mg, 直至疼痛症状缓解, 或出现腹泻或呕吐, 达到治疗量一般为 3~5 mg, 24 h 内不宜超过 6 mg, 停服 72 h 后一日量为 0.5~1.5 mg, 分次服用, 共 7 日。静脉注射秋水仙碱起效快, 胃肠道不良反应少。

非甾体抗炎药（NSAID）尤其适合不能耐受秋水仙碱的患者。与秋水仙碱合用可以提高疗效, 降低胃肠道反应。常首选对乙酰氨基酚（胃肠道不良反应小, 但是没有抗炎作用）、吲哚美辛或双氯芬酸, 次选布洛芬或尼美舒利。本类药物开始使用时给予接近最大剂量, 待控制症状后逐渐减量。① 吲哚美辛等不但抑制前列腺素的合成, 起到镇痛和抗炎的作用, 且能抑制尿酸盐结晶的吞噬, 可作为急性期的基本用药, 初始剂量为 25~50 mg, 每 6~8 h 一次, 疼痛缓解后改为 25 mg, 一日 2~3 次。② 布洛芬控制急性发作效果不如吲哚美辛, 多在 72 h 内控制, 但不良反应较小, 常用剂量为

0.2~0.4 g，一日 2~3 次，通常 2~3 日可控制症状。

　　糖皮质激素迅速缓解急性关节炎症状，但停药后易复发，长期应用导致代谢紊乱，不宜长期使用。对秋水仙碱和非甾体抗炎药效果不佳时才可短期应用，一般使用泼尼松 10 mg，一日 3~4 次，3~7 日后逐渐减量或停药，疗程不超过 2 周。

　　(2) 间歇期、痛风石病变期及痛风性肾病期　间歇期、痛风石病变期及痛风性肾病期的主要目标是，通过生活方式调整及药物，促进尿酸排出或抑制尿酸生成，使血尿酸维持在正常水平，预防急性关节炎发作、痛风结石的形成及减轻肾损害。急性症状缓解 2 周以上方可开始降尿酸治疗。血尿酸的控制目标是控制在 360 μmol/L 以下；对于有痛风发作的患者，血尿酸应控制在 300 μmol/L 以下。降尿酸治疗须终身维持。

　　促进尿酸排泄的药物抑制肾小管对尿酸盐的重吸收，增加尿酸排泄。对已有尿酸结石形成，或尿中尿酸过高者不宜使用。苯溴马隆每次口服 25~50 mg，一日 1 次，早餐后服用，用药 1~3 周检查血清尿酸浓度，在后续治疗中，成人和 14 岁以上的年轻人每日 50~100 mg。使用丙磺舒前，应确认患者肾小球滤过滤大于 50~60 ml/min，无肾结石或肾结石史，非酸性尿，不服用水杨酸类药物。成人一次 0.25 g，一日 2 次，一周后可增至一次 0.5 g，一日 2 次。

　　抑制尿酸生成的药物通过抑制黄嘌呤氧化酶使尿酸的合成减少，适用于尿酸生成过多或不适合使用排尿酸药物者。别嘌醇适用于原发性和继发性高尿酸血症，尤其是尿酸生成过多而引起的高尿酸血症；反复发作或慢性痛风者；痛风石；尿酸性肾结石和(或)尿酸性肾病；有肾功能不全的高尿酸血症。初始剂量一次 50 mg(1/2 片)，一日 1~2 次，每周可递增 50~100 mg(1/2~1 片)，至一日 200~300 mg(2~3 片)，分 2~3 次服。每 2 周测血尿酸和尿尿酸水平，如已达正常水平，则不再增量，如仍高可再递增。一日最大量不得大于 600 mg(6 片)。非布司他为非嘌呤类黄嘌呤氧化酶选择性抑制剂，起始剂量可为一日 40 mg 和一日 80 mg，其中一日 80 mg 剂量对于重症患者更为有效。一日 40 mg 服用 2 周后血清尿酸水平仍高于 360 μmol/L(6 mg/dl)者可按一日 80 mg 服用。

## 知识拓展

### 新型非嘌呤黄嘌呤氧化酶抑制剂

　　非布司他是日本制药公司研发的药物，2009 年美国食品药品监督管理局(FDA)批准使用，这是近 40 年来 FDA 批准上市的首个抗痛风新药。我国于 2013 年上市。托匹司他为日本 2013 年上市的新药，我国还未上市。两药作用原理相似，托匹司他作用更强，选择性更高，不良反应少。与别嘌呤相比，非布司他、托匹司他具有明显的优势：别嘌呤醇只对还原型的黄嘌呤氧化酶有抑制作用，而非布司他、托匹司他对氧化型和还原型的黄嘌呤氧化酶均有显著的抑制作用，因而其降低尿酸的作用更强大、持久。由于别嘌呤醇为嘌呤类似物,不可避免地造成对嘌呤及嘧啶代谢中的其他酶活性的影响。因此,别嘌呤醇治疗中,需要重复大剂量给药来维持较高的药物水平。由此也带来由于药物蓄积所致的严重甚至致命的不良反应。非布司他、托匹司他为非嘌呤类抑制剂,具有更好的安全性。痛风和高尿酸血症患者对非布司他、托布司他具有良好的耐受性。非布司他为双通道排泄药物,只有大约 **49%** 会通过肾排泄,因此适轻、中度肾功能不全的痛风患者服用;托匹司他几乎 **100%** 经过肝代谢和胆汁排泄,不会经过肾排泄,比非布司他更加适合肾功能不全的痛风患者。

## 四、用药教育

1. 秋水仙碱　如发生呕吐、腹泻等反应,应减小用量,严重者应立即停药,胃肠道反应是严重中毒的前驱症状。慎用于骨髓造血功能不全,严重心脏病、肾功能不全及胃肠道疾病患者,女性患者在服药期间及停药以后数周内不得妊娠。本品需经肠肝循环解毒,肝功能不良时解毒能力下降,易促使毒性加重;当肾排泄功能下降时容易造成积蓄中毒,用药期间应定期检查血象及肝、肾功能。秋水仙碱导致可逆性的维生素 $B_{12}$ 吸收不良。

2. 苯溴马隆　在开始治疗时有大量尿酸随尿排出,在此时的用药量要小。不能在痛风急性发作期服用,因为开始治疗阶段,随着组织中尿酸溶出,有可能加重病情。为了避免治疗初期痛风急性发作,建议在给药最初几日合用秋水仙碱或抗炎药。治疗期间饮水量不得少于 1.5 L,以避免导致尿酸结晶。定期测量尿液的酸碱度,为促进尿液碱化,可酌情给予碳酸氢钠或枸橼酸合剂,并注意酸碱平衡。患者尿液的 pH 应调节在 6.5~6.8。

3. 丙磺舒　痛风性关节炎急性发作症状尚未控制时不宜使用。治疗期间有急性发作,可继续应用原来的用量,同时给予秋水仙碱或其他非甾体抗炎药治疗。应保持摄入足量水分(一日 2 500 ml 左右),防止形成肾结石,必要时同时服用碱化尿液的药物。对磺胺类药过敏者、肾功能不全者、尿酸性肾结石者、孕妇及哺乳期妇女禁用。老年人、肝肾功能不全、活动性消化性溃疡、肾结石、正在使用细胞毒性药物或放射治疗的肿瘤患者等慎用。不宜同时服用阿司匹林等水杨酸制剂。定期检测血和尿 pH、肝肾功能及血尿酸和尿尿酸等。

4. 别嘌醇　一般用于血尿酸和 24 h 尿尿酸过多,或有痛风石、有泌尿系结石及不宜用促尿酸排出药者。急性痛风期间禁用,不能控制痛风性关节炎的急性症状,使尿酸结晶重新溶解时可再次诱发并加重关节炎急性期症状,必须在痛风性关节炎的急性炎症症状消失后(一般在发作后 2 周左右)方开始应用。服药期间应多饮水,并使尿液呈中性或碱性以利尿酸排泄。与排尿酸药合用可加强疗效。对别嘌醇过敏者、妊娠及哺乳期妇女、严重肝肾功能不全者、明显血细胞低下者禁用,用药期间应定期检查血象、肝肾功能、尿酸水平。

5. 避免应用导致血尿酸水平升高的药物　如非甾体抗炎药贝诺酯;利尿剂氢氯噻嗪(可增加近曲小管对尿酸的再吸收,减少肾小管对尿酸的分泌);免疫抑制剂环孢素、他克莫司等;抗菌药物青霉素、洛美沙星、莫西沙星、吡嗪酰胺等;维生素 C、维生素 $B_1$;抗肿瘤药环磷酰胺、长春新碱、洛铂等药物。

6. 生活方式　痛风的发病与生活方式密切相关,因此在药物控制的前提下,通过生活方式的干预,可以减少痛风反复发作,防止并发症。健康的生活方式包括在发作期应严格限制嘌呤的摄入,禁用含嘌呤高的食物(如豆芽、香菇、海鲜、动物内脏、啤酒、肉汤等),可选择嘌呤含量低的食物(如奶制品、蛋类、蔬菜、水果、细粮等);增加碱性食物(如西瓜、南瓜、菠菜、萝卜、莲藕、海带、香蕉、草莓、苹果)的摄取;控制体重,但减重应循序渐进,否则易引起体脂分解过快,抑制尿酸的排出,诱发痛风急性发作;每日饮水量应多于 2 000 ml,少量多次饮用,可在睡前或夜间醒来时适量饮水,以防止夜尿浓缩。

## 岗 位 对 接

**用药指导**

　　案例:患者,女性,49 岁,体重 60 kg,身高 162 cm。过节期间经常下馆子,大鱼大肉,3 日前足踇趾关节持续性疼痛,局部灼热红肿,就诊于当地医院。体检:基本正常。辅助检查:血尿酸 600 µmol/L,其他无明显异常。诊断:痛风。问题:① 哪些药物可用于痛风发作期的治疗? ② 该患者如何选药?

　　用药指导:该患者为痛风急性期发作,急性期患者一定要早用药,以免延误治疗,病情控制后不要立刻停药,防止复发。可选择的治疗药物主要是秋水仙碱、非甾体抗炎药(阿司匹林除外)、糖皮质激素。建议首选秋水仙碱,不能耐受者可选择吡罗昔康等药物。

## 考 证 聚 焦

模拟练习

(高　瑛)

# 技能训练九  高血压的用药指导实训

【实训目的】

1. 熟悉高血压的临床表现;掌握治疗高血压的常用药物及其用法、用量。

2. 学会为不同类型的高血压患者进行用药指导。

3. 能够对高血压患者进行健康宣教。

【实训条件】

模拟药房。

【实训内容】

说出高血压的诊断标准及临床表现。通过问诊获取患者疾病及用药相关的信息,指导高血压患者服用抗高血压药,并进行健康宣教。

【实训步骤】

1. 病例:患者,女性,61 岁,2 年前体检时发现高血压,平时无头晕、头痛等表现,对高血压病重视程度不够,没有按医师医嘱进行规律用药。近一周无明显诱因出现心慌。到医院检查结果:血压 165/95 mmHg,心率 92 次 /min,心律齐,未闻及杂音。临床诊断:2 级高血压。

以上述典型小病例为主线,讨论并设计模拟社会药房问病荐药情景。写出书面案例,也可以自己设计典型病例。

2. 学生进行问病及用药指导练习。学生分别模拟药师和患者,详细询问病情及用药情况等,给出最可能的诊断;根据患者特点推荐药物,介绍所推荐的药物,并进行合理用药指导和健康宣教。

3. 教师一对一检测。每位学生以教师为模拟患者,进行用药指导介绍,重点是推荐降压药的用法、用量及应用注意事项。

4. 教师点评。

【实训思考】

1. 常用抗高血压药物有哪些?

2. 应用抗高血压药应遵循的原则有哪些?

(王　静)

# 技能训练十　冠心病的用药指导实训

【实训目的】

1. 熟悉冠心病的分类及临床表现；掌握治疗冠心病的常用药物及其用法、用量。

2. 学会为不同类型的冠心病患者进行用药指导。

3. 能够对冠心病患者进行健康宣教。

【实训条件】

模拟药房。

【实训内容】

说出冠心病的分类及临床表现。通过问诊获取患者疾病及用药相关的信息，指导冠心病患者服用治疗冠心病的药物，并进行健康宣教。

【实训步骤】

1. 病例：患者，男性，67岁，常在劳累或情绪激动时出现心前区疼痛，休息或含服速效救心丸缓解。检查结果：血压145/95 mmHg，心率76次/min，心电图 ST 段压低。临床诊断：心绞痛、高血压。

以上述典型小病例为主线，讨论并设计模拟社会药房问病荐药情景。写出书面案例，也可以自己设计典型病例。

2. 学生进行问病及用药指导练习。学生分别模拟药师和患者，详细询问病情及用药情况等，给出最可能的诊断；根据患者特点推荐药物，介绍所推荐的药物，并进行合理用药指导和健康宣教。

3. 教师一对一检测。每位学生以教师为模拟患者，进行用药指导介绍，重点是推荐冠心病用药的用法、用量及应用注意事项。

4. 教师点评。

【实训思考】

1. 改善缺血、减轻冠心病症状的药物有哪些？

2. 硝酸甘油片在使用和储存过程中有哪些注意事项？

（王　静）

# 技能训练十一　高脂血症的用药指导实训

【实训目的】

1. 熟悉高脂血症的血液检测指标;学会对血脂化验结果进行分析。

2. 掌握高脂血症的药物选择与用药指导。

【实训条件】

模拟药房。

【实训内容】

1. 电教片。

2. 病例药物推荐。

3. 用药指导训练。

【实训步骤】

1. 播放视频《高脂血症的危害》。

2. 教师出示病例:患者,男性,56 岁,患高血压 7 年,肥胖,体检时发现 TC 5.78 mmol/L,B 超检查:脂肪肝。临床诊断:高血压、高脂血症。

以典型小病例为主线,讨论并设计模拟社会药房问病荐药情景。写出书面案例,可在上述病例基础上修改,也可以自己设计典型病例。

3. 以小组讨论方式,两人一对进行问病及用药指导练习:学生分别模拟药师和患者,详细询问病情,给出最可能的诊断,推荐治疗药物,介绍所推荐的药物,说明用药理由,并进行合理用药指导(每位学生完成书面作业)。

4. 教师一对一检测。每位学生以教师为模拟患者,进行所选药物药名介绍、用药理由、用法用量、用药注意事项。

5. 教师点评。

【实训思考】

1. 只有肥胖者才会患高脂血症吗?

2. 患者的非药物治疗有哪些?

(李翠芳)

# 技能训练十二 支气管哮喘的用药指导实训

【实训目的】

1. 熟悉支气管哮喘的临床表现;掌握支气管哮喘常用治疗药物及其用法、用量。

2. 学会根据药物治疗原则结合患者具体情况向典型支气管哮喘的患者正确推荐治疗药物并进行用药咨询。

【实训条件】

模拟药房。

【实训内容】

1. 典型支气管哮喘问病荐药情景设计。

2. 用药咨询训练。

【实训步骤】

1. 以小组为单位,讨论并设计典型支气管哮喘患者首次在社会药房进行问病荐药的情景对话,并以书面形式完成。书面设计时要求根据典型支气管哮喘急性发作症状详细询问病情,给出合理诊断并制订相应的治疗方案。其中治疗方案应考虑患者急性发作期及发作间歇期用药,药物剂型设计中应该包括气雾剂或干粉吸入剂。此外,书面设计时要求患者就吸入剂的作用、用法、用量、不良反应及用药注意事项等方面向药学人员进行用药咨询。

2. 要求每组学生两人配合,设计进行问病、治疗药物推荐(并从模拟药房内取出所选药物)、用药指导及用药咨询等训练。

3. 每组推荐两名学生进行问病荐药情景展示。

4. 教师点评与总结。

【实训思考】

患者,女性,5岁,体重18 kg。3日前曾患上呼吸道感染,未进行任何药物治疗。近2日患者出现明显呼吸困难和咳嗽进行性加重,遂来就诊(患者近2年内已数次患过支气管炎,并在3个月前因为肺炎住院治疗)。体格检查:患者有焦虑,处于中度呼吸窘迫状态并可闻及呼气相哮鸣音,偶尔咳嗽,呼气相延长,胸部过度充气以及"三凹"征(胸骨上窝、锁骨上窝和肋间隙凹陷)阳性,听诊发现吸气相和呼气相哮鸣音和左上肺呼吸音减弱。体温37.8℃,呼吸35次/min,血压110/83 mmHg,脉搏130次/min。余未见异常。诊断为重度急性支气管哮喘。处方用药:0.5%沙丁胺醇溶液0.5 ml雾化吸入10 min以上。

请分析以上用药是否合理,说明理由。

(郑小红)

# 技能训练十三　消化性溃疡的用药指导实训

【实训目的】

1. 熟悉消化性溃疡的临床表现;掌握治疗消化性溃疡的常用药物及其用法、用量。

2. 能为消化性溃疡患者提供用药咨询服务。

【实训条件】

模拟药房。

【实训内容】

1. 接待患者的礼仪训练。

2. 耐心倾听患者提出的问题。

3. 了解患者目前的病情及用药情况。

4. 针对患者提出的关于药物的问题做出解答。

【实训步骤】

1. 病例:龙某,男性,36 岁,反复上腹疼痛 3 年,疼痛发生于上午 10 点及下午 4 点左右,延续至进餐,进食后缓解,冬春季多发。查 HP 阳性。医生考虑消化性溃疡,予以:① 奥美拉唑 + 阿莫西林 + 甲硝唑;② 枸橼酸铋钾 + 甲硝唑 + 克拉霉素;③ 奥美拉唑 + 阿莫西林 + 克拉霉素;④ 枸橼酸铋钾 + 兰索拉唑 + 阿莫西林 + 左氧氟沙星。

2. 模拟用药咨询练习。以团队为训练单位,每两人一组进行练习,分别模拟药师和患者。要求:准备上述病例中的任意一组药物,先拟出患者可能就疾病和用药提出询问的问题(书面完成),并进行相关咨询练习,"药师"就患者提出的问题进行回答练习。

3. 教师在模拟药房内进行检测。以小组为单位进入模拟药房,选派两名同学代表小组模拟表演。其他同学注意观看,完毕后可提出补充。

4. 教师点评。

【实训思考】

治疗消化性溃疡的常用药物有哪些?

(蒋红艳)

## 技能训练十四 缺铁性贫血的用药指导实训

【实训目的】

1. 熟悉缺铁性贫血的临床表现;掌握治疗缺铁性贫血的常用药物及其用法、用量。

2. 学会为典型缺铁性贫血的患者进行用药指导。

【实训条件】

模拟药房。

【实训内容】

说出贫血的诊断标准。如何指导贫血患者服用铁剂后的血液检查?

【实训步骤】

1. 病例:患者,女性,42岁,头晕、乏力、面色苍白2年。检测结果:血红蛋白80 g/L,红细胞计数 $3.2 \times 10^{12}$/L。临床诊断:缺铁性贫血。

以典型小病例为主线,讨论并设计模拟社会药房问病荐药情景。写出书面案例,可在上述病例基础上修改,也可以自己设计典型病例。

2. 两人一对进行问病及用药指导练习。学生分别模拟药师和患者,详细询问病情,给出最可能的诊断,推荐药物;介绍所推荐的药物,并进行合理用药指导。

3. 教师一对一检测。每位学生以教师为模拟患者,进行用药指导介绍,重点是铁剂的应用注意事项。

4. 教师点评。

【实训思考】

1. 应用铁剂的注意事项有哪些?

2. 患者的非药物治疗有哪些?

(蒋红艳)

## 技能训练十五　糖尿病的用药指导实训

【实训目的】

1. 熟悉糖尿病的临床表现；掌握治疗糖尿病的常用药物及其用法、用量。

2. 学会为糖尿病的患者进行用药指导。

【实训条件】

模拟药房。

【实训内容】

说出糖尿病的诊断标准。如何指导糖尿病患者合理用药及健康指导？

【实训步骤】

1. 病例：患者，男性，52 岁，多饮、多尿、多食近 2 个月，但身体略有消瘦。体检结果：空腹血糖 7.0 mmol/L，餐后 2 h 血糖值 15.5 mmol/L。临床诊断：2 型糖尿病。

以典型小病例为主线，讨论并设计模拟社会药房问病荐药情景。写出书面案例，可在上述病例基础上修改，也可以自己设计典型病例。

2. 两人一对进行问病及用药指导练习。学生分别模拟药师和患者，详细询问病情，给出最可能的诊断，推荐药物；介绍所推荐的药物，并进行合理用药指导。

3. 教师一对一检测。每位学生以教师为模拟患者，进行用药指导介绍，重点是口服降糖药的应用注意事项。

4. 教师点评。

【实训思考】

1. 应用口服降糖药的注意事项有哪些？

2. 患者的非药物治疗有哪些？

（高　瑛）

# 技能训练十六　痛风的用药指导实训

【实训目的】

1. 熟悉痛风的临床表现；掌握治疗痛风的常用药物及其用法、用量。

2. 学会为痛风的患者进行用药指导。

【实训条件】

模拟药房。

【实训内容】

说出痛风的诊断标准。如何指导痛风患者合理用药及健康指导？

【实训步骤】

1. 病例：患者，男性，49岁，2年来风湿性关节炎致关节疼痛时常发作，2个月前因关节疼痛加剧，经抗风湿治疗不明显前来就诊。体格检查：体温37.6℃，双足第一跖趾关节红肿，右侧比较明显，局部皮肤瘙痒。辅助检查：白细胞计数$10 \times 10^9$/L。

以典型小病例为主线，讨论并设计模拟社会药房问病荐药情景。写出书面案例，可在上述病例基础上修改，也可以自己设计典型病例。

2. 两人一对进行问病及用药指导练习。学生分别模拟药师和患者，详细询问病情，给出最可能的诊断，推荐药物；介绍所推荐的药物，并进行合理用药指导。

3. 教师一对一检测。每位学生以教师为模拟患者，进行用药指导介绍，重点是抗痛风药的应用注意事项。

4. 教师点评。

【实训思考】

1. 痛风的治疗原则是什么？

2. 抗痛风药物的作用机制有哪些？

（高　瑛）

# 模块九

---

## 特殊人群及特殊职业人员的用药指导

# 项目一
## 小儿用药指导

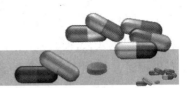

**学习目标**

- 知识目标：了解儿童不同发育阶段的用药特点；熟悉儿童慎用药物品种及产生的不良反应；掌握儿童用药注意事项。
- 能力目标：能熟练掌握对儿童开展合理用药指导，提高其用药依从性的方法和实施步骤；学会儿童用药剂量换算方法。
- 素养目标：关心患儿，提高患儿的用药依从性。

儿童生理不同于成年人，决定了儿科疾病的特殊性，儿科疾病的诊断和治疗也有其独有的特点，关注儿童这个特殊人群的用药问题具有重要的意义。儿童正处于生长发育阶段，肝肾功能不成熟，对药物的毒副作用敏感，故用药必须掌握药物性能、作用机制、适应证、毒副作用、剂量计算以及正确的用药方法，避免小儿用药"成人化"现象。

**课堂讨论**

儿童不同发育阶段的用药有哪些特点？每个阶段有哪些区别？

## 一、儿童不同发育阶段的用药特点

儿童按年龄分为胎儿期、新生儿期、婴儿期、幼儿期、学龄前期（幼童期）、学龄期、青春期共七个阶段。不同阶段皆有其特有的生理、生化特征。

1. 胚胎发育期及胎儿期　通常指妊娠初8周为胚胎发育期，从妊娠8周至出生为胎儿期。妊娠期是细胞分化、组织器官发育特别迅速的时期，容易受外界药物、射线等诸多因素的影响。若干扰了胚胎期组织细胞的分化，形成畸形的可能性就大。因此，若胎儿生长发育时用药不当，会影响胎儿的生长与功能的发育，导致耳聋、失明、智力低下，甚至死胎，故应谨慎用药。

2. 新生儿时期　出生后28日内为新生儿期，这个时期的用药途径有口服、注射、吸入、外敷、哺乳、脐带血管注射等。此时新生儿口服给药吸收量较难预料，个体差异较大，如阿莫西林吸收量较成人增加，苯巴比妥吸收较成人减少。肌内或皮下注射的吸收情况也较为复杂,吸收不规律。皮肤黏膜给药虽然方便,但由于新生儿的相对体表面积比成人大,而且皮肤角化层薄,皮肤对外部用药吸收快而多,尤其在皮肤黏膜有破损时,局部用药过多可导致中毒,故应注意对药物用量的把握。

3. 婴幼儿时期　包括婴儿时期和幼儿期,为年龄出生后1个月至3岁,这一时期,小儿虽然已较新生儿显著成熟,但用药并不是单纯地将成人剂量减少。由于婴幼儿生长发育迅猛,特别要注意药物通过不同机制影响婴幼儿的正常生长发育,如氨基糖苷类对婴幼儿听觉神经系统的损害,婴幼儿血 – 脑屏障功能较差,某些药物可进入脑脊液。同时,婴幼儿肝、肾发育不完善,药物消除慢,容易导致蓄积中毒,用药时应注意。这一时期用药的特点还包括哺乳期用药,婴幼儿正处于哺乳期,母亲用药时,大多数药物均能从母体血浆中转移到乳汁中,从而进入新生儿或婴儿的体内。由于婴幼儿肝肾功能相对不健全,有可能发生药物蓄积,因此哺乳的母亲在用药前,必须考虑药物对婴幼儿的影响。

4. 儿童期　包括学龄前儿童和学龄儿童,年龄3~12岁,此时儿童的生长发育趋于缓慢,同时新陈代谢旺盛,代谢快,排泄也快,对水、电解质调节能力差,易受药物影响,引起平衡失调。这一时期应注意药物是否对儿童的生长发育造成影响,如影响儿童的听力、注意力、营养吸收等。同时,儿童期的末期由于内分泌的改变,第二性征开始出现,这也是用药时应考虑的因素。

## 二、儿童用药注意事项

1. 明确诊断,合理用药　儿童所患疾病具有其特殊规律,治疗方案与成人不尽相同。儿童语言表达多不清晰,注意力不集中,合作性较差,容易干扰诊疗,切忌参照成人治疗方案用药或凭经验用药。治疗之前应尽可能明确诊断,既要考虑治疗疾病的需要,也要考虑儿童的不同时期的用药特点,严格掌握用药指征和用药剂量,在明确诊断的情况下,应慎重合理选择疗效明确、不良反应较小的药物。药物种类不宜过多,在合并应用几种药物时,应注意避免药物在体内的相互作用而产生不良反应。

2. 正确选择剂型和给药途径　在确定药物治疗方案时,根据患者年龄、疾病及病情严重程度选择适当的给药途径、剂型及用药次数。由于儿童用药的依从性较差,因此合适的剂型能提高儿童用药的依从性,正确的给药途经对药物的吸收和疗效至关重要。能口服者尽量口服;婴幼儿及不能吞咽药片的儿童,最好用水剂(糖浆剂)、颗粒剂,或临时将药片压碎用糖水溶化后再服。对病情危重的新生儿可选择静脉给药,但滴注速度不可过快过急。尽量选择半衰期较长的药物,减少用药的次数。

知识拓展

## 儿童专用剂型特点

选用儿童剂型可以保证给药剂量准确和患儿易于接受。一般儿童专用剂型主要有以下三个方面的特点。

1. 剂量小规格化。儿童专用剂型是按照儿童剂量标准设计单位剂量,可避免因分割成人剂型造成的误差和药物性状的破坏。

2. 给药途径合理,方便儿童用药。如儿童消化道给药,为提高崩解度,减少消化功能的干扰,以及避免儿童出现恶心、呕吐,可将片剂改为糖浆剂,也可根据儿童口味特点将普通片剂改为具有芳香或果味的咀嚼片,均易于被患儿接受。儿童皮肤吸收较好,透皮给药方便且痛苦小,比如软膏、水剂、混悬液等。还有直肠给药,临床应用较多的有退热药物制成的儿童退热栓。

3. 合理添加矫味剂以及设计儿童喜爱的剂型和包装形式。如将剂型加工为具有动物卡通形象的异形片等,合理添加矫味剂或调色剂,增色添香,提高儿童用药的依从性。

3. 密切监护,防治不良反应　　儿童由于其生理和心理特点,与家长、医护人员的沟通往往不准确、不及时,用药后的表现有一定特殊性,不良反应常隐匿性发生,如具有耳毒性的药物导致的儿童耳聋多起病突然,有些甚至预后不良,造成终身残疾或死亡。

药师要熟悉儿童常见疾病治疗药物的主要特点、常用剂量和剂型,注意药物联用的相互影响,提倡个体化给药方案,要求根据每个儿童的年龄、性别、营养状况及精神状态等,提前设计好观察疗效和防治不良反应的方案,排除各种可能出现的干扰,以达到预期的治疗效果。要特别注意家族遗传性疾病和隐匿性疾病的防治,对于影响生长发育或不良反应出现较晚的药物,要对家长和儿童进行必要性的健康教育。

4. 开展儿童合理用药宣教　　开展儿童合理用药的宣教活动是药师开展药学服务的重要内容。儿童患病的治疗由于更多受到家长及社会因素的影响,更应该发挥健康教育的作用。主要需开展的儿童合理用药宣教内容有:① 切勿滥用抗生素等抗感染药物,应督促儿童多锻炼身体,增强体质和机体免疫力。② 切勿迷信新药、特效药或价格高的药物,在医药人员指导下,选择疗效确切、安全可靠、价廉易得的药物是儿童用药基本策略。③ 切勿滥用滋补药品、营养药品或保健药品,外源性的补充药品和营养品会干扰自身系统的正常状态,会适得其反。

### 三、儿童慎用的药物

儿童常见疾病主要是呼吸道、消化道感染性疾病,癫痫等神经系统疾病,以及营养不良、贫血等,常见症状有咳嗽、咳痰、高热、惊厥、乏力等,需要选用的药物较为多见。表9-1列出了部分儿科常用药物的应用特点及用药指导要点。

表 9-1　部分儿科常用药物的应用特点及用药指导要点

| 药物 | 应用特点 | 用药指导要点 |
|---|---|---|
| 青霉素 G | 先天性梅毒,敏感细菌所致扁桃体、上呼吸道、皮肤软组织感染以及防治风湿热、心内膜炎等 | 耐药多见,应有药敏试验支持,新生儿首次使用仍需皮试,预防皮肤和血小板的过敏反应、过敏性休克;驱梅治疗应预防"赫氏反应",剂量越大越易引起中枢中毒,如惊厥、精神异常等 |
| 阿奇霉素 | 社区获得性肺炎首选,也用于其他支原体和衣原体感染,以及青霉素类过敏患者的革兰氏阳性菌和部分革兰氏阴性菌感染 | 注意儿童剂型选择,对部分病原微生物作用弱于红霉素,但耐药性低,消化道不良反应较轻,长期应用仍可出现肝毒性 |
| 地西泮 | 注射给药治疗儿童惊厥,口服也用于儿童镇痛辅助治疗 | 有明显后遗效应,如嗜睡、注意力不集中等,对儿童呼吸中枢抑制明显,静脉给药过快或过量可导致呼吸骤停,应用氟马西尼抢救 |
| 丙戊酸钠 | 广谱抗癫痫药,对失神性发作(小发作)和混合型癫痫疗效好 | 毒性相对较低,尤其适用于儿童;有明显的嗜睡、共济失调等不良反应,长期应用有肝毒性 |
| 铁剂 | 缺铁性贫血,采用儿童专用剂型为宜,采用特殊开瓶设计,防止儿童自行过量服用 | 消化道反应明显,注意调整食结构,预防便秘。儿童对铁盐耐受性较差,婴幼儿口服 1 g 可引起严重中毒,2 g 以上可致死亡 |
| 布洛芬 | 用于婴幼儿的退热,缓解由于感冒、流感等引起的轻度头痛、咽痛及牙痛等 | 大多选择混悬剂,每 6~8 h 可重复使用,每 24 h 不超过 4 次,一次 5~10 mg/kg。消化性溃疡患者,服用阿司匹林或其他非甾体抗炎药诱发哮喘、荨麻疹或过敏反应的患者禁用。连续用药 3 日以上未缓解症状需去医院诊疗 |
| 对乙酰氨基酚 | 用于儿童普通感冒或流行性感冒引起的发热,也用于缓解轻至中度疼痛,如头痛、关节痛、偏头痛、牙痛、肌肉痛、神经痛等 | 12 岁以下儿童用量见说明书。若持续发热或疼痛,可间隔 4~6 h 重复用药一次,24 h 内不超过 4 次。用于儿童解热连续使用不超过 3 日。不能同时服用其他含有解热镇痛药的药品。严重肝肾功能不全者禁用 |

续表

| 药物 | 应用特点 | 用药指导要点 |
|---|---|---|
| 盐酸氨溴索 | 适用于伴有痰液分泌不正常及排痰功能不良的急性、慢性呼吸系统疾病 | 口服或雾化吸入。可有上腹部不适、食欲缺乏、腹泻,偶见皮疹 |
| 糖皮质激素 | 儿科各类疾病,如严重感染或休克、自身免疫病、血液系统疾病、哮喘、过敏性皮肤病等 | 成人可见的不良反应儿童均可出现。长期用药可明显导致发育迟缓,性激素作用明显,可采用中等剂量隔日疗法加以预防 |
| 维生素A或维生素D | 用于预防和治疗维生素A或维生素D的缺乏症,如佝偻病、夜盲症及小儿手足抽搐症 | 必须按剂量服用,不可超量服用。过敏者禁用,过敏体质慎用。慢性肾衰竭、高钙血症、高磷血症伴肾性佝偻病者禁用 |

选择儿童用药过程中,有些药物虽然不严格禁用,但使用中应特别注意,若有更好的替代品,最好不用。如氯霉素可引起新生儿"灰婴综合征";氨基糖苷类抗生素可引起儿童聋哑;双氯芬酸可对儿童造成不同程度的肾损害而致血尿,甚至引起中毒;阿司匹林可引起患儿哮喘发作,新生儿使用含阿司匹林的制剂,易在胃内形成黏膜糜烂。表9-2列出了儿童禁用的部分药物。

表9-2 儿童禁用的部分药物

| 药物类型 | 药物名称 |
|---|---|
| 抗菌药物 | 四环素类(8岁以下)、磺胺类(2个月以下)、杆菌肽(新生儿)、乙胺丁醇(新生儿)、氟喹诺酮类(18岁以下)、氨基糖苷类(6岁以下) |
| 神经系统药物 | 苯丙类(婴幼儿)、氟哌啶醇(婴幼儿)、左旋多巴(3岁以下)、硫喷妥钠(6个月内) |
| 解热镇痛药物 | 尼美舒利(12岁以下)、阿司匹林(3个月以下儿童)、萘普生(2岁以下)、双氯芬酸(14岁以下)、美洛昔康(15岁以下)、吡罗昔康(18岁以下) |
| 抗过敏类药物 | 酮替芬(3岁以下)、氯苯那敏、赛庚啶、苯海拉明(新生儿、早产儿)、异丙嗪(2岁以下) |
| 抗酸药 | 西咪替丁(16岁以下)、雷尼替丁(8岁以下) |
| 其他药物 | 丙磺舒(2岁以下)、依他尼酸(婴儿)、酚酞、洛哌丁胺(婴儿)、噻嘧啶(婴儿)、甲氧氯普胺(婴幼儿)、替硝唑(12岁以下)、阿苯达唑(2岁以下) |

## 四、儿童用药剂量的计算方法

根据儿童药代动力学及对药物的敏感性方面的特点,儿童用药剂量应较成人更为准确,但由于缺乏适用于儿童的药品规格,有些药品说明书中也没有标明儿童的用药剂量,因此需要计算儿童用药剂量,儿科用药剂量可按以下方法计算。

1. 根据儿童体重计算 这是最常用的计算方法,对于大多数儿童都适用,可以非常方便地计算出每日或每次需用量。

$$每日(次)剂量 = 患儿体重(kg) × 每日(次)每千克体重所需药量$$

患儿体重应以实际测得值为准,年长儿童按体重计算如已超过成人量则以成人量为上限。

2. 根据体表面积计算 此种计算方法比较合理,比按体重计算更准确,适用于各个年龄阶段,但首先要计算患儿体表面积。

(1) 体重在 30 千克以下者,其体表面积计算公式为:

$$体重(kg) × 0.035+0.1= 体表面积(m^2)$$

(2) 体重在 30 千克以上者,其体表面积计算公式为:

$$[体重(kg)–30] × 0.020+1.05= 体表面积(m^2)$$

$$每日(次)剂量 = 病儿体表面积 × 每日(次)每体表面积所需药量$$

3. 按成人量折算表计算 方便快速计算小儿用药剂量,按下列年龄折算比例表折算(表 9–3),总的趋势剂量偏小,较安全。

表 9–3 0~6 岁小儿用药剂量折算表

| 年龄 | 相当于成人剂量的比例 |
| --- | --- |
| 出生至 1 个月内 | 1/18~1/14 |
| 1~6 个月 | 1/14~1/7 |
| 6 个月至 1 岁 | 1/7~1/5 |
| 1~2 岁 | 1/5~1/4 |
| 2~4 岁 | 1/4~1/3 |
| 4~6 岁 | 1/3~1/2 |

注:本表仅供参考,用时可根据儿童的体质、病情及药物性质等多方面因素酌情决定。

## 岗位对接

用药指导

案例:患儿,李某,6 岁半,平素健康活泼,一日前受凉发热,家长测量体温 38.2℃,就诊。请为此患者推荐治疗药物,并指导患者合理用药。

用药指导:此患者是因感冒引起的发热,采取物理降温,用冰毛巾擦拭额头和腋下等处,饮用淡盐水。若超过 38.5℃,建议使用布洛芬混悬液或小儿退热栓剂(每粒含对乙酰氨基酚 0.15 g)。

## 考 证 聚 焦

国考真题　　　模拟练习

（俞淑芳）

# 老年人用药指导

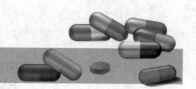

- 知识目标:了解老年人用药的药动学和药效学特点;熟悉老年人慎用药物品种及产生的不良反应;掌握老年人合理用药的注意事项。
- 能力目标:能够对老年人开展合理用药指导,提高用药依从性。
- 素养目标:关心老年人用药,提高患者的用药依从性。

老年人一般是指 65 岁及以上者。老年人随着年龄的增大,机体内环境改变,肝肾功能下降,药物在体内的吸收、分布、代谢、排泄及药效学均发生改变,药物的治疗剂量与中毒剂量更加接近,药物的不良反应发生率增高。老年人常有多种慢性疾病共存,往往同时服用多种药物,用药时间长,药物相互作用复杂,更易产生药品的不良反应。

药师通过学习掌握老年人合理用药的知识技能,加强对老年人的用药指导,提供更优质的药学服务。

**课堂讨论**
对老年人合理用药指导应注意哪些事项?

## 一、老年人药效学方面的改变

1. 心血管系统的药效学改变　老年人心血管系统功能减退,交感神经控制的血管感受器敏感性下降,心脏本身和自主神经系统反应障碍,血压调节功能下降。因此,在使用抗高血压药时,即使血药浓度在正常范围,也可能引起长时间明显的直立性低血压,使用这类药时,应告知老年人体位变化时需缓慢,防止跌倒、骨折等严重不良事件的发生。老年人有效循环血量减少,对利尿药和影响血容量的药物比较敏感,容易发生水、电解质紊乱等现象。同时,老年人凝血功能减弱,抗凝血药的用量须相应减少。

2. 神经系统的药效学改变　老年人高级神经系统功能减退,脑细胞数量、脑血流量和脑代谢均降低。因此,老年人对中枢神经系统药物敏感性增高,如镇静催眠药、镇痛药、抗精神病药、抗抑郁药等,老年人用该类药物一般从小剂量开始。另外,一些药物容易诱发老年人产生中枢神经系统不良反应,如喹诺酮类、碳青霉烯类及利尿剂等,使用应谨慎。

3. 内分泌系统的药效学改变　老年人激素分泌水平和调节能力均下降,尤其是甲状腺素、性激素的水平降低,特别是老年妇女绝经期后,雌激素水平显著下降导致部分生理功能的改变,增加了患动脉粥样硬化、骨质疏松等疾病的概率。老年人对外源性激素和激素类药物的反应差异较大,一般对糖皮质激素反应较为迟钝,而对胰岛素和甲状腺素的反应较为敏感。例如,糖皮质激素对老年人血糖的影响比青年人弱,而胰岛素导致的低血糖反应比青年人明显。

4. 老年人对药物治疗的依从性下降　依从性是指遵照医嘱服药。老年人慢性病的治疗效果与患者是否依从治疗方案服药密切相关。老年人对药物治疗的依从性较差,原因可能是记忆力减退,对药物了解不足及忽视按规定服药的重要性等。因此,老年人用药应尽量减少用药种类,治疗方案简单明了,用药方法及意义向患者交代清楚,以求患者理解与配合。

## 二、老年人药动学方面的改变

1. 药物吸收功能的变化　老年人胃酸分泌减少,导致胃 pH 升高。弱酸性药物如苯巴比妥类催眠药在胃液中解离较多,导致吸收减少,血药浓度降低;而弱碱性药物如奎宁解离减少,吸收增加。老年人因胃肠蠕动和排空速度减慢,使药物在胃肠停留时间延长,吸收过程延缓。血药浓度达到高峰的时间推迟,有效浓度降低,作用强度下降,主要影响固体剂型药物;老年人胃肠及肝血流量减少,可影响并减慢药物的吸收速率,如有心功能不全将会更明显,会使地高辛、奎尼丁药物吸收减少,而使普萘洛尔的首过消除减少作用增强。

2. 药物分布的变化　随着年龄的增长,老年人体内水分减少,细胞内液减少,脂肪比例增加,水溶性药物对乙酰氨基酚、地高辛、吗啡、哌替啶等的分布范围减少,血药浓度增高,给药时应适当减量;脂溶性药物如地西泮、苯巴比妥、利多卡因的分布范围增大,使半衰期延长,所以给药时应延长间隔时间。同时,血浆白蛋白含量降低,游离型药物增加,药物作用增强,如华法林、呋塞米、地西泮、普萘洛尔、苯妥英钠等与蛋白结合率高的药物容易被置换,药物作用和不良反应均增加,半衰期缩短,因此老年人应用该类药物时剂量应适量减少。

3. 药物代谢功能的改变　许多药物在老年人体内的代谢减弱,半衰期延长,其毒性反应率也相应增加。老年人应用其他经肝代谢的药物,如氯霉素、利多卡因、普萘洛尔、洋地黄毒苷、奎尼丁、茶碱、利尿药等,老年人服用后也因血药浓度升高及消除延迟而易出现不良反应,应用时应注意监测血药浓度,适当调整剂量或延长服药间隔。

4. 药物排泄功能的改变　老年人的肾功能降低,药物排泄速率减慢。氨基糖苷类、强心苷、巴比妥类、磺酰脲类等主要经肾排泄的药物半衰期延长,血药浓度增加,反复使用容易蓄积中毒,对伴有高血压、糖尿病的老年人,其肾功能下降更为明显,用药时更应强调个体化。

## 三、老年人用药的注意事项

1. 避免多重用药和滥用药物　老年人并非所有自觉症状、慢性病都需要药物治疗,出现的许多不适症状是机体功能的退行性改变,如睡眠欠佳或减少,食欲减退或轻度消化不良等,只要通过生活调理、适当锻炼、心理治疗来改善或消除病症,除急症或器质性病变外,均可不用药物。了解老年人以往及近期的用药情况,是否使用过相同的药物,用药后有无药物不良反应,明确老年人近期是否使用过同类药物,以避免重复或叠加用药。

对于发生率较高的高血压、糖尿病等在坚持规律用药的基础上,应使用最少的药物和最小剂量来治疗;联合用药时,最好5种以下,同类药物不可同时选用。对于功效不确切的保健性食品或营养性药品,应在医师或药师的指导下选用,切忌自行使用,更不要在日常饮食中随意添加某些中药成分。

2. 合理选择药物和用药个体化　用药个体化是当今药物治疗的重要原则。老年人对内、外环境的适应能力明显下降,自身调节能力也较低,不同个体之间的健康状况差异很大,应制订个体化的用药方案,其要点如下。① 给药剂量和方法应缓和、平稳,老年人的常规剂量为成人的 1/2~3/4,一般应从小量开始逐渐达到个体最适应量,尤其是一些老年人敏感的药物,如镇静催眠药、抗抑郁药等;可适当使用长效制剂,以减少用药次数。② 老年性慢性病治疗,在达到理想个体化剂量后,观察疗效和不良反应,及时调整剂量,避免药物的体内蓄积;当症状消失或疗效差时应及时停药,不要长期用药。③ 出现新发疾病或配伍其他药物时,要及时调整给药方案。④ 注意药物监护和监测,对毒性反应比较大的药物要定期检查肝肾功能和尿常规,以便及时发现问题并尽早处理。易使老年人白细胞减少、血小板减少和影响凝血机制的药物,应定期检查血常规和凝血功能。

3. 选择适宜的剂型和给药方法　要针对老年人生理和心理特点,选取剂型和给药方法,要考虑老年人消化道功能较差,避免选用刺激性大的制剂,可采用无蔗糖的糖浆剂、缓释剂,局部润滑剂等;选取的剂型要便于识别,易于使用。老年患者记忆力差,对药物的依从性差,药师与患者家属的沟通非常重要。用药方法要简单易记,一般给药时间最好固定在早上或晚上,便于老年人记忆,避免因老年人健忘、混淆而漏服、错服药物。提倡使用专用的老年人药盒,并且药师应告知老年人记录用药列表,就诊时携带用药列表和药盒,方便医师和药师核查用药。

4. 选择合理的药物配伍　老年人大多同时患有多种疾病,会出现多种药物合用现象,药物之间的相互作用直接影响疗效和不良反应。因此,药师要协助医师针对老年人个体用药情况进行梳理,辨清治疗主次矛盾,逐个分析相互作用,优化组合,尽可能减少药物配伍所造成的不良后果。对出现的治疗矛盾,在确保重点疾病治疗的基础上,以停药或换药为主。

  5. 关注老年人慎用的药物 老年人常见的药物不良反应有直立性低血压、药物性尿潴留、精神神经症状、耳毒性等。药师在老年人用药应格外关注其不良反应,合理选择药物,一般有可能发生严重不良反应的药物都应该慎用,表9-4列出了老年人应慎用的部分代表性药物。

表9-4 老年人应慎用的部分代表性药物

| 药物 | 不良反应 | 药物 | 不良反应 |
|---|---|---|---|
| 格列吡嗪 | 低血糖反应 | 抗心绞痛药物 | 诱发或加重青光眼 |
| NSAID 和 COX-2 抑制剂 | 能促进液体储留,加剧心力衰竭 | α 受体阻滞剂 | 增加了直立性低血压或心动过缓的风险,加重尿失禁 |
| 甲基多巴 | 抑郁、倦怠、直立性低血压 | 抗惊厥药 | 晕厥、跌倒 |
| 可乐定、利血平 | 直立性低血压 | 哌唑嗪、胍乙啶 | 直立性低血压 |
| 巴比妥类 | 昏睡、认知障碍 | 呋塞米 | 耳鸣、耳聋 |
| 吩噻嗪类 | 直立性低血压 | 异烟肼 | 肝毒性 |
| 金刚烷胺 | 引起精神神经症状 | 强心苷类 | 精神异常、腹痛 |
| 苯海索 | 视、听幻觉 | 阿奇霉素 | 呕吐、肝毒性 |
| 双嘧达莫 | 直立性低血压 | 甲氧氯普胺 | 锥体外系反应 |
| 吲哚美辛 | 增加胃出血或溃疡 | 阿米替林 | 尿潴留、麻痹性肠梗阻 |
| 胺碘酮 | 室性心动过速 | 普萘洛尔 | 心动过缓,诱发哮喘 |
| 普拉格雷、达比加群酯 | 加重出血的风险 | 血管扩张剂 | 晕厥发作 |
| 庆大霉素、卡那霉素 | 耳毒性 | 四环素、万古霉素 | 肾毒性 |

**知识拓展** //////////////////////////////////////////////////////

### 比尔斯(Beers)标准

  1991 年,美国老年医学会(AGS)、临床药理学、精神药理学及药物流行病学等专家在回顾相关文献后达成共识,建立了判断老年患者潜在不适当用药的比尔斯(Beers)标准。Beers 标准在识别老年患者潜在不适当用药、降低不合理用药和治疗费用等方面发挥了积极作用。

## 《老年人慎用药物指南》

2018 年 6 月,由中国老年保健医学研究会老龄健康服务与标准化分会、《中国老年保健医学》杂志编辑委员会和国家老年医学中心共同制定的《老年人慎用药物指南》发布。其中列举了老年人忌用的不当药物,老年人应避免使用的不当药物和老年人慎用的不当药物,共计包括 53 种(类)。

## 岗 位 对 接

**用药指导**

案例:李大爷,58 岁,身体一直比较健康,今日因与老伴拌嘴生气,感觉头晕、目眩,血压 150/110 mmHg,认为自己得了高血压,听隔壁常年患高血压的刘大爷介绍,买了某降压药,吃过降压药的第一日晚上,因口渴起身下床饮水,突感头晕、两眼黑朦、四肢无力,摔倒在地,被子女紧急送往医院治疗。请分析如何为该患者做合理用药指导。

用药指导:诊断是否高血压应根据非同一日 3 次血压值,而并非根据一次血压值。即使是高血压,应经医师制订合理用药方案,而非自行购药吃药。

## 考 证 聚 焦

国考真题　　　　　模拟练习

（俞淑芳）

# 项目三

# 妊娠期和哺乳期妇女用药指导

**学习目标**

- 知识目标:了解妊娠期药动学特点,胎儿发育与用药的关系;熟悉药物对胎儿危险性的分级标准,妊娠期和哺乳期妇女禁用用药物品种及产生的不良反应;掌握妊娠期和哺乳期妇女合理用药的注意事项。
- 能力目标:能够对妊娠期和哺乳期妇女开展合理用药指导。
- 素养目标:关心妊娠期和哺乳期妇女,提高药物治疗效果。

妊娠期和哺乳期等作为妇女的特殊生理时期,对母体和胎儿、新生儿的健康具有非常重要的意义。这一时期,安全、合理用药是确保母婴健康平安的重要保障之一。

**课堂讨论**

妊娠期妇女体内会发生哪些变化?

## 一、妊娠期的药动学特点

妊娠期妇女由于新生命的孕育,其心血管、消化、内分泌等系统都将出现各式各样的生理变化,这些变化导致此时药物的吸收、分布、代谢及排泄都可能出现于正常人有所不同。

1. 药物吸收的变化 妊娠期雌激素、孕激素可减少胃酸分泌,影响弱酸类药物的吸收,如水杨酸类等药物,但弱碱性药物如阿片类、苯二氮䓬类的吸收反而增加。孕妇胃肠蠕动减慢,会延长药物吸收,特别是有肝肠循环的药物,出现明显的二次吸收现象。早期出现的孕吐会减少口服吸收,部分孕妇饮食结构发生改变也是影响口服药物吸收的因素之一。

2. 药物分布的变化 妊娠期妇女体重平均增长 10~20 kg,血浆容积相应增加50%,故分布容积增加,同样剂量同一药物,孕妇的血药浓度要低于非妊娠期。血浆容积增加,使血浆白蛋白浓度降低,同时,药物血浆蛋白结合率下降,解离型药物比例明显提高,药物作用强度增大,且易于通过胎盘屏障进入胎儿体内,如苯巴比妥、苯妥英钠、地西泮、哌替啶、地塞米松等。部分孕妇的表观分布容积会发生明显改变,对于呈

347

现蓄积现象的药物影响较大。

3. 药物代谢的变化　妊娠期妇女肝脏的葡糖醛酸转移酶的活性降低,肝酶系统功能变化,肝生物转化功能有所下降,易产生蓄积性中毒,此现象在妊娠早期尤为明显,在使用主要需经肝代谢消除的药物时应予以高度重视。

4. 药物排泄的变化　妊娠期妇女的肾血流量、肾小球滤过量和尿量均有增加,可使许多水溶性物质或药物加速排出,如肌酐、氨基酸、葡萄糖、水溶性维生素等;另外,部分脂溶性高的药物在肠道排泄时,因肝肠循环而导致再吸收量增多。以上两种情况都可以使药物血浆或组织半衰期延长。

**知识拓展** //////////////////////////////////////////////////

### 胎 盘 屏 障

胎盘屏障是胎盘绒毛组织与子宫血窦间的屏障,胎盘是由母体和胎儿双方的组织构成的,由绒毛膜、绒毛间隙和基蜕膜构成。绒毛膜内含有脐血管分支,从绒毛膜发出很多大小不同的绒毛,这些绒毛分散在母体血之中,并吸收母血中的氧和营养成分,排泄代谢产物。

胎儿经胎盘从母体吸收和排泄药物,胎盘对药物的转运与其他生物膜相似,大多数以被动扩散的方式通过胎盘,以及易化扩散、主动转运、胞饮作用。药物的理化性质、胎盘的结构、功能状态及血流情况都会影响药物通过胎盘的速度与程度。

**课堂讨论**
药物经过胎盘进入胎儿体内会产生哪些变化?

## 二、胎儿的药动学特点

1. 吸收　大多数药物经胎盘转运进入胎儿体内后,有些药物经羊膜转运进入羊水后被胎儿吞饮,随羊水进入胃肠道被吸收进入胎儿体内,后经胎儿从尿中排出的药物又可因胎儿吞饮羊水重新进入胎儿体内,形成羊水 – 肠道循环。另外,药物经胎盘转运进入脐静脉,然后经过胎儿肝进入循环系统,部分药物会在胎儿肝发生生物转化,药理活性降低,药物作用下降。因此,一般在胎儿发育 70 日后,部分药物在胎儿体内具有与成人相近的首过消除现象。

2. 分布　药物进入脐静脉后,约有 60% 血液进入肝,另一部分药物中的相当大部分分布至胎儿的脑,因而药物分布至脑和肝较多,具有肝毒性的药物对胎儿的影响较明显。胎儿的血 – 脑屏障功能较差,其中枢神经系统更容易受到药物影响,尤其是呼吸中枢发育不完全,对具有呼吸抑制的药物尤为敏感,这在胎儿分娩前1周左右的时间具有重要的临床意义。如母体使用具有中枢抑制作用的药物,一旦处理不当则会导致新生儿呼吸窘迫甚至呼吸抑制。胎儿的血浆蛋白结合能力较低,一种药物与血浆蛋白结合后,可阻碍其他药物与血浆蛋白结合,如孕妇用磺胺类药物后,可阻碍胎儿蛋白与胆红素结合,从而使游离胆红素增加。

3. 代谢　胎儿肝是药物生物转化的主要器官,分解药物的酶系并不完善,葡糖醛酸转移酶的活性仅为成人的1%,对药物的解毒能力极低。因此,孕妇使用经肝代谢的药物进入胎儿体内容易发生蓄积中毒。

4. 排泄　胎儿肾发育不全,其肾小球滤过率比较低,排泄缓慢,可明显延长药物及其代谢产物在体内残留的时间。同时,药物经代谢后其脂溶性降低,由于不易通过血－脑屏障而重新转运到母体血中,会在胎儿体内蓄积,严重者可导致死胎等现象。

## 三、药物对胎儿危险性的分级标准

根据临床前试验将药物对妊娠的影响,美国食品药品监督管理局(FDA)将药物划分成5个等级(A、B、C、D和X级)来反映对出生缺陷的影响程度,部分药物分级情况如表9-5。分级标准如下。

A级:对照研究显示,此类药物对胎儿无任何不良的影响,是最安全的。但这类药物种类相对较少,常见的有维生素等。

B级:在动物实验中显示对胎儿没有影响,但在人类中还没有对照试验;或在动物实验中显示其对胎儿有不良影响,但是在人类的研究中却显示其对胎儿无不良影响。

C级:在动物实验中显示对胎儿有不良影响,但对人类的影响并没有足够的研究;或尽管对妊娠有风险,但相比疗效而言还是可以接受。

D级:对妊娠有影响,但在患者有生命危险时,或患者患严重的疾病时,对妊娠安全的药无法取得或不起作用时,某些特殊的情况下可以考虑使用。

X级:在人或动物中都可以导致胎儿发育异常,或不良反应报告显示此类药对胎儿有明显的风险,而且风险比治疗效果大得多。本类药物禁用于妊娠或将妊娠的患者。

表9-5　部分药物妊娠期用药危险性分级情况

| 危险性等级 | 药物名称 |
| --- | --- |
| A级 | 维生素等 |
| B级 | 胰岛素、氢化可的松、泼尼松、乙胺丁醇、二甲双胍等 |
| C级 | 庆大霉素、氯霉素、螺旋霉素、诺氟沙星、地塞米松、利福平、异烟肼、肼苯达嗪、甲基多巴、硝苯地平、尼莫地平、酚妥拉明、氯丙嗪、异丙嗪、普萘洛尔、甘露醇、多虑平等 |

| 危险性等级 | 药物名称 |
| --- | --- |
| D 级 | 卡那霉素、新霉素、链霉素、四环素、土霉素、金霉素、氯磺丙脲、甲苯磺丁脲、利舍平、硝普钠、卡托普利、博来霉素、白消安、顺铂、环磷酰胺、阿糖胞苷、阿霉素、氟尿嘧啶、甲氨蝶呤、丙硫氧嘧啶等 |
| X 级 | 己烯雌酚、炔诺酮、米非司酮、氯米芬、乙醇、可卡因、卡马西平、沙利度胺、吲哚美辛、甲氧苄啶、维生素 A 同质异构体、风疹疫苗、放射性碘等 |

## 四、妊娠期妇女用药注意事项

1. 孕期患病必须用药时,根据孕妇病情,优先选用疗效确切,对孕妇、胎儿安全性高的药物。能单独用药,就避免联合用药;慎用新药或仅有理论评价的药物;在医师和药师的指导下,严格掌握剂量和用药持续时间,切勿自行停药或增加药物剂量。

2. 对必须使用但又可能对胎儿产生不良影响的药物,应采取前瞻性预防措施,可根据药物对胎儿的影响程度,从选择对胎儿影响最小的药物和剂量开始治疗,尽量降低药物对胎儿的可能损害程度。

3. 根据孕周大小,即胎儿所属发育时期考虑用药。妊娠 3 个月以内的胎儿各器官和系统尚未完全形成,对药物的致畸作用高度敏感,为高风险期,用药应特别慎重,如果治疗可以推迟,尽量推迟到妊娠早期以后。一般妊娠 3 个月至分娩前 3 个月,药物会影响胎儿器官功能的发育和成熟,此时期药物对胎儿的不良影响多与给药剂量过大有关,应加强孕期检查,及时发现并纠正以有效避免。妊娠后期和临产期胎儿受药物影响相对较小,但要避免影响分娩和产程。孕中后期用药,详细记录用药情况,并注意密切监测胎儿状况。

4. 重视中药和中成药的不良反应,慎用或不用具有保健功能或药理作用的食品及加工品。

5. 慢性病患者应待疾病治愈后再考虑妊娠。口服避孕药者,应停药 6 个月后再受孕。

6. 加强宣教,孕妇自服药有一定的普遍性,孕期可用可不用的药物尽量少用。烟酒麻醉药均属于药物范围,对孕妇和胎儿同样有害。

---

**课堂讨论**

哺乳期妇女的细菌感染能否使用抗生素? 可以选用的抗生素有哪些?

---

## 五、哺乳期妇女用药注意事项

1. 需要用药时,应向医师说明自己正在喂奶,不可自己随意乱服药。

2. 若乳母非用不可,先选好替代药物,如乳母患泌尿道感染时,不选用磺胺类药物而用氨苄西林替代。选用药物代谢特点比较清楚,向婴儿转运较少的药物。若无法替代,建议暂时人工哺乳。

3. 严格掌握适应证、控制用药剂量,限制用药时间。作为药师应当及时掌握和熟悉哺乳期妇女用药的禁忌和注意事项,应当避免哺乳期妇女使用对其有害的药品,如表9-6和表9-7。

4. 做到"适时哺乳",防止蓄积。避免在乳母血药浓度高峰期哺乳。哺乳期妇女可在哺乳后马上服药,并尽可能地推迟下次哺乳时间,至少要隔4 h,使乳汁中的药物浓度达到最低。避免多种药物或长效药物联合使用,尽量选用短效药物。

5. 乳母切勿自己随意乱服药或滥用中药。有些中药会进入乳汁中,使乳汁变黄,或有回奶作用,如大黄、炒麦芽、薄荷等。

表 9-6　哺乳期妇女禁用的部分药物

| 药物 | 损害表现 | 药物 | 损害表现 |
| --- | --- | --- | --- |
| 镇静催眠药 | 引起小儿嗜睡、生长发育迟缓、呼吸抑制 | 双胍类、甲苯磺丁脲 | 引起婴儿血糖降低 |
| 四环素 | 过敏,牙齿发育不全 | 氯霉素类 | 引起新生儿骨髓抑制 |
| 磺胺类 | 溶血性贫血、新生儿黄疸 | 克林霉素类 | 引起婴儿中枢性中毒 |
| 锂盐 | 引起婴儿锂中毒 | 口服避孕药 | 致癌作用 |
| 环磷酰胺 | 抑制免疫功能 | 甲硝唑 | 分布于婴儿神经、血液,引起毒性 |
| 卡那霉素 | 小儿中毒 | 异烟肼 | 损害婴儿肝 |
| 抗甲状腺药 | 抑制婴儿甲状腺功能 | | |

表 9-7　哺乳期妇女慎用的部分药物

| 药物 | 损害表现 | 药物 | 损害表现 |
| --- | --- | --- | --- |
| 西咪替丁 | 乳汁中浓缩,致乳儿胃酸降低 | 三环类抗抑郁药 | 乳汁中排泄 |
| 水合氯醛 | 婴儿嗜睡 | 巴比妥类 | 致婴儿镇静、嗜睡、虚脱 |
| 抗精神病药 | 乳汁中排泄 | 蒽醌衍生物 | 引起小儿腹泻 |
| 激素类、阿司匹林、吲哚美辛 | 大剂量时可致乳儿代谢性中毒 | 萘啶酸 | 致乳儿惊厥 |
| | | 抗组胺药 | 可在乳儿体内蓄积 |

## 岗位对接

**用药指导**

　　案例:孕妇 28 岁,平素月经规则,诊断:孕 10 周 +4 d;症状性癫痫。患者 10 余年前确诊癫痫,开始服用左乙拉西坦片 500 mg,每日 2 次,至今年 1 月 23 日换用拉莫三嗪片 75 mg,每日 2 次,服至今从未测过拉莫三嗪血药浓度,4 月 1 日开始服用叶酸片 5 mg,每日 1 次。于 7 月 16 日来咨询药师孕期服用拉莫三嗪片和叶酸片是否影响胎儿的发育。你作为该药师,如何建议该孕妇?

　　用药指导:建议该孕妇妊娠期继续使用拉莫三嗪和叶酸片。叮嘱该孕妇妊娠期间规律服用药物,不可自行停药或增加药物剂量。建议该孕妇妊娠早、中、晚期及产后定期监测拉莫三嗪的血药浓度,并结合临床情况在医师指导下适当调整剂量。服药期间,不可饮用咖啡、酒精饮料和吸烟。此外,孕 12~13 周、孕 22~24 周需做 B 超筛查及系统胎儿 B 超,孕 16 周监测甲胎蛋白水平。

## 考证聚焦

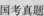

国考真题　　　　模拟练习

（俞淑芳）

# 项目四
# 肝功能不全患者用药指导

## 学习目标

- 知识目标：了解肝功能不全对药物体内过程的影响；掌握肝功能不全患者的用药原则；熟悉肝功能不全患者的慎用药物。
- 能力目标：能够指导肝功能不全患者合理应用药物，防止药物对肝造成二次伤害。
- 素养目标：关心肝功能不全患者，提高患者的用药依从性。

## 一、肝功能不全对药物体内过程的影响

肝是人体最大的内脏器官，具有代谢、合成、储存、排泄、解毒、免疫与预防和维持机体内环境稳定等功能。肝是许多药物代谢的主要场所，大多数药物在肝内经代谢而失去活性，少部分药物在肝内经过代谢而产生活性。当肝功能不全时，药物的代谢必然会受到影响，患者低蛋白血症导致其与药物结合减少，药物生物转化减慢，血浆游离药物增多而使药效增强。因此，必须减少用药剂量及用药次数，特别是给予肝毒性的药物时更需要慎重，应制订个体化给药方案。

### （一）肝功能不全对药动学的影响

肝疾病对肝血流量、血浆蛋白含量、肝药酶活性以及肝细胞摄取和排泄等都产生影响，改变药物的吸收、体内分布及代谢清除。

1. 吸收　肝疾病时，药物的首过消除减弱，使主要在肝代谢清除的药物在体内的血药浓度明显增高，从而使药物作用增强的同时，不良反应的发生率也可能升高。因此，肝疾病时要减少口服药的剂量，并延长给药时间间隔。首过消除明显的药物有阿司匹林、利多卡因、硝酸甘油、对乙酰氨基酚、哌唑嗪和氯丙嗪等。

2. 分布　药物在体内的分布主要是通过与血浆蛋白结合。在肝疾病时，肝的蛋白质合成功能减退，血浆中白蛋白浓度下降，使药物的血浆蛋白结合率下降，游离型药物增加，使药物的作用加强，同时不良反应也可能相应增加，尤其是对血浆蛋白结合率高的药物影响更为显著。例如，维拉帕米、呋塞米、利多卡因、吗啡、地西泮、苯妥英钠和保泰松等。

3. 消除　肝是药物代谢最重要的器官。在肝疾病时，肝细胞的数量减少，功能受

353

损,肝细胞内的多数药物酶,尤其是细胞色素 P450 酶系的活性和数量都会有不同程度的减少,使主要通过肝代谢的药物代谢速度和程度降低,清除半衰期延长,长期用药可引起蓄积中毒。另外一些需要在体内代谢后才具有药理活性的前体药物,则会由于肝的转化能力减弱而导致药物的活性代谢产物生成减少,药理活性降低。例如,可的松、可待因、依那普利和环磷酰胺等。

### (二) 肝功能不全对药效学的影响

肝功能不全会影响药物的吸收、血浆蛋白结合率、肝药酶的数量和活性以及排泄,结果导致药理效应表现为增强或减弱。慢性肝病时,血浆蛋白合成减少,药物的蛋白结合率下降,在应用治疗范围的药物剂量时,游离血药浓度相对升高,不仅使其药理效应增强,也可能使不良反应的发生率增加。例如,慢性肝病患者给予巴比妥类药物往往诱发肝性脑病。

**知识拓展**

#### 用 Child-Turcotte-Pugh(CTP)评分肝功能不全分级的评估系统

CTP 肝功能不全分级的评分系统以血清白蛋白、血清总胆红素、凝血酶原时间、肝性脑病和腹水五项指标作为依据,以五项指标计分之和来评价肝功能不全程度(表 9-8)。

表 9-8　CTP 的评分计分标准

| 项目 | 1分 | 2分 | 3分 |
|---|---|---|---|
| 血清白蛋白 /(g·L$^{-1}$) | >35 | 28~35 | <28 |
| 血清总胆红素 /(μmol·L$^{-1}$) | <34.2 | 34.2~51.3 | >51.3 |
| 凝血酶原时间 /s | <4 | 4~6 | >6 |
| 肝性脑病 / 级 | 0 | I / II | III / IV |
| 腹水 | 无 | 少量 / 中量 | 大量 |

注:5~6 分为 CTP A 级或轻度肝功能不全;7~9 分为 CTP B 级或中度肝功能不全;10~15 分为 CTP C 级或重度肝功能不全。

视频

肝功能不全
患者用药

### 二、肝功能不全患者用药原则

1. 明确诊断,合理选药　明确诊断患者肝功能不全的种类和程度,熟悉对肝有损害的药物种类和所致肝损害的类别,避免或减少使用对肝毒性大的药物,同时制订肝毒性低的同类药物替代策略。注意药物相互作用,避免与具有肝毒性的药物同时服用。初始计量宜小,必要时进行 TDM,及时调整用药剂量,做到用药剂量个体化。

2. 定期监测肝功能,及时调整给药方案　通过监测肝功能,决定是否调整药物治疗方案。黄疸是药源性肝功能不全的典型表现,其中以肝实质损害最为显著。此外,也要注意无黄疸的药源性肝损害,例如肝大、功能异常或伴有发热和皮疹等。同时还要注意继发性肝损害,例如药物损伤肾或骨髓也会导致肝损害,可通过密切观察药物的临床反应来调整给药方案。

3. 正确处理肝功能不全伴有其他合并症　大部分药物都要经过肝代谢,若肝功能不全患者合并其他疾病时,治疗其他疾病的药物则常会因为患者肝功能不全而影响药动学,从而影响疗效或加重不良反应。例如肝功能不全患者合并慢性心力衰竭时,由于地高辛主要经肾排泄,选用地高辛不易导致蓄积中毒,相对更安全。

4. 肝功能不全而肾功能正常的患者,可选用肝毒性小且经肾排泄的药物。

**知识拓展**

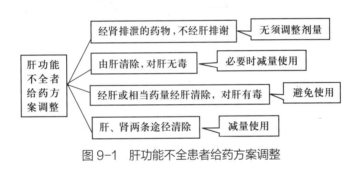

### 肝功能不全患者给药方案调整(图 9-1)

图 9-1　肝功能不全患者给药方案调整

## 三、肝功能不全患者慎用的药物

1. 非甾体抗炎药　急性实质性肝损伤的患者,长期服用对乙酰氨基酚等非甾体抗炎药,会导致剂量依赖性肝细胞坏死。

2. 抗凝血药　严重的慢性活动性肝炎患者,由于凝血因子和纤维蛋白原减少,可使抗凝血药的作用增强,产生自发性出血倾向,如华法林。

3. 干扰胺类物质代谢的药物　能干扰胺类物质代谢的药物,可使慢性肝炎患者发生肝性脑病,如锂盐、高效能和中效能利尿药等。

4. 糖皮质激素类药物　糖皮质激素类药物能影响脂肪的分解代谢,从而影响血脂的转运和分布,可加重脂肪肝和肝功能不全,并且能诱发消化道出血。

此外,抗癫痫药、三环类抗抑郁药、利尿药、口服避孕药、雄激素和蛋白同化激素等药物,肝功能不全的患者也应慎用。

## 岗 位 对 接

### 用药指导

案例:患者,男性,42岁,因风湿性心瓣膜病于2年前行瓣膜置换术,之后常服用华法林。近来因面色泛黄,皮下血肿入院,经诊断为慢性活动性肝炎。请问患者为何会出现皮下血肿?

用药指导:由于患者为慢性活动性肝炎患者,体内凝血因子减少,会使华法林等抗凝血药的作用增强,出现自发性出血。建议在治疗慢性活动性肝炎的同时,使用维生素K治疗出现的皮下血肿,此后可根据患者肝功能不全的情况,适当减少华法林的使用量。

## 考 证 聚 焦

国考真题

模拟练习

(罗 丹)

## 学习目标

- 知识目标:了解肾功能不全对药物体内过程的影响;掌握肾功能不全患者的用药原则;熟悉肾功能不全患者慎用的药物。
- 能力目标:能够指导肾功能不全患者合理应用药物,防止药物对肾脏造成二次伤害。
- 素养目标:关心肾功能不全患者,树立良好的医德医风。

## 一、肾功能不全对药物体内过程的影响

肾是体内药物的最大排泄器官,同时也参与药物的代谢。当肾功能不全时,药物的体内过程及药物的作用均会受到影响。

1. 肾功能不全对药动学的影响

(1) 吸收　当患者出现肾功能不全时,肾单位的数量减少,功能减弱,进而出现肾小管性酸中毒。慢性尿毒症患者常伴有呕吐、腹泻等,会减少药物的吸收。

(2) 分布　肾功能不全的患者能影响药物与血浆蛋白的结合。其中,酸性药物游离增加(如苯妥英钠),易发生中毒;碱性药物的血浆蛋白结合率不变(如普萘洛尔)或降低(如地西泮)。药物的血浆蛋白结合率改变,其分布容积也可能改变。大多数药物的血浆分布容积增加,少部分血浆蛋白结合率低的药物无改变(如庆大霉素、异烟肼等),而地高辛比较特殊,分布容积减少。

(3) 代谢　由于肾含有多种药物代谢酶,当肾功能损害时,药物的代谢也会随之发生改变,例如尿毒症患者对维生素 $D_3$ 的第二次羟化障碍。

(4) 排泄　肾功能不全时,主要经肾排泄的药物消除减慢,血浆半衰期延长。例如急性肾小球肾炎时,地高辛、氨基糖苷类抗生素等经肾小球滤过的药物排泄减慢。肾功能受损时,某些药物(如普鲁卡因胺)在体内的活性代谢产物排泄减慢,从而蓄积产生毒副作用。

2. 肾功能不全对药效学的影响　肾功能不全时,主要经肾代谢和排泄的药物的生物半衰期较正常人长,药物达到稳态血药浓度所需的时间较长,显效较慢,作用时间延长。对于主要经肾排泄消除的药物,会出现蓄积中毒,对主要经肝代谢消除的药物影响较小。

▶ 视频

肾功能不全
患者用药

## 二、肾功能不全患者用药原则

1. 明确诊断,合理选药物  明确诊断患者的肾功能不全的种类和程度,熟悉对肾有损害的药物种类和所致肾损害的类别,避免或减少使用肾毒性大的药物,同时注意药物相互作用,避免与具有肾毒性的药物合用。

2. 检查肾功能,调整药物剂量  评价肾功能的指标中,肌酐清除率最具参考价值,主要通过测定患者的血清肌酐值计算而得,正常男性约为 120 ml/min,女性约为 105 ml/min。根据患者实际计算测得的肌酐清除率(Ccr),计算调整的用药剂量,必要时进行 TDM,做到用药剂量个体化。

$$成年男性:Ccr = \frac{(140-年龄) \times 体重}{72 \times Scr}$$

$$成年女性:Ccr = 男性 \times 0.85$$

注:体重单位为 kg;血肌酐(Scr)单位为 mg/dl。

3. 肾功能不全而肝功能正常的患者,可选用双通道(肝、肾)消除的药物。

**知识拓展** //////////////////////////////////////////////////////////////////////////

### 药物的双通道消除

药物在体内的清除主要是通过肝和肾。双通道消除是指某些药物在经肝代谢消除的同时,又能以原形的形式通过肾排泄消除。肾功能不全而肝功能正常患者可选用双通道(肝、肾)消除药物。双通道消除的药物有 ACEI 类,如贝那普利、福辛普利;头孢菌素类,如头孢哌酮、头孢曲松;β 受体阻断剂,如比索洛尔等。

## 三、肾功能不全患者慎用的药物

1. 非甾体类解热镇痛药  本类药物对肾的损害常常被忽略,与长期大剂量服用有关。例如,阿司匹林、布洛芬、吡罗昔康、吲哚美辛、双氯芬酸钠、甲氯芬钠酸、托美丁、非诺洛芬、保泰松及含非甾体抗炎药的复方制剂等。

2. 抗微生物药  第一代头孢菌素类、四环素类、氨基糖苷类、磺胺类、多肽类、甲硝唑(儿童使用)、两性霉素 B、氟康唑、伊曲康唑、特比萘芬、异烟肼、利福平和乙胺丁醇等药物易发生肾损害。

3. 抗肿瘤药  大多数抗肿瘤药都会损害肾脏,如顺铂、环磷酰胺、甲氨蝶呤、门冬酰胺酶、丝裂霉素、卡莫司汀和洛莫司汀等。

**4. 抗高血压药** 肾小球功能障碍的患者慎用的抗高血压药有普萘洛尔、可乐定、利血平、米诺地尔、硝普钠、甲基多巴、哌唑嗪、尼卡地平、硝苯地平和卡托普利等。

此外,肾功能不全的患者应慎用的药物还包括造影剂、镇静催眠药和抗抑郁药等。

## 岗 位 对 接

### 用药指导

案例:患者,女性,54 岁,体重 61 kg,因咳嗽、咳痰伴发热就诊。体格检查:体温 38.5℃、双肺可闻及湿性啰音,查血常规提示:白细胞计数 $12.4 \times 10^9$/L,胸部 X 线片检查提示:斑片状浸润性阴影。给予左氧氟沙星片(规格:0.5 g/ 片)经验性治疗。该患者入院后查肾功能提示:血肌酐 120 μmol/L,经计算所得该患者的肌酐清除率为 47 ml/min。怎样指导该患者用药?

用药指导:根据左氧氟沙星片说明书中肾功能不全患者的剂量调整(表 9-9),确定该患者的用药剂量为首剂 500 mg(1 片),此后每 24 h 250 mg(1/2 片)。

表 9-9 肾功能不全患者的剂量调整

| 肾功能正常患者每 24 h 的剂量 | 肌酐清除率 ≥50 ml/min | 肌酐清除率 20~49 ml/min | 肌酐清除率 10~19 ml/min |
| --- | --- | --- | --- |
| 750 mg | 不需调整 | 每 48 h 750 mg | 首剂 750 mg,此后每 48 h 500 mg |
| 500 mg | 不需调整 | 首剂 500 mg,此后每 24 h 250 mg | 首剂 500 mg,此后每 48 h 250 mg |
| 250 mg | 不需调整 | 不需调整 | 48 h,250 mg |

## 考 证 聚 焦

国考真题

模拟练习

(罗 丹)

# 项目六
## 驾驶员用药指导

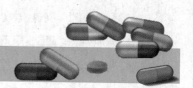

**学习目标**

- 知识目标：掌握驾驶员的用药原则；熟悉驾驶员慎用的药物。
- 能力目标：能够指导驾驶员合理应用药物，防止药物在驾驶员的工作中造成不良的影响。
- 素养目标：关心驾驶员用药，树立珍爱生命、关爱患者的医德医风。

  驾驶员，包括驾驶飞机、车船，操作机械、农机具和高空作业人员，常因服药出现不同程度的疲乏、嗜睡、精神不振、视物模糊、多尿和平衡力下降等，影响驾驶人员的精力集中、动作协调，甚至判断的果断性，最终导致事故的发生。医师或药师应指导驾驶员了解驾驶员用药方面的知识，以确保驾驶员及相关人员的安全。

▶ **视频**

驾驶员用药指导

### 一、驾驶员用药原则

  驾驶人员患病时既要用药，又要保证驾驶安全，用药要在医师或药师的指导下合理使用。应认真了解药物的作用、不良反应和注意事项，严禁自行随意用药。驾驶员合理使用药物应遵循以下几个原则。

  1. 对易产生嗜睡的药物，应在睡前 30 min 服用，既能减少对工作生活带来的影响，也能促进睡眠。

  2. 过敏时尽量选用对中枢神经抑制作用小的抗过敏药，如氯雷他定。

  3. 感冒时选用不含镇静药和抗过敏药的日片。

  4. 糖尿病患者在注射胰岛素和服用口服降糖药后，为避免低血糖，请稍作休息，如血糖过低或出现头晕、目眩、手颤时，可进食少量食物或巧克力、水果糖缓解。

  5. 开车前 4 h 慎用药物，或服药 6 h 后再开车。

### 二、驾驶员慎用的药物

  一些药物会引起驾驶员嗜睡、眩晕、幻觉、定向障碍、视物模糊等不良反应，因此，为了驾驶安全，驾驶员服用药物时候应慎重，驾驶员慎用的药物如表9-10。

表 9-10　驾驶员慎用的药物

| 产生的影响 | 药物名称 |
|---|---|
| 引起驾驶员嗜睡 | 抗过敏药(如氯苯那敏)或含有抗过敏药成分的抗感冒药(如金羚感冒片)、镇静催眠药(如地西泮)、抗偏头痛药(如苯噻啶)、质子泵抑制剂(如奥美拉唑) |
| 致驾驶员出现眩晕或幻觉 | 解热镇痛药(如双氯酚酸)、镇咳药(如右美沙芬可引起嗜睡、眩晕;喷托维林服用后 10 min 可出现头晕、目眩、全身麻木,并可持续 4~6 h)、抗血小板药(如双嘧达莫)、降糖药(磺酰脲类和格列奈类口服降血糖药)、抗病毒药金刚烷胺或含金刚烷胺的复方制剂(如复方氨酚烷胺) |
| 致驾驶员出现定向力障碍 | 抑酸药(如西咪替丁、雷尼替丁、法莫替丁)、避孕药、镇痛药(如哌替啶)注射 |
| 致驾驶员视物模糊或变色困难 | 抗癫痫药(如卡马西平、苯妥英钠和丙戊酸钠)、抗精神病药(如利培酮)、解热镇痛药(如布洛芬、吲哚美辛)、M 受体阻断剂(如山莨菪碱)、抗心绞痛药(如硝酸甘油) |
| 致驾驶员多尿或多汗 | 利尿药(如阿米洛利及其复方制剂)、抗高血压药(如复方利血平 – 氨苯蝶啶片、哌唑嗪) |

## 岗 位 对 接

### 案例分析

案例:某货车司机,因自觉头痛、鼻塞、流鼻涕,自行到药店购买感冒灵颗粒和速效感冒胶囊服用,2 h 后,驾车去郊区拉货,途中感觉头晕且很疲倦。请分析该驾驶员服药后为何会出现这样的现象。

分析:因为该司机服用的感冒灵颗粒和速效感冒胶囊中均含有氯苯那敏,具有中枢抑制作用,服用后会产生嗜睡现象,在驾驶前 4 h 慎用此药物,或服药 6 h 后再从事驾驶工作。

## 考 证 聚 焦

国考真题　　　　模拟练习

（罗　丹）

# 项目七
## 运动员用药指导

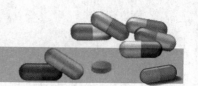

**学习目标**

- 知识目标:了解兴奋剂的概念和分类;熟悉运动员用药指导。
- 能力目标:能够指导运动员合理应用药物,避免运动员用药不当造成不良的影响。
- 素养目标:树立正确的药品使用观念,营造良好的竞技氛围。

运动员,也称运动选手,是指参与职业运动的人们,这些人拥有高于平常人的身体条件,包括耐力、敏捷度等,也因为这些条件而擅长于运动竞赛。在中国,运动员一般分为运动健将、一级运动员、二级运动员、三级运动员、少年运动员五个技术等级。

某些运动员在参加比赛时,为提高竞技能力会选择使用"兴奋剂"来暂时改变身体条件和精神状态,这种行为不仅损害奥林匹克精神,破坏运动竞赛的公平原则,而且严重损害运动员身体健康。因此,国际奥委会严禁运动员使用兴奋剂。

### 一、兴奋剂的概念和分类

兴奋剂,原指能产生兴奋作用的药物。由于运动员为提高成绩而最早服用的药物大多属于兴奋剂药物,因此,现在常说的兴奋剂不再单指能产生兴奋作用的药物,而是对运动员参赛时禁用药物的统称,具体是指能起到增强或辅助增强自身体能或控制能力,以达到提高比赛成绩的药物或生理物质。

从 1968 年反兴奋剂运动开始至今,兴奋剂的种类不断增多,已经从一开始的四大类上升到现在的七大类,世界反兴奋剂组织(WADA)每年会调查公布当年的兴奋剂目录,种类一般包括麻醉药品、蛋白同化激素、肽类激素、精神刺激剂(含精神药品)、药品类易制毒化学品、医疗用毒性药品及其他类。

## 二、运动员用药指导

### (一) 运动员允许使用的药物

运动员用药可以参照国家体育总局《运动员常用治疗药物使用指南(2018 版)》,根据治疗的需要,如果必须使用被列为禁药的药物时,可以提前申请用药豁免。

1. 抗微生物感染药

(1) β- 内酰胺类　阿莫西林、头孢呋辛。

(2) 大环内酯类　红霉素、乙酰螺旋霉素、罗红霉素、阿奇霉素。

(3) 喹诺酮类　诺氟沙星、环丙沙星、左氧氟沙星。

(4) 硝基咪唑类　甲硝唑、替硝唑。

(5) 抗感染植物药　小檗碱。

(6) 抗病毒药　利巴韦林、阿昔洛韦、阿糖胞苷。

2. 麻醉药　运动员局部麻醉可以使用利多卡因。

3. 解热镇痛、抗炎、抗痛风药

(1) 解热镇痛药　阿司匹林、对乙酰氨基酚、氯芬黄敏、复方氨酚烷胺。

(2) 抗炎止痛药　美洛昔康、布洛芬、依托芬那酯、酮洛芬、双氯芬酸、双氯芬酸钠缓释片、萘丁美酮、氟比洛芬凝胶贴膏。

4. 神经系统药

(1) 镇静催眠抗惊厥药　地西泮、艾司唑仑。

(2) 其他　谷维素。

5. 心血管系统药　患有心血管系统疾病的运动员可以服用氯沙坦、氨氯地平、硝苯地平、阿托伐他汀钙片、卡托普利、缬沙坦、硝酸甘油、盐酸普罗帕酮等。

6. 呼吸系统药

(1) 祛痰药　氨溴索,允许口服或肌内注射使用。

(2) 镇咳药　喷托维林、右美沙芬可允许使用。

(3) 其他　复方甘草片,因含有违禁成分吗啡,赛内禁用,如需比赛期间使用,需申请用药豁免。

7. 消化系统药

(1) 抗溃疡药　复方氢氧化铝、铝碳酸镁、复方铝酸铋颗粒、吉法酯、雷尼替丁、法莫替丁、奥美拉唑。

(2) 胃肠解痉药　复方颠茄片可允许使用。

(3) 止吐、催吐及胃肠推动药　甲氧氯普胺、多潘立酮。

(4) 止泻药　双八面体蒙脱石。

8. 激素及影响内分泌药 复方倍他米松(违禁成分:倍他米松,赛外不禁用,赛内禁止口服、静脉注射、肌内或直肠给药)、格列喹酮、二甲双胍、阿卡波糖。

9. 血液系统药 甲钴胺,用于糖尿病引起的末梢神经障碍和巨幼红细胞性贫血。

10. 抗变态反应药 氯苯那敏、西替利嗪、苯海拉明、茶苯海明、异丙嗪、阿司咪唑、氯雷他定等。

11. 维生素及微量元素药 复合维生素 B、维生素 C、碳酸钙 – 维生素 $D_3$ 等。

12. 外用及五官科用药

(1) 皮肤用药 曲安奈德益康唑(违禁成分:曲安奈德,只允许外用)、莫匹罗星、复方地塞米松(违禁成分:地塞米松,只允许外用)、硝酸咪康唑。

(2) 眼科用药 氯霉素滴眼液、氧氟沙星滴眼液、红霉素眼膏。

**知识拓展**

### 运动员治疗用药豁免

根据治疗需要,如果必须使用违禁药品时,运动员可以向奥委会反兴奋剂组织提交病历和用药豁免申请书,其中要详细写明运动员个人信息、医师诊断结果、医疗检查情况、药名、违禁成分、用药剂量、给药方式、给药频次、计划使用时间以及医师关于完全出于治疗目的的使用上述药物,确定如果使用不含违禁成分的药物治疗将不利于病情恢复的声明,医师签字(日期)、运动员的豁免申请、运动员签字(日期)、父母(监护人)签字(日期)和单位意见等。经过讨论,获得批准并备案后,运动员可以使用此种违禁药物和治疗方法。

### (二) 各类兴奋剂的危害及避免使用的原因

1. 麻醉药品 该类药品常被游泳和长跑运动员滥用,如可卡因、哌替啶、芬太尼等,此类药物虽然能让运动员长时间忍受肌肉疼痛,但是能使伤口进一步恶化,导致呼吸困难和产生依赖性。

2. 蛋白同化激素 如苯丙酸诺龙,该类药品常被游泳、短跑、柔道、投掷、摔跤、自行车、橄榄球、体操、滑雪等运动员使用,因其能促使体格强壮、肌肉发达、增强爆发力,并能缩短体力恢复时间。但是,该类药物存在较大的毒副作用,运动员切不可长期使用。

**知识拓展**

### 运动员长期服用蛋白同化激素可导致严重后果

蛋白同化激素类药物虽然能使运动员体格强壮、肌肉发达,增强爆发力,缩短体力恢复时间,但是长期使用会导致严重不良反应。男性若长期使用,会导致阳痿、睾丸萎缩、精子生成减少,甚至无精子而不育。女性若长期使用,则可导致月经紊乱,甚至闭经和不孕,同时还会出现多毛、声音变粗、性功能异常等男性化症状,即使停药也不可逆转。此外,更严重的是,不论男女,均可能诱发高血压、冠心病、心肌梗死、脑动脉硬化和脑血管破裂等心脑血管疾病,甚至引起肝癌、肾癌等。

3. 肽类激素 人生长激素,由于其能促进骨骼、肌肉和组织的生长发育,常被田径、举重等选手滥用;但是本类药物使用危害严重,表现为四肢、脸及内部器官的不正常发育。再如,促红细胞生成素可以刺激红细胞的增殖分化,以提高血液携氧量,常被短跑、长跑、自行车和赛艇等运动员滥用。促红细胞生成素会导致肝衰竭和心力衰竭,并且引起糖尿病。

4. 精神刺激剂 可卡因会使运动员情绪高涨,能忍受伤痛,提高攻击力。可卡因用量过大会出现中毒,呼吸浅而快,血压上升,甚至会出现呼吸麻痹而死亡。

5. 药品类易制毒化学品 麻黄碱能提高运动员的呼吸功能,改善循环,增加供氧能力。若长期使用麻黄碱会出现头痛、心慌、失眠、耳鸣、颤抖等不良反应,严重时会出现心力衰竭和呼吸衰竭而死亡。

6. 医疗用毒性药品 该类药品毒性剧烈,治疗量与中毒量相近,使用不当会致人中毒或死亡,例如阿托品、氢溴酸东莨菪碱和士的宁等。

7. 其他类 β受体阻滞剂能降低血压、减慢心率、降低心肌耗氧,还能增加人体平衡功能,增强运动耐力,尤其能消除运动员赛前的紧张情绪,从而保证正常或超长发挥。因此,β受体阻滞剂常被射击、体操、滑雪和赛车等运动员滥用。滥用会引起头晕、失眠、抑郁、幻觉、心率减慢、低血压,甚至诱发哮喘等不良反应。若长期使用后突然停药,则会出现心动过速、心肌梗死,甚至突然死亡。此外,利尿剂可帮助人在短时间内迅速降低体重,常被自行车、柔道、举重和摔跤等运动员滥用。滥用利尿剂易造成人体严重脱水,甚至出现肾衰竭。

<h2 style="text-align:center">岗 位 对 接</h2>

**案例分析**

案例:某举重运动员在参加比赛前一周因下肢水肿而使用了氢氯噻嗪,结果被取消了比赛。

问题:为什么禁止举重运动员使用利尿剂?

分析:氢氯噻嗪属于利尿剂,由于其可短时间内急速降低运动员的体重,因此属于列入兴奋剂管理的药物。

## 考证聚焦

国考真题

模拟练习

（罗 丹）

# 模块十

## 常用医疗器械知识

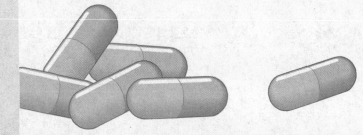

# 项目一
## 医疗器械基本知识

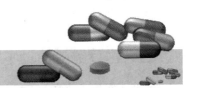

### 学习目标

- 知识目标:了解医疗器械的定义;熟悉使用医疗器械的目的;掌握医疗器械的基本质量特性和分类。
- 能力目标:能够合理进行医疗器械的分类。
- 素养目标:树立安全合理使用医疗器械的观念。

### 一、医疗器械的定义

《医疗器械监督管理条例》中规定,医疗器械是指直接或间接用于人体的仪器、设备、器具、体外诊断试剂及校准物、材料以及其他类似或相关的物品,包括所需要的计算机软件。其效用主要通过物理等方式获得,不是通过药理学、免疫学或者代谢的方式获得,或者虽然有这些方式参与但是只起辅助作用。

> **课堂讨论**
>
> 使用医疗器械的目的有哪些?

### 二、使用医疗器械的目的

使用医疗器械旨在达到下列预期目的。

1. 疾病的诊断、预防、监护、治疗或缓解。
2. 损伤的诊断、监护、治疗、缓解或功能补偿。
3. 生理结构或生理过程的检验、替代、调节或支持。
4. 生命的支持或维持。
5. 妊娠控制。
6. 通过对来自人体的样本进行检查,为医疗或诊断目的提供信息。

### 三、医疗器械的基本质量特性

根据《产品质量法》解释,产品质量是指产品满足需要的有效性、安全性、适用性、可靠性、维修性、经济性和环境等所具有的特征和特性的总和。不同产品的质量特性,其侧重点也不相同。医疗器械是关系人民生命健康的特殊产品,它的基本质量特性就是安全性和有效性。

#### (一) 安全性

医疗器械是使用于人体的特殊商品,医疗器械的安全性直接关系到人体的生命安全。因此,对于医疗器械来说,安全性是极其重要的。医疗器械的具体产品门类繁多,涉及范围很广。这些不同的产品,对安全性要求的内涵虽有区别,最基本的安全性要求有两大类。

1. 使用电源驱动的医疗器械(医用电气设备),如心电图机、心电监护仪等。这类设备的安全性主要是电气安全,其中包括防电击危险和防机械危险等,有专门的医用电气设备安全标准加以规定。

2. 无电源驱动的医疗器械,包括植入人体的医疗器械和一次性医疗用品等。这类设备主要考虑的是细菌感染和生物相容性的安全要求。当然,有的医用电气设备于人体的部分也存在无菌和生物相容性问题,也需要考虑这类安全性。

#### (二) 有效性

任何商品都有其相应的使用性能,医疗器械作为使用于人体的特殊商品更是如此。医疗器械的使用性能也就是临床上使用的有效性。其有效性的核心为:它是否真正能达到使用说明书所示的有效的诊治、防病的目的。

### 四、医疗器械的分类

#### (一) 分类原则

为了有效地监督管理医疗器械产品,国家对医疗器械按照风险程度实行分类管理。根据《医疗器械监督管理条例》,可以将医疗器械分为三大类。

第一类是风险程度低,实行常规管理可以保证其安全、有效的医疗器械。

第二类是具有中度风险,需要严格控制管理以保证其安全、有效的医疗器械。

第三类是具有较高风险,需要采取特别措施严格控制管理以保证其安全、有效的医疗器械。

评价医疗器械风险程度,应当考虑医疗器械的预期目的、结构特征、使用方法等因素。

### 知识拓展

**医疗器械产品注册与备案**

　　第一类医疗器械实行产品备案管理,第二类、第三类医疗器械实行产品注册管理。

　　第一类医疗器械产品备案,由备案人向所在地设区的市级人民政府食品药品监督管理部门提交备案资料。申请第二类医疗器械产品注册,注册申请人应当向所在地省、自治区、直辖市人民政府食品药品监督管理部门提交注册申请资料。申请第三类医疗器械产品注册,注册申请人应当向国务院食品药品监督管理部门提交注册申请资料。

### (二) 各类产品的主要品种

　　第一类:通过常规管理足以保证其安全性、有效性的医疗器械(大部分不直接接触患者或接触少)。如医用 X 线胶片、医用 X 线防护装置、全自动电泳仪、医用离心机、切片机、牙科椅、煮沸消毒器、纱布绷带、弹力绷带、橡皮膏、手术衣、手术帽、口罩、集尿袋、大部分手术器械、听诊器、创可贴、拔罐器等。

　　第二类:对其安全性、有效性应当加以控制的医疗器械。如体温计、血压计、助听器、制氧机、避孕套、针灸针、心电诊断仪器、无创监护仪器、光学内镜、便携式超声诊断仪、牙科综合治疗仪、医用脱脂棉、医用脱脂纱布、全自动生化分析仪、恒温培养箱等。

　　第三类:用于植入人体或支持维持生命,对人体具有潜在危险,对其安全性,有效性必须严格控制的医疗器械。如植入式心脏起搏器、体外震波碎石机、患者有创监护系统、人工晶体、有创内镜、超声手术刀、激光手术设备、高频电刀、微波治疗仪、X 线治疗设备、200 mA 以上 X 线机、医用高能设备、人工心肺机、内固定器材、人工心脏瓣膜、人工肾、呼吸麻醉设备、一次性使用无菌注射器、一次性使用输液器、输血器、医用核磁共振成像设备、CT 设备、彩色超声成像设备等。

## 岗 位 对 接

**案例分析**

　　案例:执法人员在某卫生院的检验室进行检查时,发现了一次性使用无菌注射器、一次性使用采血针、检测试剂等 18 种(不同批次)过期医疗器械。以上过期医疗器械未用任何标识予以标记,且与在有效期内的医疗器械混放在一起。

问题:卫生院当事人违反了什么规定？应如何处理？

分析:该当事人的行为违反了《医疗器械监督管理条例》第四十条的规定,构成了使用过期医疗器械的违法性质。依据《医疗器械监督管理条例》第六十六条的规定,没收该卫生院过期的医疗器械,并对当事人使用过期医疗器械的行为处罚款两万元。

## 考证聚焦

模拟练习

（林　鑫）

# 项目二
## 常用医疗器械的使用

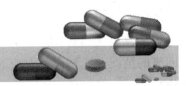

**学习目标**

- 知识目标：了解常用医疗器械的特点；熟悉常用医疗器械的分类；掌握体温计、血压计等常用医疗器械的使用方法。
- 能力目标：能够提供常用医疗器械的使用咨询服务，具备健康教育的能力。
- 素养目标：关心患者，提高患者安全合理使用医疗器械的水平。

家庭常用医疗器械包括体温计、血压计、家用血糖仪、卫生材料及敷料、一次性使用无菌医疗器械、制氧机、助听器、天然胶乳橡胶避孕套、拔罐器、针具、灸具等。

## 一、体温计的使用

### (一) 体温计的分类

体温计包括水银体温计、电子体温计、多功能红外体温计和片式体温计。

水银体温计是最常见的体温计，它可使随体温升高的水银柱保持原有位置，便于使用者随时观测。由于玻璃的结构比较致密，水银的性能非常稳定，因此水银体温计具有示值准确、稳定性高的特点，还有价格低廉、不用外接电源的优点，深受人们特别是医务工作者的信赖。玻璃体温计的缺陷也比较明显，易破碎，存在水银污染的可能，测量时间比较长，对急重病患者、老人、婴幼儿等使用不方便，读数比较费事等。

电子式体温计是利用某些物质的物理参数与环境温度之间存在的确定关系，将体温以数字的形式显示出来，读数清晰。电子体温计能快速准确地测量人体体温，与传统的水银体温计相比，具有读数方便，测量时间短，测量精度高，能记忆并有蜂鸣提示的优点。电子体温计不含水银，对人体及周围环境无害，特别适合于家庭、医院等场合使用。其不足之处在于示值准确度受电子元件及电池供电状况等因素影响，不如玻璃体温计。

多功能红外体温计既可以测量耳温，也可以测量额温，双功能模式，适合不同情况下测量使用。耳式体温计是通过测量耳朵鼓膜的辐射亮度，非接触地实现对人

视频

体温计的使用

373

体温度的测量。只需将探头对准内耳道,按下测量钮,仅几秒就可得到测量数据,非常适合急重病患者、老人、婴幼儿等使用。额温是通过红外线照射到额头表面反射回来的情况与光谱温度对应表对照,从而得出准确的温度值,使用起来方便、简单、快捷。

不断发展的新技术又带来了一种非常奇特的体温计,称为片式体温计。这种体温计只有名片大小,长 6~7 cm、宽 0.5 cm 左右,上面布满了一些附有数字的排列整齐的圆点。在进行体温测试后,某一数值以下的圆点会全都变暗,而其余圆点颜色不变,使用者即可根据上述变化确定体温。这种温度计价格不高,体积较小,便于携带和储存,本身污染非常小,特别适用于医疗机构,可以一次性使用,避免交叉感染。

## 知识拓展

### 不慎打碎水银体温计该怎么办?

1. 立即关闭暖气或热空调,因为水银在高温下,更容易挥发成有毒的气体,通过呼吸被人体的肺脏吸收。

2. 让其他人和所有宠物离开污染区域,不要让其他人或宠物在污染区域走过。

3. 打开所有通向室外的门窗,加快水银向外扩散;关闭所有通向其他房间的门窗,切断水银向其他房间扩散。

4. 戴上橡胶或乳胶手套,小心捡起玻璃碎片。

5. 不要用吸尘器或扫帚来清理水银,因为会把水银打碎成许多小珠子,加快向空气弥散。应该用薄卡片或纸板或吸管小心地把水银珠收集到空塑料瓶里。

6. 水银珠会到处滚动,利用水银容易反射光线的原理,打开手机照明,搜索散落在整个房间的水银,并把它们搜集起来。

7. 不要随便抛弃水银,免得对其他不知情者造成伤害。把收集到的水银用便签写上"水银废弃物",然后放到有害垃圾收集设施里。

8. 做完上面的步骤后,一定要记得洗手。最好用硫黄肥皂洗手,因为水银能够和硫黄起反应,降低水银的毒性。

9. 保持通风至少 24 h,因为残留的微小水银珠可能散落在缝隙里,并持续向空气挥发有毒的气体。

### (二) 水银体温计的使用

水银体温计可测量口温、腋温和肛温。

1. 测量口温的方法

(1) 使用前先将温度计度数甩到 35℃以下。

（2）将体温计放在舌下（含住即可，不可用力咬及说话）。

（3）至少量 3~5 min，7 min 最佳。

（4）取出体温计，读取温度数据。

（5）用后须先用冷水冲洗干净，浸泡在 70% 乙醇中备用，也可用肥皂水洗净后保存备用。

2. 测量腋温的方法

（1）使用前先将温度计度数甩到 35℃ 以下。

（2）测量前不要洗澡，先擦去腋窝的汗，把体温表的水银端夹在腋窝中间，注意不要把表头伸到外面。如果是小孩，注意扶住其胳膊以防移动。

（3）测量 5~10 min。

（4）取出体温计，读取温度数据。

（5）用后须先用冷水冲洗干净，浸泡在 70% 乙醇中备用，也可用肥皂水洗净后保存备用。

3. 测量肛温的方法

（1）婴儿采仰卧抬腿或趴卧姿势，儿童及成人采侧卧姿势。

（2）使用前先将温度计度数甩到 35℃ 以下，以润滑剂（凡士林或液状石蜡）润滑肛表水银球端。

（3）手扳开肛门，将肛表旋转并缓慢轻轻地插入，拿肛表的手靠于被测者臀部固定以防滑落或插太深。

（4）插入深度：婴儿 1.25 cm；儿童 2.5 cm；成人 3.5 cm。

（5）测量 2~5 min。

（6）取出肛表，读取温度数据。

（7）用后须先用冷水冲洗干净，浸泡在 70% 乙醇中备用，也可用肥皂水洗净后保存备用。

4. 水银体温计的读数方法　手拿住水银体温计尾部，使眼与体温计保持同一水平，然后慢慢地转动体温计，从正面看到很粗的水银柱，就可读出相应的温度值。读数时注意千万不要用手碰体温计的水银端，这样会影响水银柱而造成测量不准。人体正常体温值如表 10-1。

表 10-1　人体正常体温值

| 部位 | 温度 |
| --- | --- |
| 口腔舌下 | 37℃（范围 36.3~37.2℃） |
| 腋下 | 37.5℃（比口腔温度高 0.3~0.5℃） |
| 直肠 | 36.0℃（范围 35.8~36.3℃） |

### (三) 电子体温计的使用

电子体温计分为硬质棒式、软质棒式和奶嘴式。硬质棒式家庭普遍适用,是采用腋窝测量和口腔测量方式的一种温度计。软质棒式电子体温计前端可任意弯曲,多方位、无死角,适合各部位的测量,一般可采用口腔、腋下、肛门三种测量法。奶嘴式电子体温计是针对婴幼儿的生理特点而精心设计制造的。部件设计全部采用圆滑弧线,曲率依据宝宝口型,硅胶奶嘴内含温度传感器。

电子体温计使用方法如下。

1. 电子体温计使用前,应先用乙醇对体温计头部进行消毒。按压开关,蜂鸣器马上发出蜂鸣音。

2. 然后显示器显示上次测量的温度,并持续 2 s 左右。然后显示器"℃"符号闪烁,表示体温计已处于待测状态(如此时室温高于 32 ℃,体温计将显示室温同时"℃"符号不断闪烁)。

3. 将体温计放入测量部位。量体温时显示出的温度值逐渐上升,同时"℃"符号不断闪烁。

4. 当体温上升速度在 16 s 内小于 0.1 ℃时,"℃"符号停止闪烁,同时体温计发出约 5 s 的蜂鸣提示声,这时体温计测量完毕,可以读取显示出的体温值。

5. 电子体温计具有自动关机功能,将在测量结束后 10 min 内自动关机。为延长电池寿命,建议使用者在测量结束后,按压电源键关闭电源。

### (四) 多功能红外体温计的使用

1. 测量者必须在休息状态下,额头保持干燥,头发不得覆盖额头。

2. 取下探头保护盖。

3. 按下电源 / 记忆按钮。

4. 将额温计置于鼻梁之上,两眼中间部位,额头前 3~5 cm 处,按压测量按钮,测量在 1 s 后完成,并发出一声提示音,显现温度数据。

## 二、血压计的使用

### (一) 血压计的分类

常用的血压计包括水银血压计和电子血压计。

**课堂讨论**

水银血压计和电子血压计各有什么特点?

水银血压计由听诊器、水银阀门、放气阀、橡胶球囊和袖带等构成。测量原理是给袖带充气加压,使动脉完全闭塞,然后袖带逐渐放气压力逐渐下降,当动脉内压力刚刚超过袖带所施加的压力时,便冲开闭塞的动脉使血流通过,能冲开袖带所施加的最高压力定为收缩压,能冲开袖带所施加的最低压力定为舒张压。

电子血压计是利用现代电子技术与血压间接测量原理进行血压测量的医疗设备。其技术经历了最原始的第一代(机械式定速排气阀)、第二代(电子伺服阀)、第三代(加压同步测量)及第四代(集成气路)的发展。通常由袖带、传感器、充气泵、测量电路组成。根据测量的部位又可细分为上臂式、手腕式、手表式等。电子血压计体积小,携带使用方便,常作为自我检查血压的工具。

### (二)水银血压计的使用

1. 被测者在测量前要保持心平气和。减少测血压时的生理变化,测血压时应在安静温暖的房间进行,确保患者短时间内没有进食、吸烟、饮用咖啡或膀胱充盈,并向患者解释测血压的方法以减少患者的焦虑感。

2. 患者取坐位时背部应靠在椅背上,双腿不要交叉,足要放平。无论患者是坐位还是仰卧位,血压计与被测量者的手臂、心脏保持同一水平位置。摆好姿势后静息5 min。

3. 打开血压计,使水银柱的读数降至零。将血压计袖带内的空气排尽后,套在手臂的肘关节以上 2~3 cm 处。袖带的气囊应能环绕上臂的 80% 和小孩上臂的 100%,宽度应覆盖上臂的 40%。绑好袖带,以能放进两指为宜。

4. 带好听诊器,在肘窝内侧摸到肱动脉搏动后,将听诊器听头放在肱动脉上,拧紧橡胶球囊上的气阀门。快速打气测压。在打气时,测量者应注视血压计的水银柱。

5. 拧开气阀门,使水银缓缓下降。当听到第一声脉搏跳动的声音,此时显示的读数即为收缩压值。继续边放气边听,直到在某个血压刻度,脉搏声变弱,甚至消失,此时显示的血压为舒张压。测量后,应在至少 1~2 min 后,进行重测。选择两次的平均值作为所测得的血压值。

6. 血压计使用完毕后,应将血压计向汞瓶右侧倾斜约 45°,将汞完全回流后关闭储汞瓶的开关,以防汞流出。

**知识拓展**

#### 白大衣高血压

白大衣高血压(white coat hypertension,WCH)是指有些患者在医师诊室测量血压时血压升高,但在家中自测血压或 **24 h** 动态血压监测(由患者自身携带测压装置,无医务人员在场)时血压正常。这可能是由于患者见到穿白大衣的医师后精神紧张,血液中出现过多儿茶酚胺,使心跳加快,同时也使外周血管收缩,阻力增加,产生所谓"白大衣效应",从而导致血压上升。

### (三) 电子血压计的使用

1. 上臂式电子血压计的使用

(1) 身体放松 5 min 后,尽量选安静环境准备测量。

(2) 首先将臂带有空气管的一面朝上,将臂带佩戴在左臂上,将袖带卷绑在肘关节上侧 1~2 cm 处,手心向上,橡胶管拉直后与手心平行。

(3) 把袖带的端部向外拉紧,并用尼龙粘扣固定在袖带外侧,卷绑牢固,臂带的松紧程度以插入一个手指为宜。

(4) 臂带缠紧后,调整坐姿,将手掌向上展开,并保持臂带的位置与心脏齐平。手臂放在测量桌或测量台上,按下开始键,机器将自动加压,并逐步呈现数值。测量时,要保持安静,放松身体,不要说话,移动身体,直起腰背。

(5) 等待测量结束后,液晶屏幕上将显示此次测量的数值,记录数值并与上一次测量进行比较。

2. 手腕式电子血压计的使用

(1) 在测量血压前必须在安静环境下休息 5~10 min,使身心放松,呼吸、心率平稳,然后再开始测量。

(2) 将掌心向上,将袖带置于手腕处,血压计离手腕 1~1.5 cm。使血压计位于手心同侧。

(3) 将袖带缠绕在手腕上,使手腕和带子之间不留空隙。紧压袖带,使其牢牢地固定在手腕处。

(4) 手掌微微张开,将肘部轻置桌面或台面上。将袖带调整至心脏同等高度。没有桌子时,可用另一只手轻轻地托住待测量手臂,使袖带与心脏同高。

(5) 按下开始按钮,开始测量,测量结果自动显示。

## 三、家用血糖仪的使用

家用血糖仪又称为电子血糖计,是一种方便的测试自身血糖指数的智能电子医疗仪器,一般适用于血糖较高的人群。家用血糖仪主要包括血糖仪、试纸和针头,针头用于刺破环指采血,试纸用于吸入样血,接入血糖仪中,血糖仪通过测试试纸得出血糖指数。血糖仪从工作原理上分为光电型和电极型两种。

（一）家用血糖仪的使用

1. 首先清洁双手，用干净毛巾或纸巾擦干，并把电池装在机器上，注意正负电极。

2. 来回搓动双手，使双手血液循环畅通。

3. 选定采血手指，建议选择环指，因为相较示指或中指，环指疼痛感较小。

4. 准备采血。

5. 把采血针装进采血笔内，调整好深度，点大代表针尖扎入较深，点小代表针尖扎入较浅。

6. 再次揉试环指，使血液聚集充沛。

7. 用酒精以环指侧面进行消毒，扎针选手指侧面会比选手指正面疼痛感小。

8. 在等待乙醇完全挥发的过程中，将试纸由试片桶中取出，注意手指不要碰到试片有红点的那一头。

9. 及时把试片桶密封盖好，以避免剩下的试片被氧化。

10. 迅速把试片带电极的这端插入血糖仪的插槽。

11. 拿起已装好针的采血笔，再次确认手指上的乙醇已完全挥发。

12. 把采血笔调到适合的深度。

13. 对住已消毒的部位按下采血键，针头会在 0.5 s 内扎针完毕，有微弱的疼痛感。

14. 用纸巾拭掉第一滴血，因为第一滴血含组织液较多，会影响测量值。

15. 轻揉针孔周围皮肤，使血液流出较快。将已接上仪器的试片另一端的侧面贴近出血位置，反应槽对准血滴。

16. 试片自动吸血，此时仪器开始 10 s 倒计时。

17. 仪器倒计时完毕，屏幕上会显示出测量值。

18. 确认读数后，把手指擦干净止血。

19. 对准垃圾桶，按下仪器退片键，试片自动掉进垃圾桶。

20. 至此测量完毕，整理桌面，把仪器、采血笔、试片放回收纳包，以利下次使用。

21. 把采血笔盖除去，对准垃圾桶向前推动弹推控制杆，采血针会直接弹出掉入垃圾桶。再把弹推控制杆推回中间位置，把笔盖装回。血糖正常范围：空腹正常值为 3.9~6.1 mmol/L；餐后 2 h 为 3.9~7.8 mmol/L。

22. 血糖试条必须和其适配的血糖仪一起使用；更换新批号试条时，应先用制造商提供校准试条或质控液校准后再测血糖；血糖试条注意按规定温度保存，在有效期内使用；使前应仔细阅读使用说明书。

23. 定期对仪器进行校正，检查血糖仪的准确性。

（二）家用血糖仪的使用注意事项

1. 血糖仪仅用于血液测量。

2. 请勿放置于阳光直射或高温潮湿的场所,请勿将机器掉至地面并避免碰撞,请勿自行拆卸或修理。

3. 血糖仪必须配合使用同一品牌的试纸,不能混用。请勿分装试纸条,并于开封后 3 个月内使用完毕(注意在有效期限内)。有的血糖试纸每批次有区别,换用前需要把新试纸的条形码数字输入仪器,否则会影响测试结果。

4. 请勿在本产品附近使用手机或其他产生电磁干扰的设备。

5. 请使用 7 号锰性或碱性干电池(2 节),不要使用其他电池,新旧电池、种类不同的电池请勿混用。长时间(1 个月以上)不使用时请取出干电池。

6. 检测前用乙醇消毒,待乙醇干透以后再取血,以免乙醇混入血液。不能用碘酒消毒,因为碘会与试纸上的测试剂产生化学反应,影响测试准确性。

7. 患者通过测量结果进行自我判断,自我治疗很危险,请勿自行诊断或未经医师许可变更医疗治疗行为。

8. 采血量必须足以完全覆盖试纸测试区。取血时发现血液量少不能挤手指,否则会混入组织液,干扰血糖浓度。为保证采血量足够,之前手可以在温水中泡一下,再下垂 30 s。另外,扎的时候把针按一下再弹出,以免扎得太浅。

9. 手部潮湿或脏污时,请勿接触试纸条。要使用的试纸取出后,请立刻盖紧罐盖,在有效期内使用。试纸注意保存,放在干燥、避光的地方。

10. 若血糖仪表面粘有异物,不要用腐蚀性很强的乙醇、汽油等进行清洗;可使用中性清洗剂进行擦拭。如以棉布沾湿(非湿透)清水或乙醇擦拭。

11. 请将仪器和试纸条置于儿童无法触及的地方。

## 四、卫生材料及敷料

卫生材料及敷料包括医用纱布、医用脱脂棉、医用绷带、医用橡皮膏、创可贴等。

### (一) 医用纱布

医用纱布是指脱脂纱布,需要高温消毒,氯氧双漂。其主要作用是为了包扎伤口,以及在手术过程中清理伤口的血污。医用纱布适用于医疗卫生机构单位,伤口护理以及家庭创伤护理等,使用范围相对比较广泛,在保存时要注意产品的特性,不要将产品放在潮湿的环境中,且需要远离火源及易燃品,以免出现意外。

医用纱布的选购和使用注意事项如下。

1. 首先要看成品的包装标识和产品说明书,成品一般有两种方式,一种是非无菌方式,另一种是无菌方式。要求产品说明书或成品包装上写明是以无菌还是非无菌方式出厂的。

2. 无菌方式包装的医用纱布可以直接使用,而以非无菌方式包装的纱布必须经高温高压蒸汽或环氧乙烷等方法消毒后方可使用。

3. 对于用无菌方式包装的医用纱布,包装标志中必须写明灭菌有效期、出厂日期或生产批号、包装破损禁用说明或标识、一次性使用说明或禁止再次使用标识。如发现包装破损或超过有效期,则不再选购或使用。

4. 购买医用纱布是要看产品的外观。产品应柔软,无臭、无味,色泽纯白,不含有其他纤维和加工物质,在紫外灯光下不应显示强蓝色的荧光。

5. 包扎时应该注意好松紧度,不可过于紧绷,不透气会使伤口恶化,过松会使灰尘或其他异物进入伤口,更不利于伤口愈合与恢复。应该根据患者的舒适度对医用纱布绷带进行适当调整。

6. 医用纱布属于一次性用品,切忌重复使用。

### (二) 医用脱脂棉

医用脱脂棉,又称为药棉,由原棉经除去夹杂物,脱脂、漂白、洗涤、干燥、整理加工制成。医用脱脂棉无臭、无味、无色斑,具有很好的吸水性,纤维柔软细长,洁白,富有弹性,易于分层,没有酸、碱等有害杂质,质量应符合国家卫生健康委制定的技术标准。医用脱脂棉是棉花经工艺脱脂而成,因表层不含有脂肪,有很好的亲水性,是医疗行业用于患者伤口包扎、保护、清理等的主要卫生材料。

医用脱脂棉的选购和使用注意事项如下。

1. 一般出厂供应的成品有两种方式,一种是非无菌方式,另一种是无菌方式。无菌方式包装的医用脱脂棉可以直接使用,而以非无菌方式包装的脱脂棉必须经高温蒸汽或环氧乙烷等方法消毒后方可使用。

2. 首先要看成品的包装标识和产品说明书。无论是无菌还是非无菌方式出厂,厂方的产品说明书或成品包装上都应写明。选购时核对产品有效期,发现包装破损不再选购或使用。

3. 看产品的外观。产品应是柔软而富有弹性的白色纤维,无色斑、污点及异物、无臭、无味,在紫外灯光下不应显示强蓝色的荧光。

### (三) 医用绷带

医用绷带分全棉纱布绷带和弹性绷带两种。无论是纱布绷带还是弹性绷带,其用途主要是包扎或固定。全棉纱布绷带:主要用于医院外科及家庭的体外创口敷药后的包扎、固定。弹性绷带:主要用于下肢静脉曲张、骨伤科等患者的固位包扎,以改善血液循环,防止肢体肿胀。医用绷带也能替代手术后的多头腹带,用于人体不同部位的加压包扎或一般创伤包扎。

医用绷带的选购和使用注意事项如下。

1. 一般都以非灭菌医疗产品出售。于创口部位使用医用绷带时,应考虑与创口隔离使用。

2. 选购医用绷带时要看产品的外观。产品应洁白、无黄斑、无污染、无严重织疵或断丝。

医用弹性绷带的使用注意事项如下。

1. 不可在肿胀部位使用,不可在皮肤有病变的情况下,比如说溃疡、疖肿、皮炎时使用。

2. 使用时必须要先佩戴防护手套。

3. 使用时一定要抚平褶皱,尤其是关节部位。

4. 包扎时应在每日早晨起床前进行,若患者已起床,则应让患者重新卧床,抬高肢体,使静脉血排空,然后再包扎。

5. 包扎时应从肢体远端开始包扎,逐渐向近心端缠绕。

6. 包扎时松紧应适度,过松和过紧都不利于伤口愈合。

7. 清洗时避免用热水清洗,不要用洗涤剂类的东西。

### (四) 医用胶带

医用胶带又称为粘贴胶带,是以织物为基材,涂以氧化锌、二氧化钛等制成的绷带。医用胶带特指应用于临床和急救领域的胶带。它的主要功能是固定医疗器具、医用敷料及伤口保护等。在使用过程中,要求胶带能牢固地附着在皮肤、伤口或医疗器具之上,但是在取下的过程中不会对皮肤组织造成破坏。

医用胶带的选购和使用注意事项如下。

1. 应购买洁净、卷齐、平整,背面不渗胶的医用胶带。

2. 伤口有血液或渗液时,不能直接粘贴于伤口作止血液或渗液之用。

3. 存放时保持清洁干燥,通风防湿。

4. 使用前将皮肤彻底清洁清毒,并使皮肤干燥。

5. 将胶带在无张力的情况下,自中心向外平敷。

6. 如选择不同型号的产品粘贴于敷料时,为确保胶带能牢固地粘贴,应沿敷料边缘至少粘贴皮肤部分 2 cm 以上。

7. 为一次性使用,不得重复使用,用后及时销毁。

### (五) 创可贴

创可贴,又称为"止血膏药",由胶带、吸水层(又称为保护性复合垫)、隔离层等组成。常用于急性小伤口的止血,消炎或愈创,尤其适用于切口整齐、清洁、表浅、创口较小且无需要缝合的割伤、划伤或刺伤。携带便捷,使用方便,为家庭、医院、诊所急救必备的卫生材料。根据不同需求,有多种形状的创可贴供患者使用。

## 知识拓展

### 创可贴的发明

20 世纪初,美国强生公司有一个名叫迪克森的普通员工,他的新婚妻子不擅长做家务,在切菜的时候,手指常被菜刀切伤。迪克森已经习惯经常帮妻子包扎伤口了。但他想,要是能有一种包扎绷带,在妻子受伤而无人帮忙时,她自己能包扎就好了。

想了一会儿,迪克森突然兴奋地对妻子说道:"如果把纱布和药物粘在一起,那么用起来不就方便多了吗?"说做就做,迪克森找来纱布和绷带。他先剪下一块纱布,并在上面涂上一层胶,然后又剪了一块纱布,叠成小方块并抹上药,再把抹了药的小块纱布粘到长的纱布中间。这样就做成了一个可以快速包扎伤口的绷带。

迪克森把这个小发明交给了强生公司,公司组织专家进行研究和开发,生产出称为"创可贴"的东西。这个小东西为公司带来了巨大的财富,同时也方便了人们的日常生活。

创可贴的选购和使用注意事项如下。

1. 选购时首先要看产品的包装标识和产品说明书。注意包装上应有"无菌"字样或图形符号、一次性使用说明或图形符号、包装破损禁用说明或标识。

2. 使用时启封后切忌用手接触中间复合垫。

3. 注意观察伤口变化,定期更换,防止伤口感染化脓。若使用创可贴 24 h 后,伤口疼痛加重或有分泌物渗出,应及时停用创可贴,并抓紧时间去就近的医院进行正规的消毒处理,以免引起不必要的感染。伤口有以下情况禁用创可贴:① 创伤严重、伤口有污染者;② 被铁钉、刀尖扎伤等;③ 创面不干净或伤口内有异物时;④ 烫伤后出现溃烂、流黄水时;⑤ 已污染或感染的伤口,创面有分泌物或脓液的伤口。

4. 保护伤口,避免活动性出血,即创伤局部少活动、不沾水、避免污染;不要经常用手捏压伤口,严防挤撞伤口以避免其裂开。创可贴吸水后应及时更换。

## 岗 位 对 接

### 案例分析

案例:一名糖尿病患者,在某药房购买了一台便携式血糖仪,患者回家后在同一时间采集同一部位的静脉血,用同一型号的血糖仪测定血糖数值都比在医院抽血化验测的数值低,患者要求退还该药房购买的血糖仪并给予一定经济赔偿。

问题:如果你是该药房的药师,应如何处理?

分析:药师或相关工作人员应该:① 先聆听患者采血的方法。提出:首先,用乙醇消毒手指后一定要等到乙醇挥发后再采血。其次,采血的正确方法应该是从手指根部朝指尖方向挤血。再次,便携式血糖仪测的是身体末梢部位的全血,而医院是取静脉血离心后测血浆部分的血糖值,所以医院所得的测量值会偏高。② 药师给患者进一步交代血糖值高低的影响因素:进餐后测血糖的影响,试条和血糖仪不匹配,试条过期,存放不当,测量时试条没有完全插入测量显示器内;血糖仪本身不清洁,电池电力不足或未及时进行校准;受测者血压过低或有高血压、脂血症、严重脱水、采血部位水肿。血糖试条要放在 10~40℃ 干燥、阴凉、避光的地方。③ 药师亲切地给患者讲:"请您把血糖仪、发票和保修(质保)单一起带过来,我们有资质的专业人员会对血糖仪进行检测。如果是仪器的质量问题,我们会给您及时退换。如果是操作问题,我们会向您示范正确的使用方法。"

## 考证聚焦

模拟练习

(林 鑫)

# 附录一
## 处方管理办法

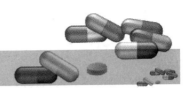

（卫生部令第 53 号）

### 第一章　总则

第一条　为规范处方管理,提高处方质量,促进合理用药,保障医疗安全,根据《执业医师法》《药品管理法》《医疗机构管理条例》《麻醉药品和精神药品管理条例》等有关法律、法规,制定本办法。

第二条　本办法所称处方,是指由注册的执业医师和执业助理医师(以下简称医师)在诊疗活动中为患者开具的、由取得药学专业技术职务任职资格的药学专业技术人员(以下简称药师)审核、调配、核对,并作为患者用药凭证的医疗文书。处方包括医疗机构病区用药医嘱单。

本办法适用于与处方开具、调剂、保管相关的医疗机构及其人员。

第三条　卫生部负责全国处方开具、调剂、保管相关工作的监督管理。

县级以上地方卫生行政部门负责本行政区域内处方开具、调剂、保管相关工作的监督管理。

第四条　医师开具处方和药师调剂处方应当遵循安全、有效、经济的原则。

处方药应当凭医师处方销售、调剂和使用。

### 第二章　处方管理的一般规定

第五条　处方标准(附件 1)由卫生部统一规定,处方格式由省、自治区、直辖市卫生行政部门(以下简称省级卫生行政部门)统一制定,处方由医疗机构按照规定的标准和格式印制。

第六条　处方书写应当符合下列规则:

(一)患者一般情况、临床诊断填写清晰、完整,并与病历记载相一致。

(二)每张处方限于一名患者的用药。

(三)字迹清楚,不得涂改;如需修改,应当在修改处签名并注明修改日期。

(四)药品名称应当使用规范的中文名称书写,没有中文名称的可以使用规范的英文名称书写;医疗机构或者医师、药师不得自行编制药品缩写名称或者使用代号;书写药品名称、剂量、规格、用法、用量要准确规范,药品用法可用规范的中文、英文、拉丁文或者缩写体书写,但不得使用"遵医嘱""自用"等含糊不清字句。

(五)患者年龄应当填写实足年龄,新生儿、婴幼儿写日、月龄,必要时要注明体重。

(六)西药和中成药可以分别开具处方,也可以开具一张处方,中药饮片应当单独开具处方。

(七)开具西药、中成药处方,每一种药品应当另起一行,每张处方不得超过5种药品。

(八)中药饮片处方的书写,一般应当按照"君、臣、佐、使"的顺序排列;调剂、煎煮的特殊要求注明在药品右上方,并加括号,如布包、先煎、后下等;对饮片的产地、炮制有特殊要求的,应当在药品名称之前写明。

(九)药品用法用量应当按照药品说明书规定的常规用法用量使用,特殊情况需要超剂量使用时,应当注明原因并再次签名。

(十)除特殊情况外,应当注明临床诊断。

(十一)开具处方后的空白处划一斜线以示处方完毕。

(十二)处方医师的签名式样和专用签章应当与院内药学部门留样备查的式样相一致,不得任意改动,否则应当重新登记留样备案。

第七条 药品剂量与数量用阿拉伯数字书写。剂量应当使用法定剂量单位:重量以克(g)、毫克(mg)、微克(μg)、纳克(ng)为单位;容量以升(L)、毫升(ml)为单位;国际单位(IU)、单位(U);中药饮片以克(g)为单位。

片剂、丸剂、胶囊剂、颗粒剂分别以片、丸、粒、袋为单位;溶液剂以支、瓶为单位;软膏及乳膏剂以支、盒为单位;注射剂以支、瓶为单位,应当注明含量;中药饮片以剂为单位。

### 第三章 处方权的获得

第八条 经注册的执业医师在执业地点取得相应的处方权。

经注册的执业助理医师在医疗机构开具的处方,应当经所在执业地点执业医师签名或加盖专用签章后方有效。

第九条 经注册的执业助理医师在乡、民族乡、镇、村的医疗机构独立从事一般的执业活动,可以在注册的执业地点取得相应的处方权。

第十条 医师应当在注册的医疗机构签名留样或者专用签章备案后,方可开具处方。

第十一条 医疗机构应当按照有关规定,对本机构执业医师和药师进行麻醉药品和精神药品使用知识和规范化管理的培训。执业医师经考核合格后取得麻醉药品和第一类精神药品的处方权,药师经考核合格后取得麻醉药品和第一类精神药品调剂资格。

医师取得麻醉药品和第一类精神药品处方权后,方可在本机构开具麻醉药品和第一类精神药品处方,但不得为自己开具该类药品处方。药师取得麻醉药品和第一类精神药品调剂资格后,方可在本机构调剂麻醉药品和第一类精神药品。

　　第十二条　试用期人员开具处方,应当经所在医疗机构有处方权的执业医师审核、并签名或加盖专用签章后方有效。

　　第十三条　进修医师由接收进修的医疗机构对其胜任本专业工作的实际情况进行认定后授予相应的处方权。

## 第四章　处方的开具

　　第十四条　医师应当根据医疗、预防、保健需要,按照诊疗规范、药品说明书中的药品适应证、药理作用、用法、用量、禁忌、不良反应和注意事项等开具处方。

　　开具医疗用毒性药品、放射性药品的处方应当严格遵守有关法律、法规和规章的规定。

　　第十五条　医疗机构应当根据本机构性质、功能、任务,制定药品处方集。

　　第十六条　医疗机构应当按照经药品监督管理部门批准并公布的药品通用名称购进药品。同一通用名称药品的品种,注射剂型和口服剂型各不得超过2种,处方组成类同的复方制剂1~2种。因特殊诊疗需要使用其他剂型和剂量规格药品的情况除外。

　　第十七条　医师开具处方应当使用经药品监督管理部门批准并公布的药品通用名称、新活性化合物的专利药品名称和复方制剂药品名称。

　　医师开具院内制剂处方时应当使用经省级卫生行政部门审核、药品监督管理部门批准的名称。

　　医师可以使用由卫生部公布的药品习惯名称开具处方。

　　第十八条　处方开具当日有效。特殊情况下需延长有效期的,由开具处方的医师注明有效期限,但有效期最长不得超过3天。

　　第十九条　处方一般不得超过7日用量;急诊处方一般不得超过3日用量;对于某些慢性病、老年病或特殊情况,处方用量可适当延长,但医师应当注明理由。

　　医疗用毒性药品、放射性药品的处方用量应当严格按照国家有关规定执行。

　　第二十条　医师应当按照卫生部制定的麻醉药品和精神药品临床应用指导原则,开具麻醉药品、第一类精神药品处方。

　　第二十一条　门(急)诊癌症疼痛患者和中、重度慢性疼痛患者需长期使用麻醉药品和第一类精神药品的,首诊医师应当亲自诊查患者,建立相应的病历,要求其签署《知情同意书》。

　　病历中应当留存下列材料复印件:

　　(一)二级以上医院开具的诊断证明;

　　(二)患者户籍簿、身份证或者其他相关有效身份证明文件;

（三）为患者代办人员身份证明文件。

第二十二条　除需长期使用麻醉药品和第一类精神药品的门（急）诊癌症疼痛患者和中、重度慢性疼痛患者外，麻醉药品注射剂仅限于医疗机构内使用。

第二十三条　为门（急）诊患者开具的麻醉药品注射剂，每张处方为一次常用量；控缓释制剂，每张处方不得超过 7 日常用量；其他剂型，每张处方不得超过 3 日常用量。

第一类精神药品注射剂，每张处方为一次常用量；控缓释制剂，每张处方不得超过 7 日常用量；其他剂型，每张处方不得超过 3 日常用量。哌醋甲酯用于治疗儿童多动症时，每张处方不得超过 15 日常用量。

第二类精神药品一般每张处方不得超过 7 日常用量；对于慢性病或某些特殊情况的患者，处方用量可以适当延长，医师应当注明理由。

第二十四条　为门（急）诊癌症疼痛患者和中、重度慢性疼痛患者开具的麻醉药品、第一类精神药品注射剂，每张处方不得超过 3 日常用量；控缓释制剂，每张处方不得超过 15 日常用量；其他剂型，每张处方不得超过 7 日常用量。

第二十五条　为住院患者开具的麻醉药品和第一类精神药品处方应当逐日开具，每张处方为 1 日常用量。

第二十六条　对于需要特别加强管制的麻醉药品，盐酸二氢埃托啡处方为一次常用量，仅限于二级以上医院内使用；盐酸哌替啶处方为一次常用量，仅限于医疗机构内使用。

第二十七条　医疗机构应当要求长期使用麻醉药品和第一类精神药品的门（急）诊癌症患者和中、重度慢性疼痛患者，每 3 个月复诊或者随诊一次。

第二十八条　医师利用计算机开具、传递普通处方时，应当同时打印出纸质处方，其格式与手写处方一致；打印的纸质处方经签名或者加盖签章后有效。药师核发药品时，应当核对打印的纸质处方，无误后发给药品，并将打印的纸质处方与计算机传递处方同时收存备查。

### 第五章　处方的调剂

第二十九条　取得药学专业技术职务任职资格的人员方可从事处方调剂工作。

第三十条　药师在执业的医疗机构取得处方调剂资格。药师签名或者专用签章式样应当在本机构留样备查。

第三十一条　具有药师以上专业技术职务任职资格的人员负责处方审核、评估、核对、发药以及安全用药指导；药士从事处方调配工作。

第三十二条　药师应当凭医师处方调剂处方药品，非经医师处方不得调剂。

第三十三条　药师应当按照操作规程调剂处方药品：认真审核处方，准确调配药品，正确书写药袋或粘贴标签，注明患者姓名和药品名称、用法、用量，包装；向患者交付药品时，按照药品说明书或者处方用法，进行用药交代与指导，包括每种药品的用法、用量、注意事项等。

第三十四条　药师应当认真逐项检查处方前记、正文和后记书写是否清晰、完整，并确认处方的合法性。

第三十五条　药师应当对处方用药适宜性进行审核，审核内容包括：

（一）规定必须做皮试的药品，处方医师是否注明过敏试验及结果的判定；

（二）处方用药与临床诊断的相符性；

（三）剂量、用法的正确性；

（四）选用剂型与给药途径的合理性；

（五）是否有重复给药现象；

（六）是否有潜在临床意义的药物相互作用和配伍禁忌；

（七）其他用药不适宜情况。

第三十六条　药师经处方审核后，认为存在用药不适宜时，应当告知处方医师，请其确认或者重新开具处方。

药师发现严重不合理用药或者用药错误，应当拒绝调剂，及时告知处方医师，并应当记录，按照有关规定报告。

第三十七条　药师调剂处方时必须做到“四查十对”：查处方，对科别、姓名、年龄；查药品，对药名、剂型、规格、数量；查配伍禁忌，对药品性状、用法用量；查用药合理性，对临床诊断。

第三十八条　药师在完成处方调剂后，应当在处方上签名或者加盖专用签章。

第三十九条　药师应当对麻醉药品和第一类精神药品处方，按年月日逐日编制顺序号。

第四十条　药师对于不规范处方或者不能判定其合法性的处方，不得调剂。

第四十一条　医疗机构应当将本机构基本用药供应目录内同类药品相关信息告知患者。

第四十二条　除麻醉药品、精神药品、医疗用毒性药品和儿科处方外，医疗机构不得限制门诊就诊人员持处方到药品零售企业购药。

### 第六章　监督管理

第四十三条　医疗机构应当加强对本机构处方开具、调剂和保管的管理。

第四十四条　医疗机构应当建立处方点评制度，填写处方评价表（附件2），对处方实施动态监测及超常预警，登记并通报不合理处方，对不合理用药及时予以干预。

第四十五条　医疗机构应当对出现超常处方3次以上且无正当理由的医师提出警告，限制其处方权；限制处方权后，仍连续2次以上出现超常处方且无正当理由的，取消其处方权。

第四十六条　医师出现下列情形之一的，处方权由其所在医疗机构予以取消：

（一）被责令暂停执业；

（二）考核不合格离岗培训期间；

（三）被注销、吊销执业证书；

（四）不按照规定开具处方，造成严重后果的；

（五）不按照规定使用药品，造成严重后果的；

（六）因开具处方牟取私利。

第四十七条　未取得处方权的人员及被取消处方权的医师不得开具处方。未取得麻醉药品和第一类精神药品处方资格的医师不得开具麻醉药品和第一类精神药品处方。

第四十八条　除治疗需要外，医师不得开具麻醉药品、精神药品、医疗用毒性药品和放射性药品处方。

第四十九条　未取得药学专业技术职务任职资格的人员不得从事处方调剂工作。

第五十条　处方由调剂处方药品的医疗机构妥善保存。普通处方、急诊处方、儿科处方保存期限为 1 年，医疗用毒性药品、第二类精神药品处方保存期限为 2 年，麻醉药品和第一类精神药品处方保存期限为 3 年。

处方保存期满后，经医疗机构主要负责人批准、登记备案，方可销毁。

第五十一条　医疗机构应当根据麻醉药品和精神药品处方开具情况，按照麻醉药品和精神药品品种、规格对其消耗量进行专册登记，登记内容包括发药日期、患者姓名、用药数量。专册保存期限为 3 年。

第五十二条　县级以上地方卫生行政部门应当定期对本行政区域内医疗机构处方管理情况进行监督检查。

县级以上卫生行政部门在对医疗机构实施监督管理过程中，发现医师出现本办法第四十六条规定情形的，应当责令医疗机构取消医师处方权。

第五十三条　卫生行政部门的工作人员依法对医疗机构处方管理情况进行监督检查时，应当出示证件；被检查的医疗机构应当予以配合，如实反映情况，提供必要的资料，不得拒绝、阻碍、隐瞒。

## 第七章　法律责任

第五十四条　医疗机构有下列情形之一的，由县级以上卫生行政部门按照《医疗机构管理条例》第四十八条的规定，责令限期改正，并可处以 5 000 元以下的罚款；情节严重的，吊销其《医疗机构执业许可证》：

（一）使用未取得处方权的人员、被取消处方权的医师开具处方的；

（二）使用未取得麻醉药品和第一类精神药品处方资格的医师开具麻醉药品和第一类精神药品处方的；

（三）使用未取得药学专业技术职务任职资格的人员从事处方调剂工作的。

第五十五条　医疗机构未按照规定保管麻醉药品和精神药品处方，或者未依照规定进行专册登记的,按照《麻醉药品和精神药品管理条例》第七十二条的规定,由设区的市级卫生行政部门责令限期改正,给予警告;逾期不改正的,处5 000元以上1万元以下的罚款;情节严重的,吊销其印鉴卡;对直接负责的主管人员和其他直接责任人员,依法给予降级、撤职、开除的处分。

第五十六条　医师和药师出现下列情形之一的,由县级以上卫生行政部门按照《麻醉药品和精神药品管理条例》第七十三条的规定予以处罚:

(一) 未取得麻醉药品和第一类精神药品处方资格的医师擅自开具麻醉药品和第一类精神药品处方的;

(二) 具有麻醉药品和第一类精神药品处方医师未按照规定开具麻醉药品和第一类精神药品处方,或者未按照卫生部制定的麻醉药品和精神药品临床应用指导原则使用麻醉药品和第一类精神药品的;

(三) 药师未按照规定调剂麻醉药品、精神药品处方的。

第五十七条　医师出现下列情形之一的,按照《执业医师法》第三十七条的规定,由县级以上卫生行政部门给予警告或者责令暂停六个月以上一年以下执业活动;情节严重的,吊销其执业证书:

(一) 未取得处方权或者被取消处方权后开具药品处方的;

(二) 未按照本办法规定开具药品处方的;

(三) 违反本办法其他规定的。

第五十八条　药师未按照规定调剂处方药品,情节严重的,由县级以上卫生行政部门责令改正、通报批评,给予警告;并由所在医疗机构或者其上级单位给予纪律处分。

第五十九条　县级以上地方卫生行政部门未按照本办法规定履行监管职责的,由上级卫生行政部门责令改正。

## 第八章　附则

第六十条　乡村医生按照《乡村医生从业管理条例》的规定,在省级卫生行政部门制定的乡村医生基本用药目录范围内开具药品处方。

第六十一条　本办法所称药学专业技术人员,是指按照卫生部《卫生技术人员职务试行条例》规定,取得药学专业技术职务任职资格人员,包括主任药师、副主任药师、主管药师、药师、药士。

第六十二条　本办法所称医疗机构,是指按照《医疗机构管理条例》批准登记的从事疾病诊断、治疗活动的医院、社区卫生服务中心(站)、妇幼保健院、卫生院、疗养院、门诊部、诊所、卫生室(所)、急救中心(站)、专科疾病防治院(所、站)以及护理院(站)等医疗机构。

第六十三条　本办法自2007年5月1日起施行。《处方管理办法(试行)》(卫医发〔2004〕269号)和《麻醉药品、精神药品处方管理规定》(卫医法〔2005〕436号)同时废止。

附件1

## 处方标准

一、处方内容

1. 前记：包括医疗机构名称、费别、患者姓名、性别、年龄、门诊或住院病历号,科别或病区和床位号、临床诊断、开具日期等。可添列特殊要求的项目。

麻醉药品和第一类精神药品处方还应当包括患者身份证明编号,代办人姓名、身份证明编号。

2. 正文：以 Rp 或 R(拉丁文 Recipe "请取"的缩写)标示,分列药品名称、剂型、规格、数量、用法用量。

3. 后记：医师签名或者加盖专用签章,药品金额以及审核、调配,核对、发药药师签名或者加盖专用签章。

二、处方颜色

1. 普通处方的印刷用纸为白色。

2. 急诊处方印刷用纸为淡黄色,右上角标注"急诊"。

3. 儿科处方印刷用纸为淡绿色,右上角标注"儿科"。

4. 麻醉药品和第一类精神药品处方印刷用纸为淡红色,右上角标注"麻、精一"。

5. 第二类精神药品处方印刷用纸为白色,右上角标注"精二"。

附件2

## 处方评价表

医疗机构名称：

填表人：　　　　　　　　　　　　　填表日期：　　　　　　　　　　表1

| 序号 | 处方日期<br>(年月日) | 年龄<br>(岁) | 药品<br>品种 | 抗菌药<br>(0/1) | 注射剂<br>(0/1) | 基本药物<br>品种数 | 药品通<br>用名数 | 处方<br>金额 | 诊断 |
|---|---|---|---|---|---|---|---|---|---|
| 1 | | | | | | | | | |
| 2 | | | | | | | | | |
| 3 | | | | | | | | | |
| 4 | | | | | | | | | |
| 5 | | | | | | | | | |
| 6 | | | | | | | | | |
| 7 | | | | | | | | | |
| 8 | | | | | | | | | |

续表

| 序号 | 处方日期<br>（年月日） | 年龄<br>（岁） | 药品<br>品种 | 抗菌药<br>（0/1） | 注射剂<br>（0/1） | 基本药物<br>品种数 | 药品通<br>用名数 | 处方<br>金额 | 诊<br>断 |
|---|---|---|---|---|---|---|---|---|---|
| 9 | | | | | | | | | |
| 10 | | | | | | | | | |
| 11 | | | | | | | | | |
| 12 | | | | | | | | | |
| 13 | | | | | | | | | |
| 14 | | | | | | | | | |
| 15 | | | | | | | | | |
| 16 | | | | | | | | | |
| 17 | | | | | | | | | |
| 18 | | | | | | | | | |
| 19 | | | | | | | | | |
| 20 | | | | | | | | | |
| 21 | | | | | | | | | |
| 22 | | | | | | | | | |
| 23 | | | | | | | | | |
| 24 | | | | | | | | | |
| 25 | | | | | | | | | |
| 26 | | | | | | | | | |
| 27 | | | | | | | | | |
| 28 | | | | | | | | | |
| 29 | | | | | | | | | |
| 30 | | | | | | | | | |
| 总计 | | | A= | C= | E= | G= | I= | K= | |
| 平均 | | | B= | | | | | L= | |
| % | | | | D= | F= | H= | J= | | |

注：有 =1 无 =0 ;结果保留小数点后一位。

A:用药品种总数；　　　　　　　　　B:平均每张处方用药品种数 = A/30 ;

C:使用抗菌药的处方数；　　　　　　D:抗菌药使用百分率 = C/30 ;

E:使用注射剂的处方数；　　　　　　F:注射剂使用百分率 = E/30 ;

G:处方中基本药物品种总数；　　　　H:基本药物占处方用药的百分率 = G/A；

I:处方中使用药品通用名总数；　　　J:药品通用名占处方用药的百分率 =I/A；

K:处方总金额；　　　　　　　　　　L:平均每张处方金额 =K/30。

表 2

| 序号 | 就诊时间（分钟） | 发药交待时间(秒) | 处方用药品种数 | 实发处方药品数 | 标签标示完整的药品数 | 患者是否了解全部处方药用法(0/1) |
|---|---|---|---|---|---|---|
| 1 | | | | | | |
| 2 | | | | | | |
| 3 | | | | | | |
| 4 | | | | | | |
| 5 | | | | | | |
| 6 | | | | | | |
| 7 | | | | | | |
| 8 | | | | | | |
| 9 | | | | | | |
| 10 | | | | | | |
| 11 | | | | | | |
| 12 | | | | | | |
| 13 | | | | | | |
| 14 | | | | | | |
| 15 | | | | | | |
| 16 | | | | | | |
| 17 | | | | | | |
| 18 | | | | | | |
| 19 | | | | | | |
| 20 | | | | | | |
| 21 | | | | | | |
| 22 | | | | | | |
| 23 | | | | | | |
| 24 | | | | | | |
| 25 | | | | | | |
| 26 | | | | | | |
| 27 | | | | | | |
| 28 | | | | | | |

续表

| 序号 | 就诊时间（分钟） | 发药交待时间(秒) | 处方用药品种数 | 实发处方药品数 | 标签标示完整的药品数 | 患者是否了解全部处方药用法(0/1) |
|---|---|---|---|---|---|---|
| 29 | | | | | | |
| 30 | | | | | | |
| 总计 | | | C= | D= | F= | H= |
| 平均 | A= | B= | | | | |
| % | | | | E= | G= | I= |

注:是 =1 否 =0。

A:患者平均就诊时间　　　　　　　　　B:患者取药时药师平均发药交待时间

C:处方用药品种总数　　　　　　　　　D:按处方实际调配药品数

E:按处方实际调配药品的百分率 =D/C　　F:标签标示完整的药品数

G:药品标示完整的百分率 =F/D　　　　H:能正确回答全部处方药用法的例数

I:患者了解正确用法的百分率 =H/30

表3

| 综合评价指标 | 本机构数 | 本地区平均数 |
|---|---|---|
| 每次就诊平均用药品种数 | | |
| 就诊使用抗菌药的百分率 | % | % |
| 就诊使用注射剂的百分率 | % | % |
| 基本药物占处方用药的百分率 | % | % |
| 通用名药品占处方用药的百分率 | % | % |
| 平均处方金额 | % | % |
| 平均就诊时间 | 分钟 | 分钟 |
| 平均发药交待时间 | 秒 | 秒 |
| 按处方实际调配药品的百分率 | % | % |
| 药品标示完整的百分率 | % | % |
| 患者了解正确用法的百分率 | % | % |
| 有无本机构处方集和基本药物目录 | 有 / 无 | |

意见:

签名:

处方评价及填表说明：

1. 处方评价表是对医疗机构合理用药、处方管理、费用控制等情况实施的综合评价，可以由医疗机构对本机构药事管理整体情况实施评价，也可以对一名或者多名医师处方情况实施评价。卫生行政部门在对医疗机构实施监督管理过程中，也可以使用处方评价表对医疗机构药事管理情况实施评价。

2. 对本地区医疗机构实施群体评价时，可以在各医疗机构某一时段所有处方中随机抽取 30 例（张）处方进行分析评价；对某个医疗机构或者科室、医师的处方实施评价、比较时，应当随机抽取 100 例（张）处方进行分析评价。各医疗机构和各地卫生行政部门可以根据本机构和本地区实际情况，在处方评价表的基础上适当进行调整。

3. 表 1 中"药品品种"、"抗菌药（0/1）"、"注射剂（0/1）"、"基本药物品种数"、"药品通用名数"、"处方金额"均为每张处方的数据，其中，"基本药物品种数"为国家或者本省基本药物目录中的药物品种。

4. 填写表 2 时，可以从门诊取药患者中随机选取 30 位，由调查人员现场填写。

5. 表 3 中"本地区平均数"是指本地市或者本省医疗机构各项指标的平均值，计算方法为：随机抽取本地区 10—20 家医院，处方总量不少于 600 例（张）的平均值，即抽取 10 家医院时，每家医院随机抽取不少于 60 例（张）处方，抽取 20 家医院时，每家医院随机抽取不少于 30 例（张）处方。"意见"栏由医疗机构药事管理委员会或者卫生行政部门组织的药学专家，根据各项评价指标对医疗机构药事管理或者医师处方情况提出意见、建议，某项指标严重超常时，应当提出预警信息。

# 附录二
## 药学服务教学大纲

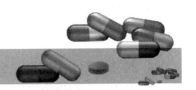

### 一、课程性质与任务

药学服务是药学类、药品经营与管理专业的专业课程。本课程运用药学相关的基础知识,结合疾病发展过程,依据患者个体特征,为患者提供合理的治疗药物,提高公众的生活质量。本课程围绕药师在工作岗位中需要掌握的专业知识、技能及人文素养等展开阐述,为学生毕业后进入医院药房、社会药房等开展处方调配、用药指导、用药咨询及药品不良反应监测等药学服务工作奠定基础。

### 二、课程教学目标

#### (一) 知识目标

1. 掌握常见病症的治疗药物的合理选择并合理指导使用。
2. 掌握常用药物的适应证、不良反应和注意事项。
3. 掌握处方调剂的技能,严格遵循"四查十对"。
4. 掌握社会药房药品陈列的操作程序、基本技巧。
5. 掌握处方药的销售要点和非处方药的销售技巧。
6. 熟悉用药咨询和健康教育的内容。
7. 熟悉静脉用药的无菌操作和集中调配的流程。
8. 熟悉常见疾病的特点和临床表现。
9. 了解常见病、多发病的一般治疗原则。
10. 了解药学服务的最新进展。

#### (二) 能力目标

1. 学会咨询的技巧,能根据常见疾病的症状正确推荐药品。
2. 能根据药物的特点正确地指导用药,并能开展用药咨询和健康教育。
3. 培养学生的动手能力和分析问题、解决问题的能力。

### （三）素养目标

1. 树立以患者为本的服务意识，关心患者，提高患者的用药依从性。
2. 具有科学严谨的工作态度、良好的职业道德和行为规范。
3. 通过实践，培养严肃认真、实事求是、一丝不苟的态度。

## 三、教学内容与要求

### （一）学时分配

| 教学内容 | 学时数 | | |
|---|---|---|---|
| | 理论 | 实训 | 合计 |
| 模块一　药学服务概述 | 4 | | 4 |
| 模块二　药学信息服务与用药教育 | 4 | 2 | 6 |
| 模块三　医院药品调剂的药学服务 | 6 | 2 | 8 |
| 模块四　社会药房的药学服务 | 4 | 2 | 6 |
| 模块五　用药安全 | 4 | 2 | 6 |
| 模块六　常用医学检查指标的解读 | 4 | | 4 |
| 模块七　常见病症的药物治疗 | 6 | 2 | 8 |
| 模块八　常见疾病的用药指导 | 14 | 8 | 22 |
| 模块九　特殊人群及特殊职业人员的用药指导 | 6 | | 6 |
| 模块十　常用医疗器械知识 | 2 | | 2 |
| 合计 | 54 | 18 | 72 |

### （二）内容与要求

| 模块 | 项目 | 内容与要求 | 学时分配 | |
|---|---|---|---|---|
| | | | 理论 | 实训 |
| 一、药学服务概述 | 项目一　药学服务的性质和任务 | 1. 了解药学服务概念的演进<br>2. 熟悉药学服务的对象和目的<br>3. 掌握药学服务概念和具体工作内容 | 1 | |
| | 项目二　药学服务的能力要求 | 1. 熟悉药学服务职业道德、专业知识和专业技能的具体内容<br>2. 掌握药学服务的能力要求 | 1 | |

续表

| 模块 | 项目 | 内容与要求 | 学时分配 | |
|---|---|---|---|---|
| | | | 理论 | 实训 |
| 一、药学服务概述 | 项目三　药学服务的礼仪 | 1. 熟悉药学服务礼仪的要求<br>2. 掌握药学服务中的沟通技巧 | 1 | |
| | 项目四　药学服务的发展现状 | 1. 熟悉西方主要发达国家药学服务发展概况<br>2. 掌握药学服务产生背景、发展状况和开展药学服务的主要内容 | 1 | |
| 二、药学信息服务与用药教育 | 项目一　药学信息服务 | 1. 了解常用药学网站及其特点<br>2. 熟悉药学信息的特点与来源,药物信息源分级及常用的文献和网站<br>3. 掌握药物信息咨询服务的实施<br>4. 掌握药物信息评价和管理的原则 | 1 | |
| | 项目二　用药咨询与健康教育 | 1. 熟悉健康教育的基本内容<br>2. 掌握不同人群进行用药咨询服务的内容和特点<br>3. 掌握健康的概念、影响健康的因素 | 2 | 2 |
| | 项目三　用药指导与用药依从性 | 1. 了解影响依从性的因素<br>2. 熟悉提高依从性的措施<br>3. 掌握用药指导的内容 | 1 | |
| 三、医院药品调剂的药学服务 | 项目一　处方知识 | 1. 了解处方的定义和处方格式<br>2. 熟悉处方的内容和书写<br>3. 掌握处方审核的内容 | 1 | |
| | 项目二　处方调剂 | 1. 了解处方调剂资质<br>2. 熟悉处方调剂程序和智能处方相关知识,具体的调剂操作规程 | 2 | 2 |
| | 项目三　处方管理 | 1. 熟悉处方权的规定和处方调剂的质量管理<br>2. 掌握处方开具、调剂和保管的管理相关规定<br>3. 掌握对不规范处方、用药不适宜处方及超常处方的点评原则 | 1 | |
| | 项目四　静脉用药调配中心(室)的药学服务 | 1. 了解静脉用药集中调配的发展概况及意义,静脉用药调配中心的建设要求<br>2. 熟悉静脉用药的无菌操作和集中调配的流程<br>3. 掌握静脉用药调配操作规程 | 2 | |

续表

| 模块 | 项目 | 内容与要求 | 学时分配 | |
| --- | --- | --- | --- | --- |
| | | | 理论 | 实训 |
| 四、社会药房的药学服务 | 项目一　药品陈列 | 1. 了解药品陈列的目的、意义<br>2. 熟悉药品分类方法<br>3. 掌握分类陈列原则和基本要求,药品陈列的操作程序、基本技巧 | 1 | 2 |
| | 项目二　药品储存和养护 | 1. 了解药品储存养护的目的、意义<br>2. 熟悉药品储存养护工作职责和流程,各主要剂型的养护要点<br>3. 掌握药品储存养护质量控制点 | 1 | |
| | 项目三　西药零售 | 1. 熟悉西药处方药和非处方药的销售流程,熟悉常见疾病的预防和治疗知识<br>2. 掌握药品销售前准备事项和具体内容,掌握处方药的销售要点和非处方药的销售技巧 | 1 | |
| | 项目四　中药零售 | 1. 熟悉中药处方药和非处方药的销售流程<br>2. 掌握药品销售前准备事项和具体内容,掌握中药处方常用术语,具备一定的中医理论和中药基础知识 | 1 | |
| 五、用药安全 | 项目一　用药安全概述 | 1. 了解药物警戒的含义、信号及内容<br>2. 熟悉药品不良反应的含义、产生原因<br>3. 掌握药品不良反应的分类 | 1 | |
| | 项目二　药品不良反应的监测与上报 | 1. 了解药品不良反应监测的目的和意义<br>2. 熟悉药品不良反应监测方法<br>3. 掌握药品不良反应监测上报 | 1 | 2 |
| | 项目三　药品不良反应的防范与处理 | 1. 了解药品不良反应预防的原则<br>2. 熟悉新药上市前后的药品不良反应审查<br>3. 掌握药品不良反应处理工作 | 0.5 | |
| | 项目四　用药错误 | 1. 了解用药错误的原因<br>2. 熟悉用药错误的分级与类型<br>3. 掌握用药错误的防范措施 | 0.5 | |
| | 项目五　治疗药物监测 | 1. 了解根据 TDM 结果调整给药方案,进行个体化治疗方案制订的基本方法,了解药物基因组学基础知识<br>2. 熟悉常见需要进行 TDM 并根据 TDM 结果进行调整给药方案的药物;熟悉重要药物的有效血药浓度范围<br>3. 掌握治疗药物监测(TDM)的概念及意义 | 1 | |

续表

| 模块 | 项目 | 内容与要求 | 学时分配 | |
|---|---|---|---|---|
| | | | 理论 | 实训 |
| 六、常用医学检查指标的解读 | 项目一　血常规与尿常规检查 | 1. 了解临床血常规及尿常规常见指标的含义<br>2. 熟悉常见指标异常的临床意义<br>3. 掌握常见指标的正常参考范围 | 2 | |
| | 项目二　肝肾功能检查 | 1. 了解肝肾功能临床检查常见指标的含义<br>2. 熟悉常见指标异常的临床意义<br>3. 掌握常见指标的正常参考范围 | 1 | |
| | 项目三　其他常用生化检查 | 1. 了解临床其他常用生化检查指标的含义<br>2. 熟悉常见指标异常的临床意义<br>3. 掌握常见指标的正常参考范围 | 1 | |
| 七、常见病症的药物治疗 | 项目一　发热 | 1. 了解发热的含义<br>2. 熟悉发热的临床表现<br>3. 掌握发热的治疗原则和药物选择 | 1 | 2 |
| | 项目二　消化不良 | 1. 熟悉消化不良的治疗原则<br>2. 掌握消化不良的治疗原则和药物选择 | 1 | |
| | 项目三　荨麻疹 | 1. 了解荨麻疹的含义<br>2. 熟悉荨麻疹的临床表现<br>3. 掌握荨麻疹的治疗原则和药物选择 | 1 | |
| | 项目四　口腔溃疡 | 1. 了解口腔溃疡的定义<br>2. 熟悉口腔溃疡的临床表现<br>3. 掌握口腔溃疡的治疗原则和药物选择 | 1 | |
| | 项目五　腹泻 | 1. 了解腹泻的定义<br>2. 熟悉腹泻的临床表现<br>3. 掌握腹泻的治疗原则和处方药/非处方药选择 | 1 | |
| | 项目六　便秘 | 1. 了解便秘的定义<br>2. 熟悉便秘的临床表现<br>3. 掌握便秘的治疗原则和药物选择 | 1 | |
| 八、常见疾病的用药指导 | 项目一　高血压的用药指导 | 1. 了解高血压的分级<br>2. 熟悉高血压的用药教育<br>3. 掌握高血压的治疗原则和药物选择 | 2 | 2 |
| | 项目二　冠心病的用药指导 | 1. 了解冠心病的分类及病因<br>2. 熟悉冠心病的用药教育<br>3. 掌握冠心病的治疗原则和药物选择 | 2 | 1 |

| 模块 | 项目 | 内容与要求 | 学时分配 理论 | 学时分配 实训 |
|------|------|-----------|:----:|:----:|
| 八、常见疾病的用药指导 | 项目三 高脂血症的用药指导 | 1. 了解高脂血症的危害<br>2. 熟悉高脂血症的诊断及分型<br>3. 掌握调血脂药的分类、作用特点、不良反应及用药注意事项 | 1 | 1 |
| | 项目四 支气管哮喘的用药指导 | 1. 了解支气管哮喘的概念、临床特征和流行病学<br>2. 熟悉支气管哮喘治疗药物的作用特点<br>3. 掌握支气管哮喘的治疗原则和药物选择 | 1 | 1 |
| | 项目五 消化性溃疡的用药指导 | 1. 了解消化性溃疡的含义<br>2. 熟悉消化性溃疡的临床表现,消化性溃疡的诊断、分型<br>3. 掌握消化性溃疡的治疗原则和药物选择 | 2 | 1 |
| | 项目六 缺铁性贫血的用药指导 | 1. 了解缺铁性贫血的含义<br>2. 熟悉缺铁性贫血的临床表现<br>3. 掌握缺铁性贫血的治疗原则和药物选择 | 2 | 1 |
| | 项目七 糖尿病的用药指导 | 1. 了解糖尿病的含义<br>2. 熟悉糖尿病的临床表现<br>3. 掌握糖尿病的治疗原则和药物选择 | 2 | 1 |
| | 项目八 痛风的用药指导 | 1. 了解痛风的含义<br>2. 熟悉痛风的临床表现<br>3. 掌握痛风的治疗原则和药物选择 | 2 | |
| 九、特殊人群及特殊职业人员的用药指导 | 项目一 小儿用药指导 | 1. 了解儿童不同发育阶段的用药特点<br>2. 熟悉儿童慎用药物品种及产生的不良反应<br>3. 掌握儿童用药注意事项 | 1 | |
| | 项目二 老年人用药指导 | 1. 了解老年人用药的药动学和药效学特点<br>2. 熟悉老年人慎用药物品种及产生的不良反应<br>3. 掌握老年人合理用药的注意事项 | 1 | |
| | 项目三 妊娠期和哺乳期妇女用药指导 | 1. 了解妊娠期药动学特点,胎儿发育与用药的关系<br>2. 熟悉药物对胎儿危险性的分级标准,妊娠期和哺乳期妇女禁用用药品种及产生的不良反应<br>3. 掌握妊娠期和哺乳期妇女合理用药的注意事项 | 1 | |

续表

| 模块 | 项目 | 内容与要求 | 学时分配 | |
| --- | --- | --- | --- | --- |
| | | | 理论 | 实训 |
| 九、特殊人群及特殊职业人员的用药指导 | 项目四 肝功能不全患者用药指导 | 1. 了解肝功能不全对药物体内过程的影响<br>2. 熟悉肝功能不全患者慎用的药物<br>3. 掌握肝功能不全患者的用药原则 | 1 | |
| | 项目五 肾功能不全患者用药指导 | 1. 了解肾功能不全对药物体内过程的影响<br>2. 熟悉肾功能不全患者慎用药物<br>3. 掌握肾功能不全患者用药原则 | 1 | |
| | 项目六 驾驶员用药指导 | 1. 熟悉驾驶员慎用的药物<br>2. 掌握驾驶员的用药原则 | 0.5 | |
| | 项目七 运动员用药指导 | 1. 了解兴奋剂的概念和分类<br>2. 熟悉运动员用药指导 | 0.5 | |
| 十、常用医疗器械知识 | 项目一 医疗器械基本知识 | 1. 了解医疗器械的定义<br>2. 熟悉使用医疗器械的目的<br>3. 掌握医疗器械的基本质量特性和分类 | 1 | |
| | 项目二 常用医疗器械的使用 | 1. 了解常用医疗器械的特点<br>2. 熟悉常用医疗器械的分类<br>3. 掌握体温计、血压计等常用医疗器械的使用方法 | 1 | |

## 四、教学要求与建议

### (一) 教学要求

教学过程围绕药学及相关专业人才培养目标,根据今后的就业岗位,选取适当的内容。在教学过程中应根据学生的学习基础明确教学目标,重点突出、难点适宜。参考"学习目标"中的了解、熟悉和掌握三个部分,并结合"知识拓展""课堂讨论""岗位对接"等栏目,利用信息化资源与纸质教材有效融合,通过微课、课件、习题等信息化资源,促进学生学习的时效性。

### (二) 教学建议

1. 师资队伍 建设一支教学经验丰富,创新意识强,整体素质优良的具有"双师"素质、专兼结合的教学团队。可以聘请经验丰富的药店或医院药师进行课程指导并承担教学任务,使教学形式和内容更有利于与岗位实际相对接。

2. 实训场所 药学服务对实践的要求比较高,良好的实训场所是训练学生专业能力的基础。实训场所最好有模拟药房,能满足药品分类摆放、处方调剂和用药指导等项目的开展,还可以到社会药店和医院了解药物的相关信息和药学服务的相关内容。

3. 教学方法 根据知识点对技能的要求采用不同的教学方法,在传统课堂教学讲授基础上,多加入学生参与的环节。例如,案例讨论不仅能巩固学生的理论知识,培养拓展性思维的能力,还能训练团队协作能力。情景模拟能模仿真实的工作情景,从礼仪接待、沟通交流、专业知识应用等多方面锻炼学生开展药学服务能力。参观学习可以提前了解工作岗位的环境和工作任务。

4. 教学评价 采取多元化评价的方法,理论评价和实践评价并重的原则。注重过程性评价,采用阶段性评价和终结性评价相结合的模式,重点是对学生的知识、技能和素养综合能力的考察。

# 参考文献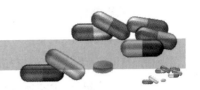

［1］向敏,缪丽燕.基础药学服务［M］.2版.北京:化学工业出版社,2016.

［2］丁选胜.药学服务概论［M］.北京:人民卫生出版社,2016.

［3］陈地龙,张庆.药物服务实务［M］.北京:中国医药科技出版社,2017.

［4］国家食品药品监督管理总局执业药师资格认证中心.药学服务实务［M］.北京:中国医药科技出版社,2016.

［5］陈永法.药学服务理论与实务［M］.南京:东南大学出版社,2017.

［6］秦红兵,陈俊荣.药学服务实务［M］.2版.北京:人民卫生出版社,2018.

［7］方士英,赵文.临床药物治疗学［M］.北京:中国医药科技出版社,2017.

［8］国家食品药品监督管理总局执业药师资格认证中心.药学综合知识与技能［M］.7版.北京:中国医药科技出版社,2018.

［9］苏兰宜.药店零售技术［M］.北京:化学工业出版社,2017.

［10］钱春梅,陈有亮.药学综合知识与技能［M］.北京:中国医药科技出版社,2017.

［11］吴永佩,焦雅辉.临床静脉用药调配与使用指南［M］.北京:人民卫生出版社,2010.

［12］杨世民.药事管理学［M］.6版.北京:人民卫生出版社,2016.

［13］罗伯特 J.奇波利,琳达 M.斯特兰德,彼得 C.莫利.药学监护实践方法:以患者为中心的药物治疗管理服务［M］.北京:化学工业出版社,2016.

［14］国家食品药品监督管理总局执业药师资格认证中心.药事管理与法规［M］.7版.北京:中国医药科技出版社,2018.

［15］闫素英.药学服务与沟通技能［M］.北京:人民卫生出版社,2015.

［16］中国药学会医院药学专业委员会.《医疗机构药学工作质量管理规范》操作手册［M］.北京:人民卫生出版社,2016.

［17］邓庆华,苏湲淇.药学服务［M］.北京:中国医药科技出版社,2019.

### 高等职业教育药学专业教学资源库平台使用说明

1. 打开www.icve.com.cn首页，实名注册账号登录。

2. 在搜索栏输入课程名称，如"药学服务"，可查找到资源库中相应的在线课程。

3. 点击课程图片，进入课程主页，选择"参加学习"，即可参与在线学习，使用课程教学资源。

# 免费教学支持说明

  为帮助广大院校教师不断提升教学质量和水平,我们将向采用本教材的教师免费提供教学课件。

  为尊重课件作者的知识产权,确保本资源仅为教学所用,请填写如下证明,盖章后发送至本书责任编辑(拍照或扫描后传真、邮寄、发邮件、发 QQ 等均可),我们收到后将立即免费赠送本书配套教学课件。

- - - - - - - - - - - - - - - - - - - - - - - - - - - - - - - - - - - - - - - - - - - - - - - - - - -

# 证　　明

兹证明＿＿＿＿＿＿＿＿＿＿＿＿学院＿＿＿＿＿＿＿＿＿＿＿＿＿＿＿系/院
第＿＿＿＿学年(□上/□下学期)开设的＿＿＿＿＿＿＿＿＿课程,采用高教社
的＿＿＿＿＿＿＿＿＿＿＿＿＿＿＿＿/＿＿＿＿＿＿(书名/作者)为教材。

  任课教师为＿＿＿＿＿＿,职称:＿＿＿＿＿,授课年限:＿＿＿＿年,学生＿＿＿＿个班,
共＿＿＿＿人。

电话(手机):＿＿＿＿＿＿＿＿＿＿＿＿＿　E-mail:＿＿＿＿＿＿＿＿＿＿＿
地址:＿＿＿＿＿＿＿＿＿＿＿＿＿＿＿＿＿　邮编:＿＿＿＿＿＿＿＿＿＿＿

系/院主任:＿＿＿＿＿＿(签字)
(系/院办公室章)
年　　月　　日

- - - - - - - - - - - - - - - - - - - - - - - - - - - - - - - - - - - - - - - - - - - - - - - - - - -

责任编辑:吴静

高等教育出版社　高等职业教育出版事业部　综合分社
地　　址:北京朝阳区惠新东街 4 号富盛大厦 1 座 19 层
邮　　编:100029
联系电话:010-58556233　　　传真:010-58556017
E-mail:wujing@hep.com.cn　　QQ:147236495
高职医药卫生 QQ 群:191320409

QQ 群

扫描下载
电子表格

# 教师使用教材意见反馈表

    高等教育出版社 高等职业教育出版事业部 综合分社以"铸传世精品、育天下英才"为目标。为不断锤炼精品，我们期待您使用教材的宝贵意见和建议。您可以填写本教材使用意见反馈表，并发送至本书责任编辑。根据采纳情况，您有可能获得纪念品一份。

--------------------------------------------------------

## 一、您的基本情况

您现正使用的教材：_____ / _____（书名 / 作者）

姓名：_____，职称：_____，授课年限：_____年，班级：_____个，学生数：_____人

您的电话(手机)：_____ E-mail：_____

地址：_____ 邮编：_____

## 二、问题反馈(请举例说明，如不够可以另附页)

1. 教材中是否有格式、文字、科学等方面的错误？ (□是 / □否_____

_____ )

2. 教材的编排设计是否科学合理？ (□是 / □否_____

_____ )

3. 教材的内容与课程的理念及要求是否相符合？ (□是 / □否_____

_____ )

4. 教材内容是否体现产教融合，贴近最新的应用实际？ (□是 / □否_____

_____ )

5. 教材配套的教学和学习资源制作水平和质量如何？ 是否够用？ (□是 / □否_____

_____ )

6. 教材的表达方式和呈现方式等是否有不合适的地方？ (□是 / □否_____

_____ )

7. 您在使用教材时遇到的最大问题是什么？ 您是怎样解决的？

_____

8. 与同类教材相比，您有何建议与意见？ 您觉得在哪些方面还可以有所创新？

_____

_____